普通高等教育“十三五”规划教材
全国高等医药院校规划教材

供中药学、药用植物学、中药资源学、中药鉴定学等专业使用

本草基因组学

主编　陈士林

科学出版社
北京

内 容 简 介

本草基因组学是从组学水平研究中药及其与人体相互作用的一门新兴学科。本书在前版《本草基因组学》专著的基础上，对近十年来本草基因组学研究进行了细致的梳理和总结，并对学科发展与未来的研究思路和方向进行了探讨，为传统中药与现代生命科学的结合提供了学科支撑。本书上篇包括绪论、结构基因组学、功能基因组学、表观基因组学和宏基因组学等，下篇包括药用模式生物、中药合成生物学、基因组辅助育种、中药分子鉴定、中药体内过程组学研究、关键实验技术和生物信息学及数据库等内容。

本书适用于高等院校中医药相关专业本科和研究生课程使用，也可作为教师的教学和科研参考书。

图书在版编目（CIP）数据

本草基因组学 / 陈士林主编．—北京：科学出版社，2018.8

普通高等教育“十三五”规划教材　全国高等医药院校规划教材

ISBN 978-7-03-058430-4

Ⅰ．①本…　Ⅱ．①陈…　Ⅲ．①中草药－基因组－高等学校－教材

Ⅳ．① R284

中国版本图书馆CIP数据核字（2018）第174634号

责任编辑：刘　亚　曹丽英 / 责任校对：张凤琴

责任印制：赵　博 / 封面设计：黄华斌

科学出版社 出版

北京东黄城根北街 16 号

邮政编码：100717

http://www.sciencep.com

北京富资园科技发展有限公司印刷

科学出版社发行　各地新华书店经销

*

2018年8月第　一　版　开本：787 × 1092　1/16

2024年8月第五次印刷　印张：23 1/4

字数：554 000

定价：99.00元

（如有印装质量问题，我社负责调换）

《本草基因组学》编委会

总编审 周宏灏

顾　问 肖培根　胡之璧　周宏灏　刘昌孝　张伯礼
吴以岭　杨宝峰　王广基

主　编 陈士林

副主编 孙　超　宋经元　徐　江　徐宏喜　王　平
张　伟

编　委（以姓氏拼音为序）

曹　晖　陈万生　程显好　代云桃　董林林　段礼新
郝海平　何　柳　胡灏禹　开国银　乐　亮　李　滢
李　正　李西文　廖保生　刘　霞　刘春生　刘志国
卢善发　罗红梅　彭　成　王彩霞　王建华　王丽芝
王艳芳　王一涛　肖水明　徐福荣　徐志超　杨大坚
姚　辉　张　栋　张永萍

编　者 高继海　韩建萍　王　喆　胡鸢雷　李　轩　刘义飞
漆小泉　宋振巧　师玉华　谭何新　谭红胜　向　丽
肖友利　徐　燃　吴　斌　吴　杰　吴问广　郑夏生

前　言

中医药学不仅是中华民族优秀传统文化的重要组成部分和杰出代表，也凝聚着我们先辈深邃的哲学智慧，反映了中华民族几千年的健康养生理念及其实践经验，是我国人民与疾病长期斗争过程中积累起来的宝贵财富，为中华民族的繁衍生息和人类生命健康做出了巨大贡献。近代以来随着化学和医药工业的发展，中药现代化发展取得许多突出成就。中国中医科学院中药研究所屠呦呦研究员的团队从黄花蒿中分离纯化出具有良好抗疟疾活性的青蒿素，屠呦呦教授因此获得 2015 年诺贝尔生理学或医学奖，成为中药现代化进程中的里程碑性事件。

进入 21 世纪以来，现代医药工业面临着资源浪费与枯竭、环境污染与破坏等世界性难题，实现中药可持续性开发和利用成为中药现代化发展的首要问题。生命科学领域涌现出的前沿技术和创新性研究策略为古老的中药学注入了新鲜的血液，大量新概念、新思路、新问题的提出和探索也使中药研究焕发了新的青春，回归中药的生物学研究成为推动中医药学实现跨越式发展的原动力。基因和基因组是现代生命科学研究的中枢，2015 年作者在 *Science* 增刊发表文章《本草基因组学解读传统药物的生物学机制》，首次提出在获取基因组和基因遗传信息的基础上，通过对基因功能的研究和开发来解决中药研究中面临的一系列难题。其中包括建立用于次生代谢产物生物合成及其调控研究的药用模式生物体系，通过合成生物学生产重要的天然药物或新药原料，利用基因组辅助育种培育中草药优良品种，开发用于鉴别中药材混伪品的分子标记，揭示药材道地性的生物学本质，建立中药基因数据库，保护珍贵的药用植物基因资源，以及研究人类基因组遗传多态性和肠道微生物的多样性对中药体内代谢和药效的影响等。

《本草基因组学》专著于 2016 年出版，受到相关学术界和大专院校的广泛关注。目前本草基因组学已被北京协和医学院、湖北中医药大学、吉林农业大学、上海中医药大学、武汉理工大学、成都中医药大学、云南中医药大学等一批大专院校列为中医药专业研究生或本科生专业课程。作者在广泛听取专家和读者的建议和意见的基础上对第一版进行了修订，并按教材进行了修改。新版对近期发表的研究案例和前沿动态进行了跟进，在原有基础上加强了概念性和理论性的介绍，以求更全面、完整地阐释本草基因组学的产生、发展和前景，同时为读者和学生搭建更扎实的理论基础和知识体系。本书第一章至第十章为基础篇，第十一章至第十七章为应用篇。基础篇包括绪论、结构基因组学、功能基因组学、表观基因组学和宏基因组学，论述了本草基因组学的核心研究内容。应用篇包括药用模式生物、中药合成生物学、基因组辅助育种、中药分子鉴定、中药体内过程组学研究、关键实验技术和生物信息学及数据库等内容，重点论述了本草基因组学的主要应用，介绍本草基因组研究的关键实验技术、生物信息学方法及可查询的相关数据库。

感谢科学出版社在本书出版过程中付出的辛苦努力。感谢陈士林、孙超、徐江和宋经元在本书内容和章节中的构思，感谢徐宏喜、王平、陈万生、曹晖、彭成等编委的书稿设计，感谢所有编写人员在成稿和修改过程中付出的辛苦劳动，感谢章节的主要负责人：第一章陈士林、孙超、宋经元，第二章徐江、陈士林，第三章徐江、陈士林、郑夏生，第四章徐江、李西文、郑夏生，第五章罗红梅、徐燃、向丽，第六章何柳、乐亮，第七章段礼新、代云桃，第八章孙超、徐志超，第九章罗红梅、卢善发、吴斌，第十章董林林、韩建萍，第十一章徐江、孙超、陈士林，第十二章孙超、王彩霞，第十三章宋经元、董林林，第十四章姚辉、李西文，第十五章肖水明、张伟、郝海平，第十六章徐江、张栋、胡灏禹和第十七章李滢等付出的艰辛和汗水。感谢周宏灏、肖培根、胡之璧、张伯礼、刘昌孝、吴以岭、杨宝峰、王广基等院士的指导帮助，感谢漆小泉、陈之端、杨秀伟、朱平等著名专家学者对本书的指导和建议，限于我们的经验和能力，书中难免存在错误和不足之处，敬请广大读者提出批评和建议，以利再版时改进。

作　者

2018 年 6 月

目　录

下 篇

上　　篇

第一章
绪　论

中药学（古称本草学）是中华文明的重要组成部分，《神农本草经》、《本草纲目》等是中药学研究的杰出代表成果。中华文明赋予中药学强大的包容并蓄能力，使其不断吸收和融合先进的科学技术而持续向前发展。我国屠呦呦研究员因从传统草药青蒿（黄花蒿）中分离纯化得到了具有良好抗疟疾活性的青蒿素，获得了 2015 年诺贝尔生理学或医学奖，成为中药学与现代科学研究相互融合的成功案例。

基因组学被称为现代生命科学研究皇冠上的明珠，已成为各生命科学分支共同的基础。测序技术是基因组学研究的重要支撑，高通量测序技术的兴起和快速发展使得测序成本大幅度降低，测序时间极大缩短，基因组学研究对象也产生明显变化，不再局限于少数模式生物，非模式生物的基因组学研究呈现爆炸式增长。在测序技术进步和基因组学研究策略重大变革的双重驱动下，本草基因组学这门学科应运而生。

从狭义上讲，本草基因组学是利用组学技术研究中药基原物种的遗传信息及其调控网络的一门学科。从广义上讲，本草基因组学是从组学水平研究中药及其与人体的相互作用，进而阐明中药防治人类疾病分子机制的一门前沿学科。广义的本草基因组学研究范围从对药用生物本身的组学研究，扩展到了动物和人在使用中药后，体内过程变化的组学研究。例如，从基因组水平研究人的基因序列多态性与药物效应多样性之间的关系，研究基因及

Chinese "mushroom of immortality" genome mapped

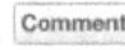

By Dan Vergano, USA TODAY

Updated 2012-06-26 6:04 PM

A medical mushroom has joined the modern age, added to the ranks of gene-mapped organisms.

Used in Chinese medicine for centuries, the Lingzhi "mushroom of immortality" or *Ganoderma lucidum*, has "antitumour, antihypertensive, antiviral and immunomodulatory," properties, notes the *Nature Communications* study led by Shilin Chen of

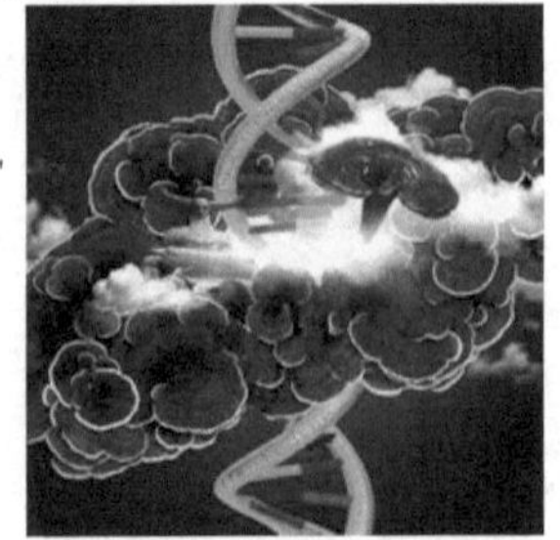

彩图请扫码

图 1-1　《今日美国》报道：“揭秘中国‘仙草’基因组”

其突变体导致药物作用效应差异的机制；从蛋白质组学角度研究中药作用靶点，特别是中药复方的多靶点效应，为中药配伍提供科学依据，指导药物开发及合理用药，为实现个体化精准医疗提供重要信息和技术保障。本草基因组学研究已获得国内外的广泛关注，如《今日美国》（*USA TODAY*）以“揭秘中国‘仙草’基因组”为题，对灵芝基因组研究进行了报道（图 1-1）。本草基因组学在传统中药与现代生命科学之间架起一座沟通的桥梁，将前沿组学技术引入中药研究，从而加速中药现代化进程。

第一节 本草基因组学的产生和发展

本草基因组学是中药学与基因组学的交叉学科，经过近十年的快速发展，通过不断夯实研究基础，持续吸收和丰富研究内容，目前已经成为涵盖药用生物多组学研究和中药与人体相互作用多组学研究的综合性学科，并广泛应用于中药合成生物学、中药分子鉴定和药用植物分子育种等领域，取得了令人瞩目的研究成果。

一、本草基因组学的产生

测序技术和其他组学技术的发展是基因组学研究发展的直接推动力。1976 年前后，Sanger 等发明了双脱氧链终止法测序技术，成为第一代 DNA 测序技术，也被称为 Sanger 测序技术。Sanger 等（1978）完成首个物种全基因组测序，即大小为 5836bp 的噬菌体 φX174 基因组。此后近 30 年，测序技术的原理一直未出现突破性进展，高昂的测序费用和较低的测序效率使全基因组测序研究只能通过多国家多实验室的合作来完成，期间仅完成了人、果蝇、拟南芥和水稻等少数动植物基因组的测序和组装。2005 年，罗氏 454 公司推出了第一台基于大规模平行测序原理的高通量测序仪，此后 Illumina 公司也推出了高通量测序平台，并迅速占据市场的主流。高通量测序技术的出现使测序成本急剧下降，测序时间大幅缩短，为本草基因组学的学科形成奠定了技术基础。

2009 年陈士林团队提出本草基因组计划，即针对具有重大经济价值和典型次生代谢途径的药用植物进行结构基因组学和功能基因组学研究。该计划的结构基因组研究策略包括测序物种的筛选原则，待测物种基因组预分析，测序平台的选择，遗传图谱和物理图谱的绘制，全基因组的组装及生物信息学分析；功能基因组研究策略包括模式药用植物突变体库的建立和基因功能研究，药用植物有效成分的合成及其调控研究，药用植物抗病抗逆等优良性状的遗传机制研究及优良品种选育。该计划中提到的研究方向和研究策略构成了本草基因组学的主体内容。

Chen 等（2012）应用光学图谱和新一代测序技术，完成了染色体水平的灵芝基因组精细图绘制，研究以“Featured image”形式发表在 *Nature Communications* 杂志，这是本草基因组计划提出以来取得的第一个重大研究进展。灵芝基因组大小约 43.3Mb，由 13 条染色体组成，预测编码 16 113 个基因（图 1-2）。灵芝基因组精细图的公布为进一步开展灵芝功能基因组学研究奠定了基础，并推动灵芝成为研究三萜合成与调控的模式真菌。

在分子育种领域，Graham 等（2010）在 *Science* 上发表论文，通过对黄花蒿转录组进行深度测序，发掘可用于快速育种的分子标记，构建高密度遗传图谱。结合 14 个影响青蒿素含量的表型数据，发现4个与青蒿素含量相关的数量性状位点（QTL），该研究对于通过分子育种快速获得高青蒿素含量的黄花蒿具有重要意义（图1-3）。

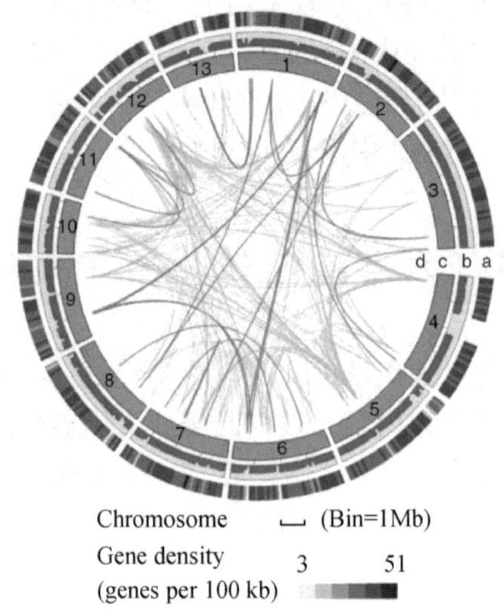

图1-2 灵芝基因组结构信息（Chen et al. 2012）

a. 灵芝的GC含量；b. 灵芝的基因密度；c. 灵芝的染色体组成；d. 灵芝的基因组重复区域

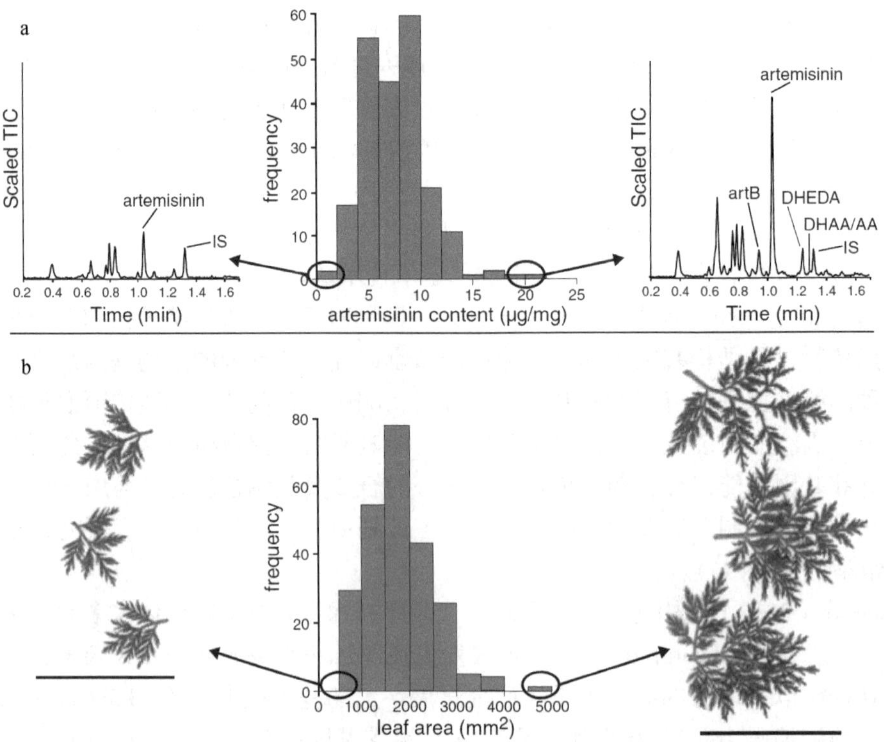

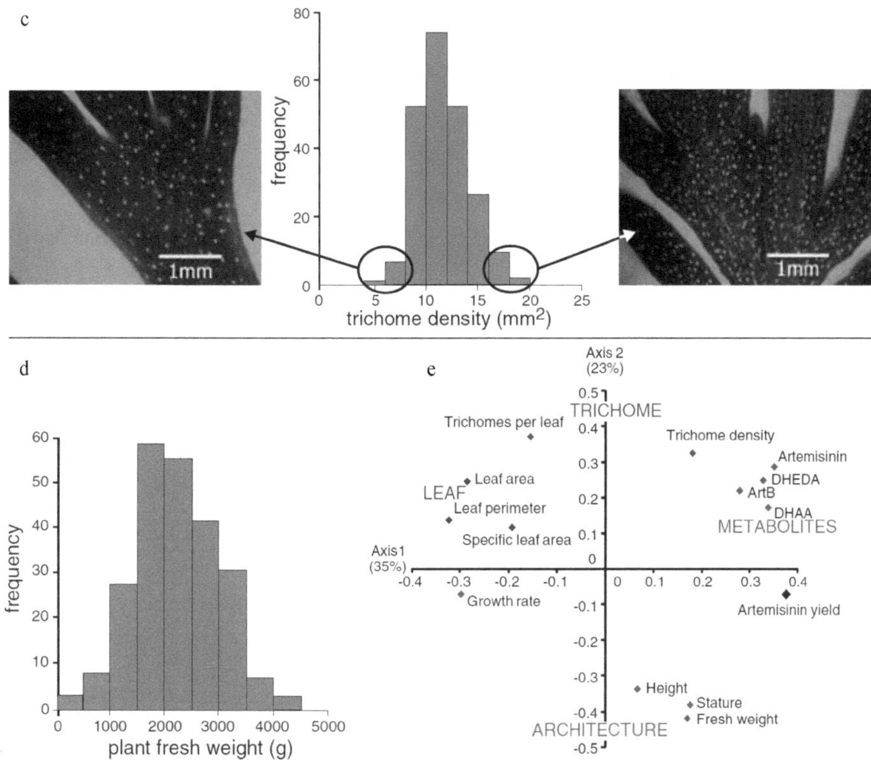

图 1-3　黄花蒿表型的变异（Graham et al.　2010）

次生代谢途径的解析与合成生物学研究领域也取得了重大研究进展。丹参既是重要的大宗药材也是多种中成药的主要组分，对心血管疾病具有良好治疗效果，丹参酮是其主要有效成分之一。自从丹参酮的骨架合成酶－柯巴基焦磷酸合酶（CPS）被鉴定以来（Gao et al.　2009），相继鉴定出多个参与丹参酮骨架修饰的细胞色素 P450。例如，Zhou 等（2012）在 JACS 上发表论文，通过对酿酒酵母中甲羟戊酸途径（MVA 途径）的改造和导入 CPS 和贝壳杉烯合酶（KS）的融合蛋白，成功地在酿酒酵母中合成出高达 488mg/L 的次丹参酮二烯，在此研究基础上，Guo 等（2013）在 PNAS 上发表论文，报道了参与丹参酮合成的细胞色素 P450 羟化酶 CYP76AH1。研究者通过比较转录组分析找到 14 个可能参与丹参酮合成的候选细胞色素 P450，然后通过在酿酒酵母中进行异源表达和酶活性检测，发现 CYP76AH1 能够催化次丹参酮二烯转化为铁锈醇。Keasling 研究团队（Paddon et al.　2013）在青蒿素的合成生物学方面进行了一系列开创性的工作，2013 年 Paddon 等在 *Nature* 上发表论文，将青蒿素生物合成途径引入酿酒酵母，并通过对底盘系统的基因组进行改造，使代谢流最大限度地流向外源青蒿素合成途径，使其产量最大化。经过十余年的努力，该团队可以在酿酒酵母中合成产量高达 25g/L 的青蒿素前体——青蒿酸（图 1-4）。该工作被认为是利用合成生物学生产植物来源天然产物研究领域的里程碑，相关公司已启动青蒿素生物合成的工业化生产。

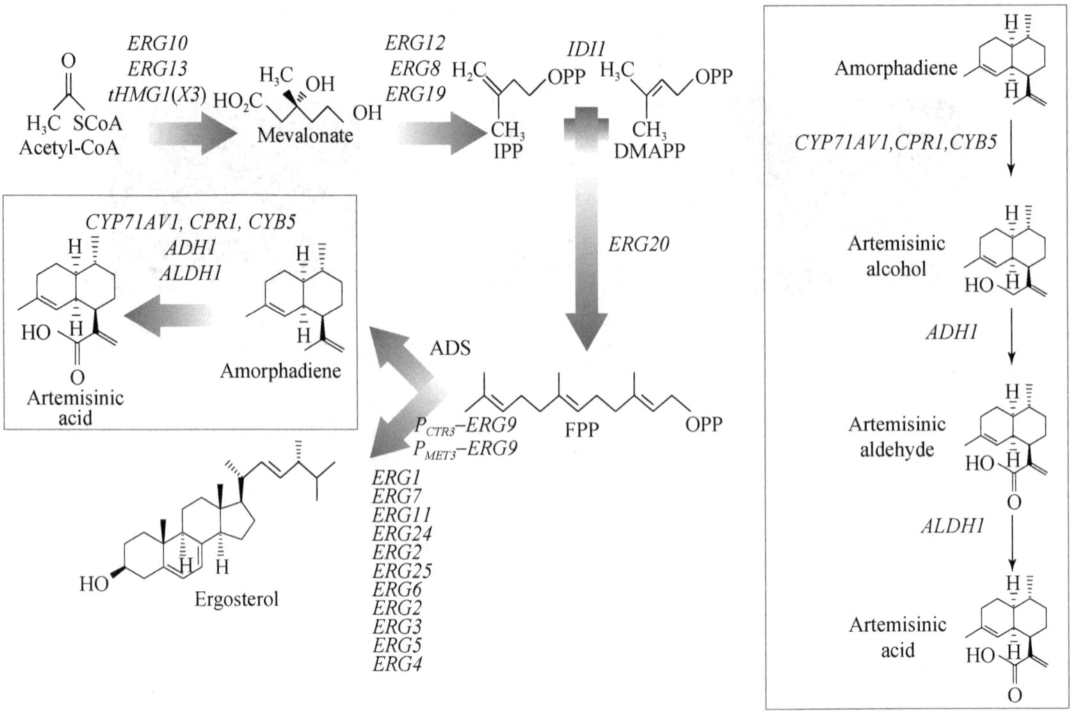

图 1-4　酵母菌株产青蒿酸的示意图（Paddon et al.　2013）

二、本草基因组学的发展

Chen 等（2015）撰文“本草基因组解读传统药物的生物学机制”，提出本草基因组学为药用模式生物、道地药材研究、基因组辅助育种、中药合成生物学、DNA 鉴定、基因数据库构建等提供理论基础和技术支撑。近年来第三代单分子测序等新技术的出现，使组学技术在中药研究中得到日益广泛的应用。为了顺应中药组学研究的发展趋势，2016 年科学出版社发行了陈士林团队编著的《本草基因组学——中药组学的发展与未来》。2018 年《中国科学：生命科学》组织“本草基因组学”专辑，集中展示了本草基因组学研究的最新进展。

一些重要药用植物，如丹参、人参、三七、铁皮石斛等基因组相继发表，并在国内外产生重要影响。例如，美国基因组网站对中国学者发布的人参基因组研究（Xu et al. 2017）进行了报道。该研究利用二代测序技术对人参全基因组进行测序，组装得到 3.43Gb 的人参基因组图谱。人参基因组含有 62% 以上的重复序列，编码 42 006 个基因。基于 DESI-MS 获得了人参根部横切面人参皂苷的空间分布图像，表明人参根部人参皂苷分布不均一，推测次生代谢物不均匀分布与植物的防御机制及人参皂苷生物合成基因的表达差异有关（图 1-5）。

2015 年，抗癌药物鬼臼毒素的生物合成研究取得重大进展。Lau 等（2015）在 *Science* 上发表论文，在受伤的桃儿七中发现一些基因能产生鬼臼毒素的前体——去氧鬼臼毒素。该团队将待选的 29 种基因转入本氏烟（*Nicotiana benthamiana*）进行筛选，发现其中的两个酶能将去氧鬼臼毒素转化成依托泊苷苷元，与依托泊苷相比仅少一个二糖基。同时该苷

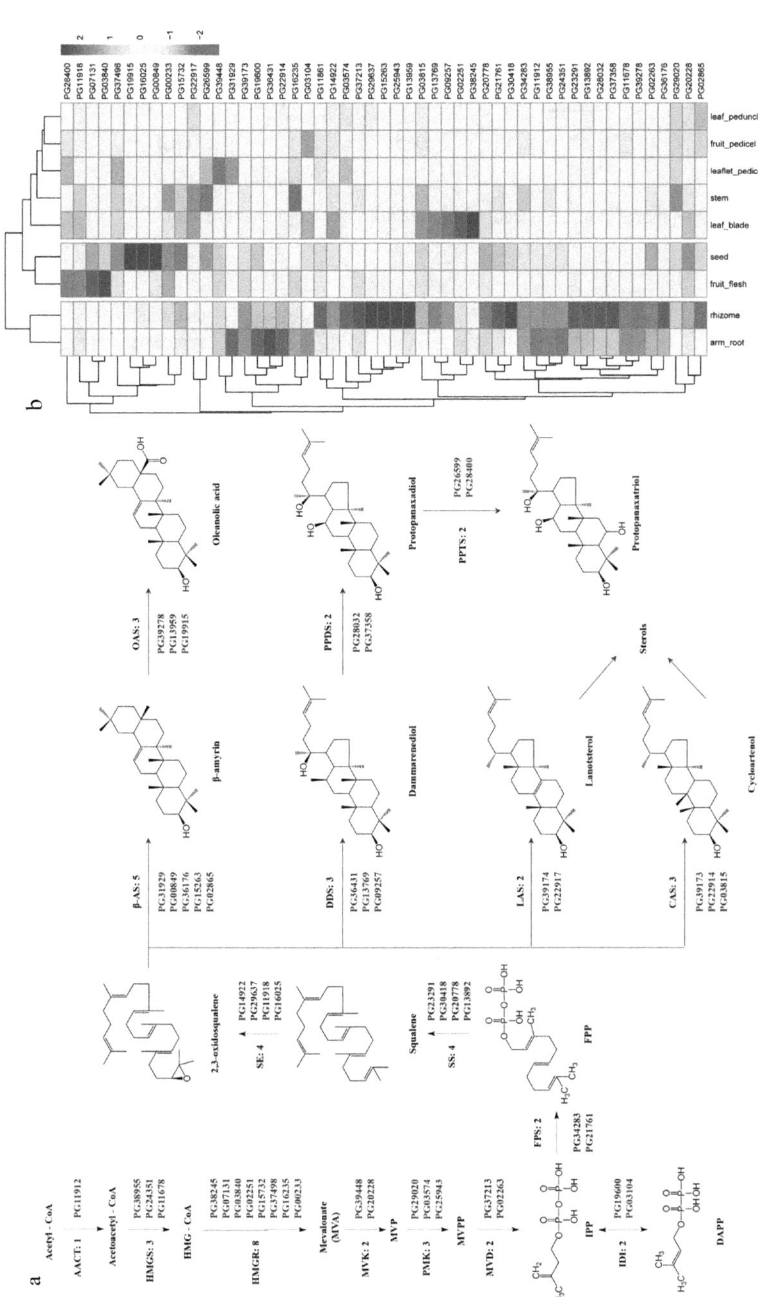

图1-5 人参基因组为揭示人参皂苷的生物合成机制奠定基础（Xu et al. 2017）

元是更好的依托泊苷前体，与鬼臼毒素相比需要更少的步骤就可以半合成得到依托泊苷。加上之前已知的 4 种酶，研究人员构建了完整的依托泊苷苷元生物合成途径，并得到了可以生成依托泊苷苷元的本氏烟植株（图 1-6）。

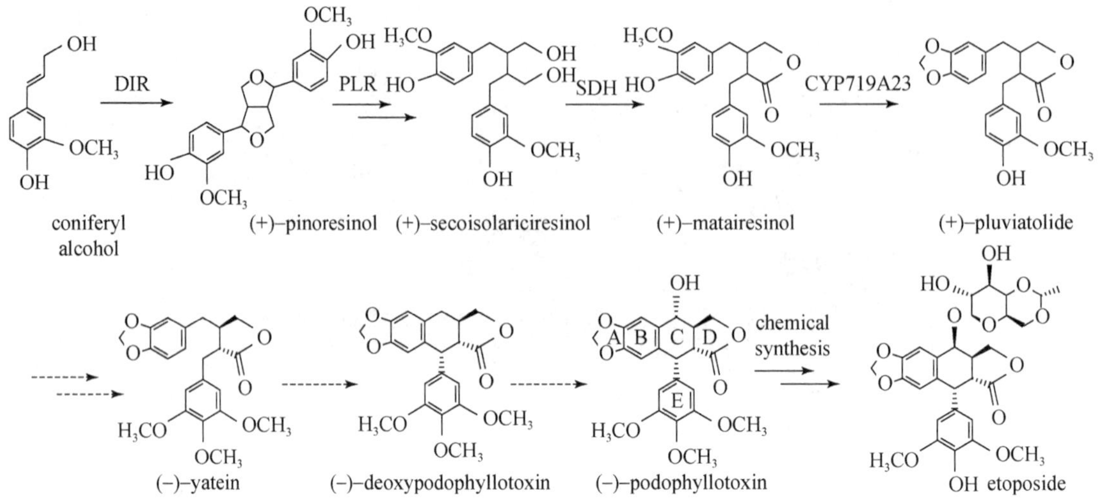

图 1-6　鬼臼毒素的合成生物学研究（Lau et al.　2015）

2016 年，Amamoto 等（2016）在 PNAS 上发表论文，将质谱成像技术和单细胞质谱代谢组学技术应用于长春花的萜类吲哚生物碱合成研究。通过质谱成像技术发现单萜成分主要定位在表皮细胞中，而多种萜类生物碱主要定位在异型细胞和乳管细胞中（图 1-7）。通

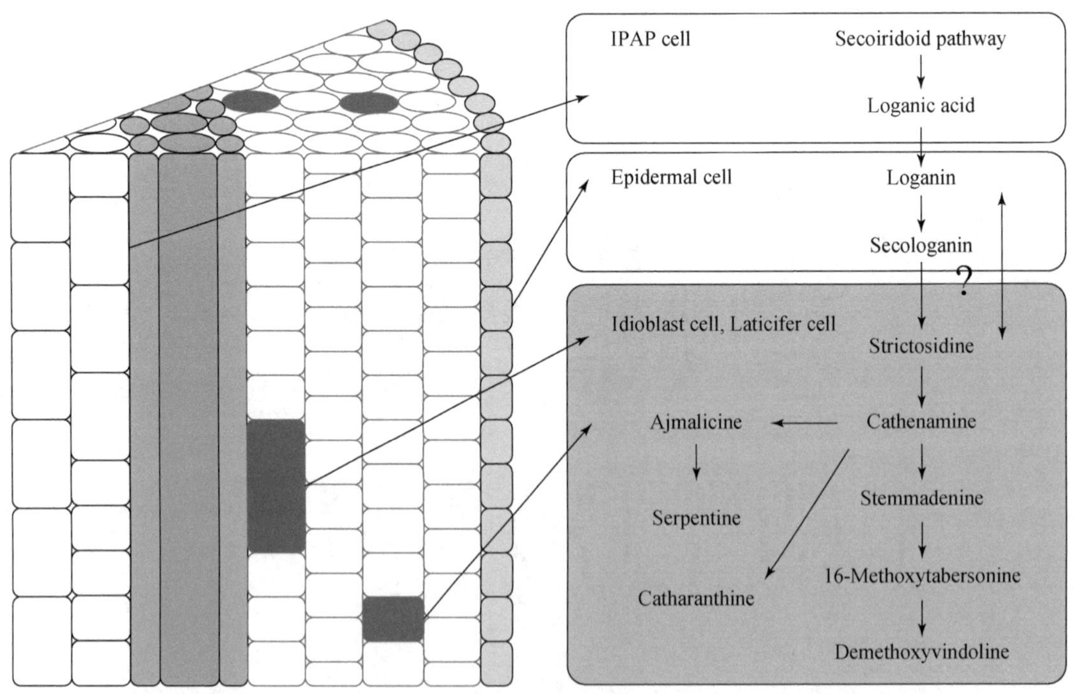

图 1-7　质谱成像与单细胞质谱分析揭示萜类吲哚生物碱在长春花叶中的合成部位（Amamoto et al.　2016）

过单细胞质谱分析，定量比较了4种组织细胞中萜类生物碱的含量和分布，分析结果与质谱成像结果相似,异型细胞积累的次生代谢产物与乳管细胞相似,而与表皮细胞和薄壁细胞不同。

Zhao等（2018）在*Science*上发表文章，通过研究3种不同的药食同源高膳食纤维配方对2型糖尿病的治疗效果，发现膳食纤维可被肠道中部分有益菌利用，促进其生长并释放短链脂肪酸，后者可以驱动胃肠道激素和胰岛素对血糖的调节，改善2型糖尿病症状。该研究为以肠道菌群为靶点干预其他疾病的研究提供了重要参考（图1-8）。

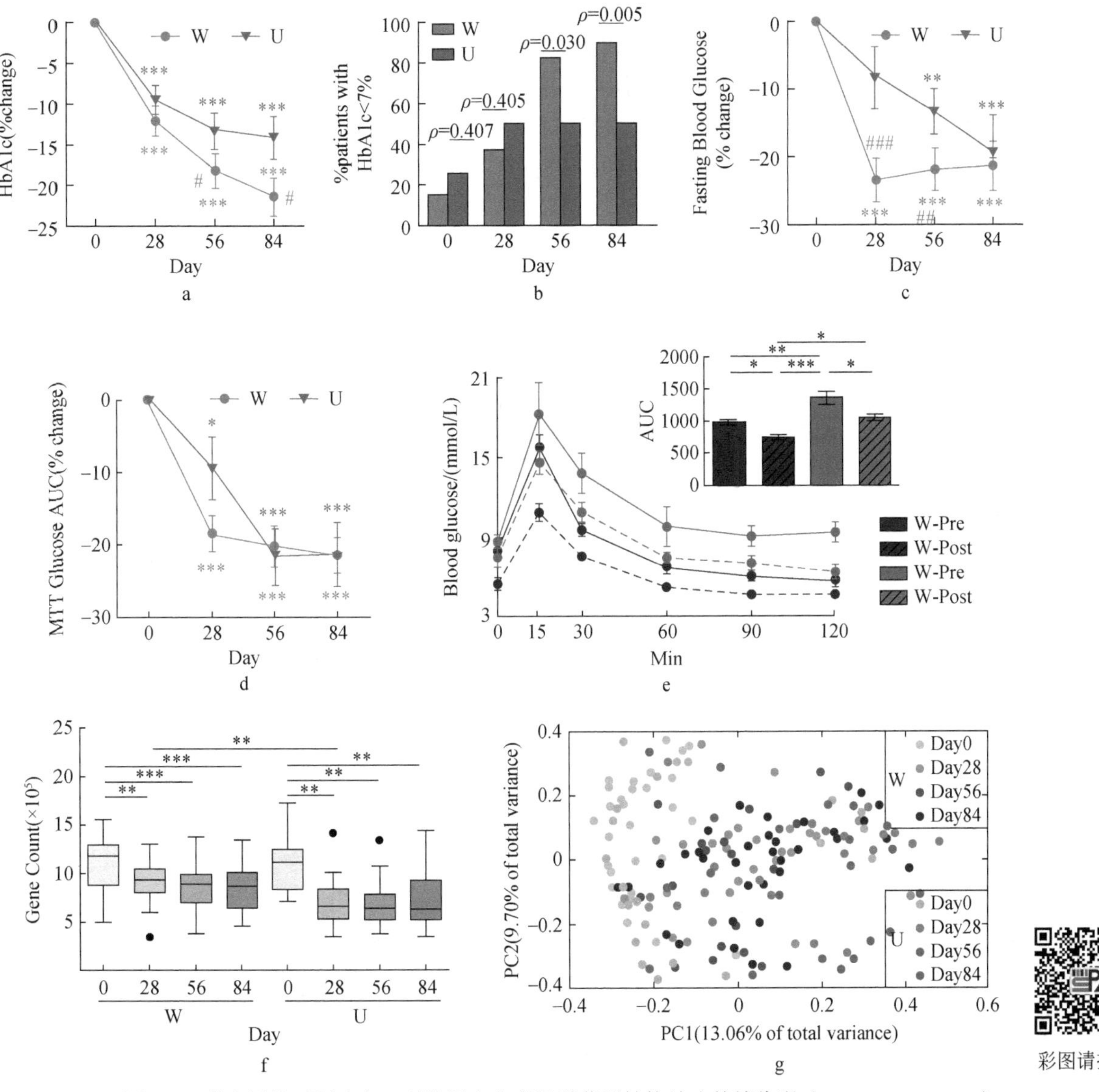

图1-8 膳食纤维干预改变2型糖尿病患者肠道菌群结构并改善糖代谢（Zhao et al. 2018）

虽然本草基因组学研究已进入快速发展时期，但依然面临着一些困难和挑战：①尽管多个药用生物已完成了基因组测序，但除灵芝外，多以基因组草图（draft genome）形式发布，无法对其进行更精细的分析。虽然单分子测序技术使得基因组组装质量明显提高，但药用生物基因组的高杂合度对组装的影响仍然很大。②缺乏简单快捷的高通量筛选和鉴定方法是有效成分相关酶类鉴定的最大困扰。随着蛋白质组学、代谢组学等领域新技术的突破，本草基因组学将迎来新一轮的研究热潮。

三、学科内涵与外延

随着组学技术的快速发展和本草基因组学研究的深入，本草基因组学概念的内涵也经历了一个逐步完善丰富的过程。本草基因组学创立之初，其主要研究内容是通过对中药基原物种的转录组和基因组测序，发掘和研究与中药有效成分合成相关的基因。近年来随着多种组学技术在中药基原物种研究中的应用，本草基因组学研究范围扩展为对所有中药基原物种的多组学研究，这便是狭义本草基因组学的研究内容。当研究范围进一步扩展到包含中药与人体相互作用的组学研究时，我们称之为广义的本草基因组学。广义本草基因组学涵盖了中药相关领域的所有组学研究。如无特殊说明，后面章节本草基因组学一词都是指代狭义的本草基因组学。本草基因组学按照研究对象的不同可分为药用植物基因组学、药用动物基因组学和药用真菌基因组学。在之前出版的书籍和论文中，曾使用Herbgenomics一词作为本草基因组学的英文名称，考虑到Herb一词具有草本植物、草药等解释，本书也将本草基因组学的英文译为“Bencaogenomics”。按照研究技术和领域的不同，本草基因组学又可分为结构基因组学、功能基因组学、表观基因组学和宏基因组学等不同分支（图1-9）。

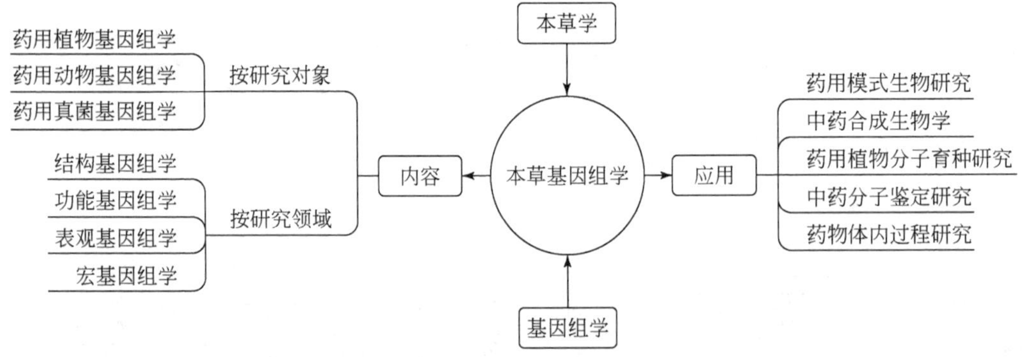

图1-9 本草基因组学的内涵与外延

狭义本草基因组学的核心研究内容主要在本书的上篇进行了论述，下篇介绍本草基因组学的主要应用，以及常用实验技术和生物信息学分析方法等。为了全书的结构更为均衡合理，上篇是针对中药基原物种本身的组学研究，而广义本草基因组学的重要研究内容——中药与人体相互作用的组学研究，作为狭义本草基因组学的一个扩展应用，被放入了本书的下篇。本草基因组学的其他应用还包括药用模式生物、中药合成生物学、药用植物分子育种和中药分子鉴定等内容。

第二节 本草基因组学研究内容

本草基因组学以结构基因组序列信息为基础，综合运用多种组学技术研究药用生物基因功能和中药与人体的相互作用，并对基因资源进行开发和利用，其研究范围涵盖结构基因组学、功能基因组学、表观基因组学和宏基因组学等领域。

一、结构基因组学研究

本书中提到的结构基因组学是指以全基因组测序和结构分析为目标的一个基因组学分支，通常包括基因组测序、组装、基因预测和注释等研究内容。在现代生命科学中，结构基因组学是功能基因组学和其他生命科学分支的重要基础和研究起点，因此备受各国科学家重视。近十年来测序技术、计算机硬件和生物信息学软件等领域的飞速发展，使结构基因组学研究进入黄金时代，完成基因组测序的物种数量呈指数级递增。国内外学者相继完成灵芝、丹参、人参、三七、卷柏、菊花、水蛭等药用生物的基因组测序和分析（表 1-1），其中灵芝基因组研究被 Nature China 网站评为中国最佳研究（图 1-10），表明我国药用生物的结构基因组学研究已走在世界前列。除灵芝外，目前发表的药用生物基因组图谱多为组装质量较低的基因组草图。经典遗传学研究的匮乏，以及基因组的多倍性、高杂合度和高重复序列等特征依然是困扰药用生物结构基因组学研究的主要问题。

筛选具有模式生物基本特征，并且基因组小，结构简单的药用生物进行基因组测序，建立针对不同代谢途径的模式生物研究体系；充分利用 PacBio 单分子测序技术，Nanopore 纳米孔测序技术和 Hi-C 物理图谱构建技术等最新组学技术，突破多倍体、高杂合度和高重复序列基因组测序组装方法，获得染色体水平的复杂基因组精细图，将是近期药用生物结构基因组学研究的主要方向。

表 1-1 已完成基因组测序的药用生物

中文名	拉丁名	基因组	发表单位	资料来源
赤芝	*Ganoderma lucidum*	43.3M	中国医学科学院药用植物研究所等	Nat Commun，2012
人参	*Panax ginseng*	3.43Gb	中国中医科学院中药研究所等	Gigascience，2017
蓖麻	*Ricinus communis*	350.6M	克雷格·文特尔研究所等	Nat Biotecnol，2010
丹参	*Salvia miltiorrhiza*	538M	中国中医科学院中药研究所等	Mol Plant，2016
大麻	*Cannabis sativa*	534M	多伦多大学等	Genome Biol，2011
卷柏	*Selaginella tamariscina*	150M	中国医学科学院药用植物研究所等	Mol.Plant，2018
紫芝	*Ganoderma sinense*	49.0M	中国中医科学院中药研究所等	Sci Rep，2015
三七	*Panax notoginseng*	2.39Gb	云南农业大学等	Mol Plant，2017
紫苏	*Perilla frutescens*	1.255Gb	中国中医科学院中药研究所等	NCBI，3538681
穿心莲	*Andrographis paniculata*	269M	中国中医科学院中药研究所等	NCBI，3710850
甘草	*Glycyrrhiza uralensis*	397Mb	日本理化学研究所	Plant J，2017
海带	*Saccharina japonica*	537M	中国水产科学研究院等	Nat Commun，2015
长春花	*Catharanthus roseus*	523M	JIC 等	Platn J，2015
中国莲	*Nelumbo nucifera*	929M	中国科学院武汉植物园等	Genome Biol，2013
桑	*Morus notabilis*	330M	西南大学等	Nat Commun，2013
芝麻	*Sesamum indicum*	274M	中国农业科学院油料作物研究所等	Genome Biol，2014

续表

中文名	拉丁名	基因组	发表单位	资料来源
天麻	*Gastrodia elata*	1.06Gb	中国中医科学院中药资源中心	Nat Commun，2018
枣	*Ziziphus jujuba*	437.6M	河北农业大学等	Nat Commun，2014
铁皮石斛	*Dendrobium catenatum*	1.35Gb	深圳市兰科植物保护研究中心等	Sci Rep，2016
菊花	*Chrysanthemum nankingense*	3Gb	中国中医科学院中药研究所等	http：//www.amwayabrc.com
牡蛎	*Crassostrea gigas*	559M	IOCAS 等	Nature，2012
穿山甲属	*Pangolin*	2.5Gb	马来西亚大学等 中国中医科学院等	Genome Res，2016 Gigascience，2017
水蛭	*Helobdella robusta*	228M	EMBL 等	Nature，2013
五步蛇	*Deinagkistrodon acutus*	1.47Gb	中山大学等	Nat Commun，2016
东亚钳蝎	*Mesobuthus martensii*	1.1Gb	武汉大学等	Nat Commun，2013

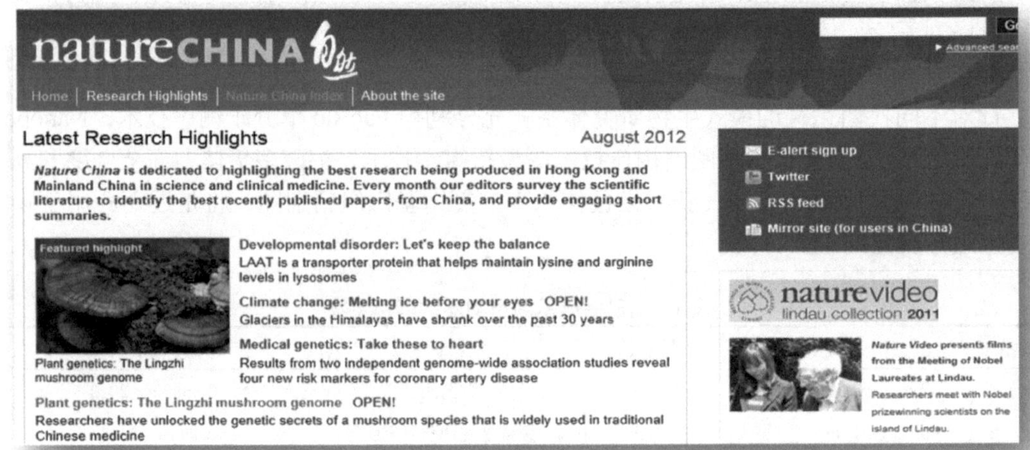

图 1-10 灵芝基因组研究被 Nature China 网站评为中国最佳研究

二、功能基因组学研究

功能基因组学又称后基因组学，是在结构基因组研究基础上，充分利用转录组、蛋白组和代谢组等多种组学技术，系统研究基因功能的一个基因组学分支。根据药用生物的特点，药用生物功能基因组学研究主要集中在次生代谢产物合成和调控机制的解析及抗病抗逆等优良性状的遗传机制研究等方面。

转录组是功能基因组学的重要研究内容。高通量测序技术的应用使得转录组测序成为在整体水平上研究药用生物某一生长阶段特定组织或细胞中全部转录本的种类、结构和功能的主要手段。在无基因组序列的非模式物种中，转录组测序是大规模获取基因序列和分析基因表达水平的一种经济快捷的方法。近期发展起来的基于 PacBio 单分子测序技术的全长转录组研究极大地提高了全长基因的获取能力，以及对于可变剪切进行整体性系统研究的能力。

蛋白质组学是目前功能基因组学研究的热点领域之一。在药用生物方面，蛋白质组学主要通过研究药用生物不同生长发育阶段及不同组织器官蛋白质组的差异，评价这种蛋白质组差异与药用生物活性成分的相关性，阐明中药活性成分合成的分子机制。随着蛋白质组学技术的发展，蛋白质相互作用网络及蛋白质的翻译后修饰和调控等研究将会成为药用生物蛋白质组学研究的新热点。

代谢组学是研究生物体、组织或细胞内全部小分子成分组成及其动态变化的一门学科。由于药用生物有效成分多为小分子次生代谢产物，因此代谢组研究在药用生物领域有着广阔的应用前景，目前已在药用植物的鉴别和质量评价、次生代谢途径解析等方面取得了显著的研究进展。

三、表观基因组学和宏基因组学研究

表观遗传是指在DNA一级序列没有发生变化的情况下，基因功能发生了可遗传的变化，并最终导致表型改变的现象。表观基因组学是在基因组水平上研究表观遗传现象的一门学科，其研究范围包括DNA甲基化、蛋白质共价修饰、染色质重塑、非编码RNA调控等。表观基因组学在研究环境因素对药用植物有效成分的影响及中药道地性的生物学本质等方面具有巨大的应用潜力。

宏基因组学是通过基因组学方法，研究特定环境中微生物的多样性及其群落结构的一门学科。宏基因组学通过提取环境总DNA进行测序，不需要对微生物进行分离培养，大大提高了对微生物群落结构分析的准确性，增加了发现新微生物物种和新功能基因的可能性。药用植物根际微生物宏基因组分析在揭示人参、三七等连作障碍形成机制方面取得了显著进展。此外，宏基因组学近来也被用于药用植物的内生菌研究。

第三节 本草基因组学的应用

本草基因组学不仅对药用生物基础研究产生了巨大的推动作用，而且被广泛应用于药用模式生物、中药合成生物学、药用植物分子育种、中药分子鉴定、药物体内过程组学研究等多个中药学相关领域。此外，本草基因组学也在中药道地性和药性研究等更多领域展现出良好的应用前景。

一、药用模式生物研究

模式生物在当今生命科学和医学研究中发挥着重要作用，缺少成熟的模式生物研究体系是药用生物研究与其他生物学领域相比还相对落后的一个重要原因。次生代谢产物是药用生物的主要有效成分，次生代谢产物的合成与调控机理的阐释是药用生物研究的核心问题。因此那些具有典型的次生代谢途径，并且世代周期短、子代多、易于进行遗传转化的生物成为潜在的药用模式生物。除解析次生代谢途径外，药用模式生物的建立和深入研究还能极大地推动药用植物的生长发育、生理生化、抗病抗逆和分子育种等领域的发展（Chen et al. 2015）。在本草基因组学研究的推动下，灵芝、丹参和长春花等一批药用模式生物研究体系正在建立之中。将科研力量集中于少数药用模式生物，优先阐明次生代谢产物合成的普遍规律，并在其他药用生物中进行推广和验证，可以有效提升药用生物基础研究水

平（图 1-11）。

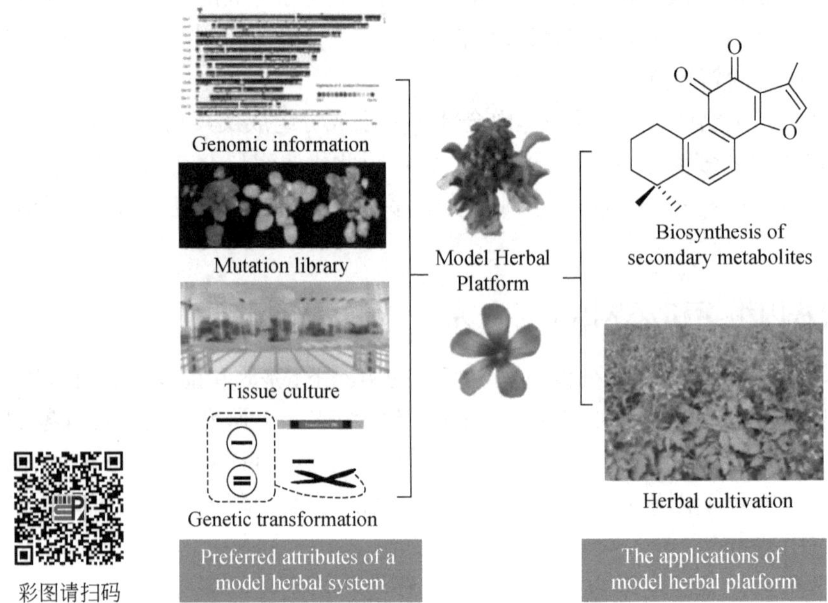

图 1-11 药用模式生物研究策略和应用（Chen et al. 2015）

二、中药合成生物学研究

如果把基因组比作是一部无字“天书”，那么基因组学就是用来解读“天书”的利器，而合成生物学则是根据人类意愿修改“天书”或书写“新天书”的工具。现阶段中药合成生物学研究的主要目标是在本草基因组学研究基础上，通过在底盘细胞中设计和重构目标化合物的高效生物合成途径，并改造底盘细胞增加与外源途径的适配性，实现代谢流的再分配，通过发酵生产目标化合物，从而有效地弥补化学提取与合成在复杂天然药物生产方面的不足，为来源稀缺的复杂天然药物的发现和开发提供持续、稳定、经济的原料供给。随着人们对天然产物的生物合成途径和底盘系统代谢调控知识的积累，中药合成生物学的最终目标是根据目标化合物的结构，在工程学思想的指导下，根据生物和化学原理，通过设计并构建全新的生物元件和设备，进而从头设计并构建新的生物合成途径和系统，根据需求从头设计和构建完全适配的底盘系统，实现单一目标化合物的生物全合成。

三、药用植物分子育种研究

分子育种是在经典遗传学和分子生物学等理论指导下，将现代化生物技术手段整合到传统育种方法中，实现表型和基因型选择的有机结合，培育优良新品种的育种方法。通过高通量测序技术获得基因组或转录组的序列信息，开发出海量的简单重复序列（SSR）和单核苷酸多态性（SNP）等分子标记，构建出高密度的遗传图谱或物理图谱，加速了分子标记与优良性状之间的连锁研究，以提高选择效率，加快育种进程，促进新品种的培育。该方法结合基因型数据和表现型数据，同时对多个性状进行选择和有效设计，实现分子标记辅助育种。

四、中药分子鉴定研究

本草基因组学研究产生的序列信息库为开发药材分子标记提供了丰富的基因资源。常用的分子标记有DNA条形码、SSR和SNP等，其中DNA条形码是当前国际上最受关注的分子标记。目前DNA条形码鉴定体系已被广泛应用于中药材、中药材种子种苗、中药超微破壁饮片和中成药的鉴定，中药材DNA条形码分子鉴定指导原则已被纳入《中华人民共和国药典》（2015年版），已出版专著《中国药典中药材DNA条形码标准序列》和《中药DNA条形码分子鉴定》。在此基础上，进一步开展了质体基因组作为超级条形码鉴定近缘物种或栽培品种的研究。

五、药物体内过程组学研究

药物体内过程组学研究以解析中药在人体内的变化规律及其药效形成的分子机制为主要目标，研究内容涵盖药物基因组学、蛋白质组学、代谢组学和肠道宏基因组学等领域。

药物基因组学通过研究人类基因组信息与药物反应之间的关系，以及基因变异所致的不同患者对药物的不同反应，来提高药物疗效及安全性，并指导新药开发，最终实现个体化用药的目标。中药的药物基因组学研究将中药的药性、功能及主治与其在人体内代谢/疾病相关基因表达调控相关联，在分子水平研究中药的代谢转化、作用靶点、不良反应、药效机制和中药整体化作用的规律。

肠道微生物组被称为人的“第二个基因组”（Our other genome），通过肠道宏基因组学研究可以揭示肠道菌群的组成和数量。肠道菌群一方面直接参与了中药的体内代谢，影响中药的药效和不良反应，另一方面肠道菌群紊乱与多种疾病的发生发展密切相关，因此肠道菌群也可作为中药治疗的靶点。

在中药与人体的相互作用研究中，蛋白质组学技术常用于研究疾病状态下及药物处理后蛋白质组的变化。由于蛋白质组学研究的整体性和复杂性与中药的多组分、多靶点、整体调节和协同作用的特征相吻合，蛋白质组学被认为是发现中药作用靶点，揭示中药作用机制的理想工具。与之相似，代谢组学表征生物体整体功能状态的特征，使其在中药体内过程研究中发挥重要作用。利用代谢组学方法，一方面可以追踪体内中药自身化学成分的组成变化，另一方面可研究中药对生物体代谢组的扰动作用，揭示中药药效的物质基础和可能的作用机制。

思考题

1. 什么是本草基因组学，简述其主要内容和研究意义。
2. 结合自身专业，谈谈本草基因组学的具体指导作用。

参考文献

陈士林，宋经元. 2016. 本草基因组学. 中国中药杂志，41（21）：3881-3889.

陈士林，孙永珍，徐江，等. 2010. 本草基因组计划研究策略. 药学学报，45（7）：807-812.

陈士林，朱孝轩，李春芳，等. 2012. 中药基因组学与合成生物学. 药学学报，47（8）：1070-1078.

宋经元，徐志超，陈士林. 2018. 本草基因组学专辑简介. 中国科学：生命科学，48（4）：349-351

孙超，胡鸾雷，徐江，等 . 2013. 灵芝：一种研究天然药物合成的模式真菌 . 中国科学：生命科学，43（5）：1-10.

王庆浩，陈爱华，张伯礼 . 2009. 丹参：一种中药研究的模式生物 . 中医药学报，37（4）：1-4.

Amamoto K，Takahashi K，Mizuno H，et al. 2016. Cell-specific localization of alkaloids in *Catharanthus roseus* stem tissue measured with imaging MS and single-cell MS. Proc Natl Acad Sci USA，11（14）：3891-3896.

Cao Z，Yu Y，Wu Y，et al. 2013. The genome of *Mesobuthus martensii* reveals a unique adaptation model of arthropods. Nat Commun，4：2602.

Chan AP，Crabtree J，Zhao Q，et al. 2010. Draft genome sequence of the oilseed species *Ricinus communis*. Nat Biotechnol，28（9）：951-956.

Chen S，Pang X，Song J，et al. 2014. A renaissance in herbal medicine identification from morphology to DNA. Biotechnol Adv，32（7）：1237-1244.

Chen S，Xu J，Liu C，et al. 2012. Genome sequence of the model medicinal mushroom *Ganoderma lucidum*. Nat Commun，3（2）：177-180.

Chen S，Yao H，Han J，et al. 2010. Validation of the ITS2 region as a novel DNA barcode for identifying medicinal plant species. PloS One，5（1）：8613-8613.

Chen SL，Song JY，Sun C，et al. 2015. Herbal genomics：Examining the biology of traditional medicines. Science，347（6219 Suppl）：S27-29.

Chen W，Kui L，Zhang G，et al. 2017. Whole-genome sequencing and analysis of the Chinese herbal plant *Panax notoginseng*. Mol Plant，10（6）：899-902.

Choo SW，Rayko M，Tan TK，et al. 2016. Pangolin genomes and the evolution of mammalian scales and immunity. Genome Res，26（10）：1312-1322.

Dolezel J，Greilhuber J，Suda J. 2007. Estimation of nuclear DNA content in plants using flow cytometry. Nat Protoc，2（9）：2233-2244.

Gao W，Hillwig ML，Huang L，et al. 2009. A functional genomics approach to tanshinone biosynthesis provides stereochemical insights. Org Lett，11（22）：5170-5173.

Graham IA，Besser K，Blumer S，et al. 2010. The genetic map of *Artemisia annua* L. Identifies loci affecting yield of the antimalarial drug artemisinin. Science，327（5963）：328-331.

Guo J，Zhou YJ，Hillwig ML，et al，2013. CYP76AH1 catalyzes turnover of miltiradiene in tanshinone biosynthesis and enables heterologous production of ferruginol in yeasts. Proc Natl Acad Sci USA，110（29）：12108-12113.

He N，Zhang C，Qi X，et al. 2013. Draft genome sequence of the mulberry tree *Morus notabilis*. Nat Commun，4：2445.

Huang Z，Xu J，Xiao S，et al. 2016. Comparative optical genome analysis of two pangolin species：*Manis pentadactyla* and *Manis javanica*. GigaScience，5：1-5.

Initiative AG. 2000. Analysis of the genome sequence of the flowering plant *Arabidopsis thaliana*. Nature，408（6814）：796- 815.

Kai G，Xu H，Zhou C，et al，2011. Metabolic engineering tanshinone biosynthetic pathway in *Salvia miltiorrhiza* hairy root cultures. Metab Eng，13（3）：319-327.

Kellner F，Kim J，Clawijo BJ，et al. 2015. Genome-guided investigation of plant natural product biosynthesis. Plant J，82：680-692.

Lam ET，Hastie A，Lin C，et al. 2012. Genome mapping on nanochanned arrays for structural variation analysis and sequence assembly. Nat Biotechnol，30（8）：771-776.

Lau W，Sattely ES. 2015. Six enzymes from mayapple that complete the biosynthetic pathway to the etoposide aglycone. Science. 349（6253）：1224-1228.

Liang Y，XiaoW，HuiL，et al. 2015. The Genome of *Dendrobicam officinale* illuminates the biology of the important traditional Chinese orchid herb. Mol Plant，8（6）：922-934.

Liu MJ，Zhao J，Cai QL，et al. 2014. The complex jujube genome provides insights into fruit tree biology. Nat Commun，5：5315.

Liu X，Chen J，Zhang G，et al. 2018. Engineering yeast for the production of breviscapine by genomic analysis and synthetic biology approaches. Nat Commun，9（11）：448.

Ming R，VanBuren R，Liu Y，et al. 2013. Genome of the long-living sacred lotus（*Nelumbo nucifera* Gaertn.）. Genome Biol，14（5）：R41.

Mochida K，Sakurai T，Seki H，et al. 2017. Draft genome assembly and annotation of *Glycyrrhiza uralensis*，a medicinal legume. Plant J，89（2）：181-194.

Paddon CJ Westfall PJ Pitera DJ，et al. 2013. High-level semi-synthetic production of the potent antimalarial artemisinin. Nature，496（7446）：528-532.

Sachidanandam R，Weissman D，Schmidt S C，et al. 2001. A map of human genome sequence variation containing 1. 42 million single nucleotide polymorphisms. Nature，409（6822）：928-933.

Sanger F，Air GM，Barrell BG，et al. 1978. The nucleotide sequence of bacteriophage pgix174 DNA. J Mol Biol，125（2）：225-246.

Scherf U，Ross DT，Waltham M，et al. 2000. A gene expression database for the molecular pharmacology of cancer. Nat Genet，24（3）：236-244.

Simakov O，Marletaz F，Cho SJ，et al. 2013. Insights into bilaterian evolution from three spiralian genomes. Nature，493（7433）：526-531.

Van Bakel H，Stout JM，Cote AG，et al. 2011. The draft genome and transcriptome of *Cannabis sativa*. Genome Biol，12（10）：R102.

Venter JC，Adams MD，Sutton GG，et al. 1998. Shotgun sequencing of the human genome. Science，280（5369）：1540- 1542.

Wang L，Yu S，Tong C，et al. 2014. Genome sequencing of the high oil crop sesame provides insight into oil biosynthesis. Genome Biol，15（2）：R39.

Xu H，Song J，Luo H，et al. 2016. Analysis of the genome sequence of the medicinal plant *Salvia miltiorrhiza*. Mol Plant，9（6）：949-952.

Xu J，Chu Y，Liao B，et al. 2017. *Panax ginseng* genome examination for ginsenoside biosynthesis. Gigascience，6（11）：1-15.

Xu Z，Peters RJ，Weirather J，et al. 2015. Full-length transcriptome sequences and splice variants obtained by a combination of sequencing platforms applied to different root tissues of *Salvia miltiorrhiza* and tanshinone biosynthesis. Plant J，82（6）：951-961.

Xu Z，Xin T，Bartels D，et al. 2018. Genome analysis of the ancient tracheophyte *Selaginella tamariscina* reveals evolutionary features relevant to the acquisition of desiccation tolerance. Mol Plant，doi：10. 1016/j. molp. 2018. 05. 003.

Yao YF，Wang CS，Qiao J，et al. 2013. Metabolic engineering of *Escherichia coli* for production of salvianic acid A via an artificial biosynthetic pathway. Metab Eng，19：79-87.

Ye N，Zhang X，Miao M，et al. 2015. *Saccharina* genomes provide novel insight into kelp biology. Nat Commun，6：6986.

Yin W，Wang ZJ，Li QY，et al. 2016. Evolutionary trajectories of snake genes and genomes revealed by comparative analyses of five-pacer viper. Nat Commun，7：13107.

Yuan Y，Jin X，Liu J，et al. 2018. The *Gastrodia elata* genome provides insights into plant adaptation to heterotrophy. Nat Commun，9（1）：1615.

Zhang D，Li W，Xia EH，et al. 2017. The medicinal herb *Panax notoginseng* genome provides insights into ginsenoside biosynthesis and genome evolution. Mol Plant，10（6）：903-907.

Zhang G，Fang X，Guo X，et al. 2012. The oyster genome reveals stress adaptation and complexity of shell formation. Nature，490（7418）：49-54.

Zhang GQ，Xu Q，Bian C，et al. 2016. The *Dendrobium catenatum* Lindl. genome sequence provides insights into polysaccharide synthase，floral development and adaptive evolution. Sci Rep，6（19029）：1-10.

Zhao L，Zhang F，Ding X，et al. 2018. Gut bacteria selectively promoted by dietary fibers alleviate type 2 diabetes. Science，359（6380）：1151-1156.

Zhou YJ，Gao W，Rong Q，et al. 2012. Modular pathway engineering of diterpenoid synthases and the mevalonic acid pathway for miltiradiene production. J Am Chem Soc，134（6）：3234-3241.

Zhu Y，Xu J，Sun C，et al. 2015. Chromosome-level genome map provides insights into diverse defense mechanisms in the medicinal fungus *Ganoderma sinense*. Sci Rep，5：1-14.

第二章
结构基因组学研究策略

基因组（genome）是指细胞内所有的遗传信息。传统意义上的全基因组序列是指细胞内一套单倍体包含的基因组序列信息。真核生物基因组包括核基因组（nuclear genome）和细胞器基因组（organelle genome）。结构基因组学（structural genomics）是通过全基因组序列测定以确定基因组的组织结构、基因组成及基因定位的一个基因组学分支。结构基因组学系统研究基因组的基因数量、每个基因在染色体上的线性分布位置及距离，以及每个基因编码区和基因间隔区的核酸序列结构。结构基因组研究结果可以通过遗传图谱、物理图谱和序列图谱等形式展现。

近年来药用生物的物种鉴定、种质资源调查及保护、栽培育种、活性化学成分分离及药理毒理学等方面的研究取得了重大进展。现代分子生物学技术的应用促进了药用生物分子水平的研究进程，如利用突变体库构建、基因芯片分析及基因遗传转化等方法，一些次生代谢物合成关键酶的编码基因相继从药用生物中被克隆鉴定。但药用生物有限的全基因组信息制约了其分子水平研究的深入开展，阻碍了天然药物产业的规模化发展。

结构基因组序列包含物种起源、进化、生长发育、重要农艺性状及活性化学成分合成代谢的遗传信息。药用生物结构基因组学的研究通过对具有典型次生代谢途径的药用生物进行全基因组测序和结构基因组学分析，不仅有助于推动这些物种成为药用模式物种，同时将现代生命科学的先进技术和理念引入药用生物研究中，推动中药研究走向生命科学前沿（陈士林等　2010）。灵芝基因组图谱获得解析后，*Nature Communications* 以特别图片形式报道了灵芝基因组研究成果（图 2-1）。

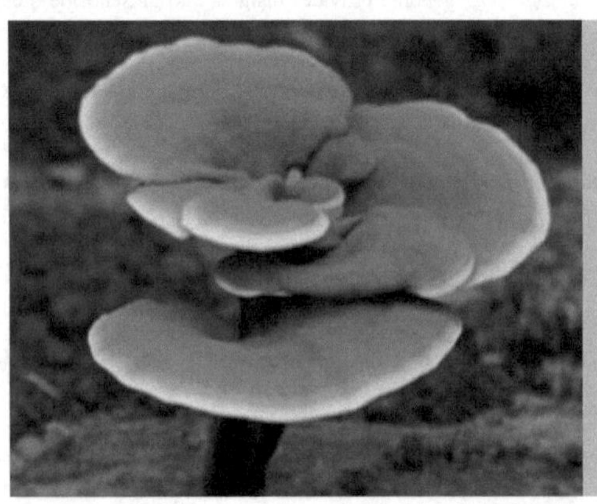

FEATURED IMAGE

Genome sequence of the model medicinal mushroom *Ganoderma lucidum*

The full genome of the *Ganoderma lucidum* mushroom (pictured) has been sequenced in a study by **Chen *et al.*** This work reveals genes and regulatory proteins that suggest this mushroom could be a useful model system for studies of secondary metabolic pathways and their regulation in fungi used for traditional Chinese medicine.

图 2-1　*Nature Communications* 以特别图片形式发表灵芝基因组研究成果（Chen et al.　2012）

第一节 核基因组研究策略

一、概念

药用生物主要为真核生物，真核生物细胞核内整套染色体含有的全部 DNA 序列称为核基因组。主要包括以下几个部分：

（1）蛋白质编码基因

蛋白质编码基因即狭义的基因。编码蛋白质的基因转录成信使 RNA（mRNA），通过核糖体将成熟的 mRNA 翻译成为多肽链。真核生物编码蛋白质的基因具有非连续性的结构特点。真核基因常由多个内含子（intron）（非编码区）和外显子（exon）（编码区）间隔排列而成，这使得真核基因在表达过程中伴随着 RNA 剪接过程（splicing），即从 mRNA 前体分子中切除内含子，再将外显子拼接形成成熟 mRNA。同一基因转录产物由于不同剪接方式而形成不同的 mRNA，这种现象被称为可变剪接或选择性剪接。可变剪接被认为是导致蛋白质多样性的重要原因之一，它使一个基因可编码多个不同转录产物和蛋白质产物。生物的表现型在本质上是由基因型决定的；而生物的基因型又取决于基因的数目、结构和组成等。因此，研究真核生物的蛋白质编码基因有助于解析生物的多样性。

（2）非蛋白质编码基因

非蛋白质编码基因只进行 RNA 的转录，并可以形成二级结构（如发卡结构）以行使功能，或通过互补配对影响其他基因表达。这些区域包括但不限于：①转运 RNA（tRNA），作为蛋白质合成模板（即 mRNA）与氨基酸之间的关键接合体，tRNA 负责准确无误地将所需的氨基酸运送至核糖体上。②核糖体 RNA（rRNA），既是核糖体的重要结构成分，同时也是核糖体发挥生物功能的重要元件。rRNA 在蛋白质合成方面发挥重要作用，可为 tRNA 和多种蛋白质合成因子提供结合位点，参与蛋白质合成起始时同 mRNA 选择性的结合，以及在肽链的延伸中与 mRNA 结合等过程。③小分子 RNA（miRNA），长度约为 20 ～ 24 个核苷酸，在细胞内具有多种重要调节作用。每个 miRNA 可调控多个靶基因，几个 miRNA 也可调控同一个基因。④长链非编码 RNA（lncRNA），lncRNA 在剂量补偿效应、表观遗传调控、细胞周期调控和细胞分化调控等生命活动中发挥重要作用。⑤小分子干扰 RNA，包含能促使 mRNA 降解或阻止和干扰靶 mRNA 翻译的 miRNA；引发基因沉默，阻止翻译和染色质重塑等的 siRNA（小干扰 RNA，Small interfering RNA）；以及抑制内源逆转座子表达、保持基因组稳定性的 piRNA（Piwi 蛋白相作用的 RNA，Piwi-interacting RNA）。

（3）顺式作用元件

顺式作用元件是指存在于基因旁侧序列中能影响基因表达的序列，包括启动子、增强子和沉默子等。顺式作用元件是反式作用因子的结合位点，它们通过与转录因子结合而调控基因转录的精确起始和转录效率。反式作用因子是指能特异性结合靶基因的顺式作用元件并对真核生物基因的转录起促进或阻遏作用的一类蛋白调节因子，包括转录激活因子、转录遏制因子和共调节因子等。

（4）重复序列

真核生物的基因组序列复杂，包含大量重复序列。重复序列主要包括高度重复序列和中度重复序列。高度重复序列的重复单位长度在数个碱基至数千个碱基之间，拷贝数在几百到上百万之间。卫星 DNA 指以相对恒定的短序列为重复单位，首尾相接、串联连接形成的重复序列。根据其重复单位的长度，又可细分为卫星 DNA、小卫星 DNA 和微卫星 DNA。中度重复序列往往分散在基因组中的非重复序列中，包括短散在元件和长散在元件等。除此以外，基因家族作为真核生物基因组的一个特征，也是构成基因组中重复序列的因素之一。基因家族是指起源于同一共同祖先，在生命进化过程中由于基因加倍和趋异而形成的 DNA 序列组成基本一致但略有不同的基因。这些同一家族的基因成员有时紧密地成簇排列在同一染色体上，被称为串联基因家族；但大部分情况下，它们是分散在同一染色体不同的部位，甚至分散在不同染色体上，被称为分散基因家族。转座子是另外一类重复序列，它们影响基因组膨胀、基因功能改变、基因组重排、表观遗传重构及物种进化等。

很多药用生物来源于相同科属，通过比较研究这些近缘物种的基因组有助于深入了解它们之间的进化关系。比较基因组学（comparative genomics）是基于基因组图谱，对不同物种的基因和基因组结构进行比较，研究相关物种间基因组的相似性和差异性，以了解基因功能和物种进化信息的学科。在亲缘物种之间，除了基因组成存在一定的相似性，甚至基因的排列顺序也存在一致性，即基因组的共线性。两个物种基因组的共线性程度是衡量它们之间的物种进化距离的标尺。基因组的共线性程度在高度保守区域和高度变异区域间存在较大差异。同时，基因组中也存在影响共线性的因素，如基因转座、插入缺失、染色体重排和区段加倍等。基因家族是比较基因组学研究的主要内容之一。不同的基因之间由于相似的序列结构可能具有相似的生物学功能；而具有相同起源的基因家族也具有类似的序列结构。基因家族的分类主要依赖于序列之间的比较。在过去 20 年里，已经建立一些基于序列进行基因家族分类的方法，主要包含以下三类：第一类是使用系统进化树进行基因家族分析；第二类是根据已知的序列特征，如序列基序或结构域等进行基因家族分类；第三类是基于两两序列比对的聚类方法进行分类。

次生代谢产物的生物合成及其调控是药用生物结构基因组学关注的重要内容之一。植物中许多功能相近或相关的基因由于进化的关系形成了基因簇（gene cluster），部分基因簇对次生代谢产物的合成有重要的调控作用。通常一个次生代谢基因簇中有至少三个彼此相邻的用于合成特异化合物的非同源基因。在这些非同源基因中，有些基因编码的酶合成次生代谢物的骨架，这些酶被称作“信号”酶（signature enzymes）。其他基因编码的酶称作“剪裁”酶(tailoring enzymes),用于对上述骨架化合物进行修饰,催化得到最终产物。“信号”基因通过在周围集合“剪裁”基因来形成一个代谢基因簇。例如，近期发现在长春花 *ORCA3* 基因周围还有两个相似基因 *ORCA4* 和 *ORCA5*，形成了一个大小约 40kb 的基因簇，共同调控长春花生物碱的合成。基因形成基因簇的优势主要包括：促进基因功能的改善和基因有益性状的稳定遗传；编码蛋白质复合体的基因形成基因簇后可以完善蛋白质复合体中各组分的最优比例，使复合体更好地发挥功能；通过不同调控因子和染色质重塑等调节作用，实现基因簇中各基因的共表达和共调控，从而使代谢途径的调控具有更好的协同性。

生物进化不仅是生物个体适应地理环境和气候环境的过程，还受到个体和种系间的相互影响，如种系内个体成员的竞争以及种系间的攻击和防御。多数药用生物，尤其是药用真菌和药用植物在发育世代内是固着静生的，因而这种攻击和防御具有多样性。在紫芝基因组中鉴定了 DNA 甲基化、重复序列诱导的点突变（RIP）以及小 RNA 可能参与基因组防御的信息。紫芝中有 1.8% 的胞嘧啶发生了 DNA 甲基化，且多发生于基因组的重复序列区域；通过基因表达分析，发现在这些被甲基化的区域内基因表达受到了抑制；还发现 DNA 甲基化可作用于细胞色素 P450（cytochrome P450，CYP450）、转录因子、转座子等多个基因家族的基因，并抑制部分基因的表达。

生物在进化进程中产生的在 DNA 水平上可遗传的永久性变化称为突变（mutation）。其中发生在编码区但不导致编码氨基酸改变的核苷酸变异称为同义替代（synonymous substitution），也称同义突变（same-sense mutation）或沉默突变（silent mutation）；反之则为非同义替代（nonsynonymous substitution），或称非同义突变。一般认为，大多数分子水平的突变是中性或近中性的。突变在一代又一代的随机漂变中保存或消失，积累形成进化性变化或种内变异。在环境压力下，某一群体个体基因型比较发生变化，称为自然选择（natural selection）。在适应性进化中，选择作用有利于突变位点方向性进化，称为正选择或方向性选择（positive selection or directional selection）。相关等位基因频率被选低或淘汰的过程称为负选择或净化选择（negative selection or purifying selection）。在分子水平上，非同义突变频率（Ka）与同义突变频率（Ks）的比值（Ka/Ks）大于 1 时，则认为有正选择效应；小于 1 时，则认为有净化选择效应；等于 1 时，则认为是中性选择。

二、研究进展

自 2000 年第一个高等植物——拟南芥的全基因组测序完成以来，数十个重要植物的国际基因组测序联盟如国际水稻基因组联盟、棉花基因组联盟等已经成立，并投入巨额资金开始进行全基因组序列测定。迄今为止，已有几百种陆生植物和藻类的全基因组序列正在或已经完成测定。其中灵芝、人参、丹参、长春花等多种药用生物的全基因组序列已经公开发表。全基因组信息的获得极大地推进了药用植物领域的基础研究和产业开发，促进了多种重要经济作物农艺性状的分子水平研究，培育了大量具有经济价值的优质、高产、抗病、抗逆新品种，为解决社会的经济、能源、环境及人类健康等问题做出了重大贡献。随着测序技术的发展，测序成本的降低，药用生物基因组测序工作将受到更多关注。

三、研究策略

我国药用生物资源丰富、种类繁多。药用生物全基因组计划测序物种的选择应该综合考虑物种的经济价值和科学意义，并按照基因组从小到大、从简单到复杂的顺序进行测序研究。在测序平台的选择上，应以高通量测序平台为主，以第一代测序技术为辅。

测序物种筛选的基本原则为：①名贵大宗中药材的基原物种或重要化学药物的来源物种；②药效成分比较清晰，具有典型次生代谢途径的代表物种；③含药用植物较多的植物分类单元中的代表植物，如豆科的甘草和茄科的枸杞；④具有成为模式物种的潜质，且具有较好的生物学研究基础；⑤优先选择遗传背景清晰、基因组较小且结构相对简单的二倍体生物。

由于多数药用生物都缺乏系统的分子遗传学研究基础，因此在开展全基因组测序之前进行基因组预分析尤为必要。基因组预分析主要内容包括：①利用条形码等技术对满足筛选原则的待测物种进行物种鉴定；②通过观察有丝分裂中期染色体确定待测物种的染色体倍性和条数；③采用流式细胞术或脉冲场电泳技术估测物种基因组大小，为测序平台的选择提供参考。

随着测序技术的发展，继 Sanger 双脱氧法的第一代测序技术后，以罗氏（Roche）公司的 454 测序仪（Roche GS FLX sequencer），Illumina 公司的 Solexa 基因组分析仪（Illumina Genome Analyzer）和 ABI 公司的 SOLiD 测序仪（ABI SOLiD sequencer）为代表的第二代测序技术（second-generation sequencing technology）相继问世并投入使用，推动了全基因组测序研究（表 2-1）。以 Pacific Bioscience RS Ⅱ 为代表的第三代测序仪，兼顾序列读长和测序通量优势，是药用生物测序的强大工具。虽然这几个测序平台的测序原理不尽相同，但与 Sanger 法测序相比，均具有测序通量高、成本低的特点。药用生物全基因组测序需要综合考虑测序平台的序列读长、准确性与测序通量、序列拼接与组装及测序费用等因素。

表 2-1　主流测序平台比较

平台	读长 /bp	每运行产出量 /Gb	每运行耗时 /d
ABI3730	1000	5.6×10^{-5}	N/A
Roche/454 GS FLX+	700	1	0.35
Illumina Hiseq X Ten	2 × 150	1800	3
Illumina Hiseq4000	2 × 150	1000	6
ABI/SOLiD4	2 × 100	100	12 ～ 16
PacBio Sequel	>10 000	20	1
Nanopore	>10 000	20	2

遗传图谱和物理图谱在复杂基因组的组装中具有重要作用。借助于遗传图谱或物理图谱中的分子标记，可以将测序拼接产生的 scaffold 按顺序定位到染色体上。遗传图谱又称连锁图谱，可显示基因或 DNA 标记在染色体上的相对位置和遗传距离。由于遗传图谱的构建需要遗传关系明确的亲本和子代株系，因此其应用在大多数药用生物中受到了很大限制。物理图谱描绘了 DNA 上可以识别的标记位置和相互之间的距离（碱基数目）。OpGen Argus 光学图谱、BioNano Irys 光学图谱和高通量染色体构象捕获（Hi-C）等技术的应用极大地提高了物理图谱构建的效率，使其在基因组组装中发挥越来越重要的作用。另外，高通量染色体构象捕获（Hi-C）技术、连接子技术（linked-end）等也加强和完善了基因组的研究。

第二节　叶绿体基因组研究策略

一、概念

植物叶绿体具有独立于核基因组的 DNA，称为叶绿体基因组（chloroplast genome）或叶绿体 DNA（cpDNA）。叶绿体基因组是双链环状 DNA 分子，极少为线状，在细胞中呈多拷贝，大小一般在 120 ～ 160kb 之间，其 DNA 约占叶片中全部 DNA 的 10% ～ 20%。一般认为叶绿体起源于古细菌蓝藻，是质体的一种，存在于真核藻类和高等植物细胞中，是光合自养生物进行光合作用的中心。

叶绿体基因组结构极为保守，可分为大单拷贝区（large single copy region，LSC）、小单拷贝区（small single copy region，SSC）、重复区 A（inverted repeat sequence region A，IR_A）和重复区 B（inverted repeat sequence region B，IR_B）四段。一般情况下，两个 IR 区域的序列相同，但方向相反；也有在某些物种中发现两者方向一致的现象。植物在漫长的进化过程中，叶绿体基因组中这四段的结构顺序保持不变，不同物种之间的差异主要体现在 IR 区域的长度以及方向的变化上。

叶绿体基因组包含了大量功能基因，主要包括光合作用相关基因、基因表达相关基因和其他生物合成相关基因三类。IR 区域主要分布了一些编码 rRNA 的基因，包括编码 16S 和 23S 的基因，中间被编码 4.5S 和 5S 两个 tRNA 基因分开。LSC 和 SSC 区域分布的主要是与光系统有关的基因，以及编码核糖体大亚基（*rbcL*）和小亚基（*rbcS*）、tRNA（*trn*）、ATP 酶（*atp*）、NADH 质体醌氧化还原酶（*ndh*）和 RNA 聚合酶（*rpo*）的基因。

由于内共生作用，叶绿体基因与核基因和线粒体基因之间存在复杂的基因转移关系。在物种进化过程中，部分叶绿体基因转移并整合到核基因组中，甚至转移到线粒体中（后者的转移现象仅出现在高等植物中）。转移到线粒体中的基因往往变成假基因，仅在极少数情况下会发挥生物功能。

叶绿体基因组的基因拷贝数高，尤其 IR 区域每个基因的拷贝数多达上万个。同时，在叶绿体基因表达出来的蛋白质中，可溶性蛋白质所占的比例较高。因此，叶绿体被认为是适合的遗传转化材料。

叶绿体基因组可以为植物系统发育研究提供数据基础。除此之外，叶绿体基因组的编码区和非编码区的进化速度有显著差异，使得叶绿体基因组适合应用于不同层次的系统学研究。叶绿体基因组结构和序列信息在揭示物种起源、进化演变及其不同物种之间的亲缘关系等方面具有重要价值。

二、研究方向及应用

近年来随着生物技术的不断发展，叶绿体基因组研究获得了越来越多的关注。基于叶绿体基因组结构和序列保守性的特点，分类学家应用叶绿体基因组开展植物的系统发育研究。叶绿体基因组可用于物种鉴定，特别是在种及种下水平的物种鉴定中更具优势。相比传统的分子标记，叶绿体基因组具有更长的序列长度及更高的鉴定效率。目前公认的 DNA 条形码鉴定技术已经非常成熟，但 DNA 条形码片段较短（一般介于 300 ～ 700bp），信息有限，在种间和种内鉴定中具有局限性。近几年把叶绿体基因组整体作为超级条形码的设想被提出并应用于物种鉴定，并在鉴定近缘植物的应用中表现出明显的优势。虽然叶绿体基因组相对保守，但分类群内或不同分类群间的叶绿体基因组的变异成为近期研究的热点。群体遗传学家认为利用叶绿体 DNA 非编码区的变异研究种内或群体间的变异具有科学性与可行性。

近年来，基因工程和DNA重组等现代分子生物学技术的广泛应用，大规模测序技术的日益成熟，促进叶绿体基因结构、功能与表达的研究不断深入。叶绿体转化技术在遗传改良和生物制剂方面展现出良好的应用前景。叶绿体转化技术的兴起与发展突破了核基因组转化外源基因表达低效、易随花粉逃逸两大障碍，具有高效表达、定点整合和母系遗传等优点，在提升农作物抗逆性和抗病虫害方面具有明显优势。例如，通过叶绿体转化能够使植物合成高剂量的毒蛋白Bt，使植物获得抗虫性。通过叶绿体基因工程进行基因改造可以弥补品种自身缺陷，培育出具有抗逆、抗病虫害、抗除草剂等性状的优良品种。

三、研究方法

随着新一代测序技术的发展，测序成本不断下降，叶绿体基因组高通量测序研究取得了显著发展，包括叶绿体DNA的提取、测序平台的选择及序列的组装策略等关键环节。通过测序研究叶绿体基因组的策略一般分为以下两种：一种是先分离得到叶绿体基因组DNA，接着进行高通量测序和序列组装；另一种是提取物种的总基因组DNA，直接进行高通量测序，利用参考基因组进行比对，得到叶绿体基因组类似的序列，再进一步组装得到叶绿体基因组。第一种方法是常规方法，但分离叶绿体基因组的难度较大。第二种方法适合于已有参考基因组的物种。对于没有参考基因组的物种，也可通过优化策略来解决，如利用亲缘关系非常相近的已有基因组数据的物种作为参考基因组；也可以根据原始测序所得序列构建k-mer频率分布曲线，找到两个相邻的高度差约一倍的峰，提取相应的cp-like reads进行迭代组装，最后将组装好的结果与近缘物种的叶绿体基因组进行比对以进一步验证组装结果。

日益丰富的叶绿体基因组数据库将使筛选用于基因组工程研究的高效、通用载体成为可能。叶绿体基因组相对较小，且具有一整套的遗传系统，使其成为遗传学研究的理想模式系统。

第三节　线粒体基因组研究策略

一、概念

目前普遍认为线粒体是由线粒体的祖先——α-proteobacteria在15亿年前侵入类似古细菌的宿主细胞形成的。在线粒体的形成机制上存在两种假说：第一种“一步形成”假说认为真核细胞与线粒体同时形成；第二种“两步形成”假说认为古细菌先与proteobacteria形成不含线粒体的真核细胞，后与α-proteobacteria内共生形成线粒体。

线粒体具有独立于核基因组的DNA，称为线粒体基因组（mitochondrial genome）或线粒体DNA（mitochondrial DNA，mtDNA）。在一个线粒体中线粒体的基因组有2～10份拷贝，呈双链环状（也有呈线状的特例存在），一般包含几万至数十万碱基对。

动物线粒体基因组为共价闭合的双链DNA，大小在16.5kb左右。与核DNA相比，mtDNA有以下特点：①遗传结构简单，呈严格的母系遗传，无重组，遗传重排现象较少；②进化速度快，用于遗传分析灵敏度高；③无组织特异性，在细胞中含量丰富，每个细胞有 1000 ～ 10 000 个拷贝。这些特点使线粒体基因组成为分子进化研究的重要内容。同时，随着分子生物学和生物信息学的发展，线粒体基因组序列的获取和分析较容易实现。

线粒体广泛存在于动物各种组织细胞中，动物线粒体基因组排列紧凑，除 D-loop 区为非编码区外，其余都为基因编码区，这些基因编码区编码 37 个基因：包括 2 个 rRNA（*16S rRNA* 和 *12S rRNA*）基因、13 个蛋白质编码基因和 22 个 tRNA 基因。与编码区相比，非编码区具有较高的突变率，更适合用于遗传变异研究。

高等植物线粒体除了能通过氧化磷酸化产生 ATP 提供能量外，还参与氨基酸、脂类、维生素和辅酶因子的生物合成与代谢。1997 年，第一个被子植物拟南芥线粒体基因组测序完成，随后甜菜、油菜、烟草、水稻、小麦等的线粒体基因组相继公布。高等植物在所有生物物种中拥有最大的线粒体，其长度从数百 kb 到十几 Mb 不等，即使在近缘物种中也可能存在较大差异。

与动物线粒体基因组的保守特性完全不同，植物线粒体基因组结构复杂。已观察到的植物线粒体分子的构型有 Y 型、H 型、多元线形、单线形、环形及环形与线形共存等。但目前已报道的植物线粒体基因组绝大多数以环形表示，其包含了所代表物种线粒体的所有遗传信息，被定义为主环（master circle）。目前对于主环是否真实存在于线粒体内仍有争议，植物的线粒体基因组很可能是各种 DNA 分子的复合体。

高等植物线粒体分子内存在由重复序列介导的频繁重组现象。通常同向重复序列介导的重组产生大小亚环，反向重复序列介导的重组产生异构体。在黄瓜（*Cucumis sativus* Linn.）线粒体中，除了一个大小为 1556kb 的大环外，还发现同时存在两个大小分别为 84kb 和 45kb 的小环。线粒体基因组重组频率与重复序列的大小相关：大片段重复序列（大于 1000bp）重组非常频繁，中等片段重复序列（100 ～ 1000bp）重组频率较低，短片段重复序列（小于 100bp）的重组极少发生。线粒体基因组重组现象已在胡萝卜、黄瓜、小麦、猴面花、水稻等植物中进行了分析。重组是线粒体基因组进化的重要方式，也可能是线粒体 DNA 多分支复杂结构的成因。

高等植物线粒体基因组包含的基因主要为：复合体Ⅰ（*nad*）、复合体Ⅱ（*sdh*）、复合体Ⅲ（*cob*）、复合体Ⅳ（*cox*）、复合体Ⅴ（*atp*）、Cytochrome c 生物合成基因（*ccm*）、核糖体蛋白（*rpl*、*rps*）、核糖体 RNA（*rrn*）、转运 RNA（*trn*）、*matR* 和 *mttB* 等。除复合体Ⅱ、核糖体蛋白、tRNA 基因外，其他基因在高等植物线粒体基因组内相对保守。与叶绿体基因组使用专门的遗传密码不同，植物线粒体基因组使用通用遗传密码。植物线粒体 tRNA 有双重起源：一部分直接继承于线粒体祖先，称为原生 tRNA（native tRNA）；另一部分来自叶绿体基因组的迁移序列，称为叶绿体衍生 tRNA（chloroplast-derived tRNA）。与低等植物不同，几乎所有的高等植物均缺乏一套完整的、足够识别所有密码子的 tRNA 基因，特别是缺少识别氨基酸 Ala、Arg、Gly、Leu、Thr 和 Val 的 tRNA 基因。这些缺少的 tRNA 必须从细胞质摄入以进行蛋白质合成。

被子植物线粒体基因组内含子总数约 19 ～ 25 个，主要存在于 *cox1*、*cox2*、*ccmFc*、*nad1*、*nad2*、*nad4*、*nad5*、*nad7*、*rpl2*、*rps3* 和 *rps10* 等基因中，除 *cox1* 外，其余基因的内含子基本为Ⅱ型内含子。*nad1*、*nad2*、*nad5* 基因中部分内含子为反式剪接内含子，这是高等植物线粒体基因组的特征之一。

二、研究方向及应用

高等植物线粒体中存在大量的RNA编辑现象，是植物线粒体基因表达的调控机制之一。目前研究发现RNA编辑最多的类型是C→U，部分物种也存在U→C。RNA编辑发生最多的位点在蛋白质编码区，此外在部分tRNA、内含子及非转录区也有发生。RNA编辑通常发生在密码子的第一位和第二位上，且绝大多数编辑会改变氨基酸类型，通常可将亲水性氨基酸转变为疏水性氨基酸，以利于蛋白质折叠产生所需功能。此外RNA编辑还作用于起始和终止密码子。

高等植物的线粒体基因编码区相对于整个基因组来说所占比例较小（10%左右），不同物种的基因数目（52～60个）和序列同源性也相对稳定。因此不同物种的线粒体基因组的长度差异主要取决于基因间区序列。由于高等植物线粒体基因组内存在频繁的重组，不同植物（甚至同种植物的不同亚种）的线粒体基因组结构差异较大。与叶绿体保守的基因顺序完全不同，高等植物线粒体基因组中只能找到一些相对保守的基因簇。同时，频繁的重组还导致基因间区序列变异较快，绝大多数的序列在已有的数据库中找不到同源序列。

高等植物线粒体基因组中含有较多重复序列，大小从4bp到120kb不等，占线粒体基因组总长的2%～60%。不同物种的重复序列没有同源性。重复序列可分为长重复序列和短重复序列。在胡萝卜（*Daucus carota*）线粒体基因组中存在一组由3个拷贝构成的长重复序列；而在叉枝蝇子草（*Silene latifolia*）线粒体基因组中则存在一组由6个拷贝构成的长重复序列。短重复序列对高等植物线粒体基因组的结构和进化较为重要，在黄瓜、西葫芦等植物中，正是短重复序列的富集导致了线粒体基因组的扩张。

植物细胞质雄性不育（cytoplasmic male sterility，CMS）是一种由雄蕊退化、花粉败育或功能不育等原因造成的雄蕊不能正常授粉，而雌蕊功能正常的现象。CMS是一种受细胞核和细胞质遗传物质双重控制的母性遗传性状，在高等植物中较为常见。利用CMS进行杂交育种具有较好的经济效益，目前已在大量农业和园艺作物中展开相关研究工作。研究发现，植物线粒体与植物CMS密切相关，目前已在多种植物中确定了CMS相关基因，如玉米的*T-urf13*、油菜的*orf222*、向日葵的*orf522*、水稻的*orf79*、小麦的*orf256*等基因。CMS形成的相关机制主要有以下两类：①由重复序列介导的重组导致线粒体基因组的结构发生变化，产生特异位点或形成嵌合开放阅读框（open reading frame，ORF）造成CMS；②线粒体中RNA编辑不充分或偏离产生异常编辑产物阻碍正常的线粒体功能而导致CMS。由于不少药用植物也存在CMS现象，对线粒体基因组的研究可解析相关药用植物CMS成因，进而促进药用植物的遗传育种研究。

截至2010年4月底，已完成了1560种真核生物的线粒体基因组全序列测定。在GenBank数据库中收录的线粒体基因组序列中，脊椎动物共有751种。线粒体基因组现广泛应用于物种遗传多样性分析、生物地理学分析及分子系统演化等方面。

三、研究方法

在第二代、第三代测序技术未普及之前，线粒体基因组的获取也主要依靠Sanger测序，采取的策略与前文叶绿体基因组的测序策略类似。对于需要先分离线粒体DNA的策略，由于线粒体在细胞中的含量较叶绿体低，且线粒体 DNA 较大、结构复杂等因素的影响，导致提纯完整无污染的线粒体 DNA 难度较大。

由于 Sanger 测序的成本和通量等方面的原因，如今越来越多的线粒体基因组研究开始采用第二代测序技术，其策略主要归为以下两类：

1）先分离得到线粒体 DNA，再进行高通量测序并组装。因线粒体基因组结构复杂、存在由重复序列介导的多种重组构象分子（亚基因组、异构体等），基于第二代测序短片段读长进行从头组装（*de novo* assembly）的难度依然很大。虽然提纯线粒体 DNA 难度较大，但提纯后再测序可以有效避免叶绿体和核基因组的干扰，有利于序列组装。

2）不分离线粒体 DNA，对植物总 DNA 进行建库测序，再从结果中分离得到线粒体数据进行基因组组装。这种策略实验优势明显，但存在两个困难：①相比叶绿体，从总 DNA 测序数据中分离线粒体序列难度更大。由于叶绿体基因组相对保守，通过同源性分离叶绿体测序序列相对比较容易。线粒体基因组序列尤其是基因间区序列变异较大，根据同源性只能分离到编码区测序数据，无法获得全部线粒体测序数据；②线粒体基因组内存在的大片段重复序列和外源整合序列，往往需要大的插入片段末端配对文库数据参与组装和进行确证。例如，在猴面花的线粒体基因组研究中构建了难度很大的 35kb 的末端配对文库。同样，这种策略较适合用于具有全基因组序列物种的线粒体研究。

思考题

1. 简述结构基因组的组成及其功能。
2. 线粒体基因组与叶绿体基因组在结构和组成上有何异同？
3. 简述结构基因组学在药用生物中的应用。

参考文献

陈士林，宋经元 . 2016. 本草基因组学 . 中国中药杂志，41（21）：3881-3889.

陈士林，孙超，徐江等 . 2016. 本草基因组学——中药组学的发展与未来 . 北京：科学出版社 .

陈士林，孙永珍，徐江，等 . 2010. 本草基因组计划研究策略 . 药学学报，45（7）：807-812.

陈士林，朱孝轩，李春芳，等 . 2012. 中药基因组学与合成生物学 . 药学学报，47（8）：1070-1078.

钱俊 . 2014. 丹参的叶绿体和线粒体基因组研究 . 北京：北京协和医学院博士学位论文 .

宋经元，徐志超，陈士林 . 2018. 本草基因组学专辑简介 . 中国科学：生命科学，48（4）：349-351.

Chen S，Xu J，Liu C，et al. 2012. Genome sequence of the model medicinal mushroom *Ganoderma lucidum*. Nature Communications，3（2）：177-180.

Chen SL，Song JY，Sun C，et al. 2015. Herbal genomics：Examining the biology of traditional medicines. Science，347（6219 Suppl）：S27-29.

第三章
药用生物核基因组

第一节　人参基因组

人参(*Panax ginseng* C.A.Mey.)是五加科人参属多年生草本植物，以干燥根及根茎入药，是传统名贵药材。人参的主要活性物质是人参皂苷。人参全基因组的解析有助于系统发掘人参皂苷合成相关基因，同时也有助于发现优良农艺性状的相关基因，为人参的品种改良和基因资源保护奠定基础。Xu 等（2017）采用第二代测序技术对人参进行全基因组测序（图 3-1）。使用 Illumina HiSeq 平台获得 112× 覆盖度的原始序列，组装得到 3.43Gb 人参基因组草图，其 Contig N50 为 21.98kb，Scaffold N50 为 108.71kb。为了确认准确性，使用 Trinity 从 RNA-seq 数据组装的 75878 个转录本映射到组装的基因组中，映射率为 97.76%。另外使用物种保守单拷贝基因（BUSCO）对人参基因组进行质量评估，在测定的总共 1323（91.88%）个 CEG 蛋白质中，98.19% 的蛋白质被完全注释，表明基因组组装准确。

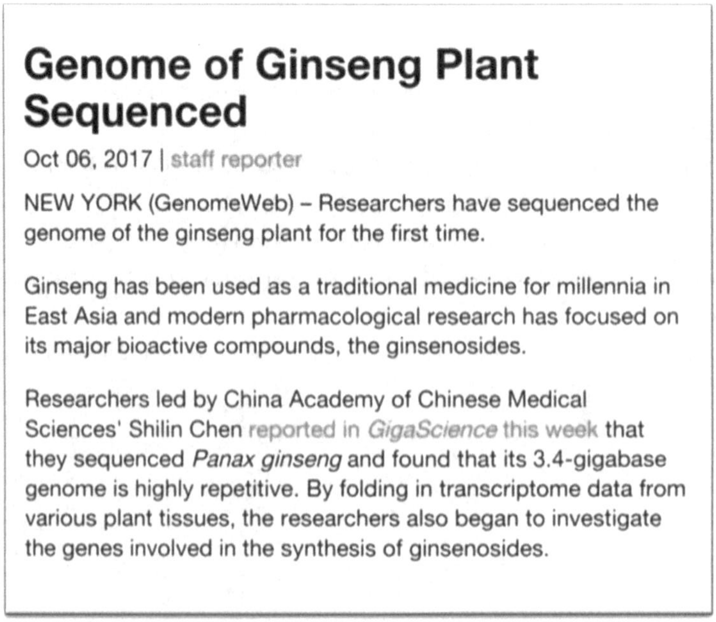

Genome of Ginseng Plant Sequenced

Oct 06, 2017 | staff reporter

NEW YORK (GenomeWeb) – Researchers have sequenced the genome of the ginseng plant for the first time.

Ginseng has been used as a traditional medicine for millennia in East Asia and modern pharmacological research has focused on its major bioactive compounds, the ginsenosides.

Researchers led by China Academy of Chinese Medical Sciences' Shilin Chen reported in *GigaScience* this week that they sequenced *Panax ginseng* and found that its 3.4-gigabase genome is highly repetitive. By folding in transcriptome data from various plant tissues, the researchers also began to investigate the genes involved in the synthesis of ginsenosides.

图 3-1　美国基因组网站报道人参（*Panax ginseng*）基因组完成测序

一、重复序列分析

序列分析表明，超过 62% 的人参基因组被预测为重复序列，其中约 83.5% 被注释为长末端重复序列（LTR）。Ty3/Gypsy 是最丰富的逆转录因子超家族，约占总基因组序列的 42.8%，高于先前韩国课题组基于 BAC 文库预测的报道。此外 Ty1/Copia 的含量约占全基因组的 8.3%，同样超过了先前的预测。对于 DNA 类转座子，CMC 是最丰富的重复序列类型，共计 43Mb 序列，约为全基因组的 1.3%。

二、蛋白预测

使用 *de novo* 预测和比较预测，应用 MAKER Pipline 预测得到 42006 个蛋白质编码基因模型。RNA-seq 数据表明，这些模型中的 88% 均可得到转录组数据支持。基因模型中 95.6% 以上可由 GenBank 非冗余数据库中得到注释（Evalue=$1e^{-5}$）。约 73.47% 的注释可以分配到 Gene Ontology（GO）类群，68.39% 可以在 Kyoto Encyclopedia of Genes and Genomes（KEGG）pathways 得到注释（图 3-2）。这些注释中包括了可能与次生代谢相关的重要基因：如 488 个 *CYP450* 基因，包括 PPD- 人参皂苷合酶（PPDS）CYP716A47、PPT- 人参皂苷合酶（PPTS）CYP716A53 和齐墩果酸合酶 CYP716A52；另外，还包括 2 556 个转录因子和 3745 个转运蛋白。

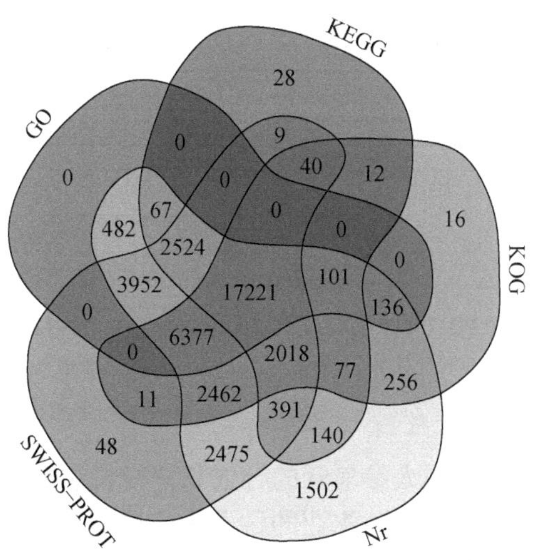

图 3-2　基于搜索 Nr、GO、KEGG、KOG 和 SWISS-PROT 数据库的功能注释基因分布的维恩图

三、基因家族预测

使用 13 种其他植物与人参进行蛋白质比较分析，发现人参中超过 75% 的基因模型被分类为 12231 个基因家族，其中包含 1648 个独特的基因家族（图 3-3a）。人参每个基因家族的平均基因数为 2.59 个，是 14 种比较植物中最高的。这一发现表明在人参进化过程中发生过基因组重复事件。选取直系同源分析鉴定的 383 个单拷贝基因，使用最大似然法构建了系统发育树，结果表明在所有比较物种中与人参最接近的为胡萝卜，其分化时间大约在 66Mya（图 3-3b），这进一步支持了伞形科物种相对进化关系（http：//www.uniprot.org/

taxonomy/4054），并支持了种子植物系统发育的普遍假设。

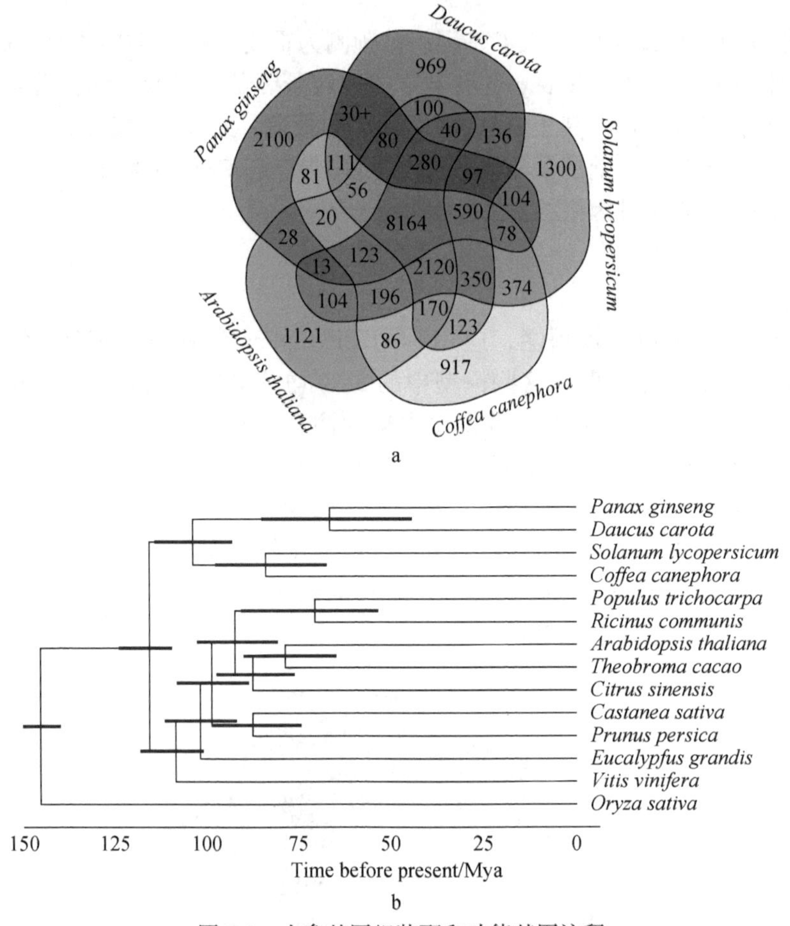

图 3-3　人参基因组装配和功能基因注释

a. 基于每种物种基因组序列注释的 383 个单拷贝基因的蛋白质，包括人参在内的 14 个物种的系统发生树和分布数据；b. 人参中的直系同源基因家族和四种测序物种的分布：胡萝卜（*Daucus carota*）、咖啡（*Coffea canephora*）、拟南芥（*Arabidopsis thaliana*）和番茄（*Solanum lycopersicum*）

人参基因组研究将为阐明人参皂苷的合成和调控机制奠定基础，同时还将加速药用植物优良品种的选育并促进绿色中药农业的科学化和规模化发展。人参基因组的重复序列超过 62%，与兰花（61%）相似，高于高粱（58%）、葡萄（49%）和水稻（35%）。LTR 是基因组扩增的关键因素，在人参中 LTR 占基因组的 52%，表明全基因组测序在重复序列和物种进化分析中的重要性。

第二节　灵芝基因组

灵芝在我国已有 2000 余年的药用历史，被历代医药家视为滋补强壮、扶正固本的珍品。中药灵芝为赤芝 *Ganoderma lucidum* Leyss. ex Fr. Karst. 或紫芝 *Ganoderma sinense* Zhao，Xu et Zhang 的干燥子实体。现代药理和临床研究表明，灵芝在抗肿瘤、抗病毒、调节血糖、增强免疫力等方面均具有显著的作用。灵芝的主要活性成分是三萜和多糖。灵芝次生代谢产物的种类和含量与灵芝生长发育密切相关，因而作为药用真菌的代表物种灵芝也被认为是研究真菌次生代谢产物与发育调控的模式生物。与酵母等低等真菌相比，灵芝发育过程中经历了显著的形态变化（菌丝、原基和子实体），使其更适合作为真菌发育和次生代谢的相关性研究的模式生物。

一、赤芝基因组

Chen 等（2012）对灵芝（本部分特指赤芝 *G.lucidum*）基因组进行了研究。灵芝基因组测序共产生 19Gb 序列，覆盖度 440×，其中 Scaffold N50 为 11kb，L50 为 1.39Mb，79 个 Contig 即编码 90% 的总 Contig 序列，说明灵芝基因组测序完整度较高。灵芝基因组拼接结果与光学图谱的一致性达 86%，可定位到 13 条染色体上。Fosmid 克隆 B22A2 和 B22J20 被用来验证测序结果。BLASTN 结果显示，B22A2 位于 Scaffold7，B22J20 位于 Scaffold43，正确率分别为 99.98% 和 99.96%。

预测结果表明灵芝基因组共有 16113 个基因模型，平均基因长度 1556bp，这一结果与其他真菌基因组预测结果大致相当。平均每个基因含有 4.7 个外显子，85.4% 的基因含有内含子。平均转录本长度 1250bp，平均内含子长度 65bp，与已报道的其他担子菌结果大致相同。通过同源比对和结构域搜索，大约 70% 的基因模型都已被注释。重复序列约占整个基因组的 8.15%，转座子（TE）中最主要的类型为 LTR，约占整个基因组的 5.42%；其次为 DNA 转座子，约占整个基因组的 1.67%；还包括简单重复序列（约占整个基因组的 0.17%）及低重复序列（约占整个基因组的 0.21%）。

对灵芝的三个发育时期，包括菌丝、原基和子实体的 RNA-seq 分析结果显示，灵芝的三个时期共有 12646 个基因表达，约占灵芝预测基因的 85%。从原基到子实体（T2），灵芝基因表达水平的变化范围较大，4668 个基因在不同时期表达水平显著上调或下降（图 3-4）。在 T1 转变时期（从菌丝到原基）变化显著的基因多与生物学过程相关。

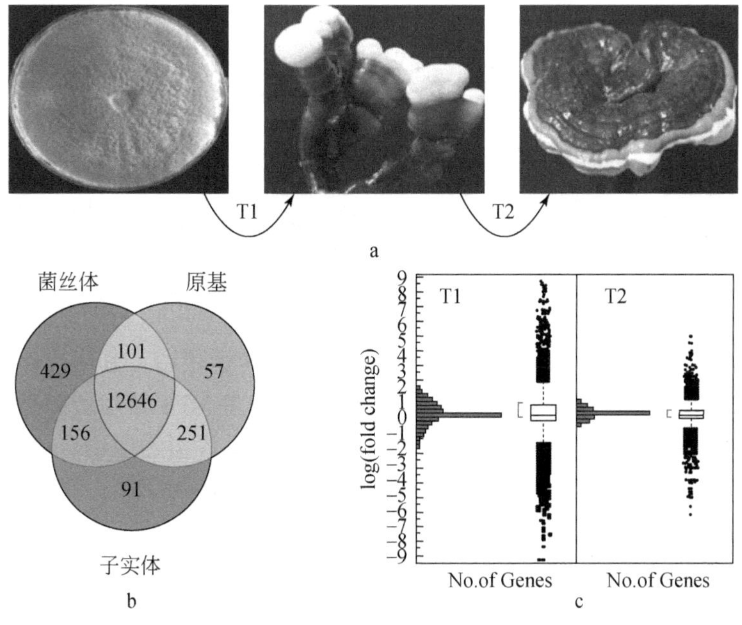

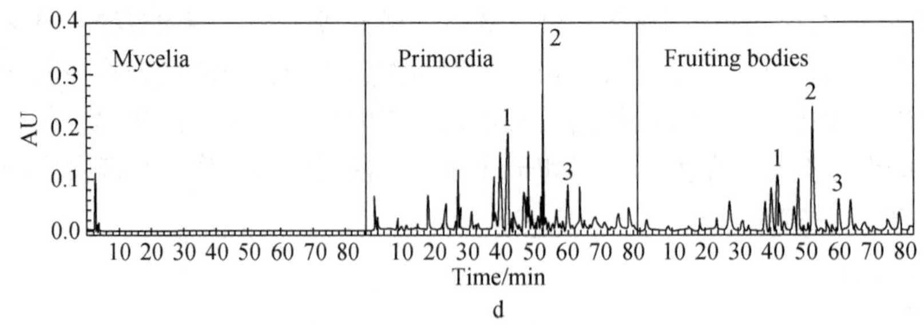

图 3-4 灵芝发育过程中基因表达和三萜含量的变化（Chen et al. 2012）

a. 灵芝转录组取样的 3 个时期；b. 灵芝不同时期的基因表达数量；c. 灵芝基因在不同时期转化中的表达差异；d. 灵芝不同时期三萜含量的表达

在灵芝基因组中注释得到超过 600 个转录调控蛋白，其中 249 个调控蛋白与 *Phanerochaete chrysosporium* 或 *Schizophyllum commune* 的调控蛋白具有共线性，表明灵芝的部分基因调控网络具有一定的保守性。这些调控蛋白是否参与真菌次生代谢调控仍需要实验验证。灵芝基因组中也注释得到含 Velvet 结构域蛋白（调控蛋白家族）。在曲霉中，VelA 蛋白和 VelB 蛋白与含甲基转移酶结构域的 LaeA 蛋白相互作用调控次生代谢和发育。依据相关报道，Chen 等（2012）推测出灵芝次生代谢和发育调控网络（图 3-5）。

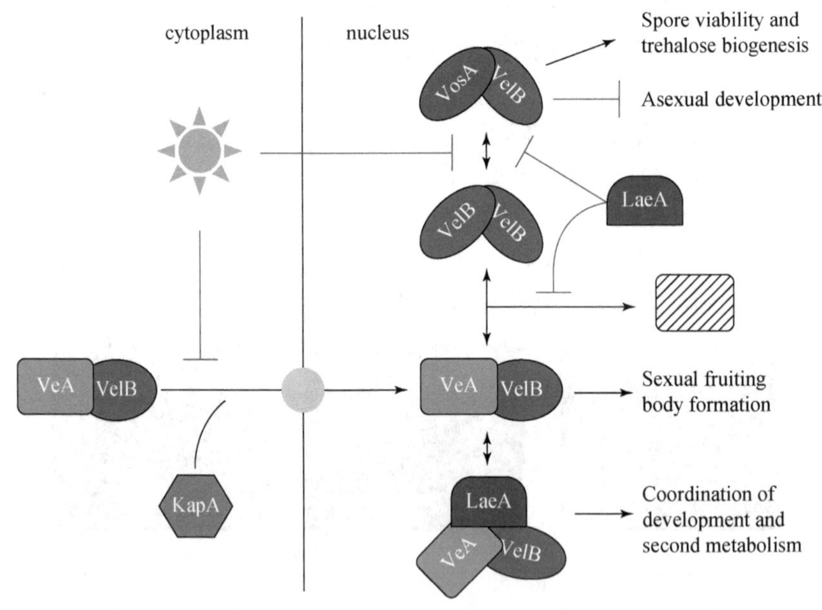

图 3-5 推测的灵芝中的 Velvet 家族与次生代谢及发育调控网络（Chen et al. 2012）

从灵芝基因组中注释得到 134 个家族总计 1063 个转运蛋白。其中次级转运蛋白（321 个）最多，有 170 个属于 MFS 家族。分析结果表明，许多 MFS 转运蛋白基因位于 CYP450 基因簇或其他基因簇中，表明这些转运蛋白与灵芝的次生代谢物生物合成密切相关。萜类合酶家族是一个与单萜、倍半萜和二萜等萜类合成相关的基因家族。灵芝基因组中共注释到 13 个萜类合酶。

根据 CAZy 数据库（www.cazy.org）分析，总计 417 个灵芝基因属于碳水化合物活性酶家族（CAZymes），这使得灵芝成为含 CAZymes 最丰富的担子菌之一。同时，灵芝中注释了 36 个木质素降解的氧化还原酶的编码基因。作为一种典型的白腐菌，灵芝在参与木纤维降解方面，拥有能够编码整个木质结构降解过程中所有酶的独特基因家族。

从灵芝基因组中，Chen 等（2012）注释到共计 219 个 CYP450 序列，并且根据标准的 *CYP450* 命名法将它们分为 42 个家族。不考虑假基因和等位基因突变等因素，灵芝在所有已测序真菌中 *CYP450* 基因数目最多。采用荧光定量 PCR（quantitative real-time PCR，qRT-PCR）分析了其中 197 个 *CYP450* 基因的表达，发现在 T1 转变时发现 78 个 *CYP450* 基因上调表达，这些基因的表达模式与 *LSS* 的表达高度相关（相关系数 r>0.9）。此外，这些 *CYP450* 基因表达模式与三萜化合物的含量呈正相关，表明这 78 个 *CYP450* 基因可能与三萜化合物生物合成有关。在丝状真菌中，基因簇与特殊的次生代谢产物的生物合成有关，进一步研究发现在灵芝基因组中有 24 个基因簇含至少 3 个 *CYP450* 基因。

通过比对分析，Chen 等（2012）发现灵芝中 4872 个基因可能发生基因复制事件。其中 17.2% 的复制基因可能参与次生代谢，8.6% 的基因编码转运蛋白，3% 的基因参与基因表达调控，107 个基因属于 *CYP450* 超家族基因，27 个基因属于 Cazy 蛋白家族基因，33 个基因属于 FOly 蛋白家族基因。

Chen 等（2012）用 OrthoMCL 软件对灵芝和 14 种其他真菌进行聚类分析，共得到 20059 个直系同源聚类组（OCG）。其中 5714 个 OCG 为灵芝特异的聚类组，5383 个灵芝蛋白基因至少含有一个旁系同源基因。灵芝预测基因中的 4.5% 在其他比较的物种中有直系同源基因。其中 43.8% 为特有基因，这些特有基因约 35.3% 至少有一个旁系同源基因。为了证明灵芝的系统进化关系，对上述 15 种真菌的 296 个单拷贝的保守直系同源基因构建系统发育树，其拓扑结构与这些物种的系统分类一致（图 3-6）。

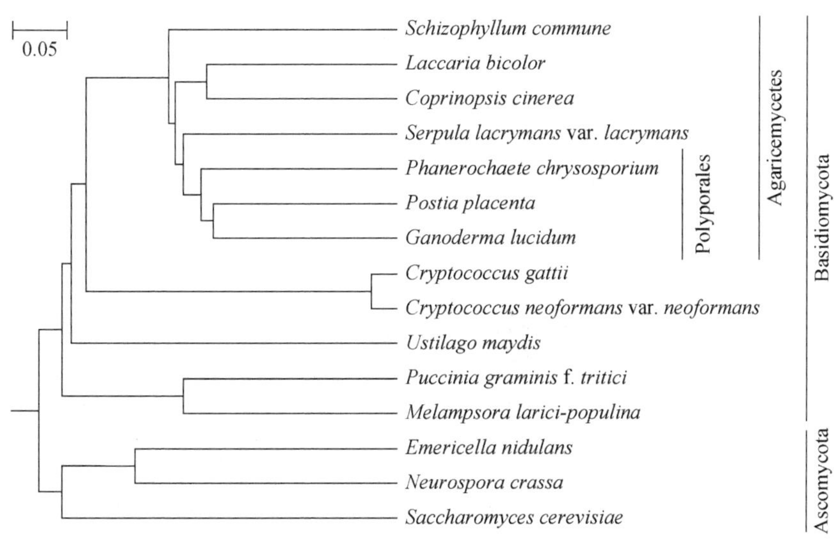

图 3-6 灵芝和其他 14 种真菌直系同源基因进化树（Chen et al. 2012）

二、紫芝基因组

Zhu 等（2015）结合第二代测序技术和光学图谱技术对紫芝全基因组进行研究，通过约 500× 的测序通量拼接得到 69 个 Scaffold 共 48.96Mb，是迄今为止已完成测序的 3 个灵芝属物种中最大的基因组。通过光学图谱定位可将 94% 的拼接序列定位到 12 个染色体上，表明紫芝基因组组装质量较高。预测显示，紫芝基因组包含约 16000 个编码基因。此外，基因组预测了 202 个 tRNA 基因，转座子（包括逆转录转座子和 DNA 转座子）约占紫芝基因组的 12.2%。长末端重复序列（LTR）的逆转录转座子是最多的一类，其中 Gypsy 和 Copia 是最大的子类。DNA 转座子占紫芝基因组的 2.2%（图 3-7）。

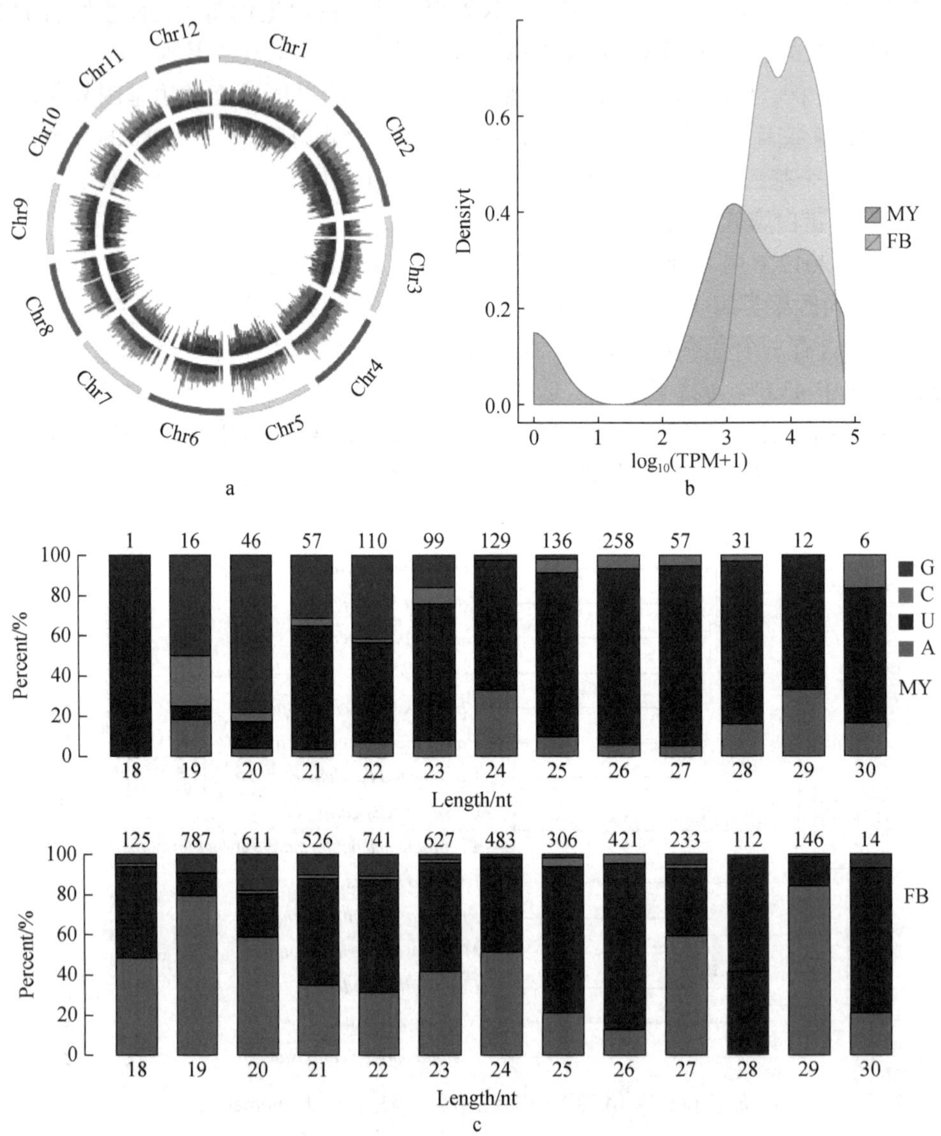

图 3-7 紫芝基因组结构和小 RNA 特征

a. 紫芝基因组小 RNA 分布；b. 紫芝菌丝和子实体小 RNA 分布 TPM 值；

c. 紫芝菌丝和子实体小 RNA 5′端碱基偏好

研究者对 3 种已完成测序的灵芝物种和 22 种来自担子菌门、子囊菌门和壶菌门的其他真菌的测序数据进行同源性分析，总共发现 9336 个直系同源组，大约占紫芝基因组的 75%。在紫芝基因组中发现含有比其他两种灵芝物种更多的同源基因家族，占据了紫芝基因组的 19.9%，这表明紫芝旁系同源基因主要来自古老的基因复制。同源分析中鉴别的 59 个单拷贝基因被用于系统发育分析，系统发育树的拓扑结构与之前的分析一致。基于三个节点的化石校准表明灵芝属的分化时间约为 3800 万年前，紫芝出现在大约 1800 万年前。应用 MUMmer 软件比较紫芝和赤芝染色体结构发现，两个物种约有 80% 的结构相似性。同时，在紫芝和赤芝之间也发现了 5 个断点，暗示着这两个物种在进化过程中经历了重排事件（图 3-7）。

作为重要的药用真菌，紫芝含有大量的次生代谢产物，如甾体、生物碱、萜类等，其中一些物质在紫芝的生长发育中起到防御外源生物入侵的作用，被认为是一类化学防御物质。在真菌中许多次生代谢产物合成相关的基因成簇存在，使用 antiSMASH 和 / 或 SMURF 软件预测得到了紫芝中 1 个非核糖体肽合成（NRPS）基因簇、6 个聚酮合酶（PKS）基因簇和 20 个萜类合成酶基因簇。

萜类化合物是紫芝的主要活性成分，其中羊毛甾醇衍生的三萜类化合物尤为重要。现已研究鉴定了紫芝羊毛甾醇合成途径上的 11 个相关酶。*CYP450* 通过一系列氧化反应催化产生了三萜化合物的多样性。共注释出紫芝中 237 个 *CYP450*，其中有 44 个 *CYP450* 位于含有次生代谢产物生物合成基因的基因簇中，这些位于基因簇内的 *CYP450* 的进化来源值得进一步研究。

第三节　丹参基因组

丹参（*Salvia miltiorrhiza* Bge.）是唇形科鼠尾草属多年生草本植物，以干燥的根及根茎入药，是常用的大宗药材，其主要药用活性成分是脂溶性的丹参酮和水溶性的丹酚酸类化合物。为了解析丹参的遗传背景，Xu 等（2016）通过联合测序技术完成了丹参基因组草图的组装。

丹参材料为中国医学科学院药用植物研究所自主选育的丹参 993 品系，于实验室无性繁育后栽培于药用植物研究所实验基地。流式细胞仪预测丹参基因组大小为（615 ± 12）Mb，基于 Illumina 短序列读长的 k-mer 分布没有明显的峰，表明丹参基因组具有高复杂性。利用 Illumina HiSeq 2000 测序平台对丹参进行全基因组测序，共获得 158.2Gb 的数据（覆盖丹参基因组 250 倍），采用 Phusion2 软件组装出 558Mb 的基因组序列，其中 Contig N50 为 2.47kb，同时采用其他组装软件如 SOAP *de novo*、Fermi 等进行评估得出了相似的组装结果，也表明丹参基因组复杂度较高。由于组装出的 Contig N50 较短，研究发现很多基因序列未组装完整，分布在不同的 Contig/Scaffold 中。Xu 等（2016）同时采用 454 测序平台获得 8.65Gb（约覆盖丹参基因组 14.1 倍）的 454 数据，组装出丹参基因组 520Mb，Contig N50 为 2.55kb。丹参基因组的组装结果可能受其高杂合度、重复序列多及基因组结构复杂等因素影响。因此，Xu 等（2016）选择 PacBio RS 测序平台（平均长度 3.74kb）测序产生 8.19Gb 的数据，调用 454 高质量数据对大于 2000bp 的 PacBio 低质量数据进行错误纠正，校正后的数据联合 454 测序数据的组装结果采用 Celera Assembler v7.0 软件进一步组装，获得 524Mb 的丹参基因组，共 60349 个 contig，N50 为 12.4Kb。Illumina PE 测序数据比对到组装后的基因组发现 381974 个 SNP 以及 580665 个 INDEL。最后，Illumina MP 文库测序数据与 Contigs 组装获得 Scaffold，共组装得到 538Mb 的丹参基因组序列，Contig N50 和 Scaffold N50 分别为 12.38kb 和 51.02kb。此外，与流式细胞仪预估的 610Mb 丹参基因组大小相比，Xu 等（2016）研究认为丹参高度重复序列及重复序列的多拷贝导致组装出的基因组偏小。

序列注释结果显示重复序列占丹参基因组的 54.44%，是同属于唇形目的芝麻基因组重复序列的两倍。长末端重复序列占基因组的 18.03%，其中 55.58% 的长末端重复无法被分类。采用 *ab initio* 策略以及同源基因预测注释到 30478 个丹参基因组蛋白质编码基因。91.2% 的基因在 Nr 数据库中有同源序列（E value=1e^{-5}），56.60% 的基因能够比对到 KEGG 途径上。基因组共注释到 1620 个转录因子，包括 171 个 *APETALA2*、139 个 *bHLH*、291 个 *MYB* 和 78 个 *WRKY*。此外，基因组注释到 82 个萜类合成相关基因以及 437 个 *CYP450* 基因。丹参、狸藻、芝麻、番茄和葡萄基因组的基因家族比较显示 5 个植物物种共有 8018 个基因家族，丹参有 956 个特有的基因家族，KEGG 注释表明 19.2% 的基因家族涉及植物 - 病原菌的相互作用（KO04626）、氨基酸糖和核苷酸糖代谢（KO00520）、氨基酸的生物合成（KO01230）及植物激素信号转导（KO04075）。Xu 等采用 CAFÉ v2.1 对水稻、拟南芥、葡萄、番茄、马铃薯、狸藻、芝麻和丹参等 8 个植物物种的基因家族进化进行分析，结果表明丹参中芪类化合物、二芳基庚酸类及姜辣素的生物合成（KO00945）、萜类生物合成（KO00902）及甾醇类生物合成（KO00100）相关的基因家族发生明显扩张，与其体内丹参酮类及酚酸类的较高含量具有相关性。进化分析显示丹参与芝麻亲缘关系较近，估计其分化时间约为 6700 万年前。

有研究报道与植物萜类合成相关的 *TPS* 和 *CYP* 等经常在基因组的物理位置上成簇排列。Xu 等（2016）研究发现 4 对 *TPS/CYP* 在丹参的基因组上成簇存在，其中 *SmCPS1* 和 *SmCPS2* 分别在丹参的根和叶中参与丹参酮的合成，*SmCPS5* 参与赤霉素的合成（图 3-8b）。值得注意的是，*SmCPS1* 和 *SmCPS2* 的侧翼序列中均发现 *CYP76* 亚家族的基因序列。*CYP76AH1* 已被证实催化次丹参酮二烯合成铁锈醇，而 *CYP76AH3* 可催化铁锈醇可以同时合成 11-羟基铁锈醇（11-hydroxy ferruginol）、柳杉酚（sugiol）和 11- 羟基柳杉酚（11-hydroxy sugiol），说明 *CPS/CYP* 的簇状排列参与丹参酮的生物合成。进化关系表明 *SmCPS1* 和 *SmCPS2* 的基因簇结构起源于 *CPS/CYP76AH* 的复制事件。*SmCPS7/CYP* 的基因簇包括 *CYP71* 亚家族的两个成员，*CYP71AT88* 和 *CYP71BS4*，研究报道 *CYP71* 亚家族可能参与植物二萜的合成，因此 *SmCPS7/CYP* 基因簇可能参与丹参酮的生物合成，这需要进一步的功能验证。此外，Xu 等针对丹参基因组注释到的 491 个 *CYP450* 的组织差异性表达进行分析，其中 38 个 *CYP450* 在丹参根、茎、叶和花中与 *SmCPS1* 呈现共表达（R^2>0.85）（图 3-8c）。

丹参中另一种重要的活性成分丹酚酸类化合物，包括迷迭香酸、丹酚酸、丹酚酸 B 等，其生物合成涉及苯丙氨酸和酪氨酸的代谢途径。基于丹参基因组，发现了来源于 9 个基因家族的 29 个基因参与丹参酚酸类的生物合成，并预测了 5 个漆酶可能参与迷迭香酸转化为丹参酚酸的过程。丹参基因组的解析为丹参活性成分生物合成及调控机制的研究提供了重要的分子基础。

OPP
GGPP
SmCPS1/SmKSL1
Miltiradiene
CYP76AH1
OH
Ferruginol
P450s
O
O
O
Tanshinone IIA

a

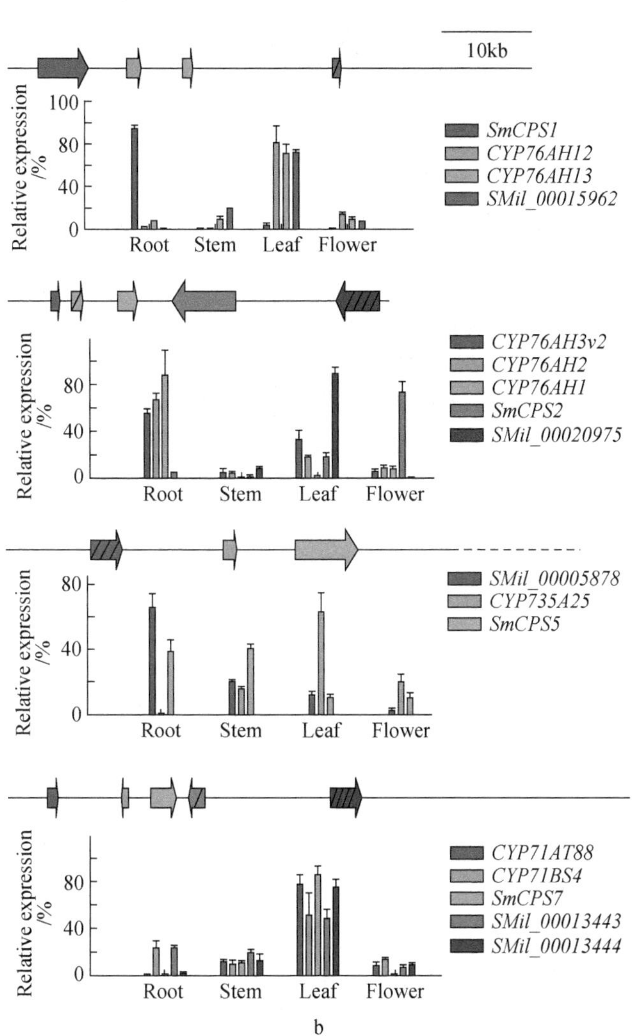

b

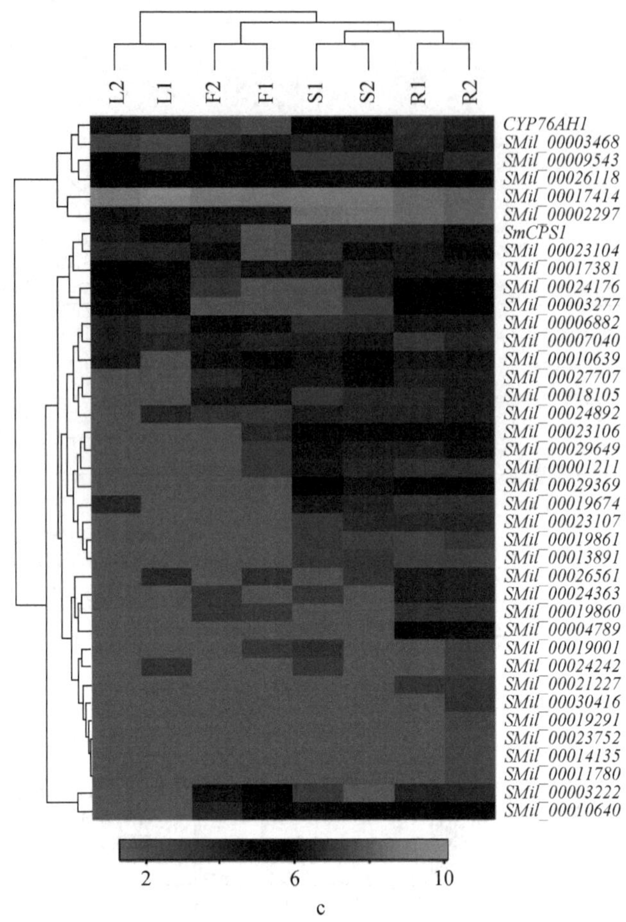

图 3-8 丹参中丹参酮生物合成途径相关的基因簇分析（Xu et al. 2016）

a. 预测的丹参酮生物合成途径；b. 丹参 *CPS* 基因的基因簇及基因表达分析；

c. 与 *SmCPS*1 共表达的 *CYP450* 的热图分析

第四节 长春花基因组

长春花［*Catharanthus roseus*（L.）G.Don］为龙胆目夹竹桃科植物，具有百余种单萜吲哚生物碱（MIA），是昂贵的抗癌药物长春碱和长春新碱的原料药材。目前长春花的转录组和蛋白质组数据非常丰富，但其基因组数据却非常有限。

Kellner 等（2015）利用全基因组鸟枪法测序获得了长春花基因组草图，组装了 523Mb 基因组序列，k-mer 分析表明基因组组装较为完整。基因注释结果获得 33829 个基因。为了评估组装和注释质量，研究者将预测的基因集与 32 个已知的参与 MIA 生物合成的基因进行了比较，所有基因都存在于组装序列中，进一步表明该组装序列包含了长春花基因组的大部分基因区域。基于长春花转录组数据的基因表达谱分析能够成功辨别新的生物合成基因。利用新测序的基因组草图对先前报道的转录数据进行分析，可提高共表达分析的准确性。研究者使用不同组织和用 MeJA 处理的无菌苗的 RNA-seq 数据，发现有 956 个基因在用 MeJA 处理后表达量提高。这些基因包括在 MIA 途径中的环烯醚萜和生物碱合成途径的大部分基因。对其中 15681 个基因进行分层聚类，发现途径基因的共表达非常明显，大量参与甲基赤藓糖醇磷酸（MEP）生物合成、环烯醚萜和生物碱合成的基因和该途径的其他基因处于共表达基因簇中。

特定代谢途径中的多个基因形成基因簇的现象在原核生物和真菌中普遍存在。1977 年首次在玉米中发现植物染色体非同源基因的成簇现象，随后其他一些编码特定植物代谢途径的生物合成基因簇相继被报道。研究者用长春花基因组组装结果分析长春花基因组中是否存在与萜类、环烯醚萜或生物碱生物合成相关的基因簇，结果表明 TDC 和 STR 均位于一条 30kb 的 Scaffold 上。TDC 是一个吡哆醛依赖的芳酸脱羧酶，可催化色氨酸生产色胺。STR 是一个皮式反应酶，能够使色胺与裂环马钱子苷缩合成异胡豆苷，它是所有 MIA 的生物合成中间体。

第五节　铁皮石斛基因组

铁皮石斛已有 2000 余年的药用历史，为兰科植物黄石斛［*Dendrobium catenatum* Lindl，曾用名铁皮石斛（*Dendrobium officinale* Kimura et Migo）］的干燥茎，有益胃生津、滋阴清热之功效。铁皮石斛中多糖、生物碱类等成分具有抗癌、降血糖、提高人体免疫力等功效。Zhang 等（2016）对铁皮石斛全基因组进行了测序并对其多糖合成相关基因家族进行了研究。铁皮石斛基因组 1.01Gb，共注释到 789Mb 的重复序列。构成铁皮石斛基因组重复序列最丰富的亚型包括 LTR/Copia（27.36%）、LTR/Gypsy（18.49%）、LINE/L1（8.44%）和 LINE/RTE（5.68%）等。研究者推测铁皮石斛从蝴蝶兰属分化出来后插入了最主要的优势类型——长末端重复（LTR），约占基因组的 46%。另外还注释了 28910 个蛋白编码基因，310 个 tRNA、248 个 rRNA 和 144 个 snRNA 基因。对种间同源蛋白的扩张和收缩的预测结果显示，铁皮石斛中 756 个基因家族发生扩张，804 个发生收缩。铁皮石斛基因组杂合性高，目前确定了 5758781 个杂合 SNP，估计整个基因组中杂合 SNP 率为 6.28×10^{-3}，外显子的 SNP 率为 4.98×10^{-3}。同义位点替换的分布和同线性的重复基因显示，铁皮石斛进化历史中经历了两轮全基因组复制。

植物萜类合酶（TPS）基因可分为七个亚家族。铁皮石斛和小兰屿蝴蝶兰的 *TPS* 基因都属于被子植物 *TPS* 演化支。通过串联基因复制快速扩张的现象在这两个兰科植物的 *TPS-a* 基因系列中十分常见，而且 *TPS-a* 基因系列的具体位置显示出树兰亚科祖先的基因家族优先扩张。

葡甘露聚糖（GM）和半乳葡甘露聚糖（GGM）是铁皮石斛中两种主要的药用多糖。在铁皮石斛基因中发现了 13 个 *CslA* 基因，*CslA* 基因的扩增主要是串联重复导致的。*CslA* 基因在铁皮石斛中可能编码 GM 合酶或 GGM 合酶。而 GM 合酶或 GGM 合酶在铁皮石斛环境胁迫中起着重要作用。

吉林大学 Yan 等（2015）也完成了铁皮石斛全基因组测序工作。铁皮石斛基因组的解析，为阐释铁皮石斛生长发育机制、野生资源保护、仿野生人工栽培技术研究奠定了基础；同时也为揭示铁皮石斛有效成分合成的分子机制提供了理论依据。

拓展阅读

一、蓖麻基因组

蓖麻是大戟科的油料作物，原产于非洲，现在许多热带和亚热带地区都有种植。蓖麻籽所含有的油脂中约90%是不常见的脂肪酸——蓖麻油酸，具有泻下通滞、消肿拔毒的功效。蓖麻毒蛋白是一种植物毒蛋白，具有显著的抗肿瘤作用。研究者绘制了蓖麻基因组草图。蓖麻基因组大小约350Mb，其中超过50%是DNA重复序列，只有少部分是已知的重复序列类型。1/3的重复序列是逆转录转座子，低于2%的重复序列是DNA转座子，而且大多数已知重复序列是长末端重复（LTR）序列（22.7% Copia-type和9.5% Gypsy-type）。采用PASA以及同源基因预测注释到31237个蓖麻的蛋白质编码基因。

Chan等（2010）采用不同的方法探究蓖麻基因组的多倍体化过程，进一步阐述双子叶植物的进化史。研究表明，蓖麻基因组发生了六倍体复制事件。此外，研究者对比蓖麻与拟南芥、白杨、葡萄、木瓜的三倍化区域，进一步确定蓖麻的三倍化与双子叶植物的六倍化复制事件一致。

蓖麻毒素基因家族包括三个结构域：一个位于N端RIP结构域和两个位于C端lectin结构域。蓖麻基因组注释到28个蓖麻毒素基因，并发现这些基因在蓖麻基因组中成簇出现；其中有7个（包括蓖麻毒素和RCA基因）包含RIP和两个lectin结构域，9个只包含RIP结构域，9个包含一个或两个蓖麻毒素蛋白结构域。

蓖麻基因组注释到71个油脂代谢相关基因，这些基因与脂肪酸和甘油三酯生物合成相关基因同源性较高。对一些蓖麻油酸生物合成和代谢途径中关键酶基因在整个蓖麻基因组中进行BLAST搜索，发现这些基因都是单拷贝基因。

蓖麻基因组测序完成将有助于鉴定蓖麻油生物合成中的基因调控和代谢网络，为进一步通过代谢工程手段在不含蓖麻毒素的作物中提高蓖麻油酸的产量奠定基础。

二、东亚钳蝎基因组

东亚钳蝎是中药全蝎的基原物种，用于治疗类风湿关节炎、中风、癫痫和慢性疼痛等疾病。Cao等（2013）对东亚钳蝎（*Mesobathus martensii*）进行了基因组测序，弥补了蝎子全基因组测序的空白，揭示了一种独特的节肢动物适应模式。

测序得到约248×覆盖度的原始数据，拼接得到Scaffold N50长度为223.6kb，Contig N50长度为43.1kb，总基因组大小为1128.5Mb的基因组草图。为了完善东亚钳蝎的基因组注释，对混合组织样品和毒液组织样品进行转录组分析，分别获得5.53Gb和4.52Gb的RNA-seq数据。东亚钳蝎基因组中预测到至少30216个蛋白质编码基因。东亚钳蝎编码区（占全基因组的29.6%）中GC含量为42.7%。东亚钳蝎的ORF加内含子的平均大小约为6.7kb，平均每个基因含有3.9个外显子，内含子平均大小为2.12kb。另外，发现东亚钳蝎有6139（19.2%）个蛋白质编码基因具有交替剪接形式。可变剪接和较多的基因数量说明东亚钳蝎具有较为复杂和动态调控的功能基因组。

对来自17个物种的220个直系同源核心基因，以两个脊椎动物作为外类群构建系统发育树。结果表明二斑叶螨和东亚钳蝎聚类较近，构成蛛形纲进化分支。基因数量比较显示，东亚钳蝎与二斑叶螨共有3338（56.1%）个基因家族，与溞共有3717（62.5%）个基因家族，与黑腹果蝇共有3512（59.1%）个基因家族。但东亚钳蝎与二斑叶螨较之与溞的亲缘关系更近，可能是由于二斑叶螨比溞丢失了更多的常见基因所导致的。对系统发育树中代表性物种进行基因获得－损失分析，东亚钳蝎有1407个获得基因家族和1302个损失基因家族。

东亚钳蝎基因组的分子进化基础是富集在基本代谢途径、信号转导和应激反应途径、神经毒素和*CYP450*家族酶的基因家族扩张，以及共有和特异性基因家族之间不同的扩张动态。基因组及转录组分析进一步证实了这些重要的遗传特征与东亚钳蝎的捕食、夜间行为、进食与解毒作用相关。这些重要的遗传特征也包括神经毒素及其受体基因的多样性、蝎尾感光的光信号转导基因的表达，以及参与解毒和激素生物合成的*CYP450*家族的扩张。

综上所述，蝎子基因组分析揭示了与其他已测序节肢动物不同的适应模式，对节肢动物的进化提供了新的遗传信息。同时，蝎系特定基因家族加速扩张的原因和非视觉光传感器在节肢动物进化中所起的作用等问题仍有待进一步研究。

三、五步蛇基因组

蛇作为爬行纲的典型代表，具有躯干、器官细长，体表覆盖鳞片，四肢退化等不同于四足动物的特征。目前公布的蛇类基因组主要来源于蚺科、蟒蛇科、游蛇科和眼镜蛇科，缺乏蝰蛇科的物种。五步蛇（*Deinagkistrodon acutus* Güenther）作为蝰蛇科的代表物种，相对于其他蛇科物种，进化出了热感应器官、特殊的溶血性毒液系统和高度分化的异型性染色体。通过对五步蛇的基因组和不同组织转录组进行深度测序，研究人员成功绘制出了高质量的五步蛇基因组图谱。

Yin等（2016）对五步蛇进行了高覆盖度测序，根据*k*-mer分布频率预测基因组的大小约1.43Gb，并预测到21194个蛋白质编码基因；其中80.84%的基因在至少一个组织中稳定表达，该数据在眼镜王蛇中为70.77%。系统发育树预测到高级蛇在大约66.9Mya从蚺和缅甸蟒中进化而来，而五步蛇和眼镜王蛇在大约44.9Mya出现分化。转座子序列（TE）在五步蛇基因组中占47.47%，高于其他蛇中的TE含量。五步蛇基因组中的TE主要是长散布的元件（13.84%）和DNA转座子（7.96%）。CR1和hAT元件仅在五步蛇基因组中由过度的低分支（低于10%的发散水平）衍生的插入，导致五步蛇和多数基础分支蛇（如蚺和缅甸蟒）之间的CR1和hAT含量至少有3倍差异。

细长的身体在蛇的进化和其他四足动物（如蜥蜴和蚓螈）的进化中也存在，在这个进化过程中肢体的减少/丢失一直伴随着身体延伸。例如，在选择性约束放松下识别出的一些仿肢体*Hox*基因（*Hoxc10*，*Hoxd13*），已有研究发现该基因在蛇体轴上一个表达域发生变化。另一个在放松选择性约束下的基因*Hoxa5*，参与了前肢模式和肺形态的形成。进化过程中，*Hoxa5*可能参与了一个蛇肺消除的过程。因此，该研究中新发现的贯穿整个蛇系发展史的正向选择或选择性约束放松的基因，为后续实验工作提供了有益线索，为蛇作为一个新兴的演化发育生物学的模型在阐释器官发生、发育的调节机制，以及这些调节机制之间的相互关系奠定了基础。同其他爬行动物一样，蛇的祖先可能通过温度来决定性别，并且缺少性染色体。现存的物种蚺偶尔还能发生孤雌生殖，并能够产生活的 WW 型后代，这与迄今为止所报道的大多数原始脊椎动物性染色体相一致。在高级蛇类的祖先中，Z 和 W 染色体之间可能至少发生了三次重组事件。

四、穿山甲基因组

穿山甲的鳞片是一种传统中药材。中华穿山甲和马来穿山甲属于亚洲的穿山甲亚科，在中国和东南亚地区，长期以来一直被用作传统动物药。它们的栖息地由于偷猎和砍伐森林遭到严重破坏，导致这两个物种濒临灭绝。

光学作图是染色体水平的限制性作图的分子工具，可以指导基因组组装。此外，光学图谱为大区域比较分析序列变异提供了一种补充方法，并为进化或特征功能提供独特分析。Huang 等（2016）使用了光学图谱构建了中华穿山甲和马来穿山甲的限制性图谱，用于穿山甲物种基因组组装和分析。首先分别从中华穿山甲和马来穿山甲血样分离出高分子量的 DNA，然后进行 DNA 分子标记，将处理好的样品装上 Irys 芯片，然后应用于芯片纳米通道，信号通过机载电子显微镜电荷耦合器件照相机捕获信号（图 3-9），使用

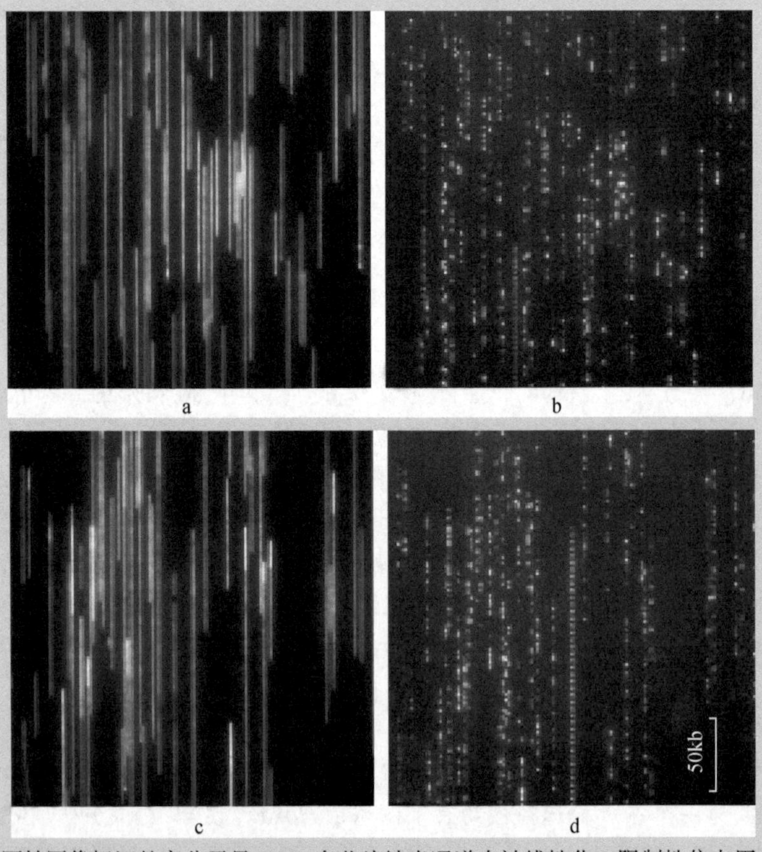

图 3-9 Irys 原始图像标记的高分子量 DNA 在芯片纳米通道中被线性化，限制性位点用 Nt.BspQI 消化并用荧光 dNTP 标记

分别用蓝色（473nm）和绿色（532nm）激光器通过 EM CCD 检测 DNA 骨架（a，c）和标记（b，d）；原始图像 a 和 b 来自中华穿山甲，c 和 d 来自马来穿山甲。原始分子数据用原始图像中的 Irys AutoDetect 2.1.4 进行检测

AutoDetect 软件将获取的图像转换为数字数据。最终生成中华穿山甲 517.874Gb 和马来穿山甲 504.743Gb 的数据，相对预测的基因组分别为 178× 和 177× 的覆盖率。过滤后中华穿山甲分子的数量约为 1360730 个，N50 长度为 275.5kb，马来穿山甲分子的数量约为 1254380，N50 长度为 281.1kb。

合格的分子进行从头组装程序嵌入在 irysview 管道中，最终得到两幅大小分别为 2.91GB 和 2.85GB 的图谱。图谱的 N50 大小分别为 1.88Mb 和 1.97Mb。其中最大的中华穿山甲片段大小约为 14.21Mb，有 1354 个标记位点；最大的马来穿山甲片段约为 10.39Mb，有 1004 个标记位点。对两个物种的全基因组进行比较，发现 2196 张覆盖中华穿山甲 2.96Gb 大小的基因组图谱和 2088 张覆盖马来穿山甲 2.78Gb 大小的基因组图谱能相互被映射，图谱映射率分别为 97.544% 和 98.282%，总共产生了 23631 个对齐块。但是，几个反向对齐的发现表明在这两个物种的分歧和进化过程中发生过一系列基因组重排事件。

光学映射揭示了大规模结构信息，这对于缺乏参考基因组的非模式物种十分重要。该方法有可能指导下一代测序技术进行基因组测序的基因组从头组装。两个物种的限制性图谱的比较显示中华穿山甲和马来穿山甲之间的异同，并显示在穿山甲科的进化期间发生了潜在的基因组重排事件。

五、结构基因组学延伸：系统基因组研究

系统基因组学（phylogenomics）利用整基因组或部分基因组亚集丰富的遗传变异信息，能够提供相比传统有限基因位点或分子标记更为可靠的种间系统发育关系。基于单个基因构建的基因树往往并不能代表真实的物种树，而利用全基因组变异信息构建的系统树则更接近真实的物种树。系统基因组学逐步利用整基因组的特征变异信息，包括基因排序和基因内容。相比传统的多序列整合排布的方式，利用基因顺序和内容需要特别的同源性和直系同源性评估步骤，并能获取相比普通序列变异更多和更为可靠的系统发育信号（图 3-10）。

系统基因组学的发展，离不开大规模基因组变异信息获取技术的革新。基于转录组测序数据和基于基因组浅层测序技术的系统基因组学研究是常用的方法（Dodsworth 2015）。两者的共同点是均只获取基因组的一部分亚集变异信息，不同之处在于前者立足于转录表达的“功能”亚集，而后者则是基因组内容亚集的随机扫描。此外，细胞器基因组（主要是植物的叶绿体基因组和动物的线粒体基因组）作为生物独立基因组亚集单元最简化和代表性的一部分，也常用来进行系统基因组学研究。在植物中叶绿体因其基因组较小，进化相对保守且基因组序列容易获得而成系统发育分析的首选。

中草药植物大多生长在高度异质复杂的生态环境中，形成了物种甚至生态型特异的特征性状和活性药效成分。因而，大多数中草药植物的进化史比较复杂，包含了大量的基因组多倍化和自然杂交等进化事件，在近缘甚至远缘物种间容易形成网状进化关系。利用系统基因组学的方法，有助于深层次解析中草药植物特征性状和活性药效成分与物种起源和进化发育史的深层次关系，促进中草药资源的分类鉴定、遗传评价和发掘利用。系统基因组学在中草药资源中的应用可以主要归纳为三个方面：一是进行基因功能预测

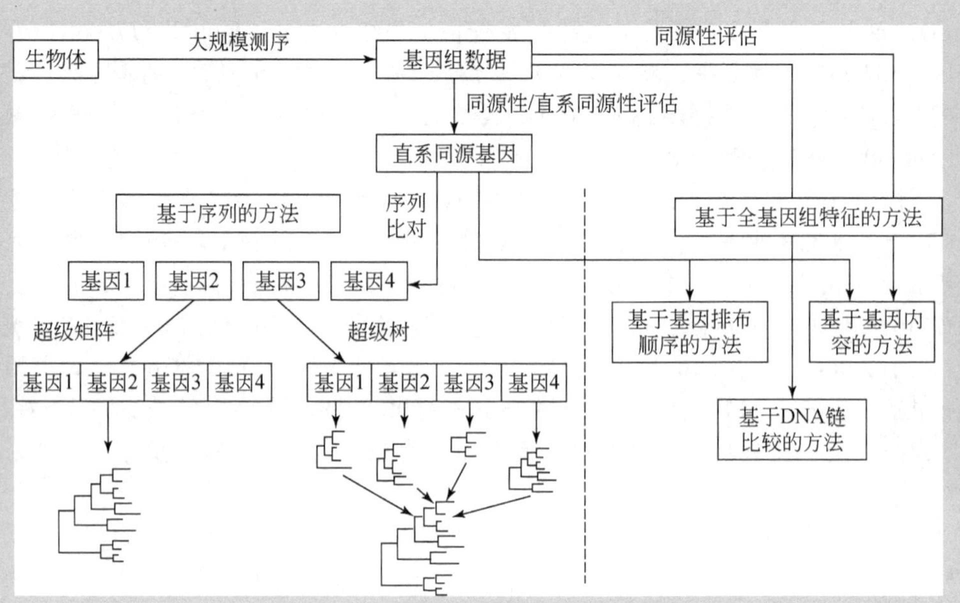

图 3-10 系统基因组学分析的基本方法学流程（Delsuc et al. 2005）

和进化推演，特别是研究植物次生代谢途径的多样化与全基因组复制的相关性；二是构建和理清物种进化关系，解析生态环境与药用植物多样性进化过程的相关性；三是预测和追溯基因的进化转移动向，包括大量的种间基因流和水平基因转移等。

以下列举几个药用植物的系统基因组学研究案例：

1. 三七的基因组测序与系统基因组学

三七［*Panax notoginseng*（Burk.）F.H.Chen ex C.Chow et al.］为五加科药用植物，主要分布在我国云南、广西等地，其入药部位为干燥的根和根茎，支根俗称“筋条”，根茎习称“剪口”，用于散瘀止血、消肿定痛等。现代研究表明，三七的主要生物活性物质为三萜皂苷类，多达 60 余种。这些活性成分的生物合成途径主要通过甲羟戊酸途径（mevalonate pathway，MVA）和磷酸甲基赤藓糖醇途径（2-*C*-methyl-D-erythritol-4-phosphatepathway，MEP）进行。但目前对相关合成途径中的酶基因和调控基因仍缺乏足够认识。

Zhang 等（2017）利用 Illumina 测序平台的第二代测序技术，对产自云南省南涧县的野生药用三七进行了全基因组测序组装，预测获取了约 34369 个蛋白质编码基因，包括 2513 个转录因子。同时，三七基因组还展示了较大比例的基因组重复序列（约占基因组组装大小的 61.31%），特别是长末端重复（long terminal repeat，LTR）反转座子序列。基于三七基因组与其他 9 个已经测序的代表性植物物种的比较基因组学与系统基因组学分析表明，三七基因组拥有约 3712 个物种特异的基因，分属于 1002 个不同的基因簇。同时，基于同源基因的同义替换率的年龄分布分析表明，三七在其进化历史过程中经历了一次独立的整基因组复制事件，出现在距今约 26.15Mya。

系统基因组学的分析进一步表明，在相关人参皂苷（ginsenosides）生物合成的 23 个基因家族中，有 14 个基因家族在三七的进化过程中经历了支系特异的复制。相关复制基因的功能分化，特别是新功能化，在特异人参皂苷的生物合成过程中可能起到了重要的作用。例如，相关人参皂苷生物合成的两个最大的基因家族 *GT* 和 *CYP450* 家族分别包含有 127 个和 145 个基因。对这两个家族基因的基因组分布分析显示，两个家族的基因分别可形成 17 个和 11 个基因簇，每个簇包含 2 个至 4 个不等的基因。系统基因组学的分析表明，这些基因簇之间亲源关系较近，可能源自大量的局部基因组的串联复制事件。

2. 老鸦瓣基于叶绿体基因组的系统基因组学

老鸦瓣（*Tulipa edulis*）是百合科多年生草本植物，主要分布于我国长江流域，别名为“光慈姑”，可供药用，对治疗咽喉肿痛、瘰疬、痈疽、疮肿和产后瘀滞等具有明显效果，同时还具有一定的抗肿瘤和抗痛风的作用。该属植物主要包括 6 个物种，除了具有药用价值的老鸦瓣外，其他物种的鳞茎也常被作为光慈姑的替代品售卖，药材使用较混乱。此外，由于其重要的经济价值，老鸦瓣的野生居群也遭受了严重破坏。

Li 等（2017）通过对老鸦瓣属 6 个物种的叶绿体基因组进行测序和系统基因组学分析，对该属植物的系统发育和进化关系进行了研究。这些物种的叶绿体基因组大小的变异幅度较小，均为 150bp 左右。比较基因组学分析表明，物种间在基因内容、基因排布顺序、AT/GC 含量和 IR/SC 临序结构方面差异不大，这表明种间遗传分化较低，亲缘关系较近。基于完整叶绿体基因组变异信息的系统基因组学分析进一步表明，老鸦瓣属整体上为一个单系起源进化类群。属内的系统发育关系显示，具有药用价值的广布种老鸦瓣与其他 5 个地方特有种间具有明显的遗传分化，其中 5 个特有种聚为一支，与老鸦瓣形成姐妹分支关系。结合地理分布模式分析进一步表明这两个分支在各自的地理分区内独立的适应性进化，形成了当前的系统发育关系。

3. 菊科基于转录组数据的系统基因组学

菊科（Asteraceae）物种总数约占整个被子植物的 10%，包含了大量的药用、观赏和经济植物。其中菊科的药用植物有 300 余种，代表物种包括佩兰、野菊、千里光、白术、苍术、牛蒡、蒲公英、红花、雪莲花等。许多菊科植物之间自然杂交频繁，多倍化现象时有发生，菊科植物的系统发育关系异常复杂，一些大的进化分支和属的物种分类现状十分混乱，影响了相关植物资源的保护和发掘利用。

Huang 等（2016）通过新测序的 64 个转录组，并整合已有的研究数据，对菊科 6 个亚科 18 个亚族的 73 个物种进行了系统基因组学研究。基于转录组数据，研究人员对每个样本的转录组测序形成的短序列进行了从头组装，其每个样本产生的叠连群（Contig）数在 25.492 ～ 119.998kb，平均长度为 546 ～ 1064nt。基于转录组数据的比对和同源识别，总共产生了 175 个直系同源组（orthologous group，OG）用于系统基因组建树。基于超级矩阵和超级树两种不同方法形成的物种系统发育关系树的拓扑结构高度一致。其中，不同的亚科和亚族均独立成支，形成具有较好支持率的单系进化类群。利用 12 个化石数据的矫正点并添加更多的外类群，进一步揭示了菊科植物的整体起源大概在白垩纪晚期，从古新世到始新世期间，包含了大量的亚科（族）的分化，是菊科植物多样化的重要时期。

基于并系同源序列的同义替换率（Ks）年龄分布分析表明，菊科植物的进化历史中包含了大量的整基因组复制和多倍化事件。几乎所有的菊科物种在～ 0.7 ～ 1.4 之间拥有共同的Ks分布峰值，暗示着菊科在此期间可能经历了一次共同的古多倍化事件。在此之前菊科植物与外类群还有一次共同的整基因组复制（～2）。进一步的系统基因组学分析证明了在菊科进化历史的不同节点，还存在大量的物种或者进化支系特异的基因组复制和多倍化事件。这些古多倍化事件的发生，共同促进了菊科植物的多样化。

4. 柑橘属的系统基因组学揭示复杂的杂交和网状演化史

芸香科柑橘属（*Citrus* L.）植物是世界最重要的水果来源之一，也是重要的药用资源植物。橘络、枳壳、枳实、橘核、橘红、青皮、陈皮等均为来源于柑橘属的传统中药材，在中医临床上有广泛的应用。柑橘属植物的进化发育史异常复杂，给该属植物资源的保护和发掘利用带来了较大困难。对于相关的中药材资源，复杂的种间进化关系在一定程度上也影响了药材道地性评估。

利用系统基因组学分析，Wu等（2018）对柑橘属植物的起源、进化和地理扩散历史进行了详细研究。研究人员测定了30个柑橘属野生和栽培品系的全基因组，并整合已经发表的另外30个样本的全基因组序列，分别构建了该属植物的叶绿体基因组和核基因组系统发育树。其中，核基因组系统树的构建基于来自非基因和非端粒基因组区域的362748个单核苷酸多态性变异位点。根据所调查样本的系统发育关系，柑橘属整体上为一个单系起源的进化类群，且属内各进化分支之间拥有清晰的系统和遗传分化。据此，研究人员可以基本确定现代柑橘属植物的原始起源可能包含了至少10个左右的祖先物种。

通过比较基因组学研究和整基因组的杂合度分布分析，研究人员发现现代柑橘属植物包括了大量的种间杂交和渐渗事件（图3-11）。例如，先前认为甜橙是由简单的一次

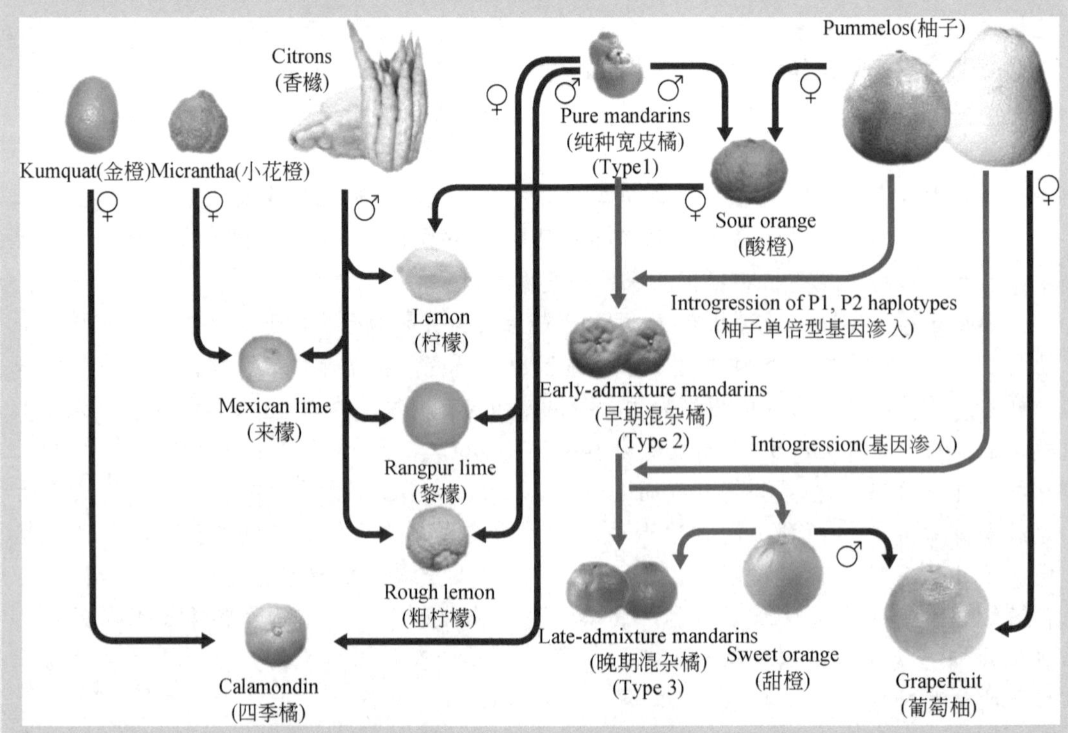

图3-11 主要柑橘类群的基因家系和进化关系图谱（Wu et al. 2018）

或两次杂交事件形成，但系统基因组学的分析表明，甜橙的形成过程十分复杂，可能经历了多次的种间基因组混杂和复杂的回交过程。

系统基因组学的分析及基于化石的时间矫正进一步表明，柑橘属植物的祖先起源可能在 600 万～800 万年前的晚中新世，其地理区域位于喜马拉雅山脉的东南部区域（图 3-12）。这一时期也正好对应于地球气候从暖湿向干冷的转变，东南亚的季风气候也逐渐减弱。剧烈的地质气候震荡，促进了柑橘属祖先物种的分化和地理扩张。其中向南的一支可能经历了跨海扩张，经东南亚半岛跨越著名的“华莱士线”，到达澳大利亚北部及周边的岛屿，最终形成澳大利亚柑橘物种的起源和多样性分化，演化出地方物种，如澳大利亚的指橙（*Microcitus australasica*）等。而向东的一支经过我国的台湾岛，进而扩张到韩国、日本等地区，成为日本南方和韩国济州岛特有的亚种立花橘［*C.tachibana*（Makino）Tanaka］。

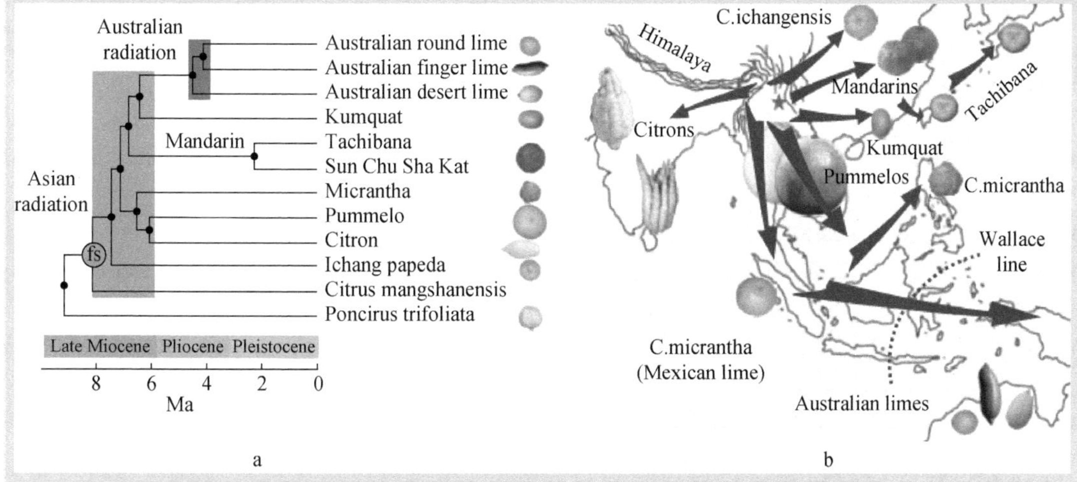

图 3-12 柑橘属植物的系统发育关系（Wu et al. 2018）

a 柑橘属植物主要类群的系统发育关系；b 祖先起源进化中心与扩散路线图

柑橘属植物的系统基因组学研究为柑橘复杂的网状进化与地理扩散方式提供了重要的理论依据，也为该属植物多样化性状产生（包括重要的经济农艺性状和药用性状等）的相关机制研究提供了科学指导，有助于进一步的资源发掘利用和种质创新。

思考题

1. 试述三个药用生物基因组学案例。
2. 试述灵芝三萜生物合成途径中的关键基因。
3. 试述人参皂苷生物合成途径中的关键基因。

参考文献

Cao Z，Yu Y，Wu Y，et al. 2013. The genome of *Mesobuthus martensii* reveals a unique adaptation model of arthropods. Nature communications，4：2602.

Chan AP，Crabtree J，Zhao Q，et al. 2010. Draft genome sequence of the oilseed species *Ricinus communis*. Nature Biotechnology，28（9）：951-956.

Chen S，Xu J，Liu C，et al. 2012. Genome sequence of the model medicinal mushroom *Ganoderma lucidum*. Nat Commun，3（2）：177-180.

Delsuc F，Brinkmann H，Philippe H. 2005. Phylogenomics and the reconstruction of the tree of life. Nature Reviews Genetics，6（5）：361-375.

Dodsworth S，Chase MW，Kelly L J，et al. 2015. Genomic repeat abundances contain phyloenetic signal. Systematic Biology，64（1）：112-126.

Huang CH，Zhang C，Liu M，et al. 2016. Multiple polyploidization events across asteraceae with two nested events in the early history revealed by nuclear phylogenomics. Molecular Biology and Evolution，33（11）：2820-2835.

Huang ZH，Xu J，Xiao SM，et al. 2016. Comparative optical genome analysis of two pangolin species：*Manis pentadactyla* and *Manis javanica*. Giga Science，5（1）：1-5.

Kellner F，Kim J，Clavijo BJ，et al. 2015. Genome-guided investigation of plant natural product biosynthesis. Plant Joural，82（4）：680-692.

Li P，Lu RS，Xu WQ，et al. 2017. Comparative genomics and phylogenomics of east asian tulips（amana，liliaceae）. Frontiers in Ploms Science，8：451.

Wu GA，Terol J，Ibanez V，et al. 2018. Genomics of the origin and evolution of *Citrus*. Nature，554（7692）：311-316.

Xu H，Song J，Luo H，et al. 2016. Analysis of the genome sequence of the medicinal plant *Salvia miltiorrhiza*. Molecular Plant，9（6）：949-952.

Xu J，Chu Y，Liao B，et al. 2017. *Panax ginseng* genome examination for ginsenoside biosynthesis. GigaScience，6（11）：1-15.

Yan L，Wang X，Liu H，et al. 2015. The genome of *Dendrobium officinale* illuminates the biology of the important traditional Chinese orchid herb. Mol Plant，8（6）：922-934.

Yang P，Zhou H，Qian J，et al. 2016. The complete chloroplast genome sequence of *Dendrobium officinale*. Mitochondrial DNA A DNA Mapp Seq Anal，27（2）：1262-1264.

Yin W，Wang ZJ，Li QY，et al. 2016. Evolutionary trajectories of snake genes and genomes revealed by comparative analyses of five-pacer viper. Nature Communications，7：13107.

Zhang D，Li W，Xia EH，et al. 2017. The medicinal herb *Panax notoginseng* genome provides insights into ginsenoside biosynthesis and genome evolution. Mol Plant，10（6）：903-907.

Zhang GQ，Xu Q，Bian C，et al. 2016. The *Dendrobium catenatum* Lindl. genome sequence provides insights into polysaccharide synthase，floral development and adaptive evolution. Sci Rep. 6（19029）：1-10.

Zhu Y，Xu J，Sun C，et al. 2015. Chromosome-level genome map provides insights into diverse defense mechanisms in the medicinal fungus *Ganoderma sinense*. Scientific Reports，5：1-14.

第四章
药用生物细胞器基因组

第一节 药用植物叶绿体基因组

一、黄花蒿叶绿体基因组

黄花蒿（*Artemisia annua* Linn.）是抗疟疾药物青蒿素的主要天然来源。除了中国发现的几种罕见的高青蒿素生态型外，黄花蒿其他生态型中的青蒿素含量通常不足 1%。研究表明，从黄花蒿叶绿体中释放的单线态氧既可以上调青蒿素生物合成途径中相关基因的表达，也可以催化二氢青蒿酸转化为青蒿素。此外，叶绿体还参与了细胞质雄性不育（CMS）和次生代谢活动。因此，研究黄花蒿叶绿体基因组的组成与结构，探讨黄花蒿叶绿体功能及其适应性和植物化学特征之间的关系尤为重要。在此基础上，通过黄花蒿与其他菊科植物的叶绿体基因组的比较分析，既有助于蒿属的物种鉴定研究，也有助于了解它们之间的进化关系。黄花蒿完整叶绿体基因组大小为 150955bp，一对 24850bp 的 IR 区域将 18267bp 的 SSC 区域和 82988bp 的 LSC 区域隔开（图 4-1）。黄花蒿完整叶绿体基因组的总 GC 含量为 37.5%，与其他菊科植物的叶绿体基因组相似。黄花蒿叶绿体基因组编码 113 个单拷贝功能基因，其中包括 80 个蛋白质编码基因，29 个 tRNA 基因和 4 个 rRNA 基因。此外，IR 区中共有 18 个基因具有 2 个拷贝，因此共有 131 个基因存在于黄花蒿叶绿体基因组（图 4-1）。

1. 长重复和 SSR 分析

在黄花蒿叶绿体基因组中检测到 15 个正向和 17 个反向重复序列。这些重复序列长度大多在 30 ～ 39bp，其中 *ycf2* 基因具有两个最长的反向重复序列，长度为 60bp。

微卫星 SSR 是长度为 1 ～ 6bp 的 DNA 重复序列，广泛分布在整个基因组中。叶绿体基因组 SSR（cpSSR）已被广泛应用于植物种群结构、多样性、分化和母性遗传分析中。通过分析黄花蒿叶绿体基因组的 SSR 分布，确定了 35 个 SSR，其中大部分分布在 LSC 区；包括 31 个单核苷酸 SSR（88.58%），2 个二核苷酸 SSR（5.71%）和 2 个三核苷酸 SSR（5.71%）。黄花蒿叶绿体基因组中 SSR 结果将提供 cpSSR 标记，可用于黄花蒿及其近缘物种遗传多样性的研究，同时为选择抗疟药物的替代品提供了分子手段。此外，cpSSR 在野生植物物种鉴定、遗传多样性和进化研究中具有显著优势。

2. 比较叶绿体基因组分析

将黄花蒿整个叶绿体基因组序列与滨蒿、莴苣、新疆千里光和 *Cynara cornigera* 进行比

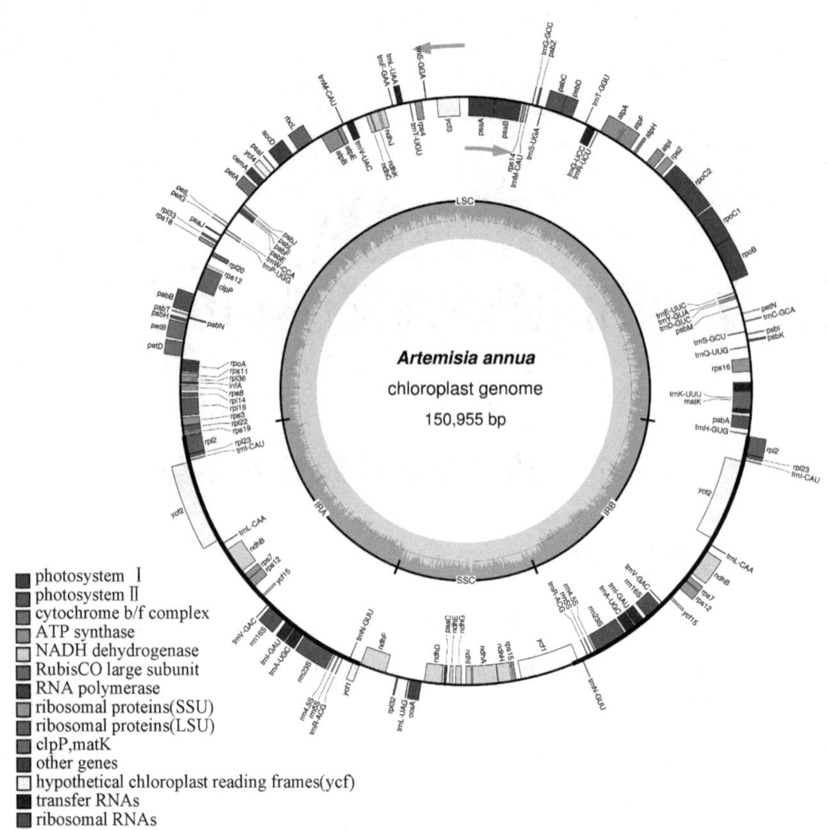

图 4-1 黄花蒿叶绿体基因组

较。其中，黄花蒿叶绿体基因组比新疆千里光（150689bp）的叶绿体基因组大，但比滨蒿、*C.cornigera* 和莴苣的叶绿体基因组小。

比较基因组分析可以检测 DNA 序列在相关物种之间的差异。使用 mVISTA 在线工具绘制上述 5 种菊科整个叶绿体基因组的序列一致性，以注释的黄花蒿基因组作为参考（图 4-2）。比较分析表明，两个 IR 区域比 LSC 区域和 SSC 区域差异少，编码区比非编码区更保守，并且 5 个叶绿体基因组中的高度变异发生在基因间隔区中，包括 *trnH-psbA*、*psbM-petN*、*trnC-GCA-petN*、*trnE-UUC-rpoB*、*trnY-GUA-trnE-UUC*、*trnV-UAC-ndhC*、*rbcL-accD*、*accD-psa*I 和 *rpl32-trnL-UAG*，以及 SSC 中的 *ndhI-ndhG* 和 *ycf1-rps15*。在其他植物叶绿体基因组中也观察到类似的结果。

3. 系统发育分析

对存在于 20 种菊科植物的叶绿体基因组序列中的 50 种蛋白质编码基因进行多序列比对，以阔叶十大功劳（小檗科）的叶绿体基因组为外类群（图 4-3）。在基于 J model test 推荐的具有 100% 自举值的 GTR+G+I 核苷酸替代模型的基础上，构建 ML 系统发育树，结果支持黄花蒿与滨艾是密切相关的姐妹关系的假说。

二、贝母叶绿体基因组

Li 等（2014）应用 SMRT-CCS 策略测定了湖北贝母（*Fritillaria hupehensis*）、太白贝母（*F. taipaiensis*）和川贝母（*F. cirrhosa*）的叶绿体基因组，并进行了 SNP 检测（方法流

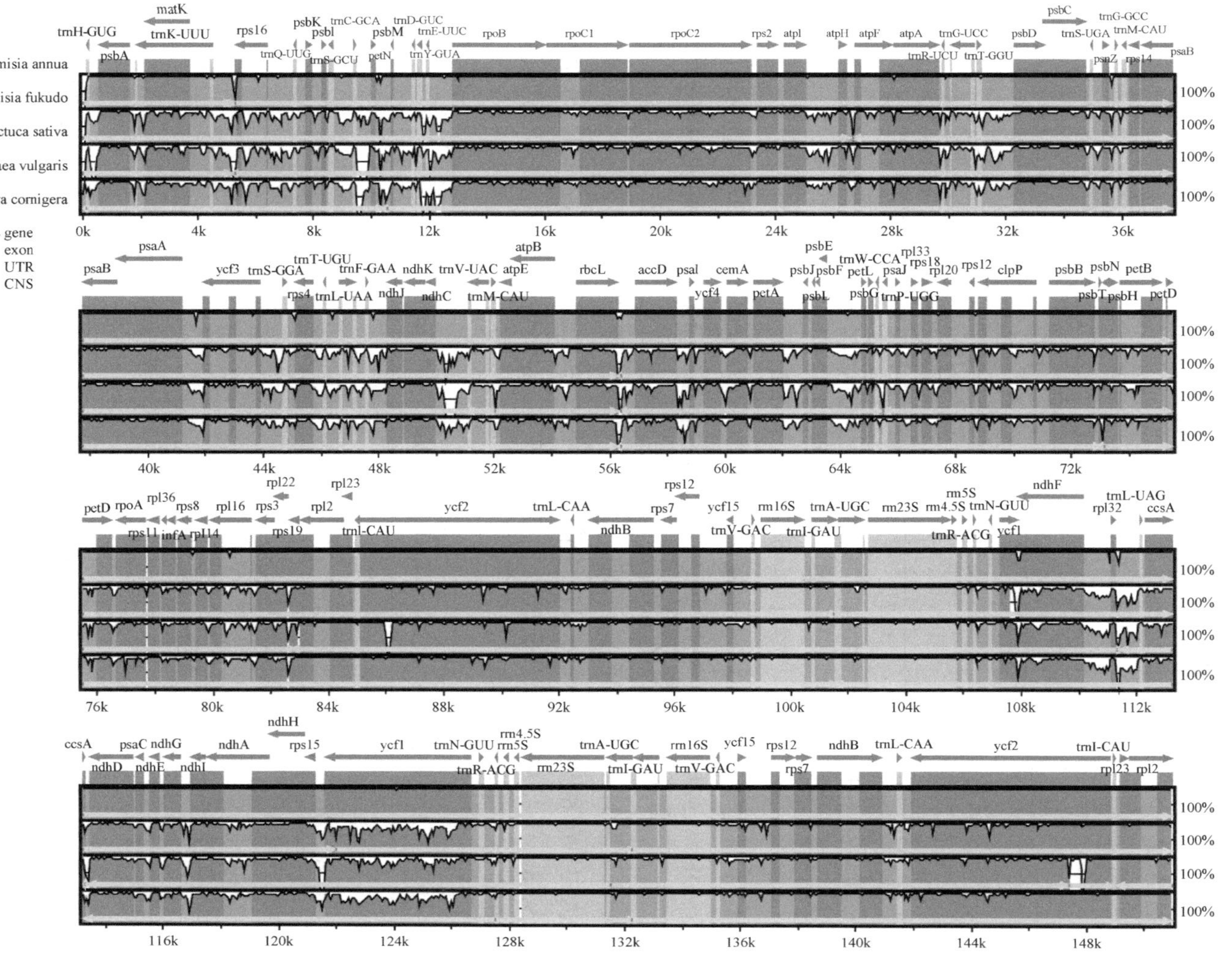

图4-2　通过mVISTA在线工具构建的5个物种叶绿体基因组对比图

灰色箭头和黑色细线表示基因定位；紫色表示外显子；蓝色表示非翻译区；粉色表示非编码序列；y轴表示相似性系数（50%～100%）

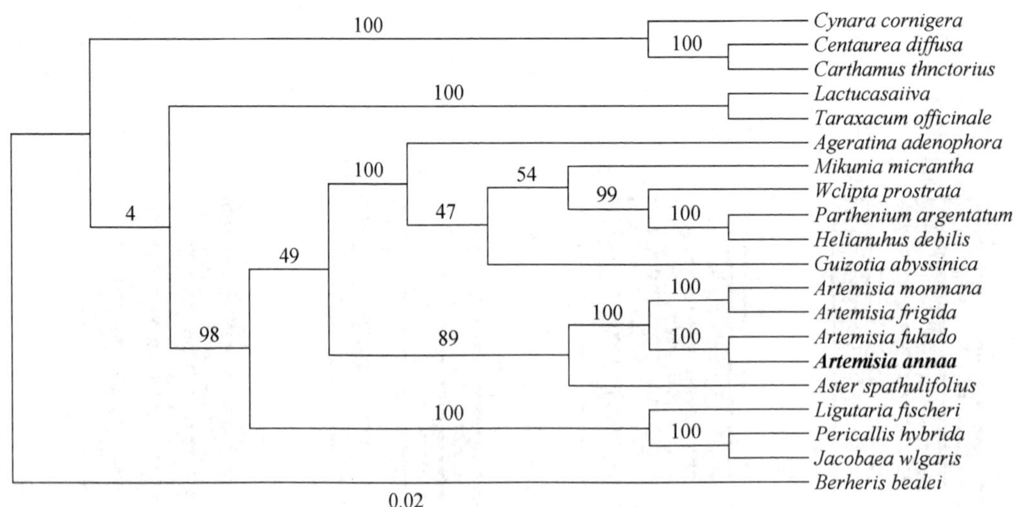

图 4-3　基于 50 个叶绿体蛋白质编码基因串联矩阵构建的菊科 20 个类群最大似然法系统发育树（外类群为 *Berberis bealei*）

黄花蒿（*Artemisia annua*）加粗表示

程见图 4-4）。拼接结果显示，3 个贝母属药用植物的叶绿体基因组均呈典型的四分体结构，长度在 151691 ～ 152145bp。其结构与大多数高等植物的叶绿体基因组类似，由一个大单拷贝区（LSC）、一个小单拷贝区（SSC）和两个反向重复区（IR）构成（图 4-5）。基因组平均 GC 含量为 37%，IR 区（43%）高于 LSC 区（35%）和 SSC 区（31%）（表 4-1）。同时，在太白贝母和川贝母中分别发现了潜在的种内 SNP 位点，其中太白贝母 20 个，变异频率在 9.38% ～ 45.45%；川贝母 70 个，变异频率在 9.60% ～ 50.00%，提示了川贝母群落可能存在的 SNP 分布特征。

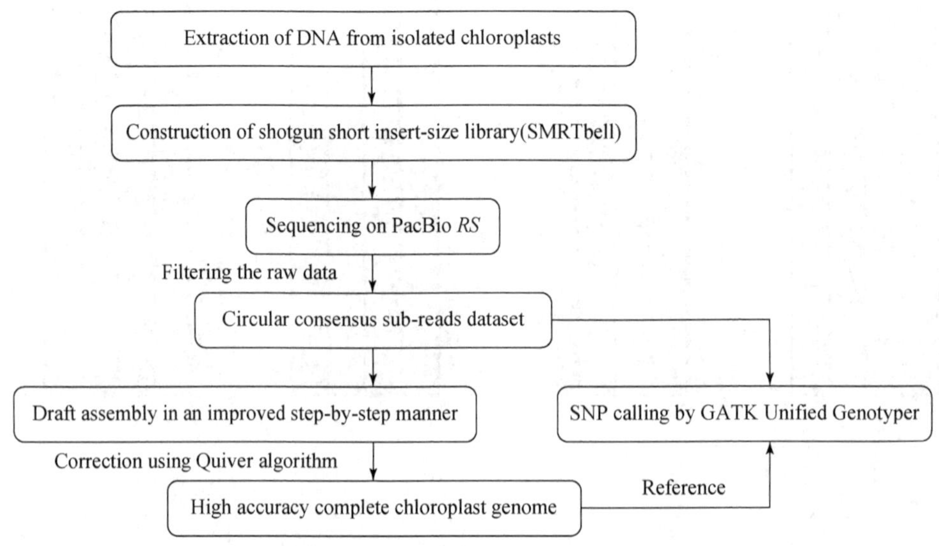

图 4-4　应用 SMRT-CCS 策略从头组装叶绿体基因组与 SNP 检测流程图（Li et al.　2014）

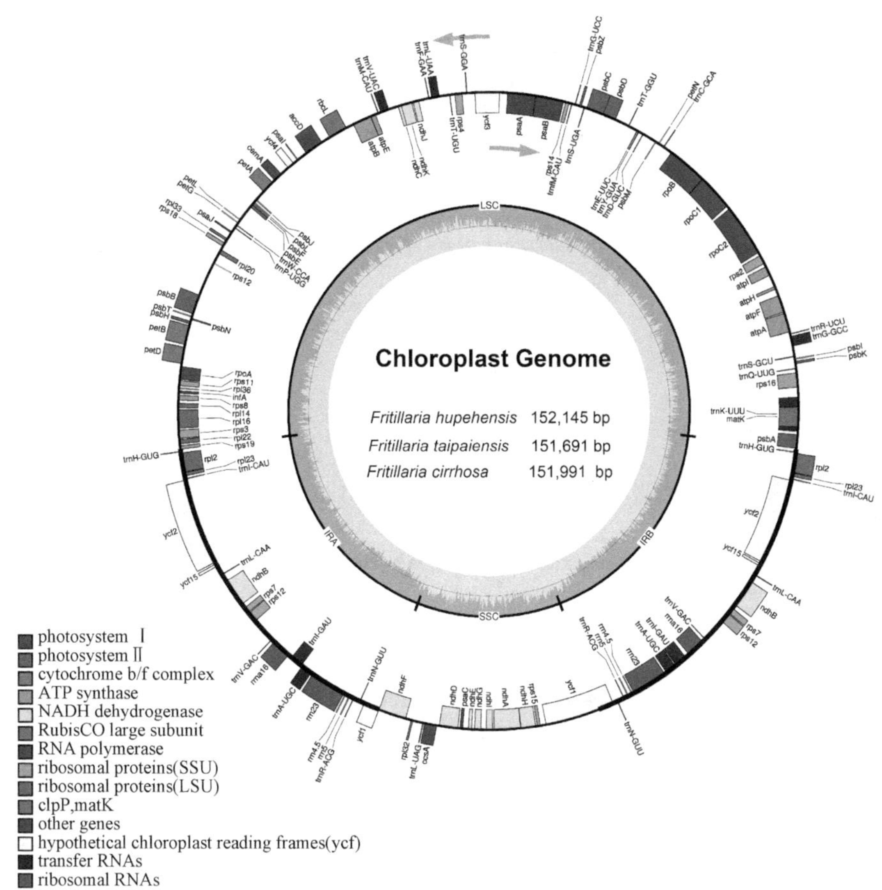

图 4-5　湖北贝母、太白贝母、川贝母叶绿体基因组环形图（Li et al.　2014）

圈图内侧基因顺时针转录，外侧基因逆时针转录。不同功能分类的基因以不同颜色表示

表 4-1　3 个贝母属物种叶绿体基因组结构比较（Li et al.　2014）

物种	LSC		SSC		IR		Total	
	长度 /bp	GC 含量 /%	长度 /bp	GC 含量 /%	长度 /bp	GC 含量 /%	长度 /bp	GC 含量 /%
湖北贝母	81898	34.81	17553	30.48	26347	42.48	152145	36.97
太白贝母	81437	34.83	17550	30.36	26352	42.47	151691	36.97
川贝母	81769	34.79	17535	30.44	26344	42.47	151991	36.95

对拼接得到的叶绿体基因组进行注释，共得到 135 个基因（其中 115 个为单拷贝基因），包含 8 个 rRNA 基因、38 个 tRNA 基因和 18 个有内含子的基因，基因的顺序与同科植物麝香百合（*Lilium longiflorum*）一致。以湖北贝母为基准的叶绿体基因组多序列比对结果显示，IR 区与 SSC 区的变异度低于 LSC 区。

对贝母属药用植物叶绿体蛋白编码基因的比对结果显示，3 个物种的叶绿体基因组中有 25 个基因的序列完全一致，8 个基因的种间变异大于 1%。这些基因多位于 LSC 区，且长于 1000bp，其中变异最大的基因为 *rps19*，变异率为 3.5%。基于叶绿体基因组序列的百合目系统进化分析显示黑药花科（Melanthiaceae）更接近于百合目基部（图 4-6）。

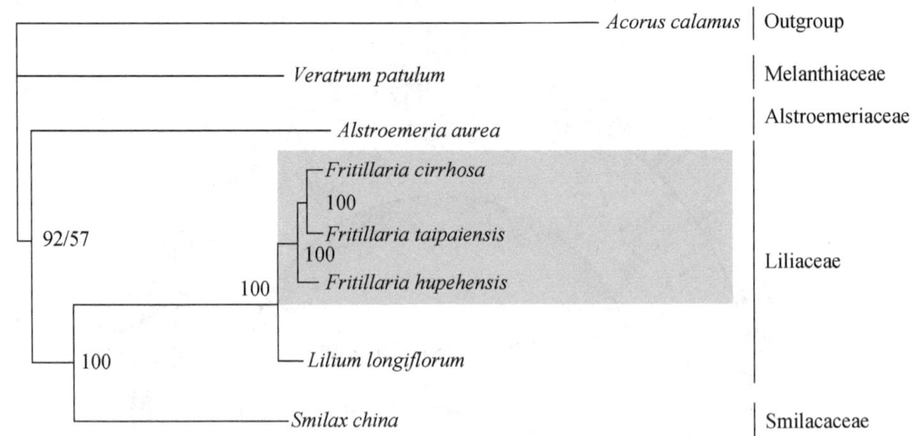

图 4-6 基于 74 个共有蛋白编码基因的百合目物种 ML/BI 系统进化树（Li et al. 2014）
菖蒲（*Acorus calamus*）设为外类群
斜线前的数值表示贝叶斯分析的后验概率（posterior probability，PP），斜线后的数值表示最大似然法分析的支持率（bootstrap values，BS），当二者一致的时候只给出一个数值
本研究中的 3 个贝母属物种由灰色方框标出

三、铁皮石斛叶绿体基因组

石斛属（*Dendrobium* SW.）是兰科最大属之一，全球约有 1000 余种，属内多种植物可供药用。由于形态特征相似，分布范围广泛，该属物种的鉴定是兰科植物里最复杂的问题之一。Yang 等（2016）完成了铁皮石斛叶绿体基因组 DNA 提取、测序、拼接注释及基因组分析研究。

铁皮石斛叶绿体全基因组（GenBank 登录号 KJ862886）长度 152018bp，平均 GC 含量为 37.5%。该叶绿体基因组分为 4 个部分，其中反向重复区（IR）长度 26284bp，大单拷贝区（LSC）长度 84944bp，小单拷贝区（SSC）长度 14506bp。基因注释处理后成功注释了 83 个蛋白编码基因、39 个 tRNA 基因和 8 个 rRNA 基因（图 4-7）。共有 16 个基因有内含子，其中 5 个位于 IR 区，其他多位于 LSC 区。共搜索到 194 处符合条件的 SSR 位点，单核苷酸、二核苷酸、三核苷酸和四核苷酸重复基序的数量分别是 105 个、77 个、6 个和 4 个，五核苷酸和六核苷酸重复基序均为 1 个。

第二节　药用生物线粒体基因组

一、丹参线粒体基因组

丹参的线粒体基因组序列全长 499236bp（图 4-8）。这一长度在目前公布的陆生植物线粒体基因组长度中处于中间值。GC 含量为 44.4%，高于其他叶绿体基因组，与已报道的被子植物线粒体基因组 GC 含量相似。丹参的线粒体基因组序列共编码 44 个蛋白编码基因，其中有 11 个起源于叶绿体基因组，包括 *rpl2* 和 *rps7* 两个基因。

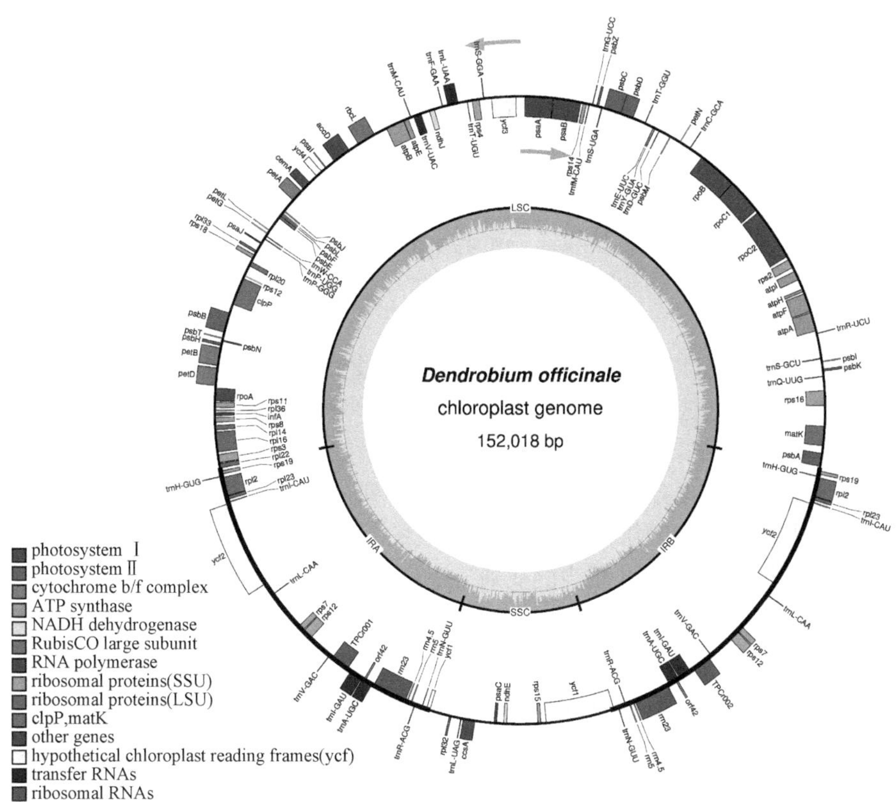

图 4-7　铁皮石斛叶绿体基因组图谱（Yang et al.　2016）

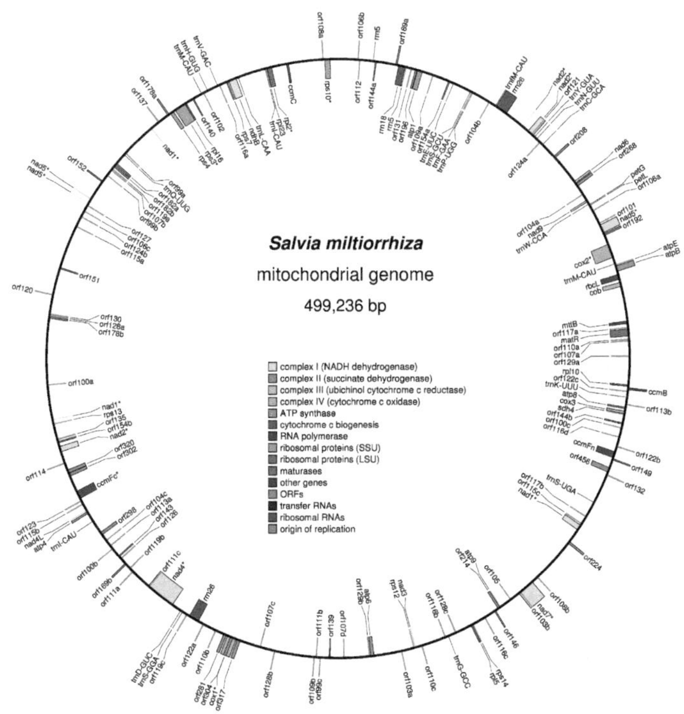

图 4-8　丹参线粒体基因组环形基因图（钱俊　2014）

外环的内侧基因顺时针转录，外侧基因逆时针转录；内环表示预测的 ORF（长度≥ 99 个氨基酸）不同功能基因以不同颜色表示。起源于叶绿体的蛋白编码基因和 rRNA 基因注释时加“-cp”后缀

结合 tRNA-scan 软件和 BLAST 自定义细胞器 tRNA 数据库结果，在丹参的线粒体基因组中共发现 22 个 tRNA 基因，对应 20 个不同的 tRNA，其中 *trnI-CAU* 和 *trnM-CAU* 各有 2 个拷贝。还有 10 个 tRNA 可能来源于叶绿体基因组。如果考虑摆动假说（wobble hypothesis），即密码子第三位或反密码子第一位的“U”可以匹配任意碱基，那么丹参线粒体编码的这 20 个 tRNA 可以识别 61 个有义密码子（sense codon）中的 36 个。但其仍缺少能识别 Ala、Arg 和 Thr 3 个氨基酸任一密码子的 tRNA，及至少缺少 4 个 tRNA 方能识别 Gly、Leu 和 Val 3 个氨基酸的全部密码子。因此，这些缺失的 tRNA 必须从细胞质引入线粒体以进行蛋白合成。

通过丹参线粒体序列自身比对，共检测到的 57 对重复序列，这些重复序列全部作为基因组重组的候选位点。首先通过将校正的 CLR 分别比对到每一对重复序列所对应的参考构象和重组构象上以寻找重组证据。最终，共有 18 对重复序列存在至少一条 CLR 支持其存在重组现象，其中有 10 对重复序列存在 2 条以上 CLR，5 对重复序列存在 10 条以上 CLR。对于 3 对 1kb 以上的重复序列，其对应的参考构象和重组构象出现的频率基本相等（图 4-9、图 4-10）；而对于长度在 100bp 以下的重复序列，很少能找到支持其重组的 CLR。

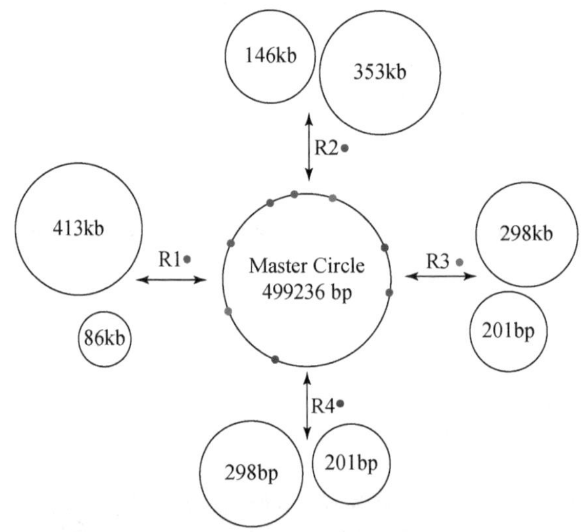

图 4-9 预测的丹参线粒体基因组的多态性结构（钱俊 2014）

随后使用两套不同插入片段长度的 SOLiD 末端配对数据验证上述这些重组位点的重组频率。将序列匹配并且方向和插入长度都符合要求的末端配对读长作为支持参考或重组构象的证据。通过观察对比基于 SOLiD 数据的结果和基于 CLR 数据的结果发现：①对于每一对重复序列，两组 SOLiD 数据的结果十分相似（图 4-10）；②基于 SOLiD 数据的结果和基于 CLR 数据的结果基本一致（图 4-10）。上述三套数据分析得出的结果中唯一不一致的地方是有关第四对正向重复序列（674bp）。钱俊等（2014）发现其基于 SOLiD 数据的重组率是基于 CLR 数据的两倍多。这一情况表明丹参线粒体基因组内可能存在组织特异性重组事件。因为用于 PacBio 测序的 DNA 提取自丹参根，而用于 SOLiD 测序的 DNA 提取自丹参叶片。

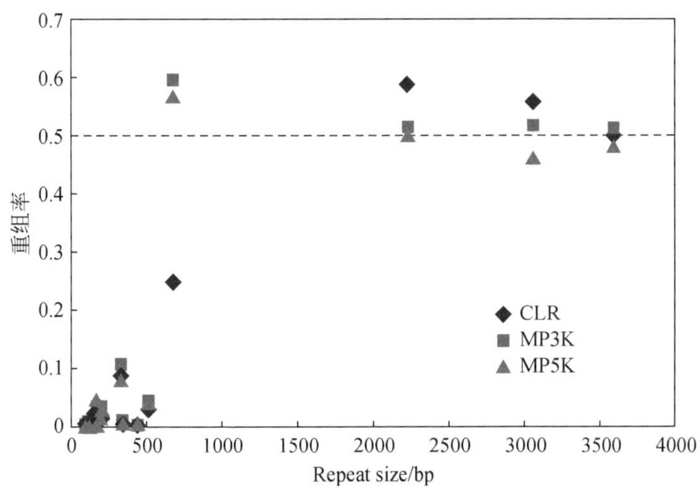

图 4-10　丹参线粒体基因组重组分析（钱俊　2014）

图中每一个点代表基于 CLR 数据或者 SOLiD 数据分析得出的重组构象的相对比例

虚线表示参考构象和重组构象

虽然丹参的线粒体基因组长度是其叶绿体基因组的三倍之多，但其蛋白质编码基因数目只有叶绿体的三分之一，其序列占总长约 10%，而叶绿体的蛋白质编码比例超过总长的 50%。在丹参细胞器基因组中，仅发现由叶绿体基因组向线粒体基因组的序列迁移。在丹参的线粒体基因组中，长度超过 50bp 且相似度不小于 80% 的源自叶绿体的序列共 37612bp，占总长的 7.5%。有 26 个片段长度超过或等于 100bp，其中 9 个片段长度超过 500bp，5 个片段长度超过 1kb。这 26 个片段中，19 个来自叶绿体 LSC 区，1 个来自 SSC 区，6 个来自 IR 区。迁移片段的数量与叶绿体基因组各个区的长度（LSC 区 82695bp，SSC 区 17555bp，IR 区 25539bp）并不成比例。最长的片段长度为 16684bp，源自 IR 区，涉及叶绿体 11 个基因（图 4-11），是迄今为止发现的最大的叶绿体序列连续性迁移整合大片段之一。

二、灵芝线粒体基因组

灵芝属大约有 51 个形态相似的物种。已有文献报道了灵芝的全基因组序列，用以阐明药用真菌不同次生代谢产物合成潜在的分子机制，并为灵芝属物种进化多样性的深入研究奠定基础。典型的真菌线粒体基因组包括 14 个保守的蛋白质编码基因和数目不定的 tRNA 编码基因。

考虑到线粒体基因组序列在进化和种群研究中的广泛应用，以及其为细胞生长发育提供所需能量的生物学功能，Li 等（2013）以瓣环栓菌的线粒体基因组序列作为灵芝线粒体基因组组装的参照序列，测定并分析了灵芝线粒体基因组全序列以研究其基因内容、重复序列和基因差异化表达的特征，识别了位于基因间隔区和内含子序列的 ORF；将转录（RNA-seq）数据用于基因注释、表达分析和转录活跃区（TAR）检测；并且分析比较了灵芝线粒体基因组和其他近缘种的基因次序，为担子菌类线粒体 DNA 的进化提供了新的研究数据。

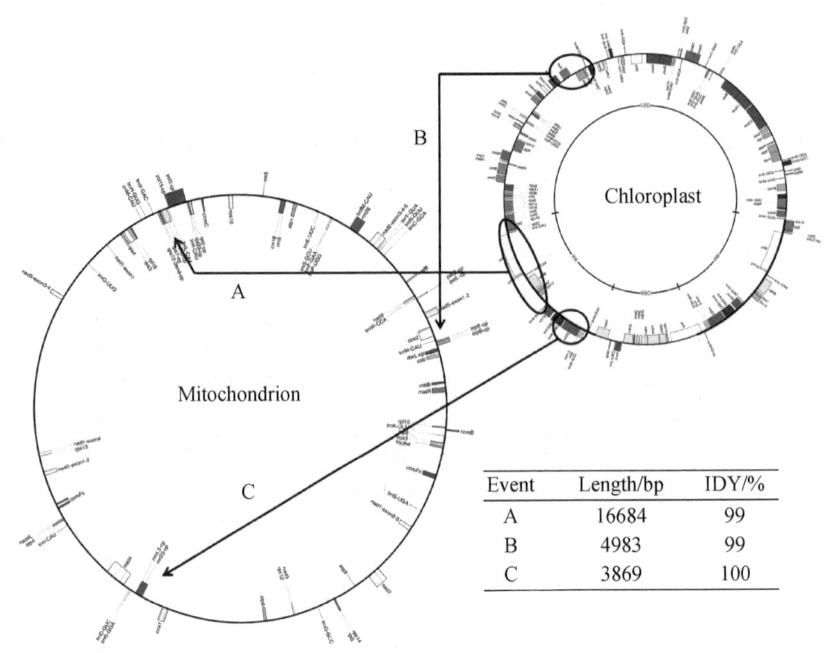

Event	Length/bp	IDY/%
A	16684	99
B	4983	99
C	3869	100

图 4-11 丹参中由叶绿体基因组往线粒体基因组大片段序列迁移示意图（钱俊 2014）

灵芝线粒体基因组全长 60630bp，GC 含量为 26.67%。灵芝线粒体基因组中包含 50 个蛋白质编码基因、2 个 rRNA、27 个 tRNA、1 个核糖体蛋白基因 *rps3*、14 个参与呼吸链复合的基因、4 个在其他基因（*IP1-IP4*）内含子的 ORF 和 2 个在基因间隔区（*orf1* 和 *orf2*）的 ORF。除了编码 *trnW*、*orf1* 和 *orf2* 的基因外，其他基因都在同一个方向。

灵芝线粒体基因组中的保守基因具有一些独特的特征。首先，分别对一个依赖 DNA 的 RNA 聚合酶（*rpo*）和一个 DNA 聚合酶（*dpo*）候选基因，即 *orf1* 和 *orf2* 进行了鉴定，*orf1* 和 *orf2* 分别位于负链，一个终止密码子突变发生在 *orf1* 的 569 位氨基酸位置上，可能是一个假基因。其次，灵芝线粒体 DNA 中识别出一个特殊的 tRNA 基因编码 SeC。截至 Li 等的文章发稿时，在其他已知的担子菌线粒体 DNA 中很少识别出 *trnU* 基因，这种现象可能反映了灵芝中一个独特的生物过程。此外还观察到了两个特殊片段的存在，分别表现出了核基因组和线粒体基因组序列的高度相似性。可以假设，正向重复和核酸内切酶可能来源于一个古老的转座子，这个转座子切除了核基因组的片段，并且形成了一个插入核基因组中的亚分子。当然这一假设还需要真菌核基因组和线粒体基因组之间相似序列的综合分析来检验。Li 等（2013）的研究为灵芝线粒体基因组的组成和线粒体基因在不同发育阶段的差异化表达提供了重要信息，并为有效区分不同的灵芝亚种提供了潜在的分子标记，为进一步深入研究灵芝线粒体在细胞生长发育过程中的功能奠定了基础。

三、梅花鹿和马鹿线粒体基因组

鹿科动物是大型哺乳动物生态学和行为学研究的动物模型之一，在学术研究上具有重要价值，但目前其分类和系统演化仍存在较多争议。鹿类动物基因组测序有望进一步推动鹿类动物的进化研究，解决大部分鹿类系统进化问题，并能从基因水平上揭示动物特殊行为的分子机制，如基于信息素的通信、认知及配偶选择等。mtDNA 序列信息还可应用于饲料、食品及中药材等的物种鉴定上。

GenBank 数据库中目前已收载了至少 9 种鹿科动物线粒体全基因组序列，其中包括鹿亚科的梅花鹿、赤鹿和台湾水鹿，麂亚科的毛冠鹿、赤麂、黑麂和小麂，獐亚科的獐，美洲鹿亚科的驯鹿等。梅花鹿（*Cervus nippon*）和马鹿（*Cervus elaphus*）为 2015 年版《中国药典》规定的鹿类产品的正品来源，其他鹿科动物源性产品多视为代用品、习用品或伪品。

1. 梅花鹿线粒体基因组

梅花鹿（*Cervus nippon*）是鹿科动物中最具代表性的鹿种之一，属于哺乳纲（Mammalia）偶蹄目（Artiodactyla）反刍亚目（Ruminantia）鹿科（Cervoidea）鹿属（*Cervus*）动物，别名花鹿，属于国家一级保护动物。在中国境内，梅花鹿主要包括 6 个亚种，即四川亚种（*C.n.sichuanicus*）、华南亚种（*C.n.kopschi*）、山西亚种（*C.n.grassianus*）、华北亚种（*C.n.mandarinus*）、台湾亚种（*C.n.taiouanus*）和东北亚种（*C.n.hortulorum*）。中国大陆境内的梅花鹿野生种已经灭绝，我国饲养的梅花鹿种群主要来自东北亚种。进行中国梅花鹿基因组的相关研究，在整个基因组水平上分析中国梅花鹿的遗传多样性，有利于加速中国梅花鹿的品种培育和遗传改良进程。中国梅花鹿基因组测序将对寻找控制鹿茸再生的相关基因，揭示鹿茸再生机制起到重要作用。

梅花鹿线粒体基因组全长为 16435bp，包括 22 个 tRNA 基因、13 个蛋白质编码基因、2 个 rRNA 基因（*12S rRNA* 和 *16S rRNA*）和 2 个非编码区（WANCY 区和 D-loop 区）。

关于梅花鹿的系统进化问题目前最流行的观点是：梅花鹿起源于东北亚，向南迁徙到达越南北部和中国台湾，向东迁徙到达朝鲜半岛和日本。查代明（2010）使用 NJ 法和 MP 法构建梅花鹿线粒体全基因组系统进化树，结果显示梅花鹿种群存在 3 个明显的支系，即中国（大陆和台湾）种群、日本南部种群和日本北部种群，且中国大陆梅花鹿与日本南部梅花鹿的亲缘关系更近，支持日本梅花鹿分化为南、北两个种群，至少通过两个大陆桥在晚更新世从亚洲大陆迁徙至日本的观点。日本北部梅花鹿 *C.n.centralis* 与 *C.n.yesoensis* 的序列同源性达到 98.8%，支持这两个种群还没有分化为不同的两个亚种，它们之间的差异是由地理隔离导致的观点。

2. 马鹿线粒体基因组

马鹿（*Cervus elaphus*）是我国重要的鹿茸资源之一。近年来受国际鹿茸市场冲击和鹿产品开发的影响，马鹿养殖业发展受阻，存栏量急速下降，部分品种濒危。研究马鹿起源和系统发育将为保护其遗传资源奠定基础。

邵元臣等（2014）利用克隆测序和 PCR 产物直接测序技术对 5 种马鹿的线粒体基因组全长进行了测定，分析全序列并构建系统进化树。结果显示塔河马鹿（学名：塔里木马鹿）、天山马鹿、阿尔泰马鹿、东北马鹿和甘肃马鹿线粒体基因组全长分别为 16348bp、16412bp、16422bp、16412bp 和 16350bp，均包括 22 个 tRNA 基因、13 个蛋白质编码基因、2 个 rRNA 基因（*12S rRNA* 和 *16S rRNA*）及 2 个非编码区（WANCY 区和 D-loop 区）。进化树结果显示，马鹿与其他鹿科动物系统进化关系为：坡鹿自成一个单系，天山马鹿、东北马鹿、甘肃马鹿、阿尔泰马鹿与梅花鹿聚入支系 I，塔里木马鹿与赤鹿聚为一支，白唇鹿聚为一支。

马鹿的系统进化一直存在争议，主要围绕两个问题：是否分化为两个不同的种即赤鹿（red

deer，欧洲种群）和马鹿（wapiti，亚洲－北美种群），是否分化为诸多亚种。现在，很多分子系统进化证据支持马鹿分化为东、西两个种群，前者分化为三个亚群、后者分化为四个亚群，且前者与梅花鹿的关系更近，不支持将马鹿作为一个种的传统观点，同时也不支持马鹿分化为诸多亚种。查代明（2010）的马鹿线粒体基因研究结果也支持马鹿分化为两个种（赤鹿和马鹿），马鹿与梅花鹿的亲缘关系更近的观点。从其系统进化树的结果中可知塔里木马鹿与赤鹿聚为一支，由于塔里木马鹿的生境位于中亚，进一步支持马鹿起源于中亚，向东分化为亚洲－北美种群，向西分化为欧洲种群，且塔里木马鹿是欧洲种群的祖先。

梅花鹿和马鹿的线粒体基因组测序及组装策略都有待进一步深入研究，以不断完善中国梅花鹿和马鹿的线粒体基因组序列，为其系统进化研究提供更真实可靠的分子信息。

拓展阅读

一、海螵蛸线粒体基因组

海螵蛸为乌贼科（Sepiidae）海洋动物曼氏无针乌贼（*Sepiella maindroni* de Rochebrune）或金乌贼（*Sepia esculenta* Hoyle）的干燥内壳。目前国内外对海螵蛸的研究多集中于结构组成、药理作用和临床应用等方面，而基因水平的研究较为匮乏，还没有人对中药海螵蛸基原物种的核基因组展开研究，其线粒体基因组研究相对较少。

乌贼的表型可塑性强，缺乏严格的地理选择性，并且随着身体发育的不同阶段，其外部形态变化差异较大。不同研究者对其选择用于分类研究的某些形态特征的加权也不相同，仅仅依据体色、腕式、海螵蛸等外部特征，使得种属水平的形态分类鉴定难度较大，并且产生很多分歧。因此很难选定一些单纯形态特征用于研究乌贼科各属间的分类与系统发育关系。乌贼 mtDNA 基因组的结构和特征分析可以为系统发生学研究、分子水平的分类鉴定及遗传多样性研究提供依据。

对乌贼科虎斑乌贼（*Sepia pharaonisl*）、刺乌贼（*Sepia aculeata*）、拟目乌贼（*Sepia lycidas*）及无针乌贼（*Sepiella inermis*）的线粒体基因组进行全序列分析、功能基因注释、结构与特征分析，以及比较基因组学研究，结果表明虎斑乌贼线粒体基因组全长为16208bp，刺乌贼为16219bp，拟目乌贼为16228bp，无针乌贼为16191bp。4种乌贼的线粒体基因组（mtDNA）均由13个蛋白质编码基因、22个tRNA基因、2个rRNA基因以及2个非编码区组成。4种乌贼mtDNA均存在基因间隔与重叠区域，基因间隔总长为147～182bp，基因重叠总长为51～104bp。13个蛋白质编码基因中，*CO Ⅲ*、*ND2*、*CO Ⅰ*、*CO Ⅱ*、*ATP8*、*ATP6* 及 *ND3* 由轻链编码，*NDl*、*ND5*、*ND4*、*ND4L*、*CYTB* 及 *ND6* 由重链编码。4种乌贼mtDNA中包含有两种rRNA，分别是 *16S rRNA* 和 *12S rRNA*。4种乌贼mtDNA中均包含两个完全相同的非编码区，控制着复制的起始和转录，被称为控制区。

目前，已有9个乌贼物种的线粒体基因组完成了全序列测定，包括乌贼科中的商乌贼（*Sepia officinalis*）、金乌贼（*Sepia esculenta*）、日本无针乌贼（*Sepiella japonica*）、白斑乌贼（*Sepia latimanus*）、拟目乌贼（*Sepia lycidas*）、虎斑乌贼（*Sepia pharaonisl*）、刺乌贼（*Sepia aculeata*）、无针乌贼（*Sepiella inermis*），耳乌贼科的巴

塔哥尼亚僧头乌贼（*Semirossia patagonica*）。

二、林蛙线粒体基因组

林蛙（*Rana chensinensis*）又称雪蛤、哈氏蟆，属于欧洲林蛙的中国亚种。中国的林蛙属物种资源丰富，但较高的形态结构相似性使中国林蛙分类学研究成为难题。

在线粒体基因组中，*12S rRNA* 基因与控制区和 *cytb* 基因相对比较保守，其进化速率偏慢，常用于分析比较高级分类阶元间的系统发生关系，包含从种下水平到属水平乃至纲水平的系统发育信息。其中 *12S rRNA* 基因在蛙科动物的亚科、属和种间存在较大的变异，能很好地反映出它们的系统关系。mtDNA D- 环（D-loop）是线粒体基因组的非编码区，属于遗传高变区，进化速度快，多态性丰富，已成为 mtDNA 研究的热点之一，常用于分析种水平的系统发育信息。线粒体基因序列分析作为一种比较成熟的方法已被广泛应用于林蛙的系统学研究。江建平等（2003）从测定线粒体基因组中的 *12S rRNA* 基因片段的序列入手探讨一些中国大陆林蛙的系统发生关系；杨学干等（2001）对中国林蛙属动物进行了 DNA 水平的分子系统发生研究，测定了中国林蛙属 7 种 15 个样品、侧褶蛙属 2 种 2 个样品 *cytb* 基因长约 360bp 片段的序列。

思考题

1. 通过叶绿体基因建树分析黄花蒿与其近缘物种的发育关系。
2. 试述动物与植物的线粒体有何异同？
3. 简述叶绿体基因组研究在药用生物研究中的意义。

参考文献

巴恒星 . 2012. 中国梅花鹿全基因组初步组装、分析及单核苷酸多态性研究 . 长春：中国农业科学院特产研究所博士学位论文 .

巴山，杨宝田 . 2010. 序列分析在林蛙系统学研究中的进展 . 安徽农学通报，16（5）：67-70.

陈贵英，江建平，谢锋，等 . 2008. 两栖动物线粒体基因组结构特征分析 . 动物分类学报，33（2）：307-311.

国家药典委员会 . 2005. 中华人民共和国药典（一部）. 北京：化学工业出版社：285.

江建平，袁富蓉，谢锋，等 . 2003. 基于线粒体 12 S 和 16 S rRNA 基因部分序列的角蟾亚科部分属种的系统发育关系 . 动物学研究，24（4）：241-248.

江建平，周开亚 . 2001. 中国林蛙的分子系统关系 . 动物学研究，22（1）：27-32.

孔令明 . 2010. 海南坡鹿线粒体基因组特征及在鹿科动物系统演化过程中的地位 . 济南：山东大学博士学位论文 .

孔艳，张哲，李岩，等 . 2014. 后生动物线粒体基因组基因次序重组规律分析 . 干旱区研究，31（2）：336-341.

廖顺尧，鲁成 . 2000. 动物线粒体基因组研究进展 . 生物化学与生物物理进展，27（5）：508-512.

牛屹东，李明，魏辅文，等 . 2001. 线粒体 DNA 用作分子标记的可靠性和研究前景 . 遗传，23（6）：593-598.

潘宝平，卜文俊 . 2005. 线粒体基因组的遗传与进化研究进展 . 生物学通报，40（8）：1-3.

钱俊 . 2014. 丹参的叶绿体和线粒体基因组研究 . 北京：北京协和医学院博士学位论文 .

邵元臣，邢秀梅，刘华淼，等 . 2014. 中国马鹿线粒体基因组全序列测定及种群遗传分化研究 // “鹿与生命健康”.

王静，鞠爱霞 . 2011. 动物药与药用动物资源的保护与可持续发展 . 黑龙江医药，24（1）：65-68.

吴启南 . 2008. 药用动物资源研究面临的问题与对策 . 江苏中医药，（1）：21-22.

邢秀梅，杨福合，苏伟林，等 . 2006. 马鹿线粒体 DNA 序列多态性分析 . 吉林农业大学学报，28（3）：325-329.

杨培 . 2015. 石斛、北豆根、肉桂的 DNA 条形码鉴定及铁皮石斛叶绿体基因组研究 . 北京：北京协和医学院硕士学位论文 .

杨学干，王义权，周开亚，等 . 2001. 从细胞色素 b 基因序列探讨我国林蛙属动物的系统发生关系 . 动物学研究，22（5）：345-350.

杨玉慧，张德兴，李义明，等 . 2004. 中国黑斑蛙种群的线粒体 DNA 多样性和生物地理演化过程的初探 . 动物学报，50（2）：193-201.

查代明 . 2010. 基于线粒体 DNA 序列的鹿产品分子检测 . 镇江：江苏科技大学硕士学位论文 .

张艳红，刘帅帅，王信，等 . 2016. 三斑海马线粒体基因组核苷酸全序列结构与分析 . 动物学杂志，51（3）：413-422.

张雁，聂刘旺，王晶晶 . 2009. 无尾目动物线粒体基因组结构研究最新进展 . 巢湖学院学报，11（6）：84-88.

周开亚 . 2001. 两栖爬行动物的分子系统发生 . 动物学研究，22（5）：397-405.

周瑜，杨宝田 . 2014. 基于线粒体 Cytb 和 COI 基因的中国林蛙系统发生关系 . 长春师范大学学报（自然科学版），33（2）：70-76.

Agnes P Chan，Jonathan Crabtree，Qi Zhao，et al. 2010. Draft genome sequence of the ricin-producing oilseed castor bean. Nature Biotechnology，28（9）：951-956.

Bakel HV，Stout JM，Cote AG，et al. 2011. The draft genome and transcriptome of *Cannabis sativa*. Genome Biology，12（10）：R102.

Cao Z，Yu Y，Wu Y，et al. 2013. The genome of Mesobuthus martensii reveals a unique adaptation model of arthropods. Nature communications，4：2602.

Chen SL，Xu J. ，Liu C. et al. 2012. Genome sequence of the model medicinal mushroom *Ganoderma lucidum*. Nature Communications，3（2）：177-180.

Chen W，Kui L，Zhang G，et al. 2017. Whole-genome sequencing and analysis of the Chinese herbal plant *Panax notoginseng*. Mol Plant，10（6）：899-902.

Chuan Ku C，Chung WC，Chen LL，et al. 2013. The complete plastid genome sequence of Madagascar Periwinkle *Catharanthus roseus*（L. ）G. Don：Plastid Genome Evolution，Molecular Marker Identification，and Phylogenetic Implications in Asterids. PLoS ONE，8（6）：E68518.

Floudas D，Binder M，Riley R，et al. 2012. The Paleozoic origin of enzymatic lignin decomposition reconstructed from 31 fungal genomes. Science，336（6089）：1715-1719.

Franziska Kellner，Jeongwoon Kim，Clavijo BJ，et al. 2015. Genome-guided investigation of plant natural product biosynthesis. Plant Journal，82（4）：680-692.

He N，Zhang C，Qi X，et al. 2013. Draft genome sequence of the mulberry tree *Morus notabilis*. Nature Communications，4（9）：2445-2445.

Lam ET，Hastie A，Lin C，et al. 2012. Genome mapping on nanochannel arrays for structural variation analysis and sequence assembly. Nat Biotech，30（8）：771-776.

Li JQ，Zhang JH，Chen HM，et al. 2013. Complete mitochondrial genome of the medicinal mushroom *Ganoderma lucidum*. PLoS ONE，8（8）：e72038.

Li QS，Li Y，Song JY，et al. 2014. High-accuracy *de novo* assembly and SNP detection of chloroplast genomes using a SMRT circular consensus sequencing strategy. New Phytologist，204（4）：1041-1049.

Liu MJ，Zhao J，Cai QL，et al. 2014. The complex jujube genome provides insights into fruit tree biology. Nature Communications，5：5315-5315.

Luo J，Hou BW，Niu ZT，et al. 2014. Comparative chloroplast genomes of photosynthetic orchids：Insights into evolution of the Orchidaceae and development of molecular markers for phylogenetic applications. PLoS ONE，9（6）：e99016.

Ming R，Vanburen R，Liu Y，et al. 2013. Genome of the long-living sacred lotus（*Nelumbo nucifera*，Gaertn. ）. Genome Biology，14（5）：241-251.

Mostovoy Y，Levy-Sakin M，Lam J，et al. 2016. A hybrid approach for *de novo* human genome sequence assembly and phasing. Nature Methods，13（7）：587-590.

PendletonM，Sebra R，Pang AW，et al. 2015. Assembly and diploid architecture of an individual human genome via single-molecule technologies. Nature Methods，12（8）：780-786.

Qian J，Song JY，Gao HH，et al. 2013. The complete chloroplast genome sequence of the medicinal plant *Salvia miltiorrhiza*. PLoS

ONE，8（2）：e57607.

Robert B，John FH，Mark A，et al. 1995. Ricin：mechanism of action，detection and intoxication. Toxin Reviews，14（4）：483-522.

Simakov O，Marletaz F，Cho SJ，et al. 2013. Insights into bilaterian evolution from three spiralian genomes. Nature，493（7433）：526-531.

Tan WC，Kuppusamy UR，Phan CW，et al. 2015. Ganoderma neo-japonicum Imazeki revisited：Domestication study and antioxidant properties of its basidiocarps and mycelia. Scientific Reports，5：12515.

Teo ASM，Verzotto D，Yao F，et al. 2015. Singlemolecule optical genome mapping of a human HapMap and a colorectal cancer cell line. GigaScience，4：1-6.

Tomohiko Kubo，Tetsuo Mikami. 2007. Organization and variation of angiosperm mitochondrial genome. Physiologia Plantarum，129（1）：6-13.

Vanburen R，Bryant D，Edger PP，et al. 2015. Single-molecule sequencing of the desiccation-tolerant grass *Oropetium thomaeum*. Nature，527（7579）：508-511.

Xu HB. Song JY. Luo HM，et al. 2016. Analysis of the genome sequence of the medicinal plant *Salvia miltiorrhiza*. Molecular Plant，9（6）：949-952.

Xu J，Chu Y，Liao B，et al. 2017. *Panax ginseng* genome examination for ginsenoside biosynthesis. GigaScience，6（11）：1-15.

Yan L，Wang X，Liu H，et al. 2015. The genome of *Dendrobium officinale* illuminates the biology of the important traditional Chinese orchid herb. Mol Plant，8（6）：922-934.

Yang P，Zhou H，Qian J，et al. 2014. The complete chloroplast genome sequence of *Dendrobium officinale*. Mitochondrial DNA，27（2）：1262-1264.

Yang P，Zhou H，Qian J，et al. 2016. The complete chloroplast genome sequence of *Dendrobium officinale*. Mitochondrial DNA，27（2）：1262－1264.

Ye N，Zhang X，Miao M，et al. 2015. Saccharina genomes provide novel insight into kelp biology. Nature Communications，6：6986.

Yin W，Wang ZJ，Li QY，et al. 2016. Evolutionary trajectories of snake genes and genomes revealed by comparative analyses of five-pacer viper. Nature communications，7：13107.

Yokobori S，Lindsay DJ，et al. 2007. Mitochondrial genome structure and evolution in the living fossil vampire squid，Vampyroteuthis infernalis，and extant cephalopods. Molecular Phylogenetics and Evolution，44（2）：898-910.

Yuumi Kawashima，Hidenori Nishihara，Tetsuya Akasaki，et al. 2013. The complete mitochondrial genomes of deep-sea squid（*Bathyteuthis abyssicola*），bob-tail squid（*Semirossia patagonica*）and four giant cuttlefish（*Sepia apama*，*S. latimanus*，*S. lycidas* and *S. pharaonis*），and their application to the phylogenetic analysis of Decapodiformes. Molecular Phylogenetics and Evolution，69（3）：980-993.

Zhang D，Li W，Xia EH，et al. 2017. The medicinal herb *Panax notoginseng* genome provides insights into ginsenoside biosynthesis and genome evolution. Mol Plant，10（6）：903-907.

Zhang G，Fang X，Guo X，et al. 2012. The oyster genome reveals stress adaptation and complexity of shell formation. Nature，490（7418）：49-54.

Zhang GQ，Xu Q，Bian C，et al. 2016. The *Dendrobium catenatum* Lindl. genome sequence provides insights into polysaccharide synthase，floral development and adaptive evolution. Sci Rep，6（19029）：1-10.

Zhang H，Miao H，Wang L，et al. 2013. Genome sequencing of the important oilseed crop *Sesamum indicum*. Genome Biology，14（1）：401.

Zheng FR，Wang B，Wang Q. 2015. Complete mitochondrial genome of the *Sepiella maindroni*（Sepioidea：Sepiidae）. Mitochondrial DNA，27（5）：3766-3767.

Zhihai H，Jiang X，Shuiming X，et al. 2016. Comparative optical genome analysis of two pangolin species：*Manis pentadactyla* and *Manis javanica*. Gigascience，5（1）：1-5.

Zhong J，Li G，Liu Z，et al. 2005. Gene rearrangement of mitochondrial genome in the vertebrate. Acta Genetica Sinica，32（3）：322- 330.

第五章
功能基因组学——药用生物转录组研究

功能基因组学（functional genomics）又称“后基因组学”，是一门基于生物体基因组序列信息，利用各种“组学”技术，在系统水平将基因组序列与基因功能及表型有机联系起来，再结合遗传学、生物化学和细胞生物学等方法揭示生物体中基因功能的科学。药用生物功能基因组学利用转录组、蛋白质组和代谢组等相关技术，充分挖掘和研究中药活性成分的合成与调控、药用生物生长发育及抗逆等性状相关基因的功能，全面推动新药研发和中药农业发展。

转录组（transcriptome）概念有广义和狭义之分。广义转录组是指从一种细胞或组织的基因组所转录出来的 RNA 的总和，包括编码蛋白质的信使 RNA（messenger RNA，mRNA）和各种非编码 RNA（non-coding RNA，ncRNA）。狭义转录组是指细胞在特定时间编码蛋白质的基因的 mRNA 分子的集合。mRNA 是指由 DNA 的一条链作为模板转录而来的、携带指导蛋白质合成的遗传信息的一类单链核糖核酸分子，它们是蛋白质编码基因的转录产物。转录组学（transcriptomics）是一门从整体水平对生物体中基因转录情况及其调控规律进行研究的学科，在整个细胞 / 组织基因组的全部 mRNA 水平研究基因表达，可同时提供全部基因的表达信息及蛋白质编码基因的功能信息，是功能基因组研究的重要组成部分。本章系统论述药用生物转录组研究的特点、方法以及在功能基因组研究中的应用。

第一节　转录组研究策略

大多数药用生物遗传背景不清晰，基因组信息缺乏，导致其基因功能研究极为薄弱。转录组研究将为解析药用生物转录调控机制、阐释药用生物的生长发育规律及生理特性、抗病、抗逆机制等奠定基础，大力促进中药现代化研究。

一、转录组特点

1. mRNA 是转录组的核心组分

基因组转录产物的集合即为转录组。细胞中 mRNA 的数量仅占 RNA 总量的 4%，合成后易降解。同一细胞在不同的生长时期或不同生长条件下，基因表达情况不完全相同。转录组中有一种或几种 mRNA 占显著优势，如发育的种子中麸朊蛋白 mRNA 可占细胞转录组的 30%。

2. 转录组测序可定量检测转录本丰度

转录本是由一条基因通过转录形成的一种或多种可供指导编码蛋白质的成熟的mRNA。一条基因通过内含子的不同剪接可形成不同的转录本。外界刺激或环境变化会导致生物体中基因表达水平的变化。转录组测序可以对特定环境条件下的生物体的特定组织/器官或特定细胞类型中的所有转录本进行定量检测，并对不同实验之间的结果进行直接比较。

3. 转录组测序可检测基因对应转录本的结构变异

一条基因由于内含子剪接机制可以形成不同的转录本。转录本的结构变异导致转录后基因结构和基因表达的多样性。可变剪接（alternative splicing）是导致转录本结构变异的直接因素，也是调节基因表达和产生蛋白质多样性的重要机制，是导致真核生物基因和蛋白质数量差异的重要原因。一些基因的一个 mRNA 前体通过不同的剪接方式（选择不同的剪接位点）产生不同的 mRNA 剪接异构体，这一过程称为可变剪接。可变剪接使一个基因产生多个mRNA转录本,从而翻译成不同的蛋白质。转录组测序在鉴定转录本的结构及其变异、基因表达水平、ncRNA 功能和发现低丰度的新转录本等方面具有显著优势。

4. 转录组信息具有时空特异性

与基因组不同的是，转录组的定义包含了时间和空间的限定。因此，转录组是生物体基因组和外部环境的动态联系，是反映生物个体在特定器官、组织或某一特定发育的生理阶段，细胞中所有基因表达情况的信息。

5. 比较转录组可预测未知基因功能

比较转录组可用来分析不同组织/器官或同一组织/器官在不同生理状况或外界条件下的基因差异表达水平，发现与特定生理功能相关的基因，并推测未知基因的功能。

6. 药用生物转录组研究还具有依赖药用部位与采收时间和采收方法的特点

因为这与中药有效成分的组成和数量有关。药用生物转录组研究的实验设计和数据分析应综合考虑药用部位、采收时间和采收方法等相关因素。

二、研究流程

药用生物转录组研究流程与常规转录组研究流程相同，主要包括样品采集与保存、RNA 提取、mRNA 分离纯化、测序文库制备、上机测序、转录组数据过滤与组装、转录本功能注释等步骤。

1. 样品采集与 RNA 提取

用于转录组研究的样品通常在药用生物适宜采收期采集（通常为药用部位），洗净样品，吸干表面水分后，于液氮中速冻，并保存于超低温冰箱备用。药用植物的药用部位依据其根、茎、叶、花、果实各器官的有效成分含量，分为根及根茎类、皮类（茎皮及根皮类）、叶及花果类、全草类等。获得纯度高、完整性好的 RNA 是转录组测序的前提条件。常用的 RNA 提取方法包括 Trizol 法、热苯酚法、异硫氰酸胍法等。市售各种 RNA 提取试剂盒，可快速有效地提取获得高质量 RNA。

2.mRNA 分离纯化与测序文库制备

生物体中的 mRNA 是编码蛋白质的基因的转录产物，真核生物的所有蛋白质都是

mRNA 的翻译产物，mRNA 是转录组研究的主要目标。从生物体的总 RNA 中分离获得高质量的 mRNA 是构建高效转录组测序文库的决定性因素。真核细胞的 mRNA 分子最显著的结构特征是具有 5′端帽子结构（m7G）和 3′端的 Poly（A）尾巴。这种结构为真核 mRNA 的分离纯化提供了极为方便的选择性标志；这是寡聚（dT）- 纤维素亲和层析分离纯化 mRNA 的理论基础。mRNA 分离方法较多，其中寡聚（dT）- 纤维素柱层析法是常规方法。利用 mRNA 3′端含有 Poly（A）尾的特点，当总 RNA 流经寡聚（dT）- 纤维素柱时，在高盐缓冲液作用下，mRNA 被特异的吸附在寡聚（dT）- 纤维素柱上；然后逐渐降低盐浓度进行洗脱，在低盐溶液或蒸馏水中，mRNA 被洗脱下来。经过两次寡聚（dT）- 纤维素柱层析，可得到纯度较高的 mRNA。纯化的 mRNA 在 70% 乙醇中 -70℃条件下可保存一年以上。从真核生物的组织或细胞中提取 mRNA，通过酶促反应逆转录合成互补 DNA（complementary DNA，cDNA）的第一链和第二链，获得转录组测序文库。合成 cDNA 第一链的方法要使用依赖于 RNA 的 DNA 聚合酶（逆转录酶）进行催化。

3. 转录组测序与数据处理

利用相应的测序技术，对转录组文库进行测序；对获得的序列进行质量检测；在去除低质量的序列后，获得用于转录组组装的序列（参见第十七章）。

4. 转录组组装与序列注释

序列组装是转录组数据分析的第一步，现在用于序列组装的方法主要有从头组装（*de novo* assembly）和参照基因组组装（genome-guided assembly）等方法，这两类方法均适用于有参考基因组物种的研究。从头组装方法对于没有基因组参照的物种的转录组组装更适用。对于有基因组的物种，转录组注释可以通过将转录本序列信息在基因组中查找其相应的注释信息；对于没有基因组的物种，将拼接后的转录组序列利用 Blast 工具在国际公共数据库 Nr（non-redundant protein sequence database）、Nt（non-redundant nucleotide database）、KEGG（kyoto encyclopedia of genes and genomes）、Swiss-Prot、GO（gene ontology）与 COG（cluster of orthologous groups of proteins）中进行序列比对，依据序列相似性原则，根据数据库中的同源序列的功能信息使转录本获得功能注释（参见第十七章）。

三、主要研究方法

早期的转录组研究主要有表达序列标签、基因芯片等方法。基于传统测序方法的转录组研究费时费力、成本较高，导致无法对某一物种的基因组或转录组进行全面系统研究。随着测序技术的飞速发展和不断进步，以高通量测序（high-throughput sequencing）技术为基础的药用生物转录组研究取得显著进展。转录组测序（RNA-Seq）已经成为研究转录组与基因表达谱的重要手段。

1. 表达序列标签（expressed sequence tag，EST）

EST 是由 mRNA 逆转录产生的 cDNA 序列。从不同组织 / 器官或细胞来源的 cDNA 文库中随机挑取克隆，对这些克隆进行大规模测序，获得 cDNA 文库中部分 cDNA 的 5′端或 3′端序列，长度一般为 300 ～ 500bp，这些序列即为 EST 序列。EST 测序主要利用基于双脱氧终止法（sanger）的一代测序技术进行序列测定。对所获 EST 序列进行功能注释，从而在转录水平上认知生物体的生长、发育、繁殖、变异、衰老等一系列生理生化过程的分子机制。cDNA 文库（cDNA library）即某种生物体基因组转录的全部 mRNA 经逆转录产生 cDNA 片段，这些 cDNA 片段分别与克隆载体进行重组，并将其转入到相应的宿主细胞中（一般为大肠杆菌 *Escherichia coli*）进行繁殖和扩增而获得的 cDNA 集合。在缺乏全基因组信息的情况下，EST 分析方法是一种进行基因序列发现、比较和鉴定基因表达的快速途径，曾经广泛应用于转录组研究中。

2. 转录组测序（RNA-Seq）

随着测序技术的发展，高通量测序技术在转录组研究中得到极为广泛的应用。高通量测序又称“下一代”测序技术（“next-generation” sequencing technology），具有灵敏度高和数据通量大的特点，一次测序可获得几十万到几百万条 DNA 分子序列。第二代测序平台主要有 454 公司的 454GS FLX、Illumina 公司的 Solexa Hiseq 和 ABI 公司的 SOLiD 测序平台。其中以 Illumina 公司的 Hiseq 测序技术的 RNA-seq 应用最为广泛。RNA-Seq 技术是转录组分析的新技术，能将 mRNA、小 RNA（small RNA）和 ncRNA 等序列测定出来，并能够在单核苷酸的水平对任意一个物种的整体转录活动进行检测，在分析转录本的结构和表达水平的同时，还能发现未知转录本和稀有转录本（或低丰度转录本），精确识别可变剪接位点以及编码序列的单核苷酸多态性（single nucleotide polymorphism，SNP）。SNP 是指在基因组上单个核苷酸由于转换、颠换、缺失和插入等导致变异而形成的遗传标记。由于 RNA-seq 测序无需预先针对已知序列设计探针，即可对任意物种的整体转录活动进行检测，并提供更精确的数字化信号，更高的检测通量以及更广泛的检测范围。RNA-seq 测序可比较两种或多种样本中的基因表达或整个转录表达谱的差异。目前，基于 RNA-seq 技术的转录组研究方法广泛应用于全长转录组测序、数字基因表达谱分析、小 RNA 测序、降解组测序、长链非编码 RNA 测序和单细胞转录组测序等。

3. 全长转录组测序（full-length transcriptome sequence）

随着测序技术的改进和完善，第三代测序技术已日趋成熟并被广泛应用。第三代测序平台主要有 PacBio 单分子实时测序仪、Heliscope 单分子测序仪、Oxford Nanopore 测序仪等。在第二代和第三代测序技术发展的基础上，全长转录组测序研究受到广泛关注。全长转录组测序基于 PacBio 单分子实时测序技术，借助其测序可获得超长序列的优势，能够全面快速获得某一物种特定组织或器官在某一状态下的几乎所有转录本的全长信息。全长转录组测序技术能够直接对任意物种进行最全面的转录组分析，具有数字化信号覆盖度高、检测阈值宽、分辨率高和检测范围广等特点。第三代测序技术获得的超长的序列能够跨越转录本从 5′端到 3′端 PolyA 尾的完整序列，从而实现对基因异构体、可变剪接、融合基因、基因全长等信息的准确鉴定。

高通量测序是对传统测序方法的一次革命性变革，具有高通量、低成本、快速、准确等显著优势。应用高通量测序技术进行转录组研究，大大提高了测序效率，降低了实验成本，极大地促进了药用生物转录组研究。

四、应用方向

目前，在多数药用生物无法进行全基因组测序的情况下，转录表达谱研究成为比较基因序列与功能、鉴定基因表达的一种快速方法。药用生物转录组研究在发现药效活性成分的次生代谢产物生物合成关键基因、阐明次生代谢途径及其调控机制、发掘与药用生物生长发育及抗病、抗逆等优良性状相关基因、研究基因组遗传信息多样性及开发分子标记等方面具有显著优势和应用价值。

1. 发掘与鉴定中药药效活性成分合成途径关键基因

（1）中药次生代谢产物与生物合成

区别于生物体中的糖类、脂类、核酸和蛋白质等初生代谢物，还有许多次生代谢的衍生物，如萜类、酚类和生物碱类等，这些有机物被称为次生代谢物。次生代谢物（secondary metabolite）是指生物体内，以某些初生代谢产物作为起始原料，通过一系列特殊生物化学反应产生的一类细胞生命活动非必需的小分子有机化合物。这些次生代谢产物是天然药物的主要有效成分。次生代谢工程（secondary metabolic engineering）是利用 DNA 重组技术修饰生成次生代谢物的生化反应途径或引进新的生化反应步骤，从而直接提高或抑制某个或某些特定次生代谢产物的合成与积累。随着对中药次生代谢产物生物合成途径的解析，应用次生代谢工程、合成生物学等技术对次生代谢途径进行遗传改良，以期大幅度提高目标产物的产量已成为研究热点。

（2）利用药用生物转录组研究次生代谢途径

次生代谢产物的生物合成途径是由多基因控制的复杂途径，这些代谢途径的关键酶基因的克隆和鉴定是阐明次生代谢途径分子机制的关键。

转录组研究是发掘生物碱、萜类及其衍生物、黄酮类化合物等次生代谢物的生物合成途径关键酶基因的快速途径之一。例如，Murata 等（2006）从长春花（*Catharanthus roseus*）幼叶和根尖 EST 文库中获得了大量参与长春碱生物合成的下游候选基因。Wu 等（2010a）在西洋参（*Panax quinquefolius*）三种不同器官的 EST 文库中发现 24 条可能参与人参皂苷生物合成的酶基因。Sun 等（2010）从西洋参（*P. quinquefolius*）根的 20 余万条 EST 序列中发现了人参皂苷生物合成大部分相关酶的基因；同时在 150 个细胞色素 *CYP450*（cytochrome P450，*CYP450*）和 235 个糖基转移酶（glycosyl transferases，*GT*）基因中筛选到了 1 个 *CYP450* 基因和 4 个 *GT* 基因，它们可能参与人参皂苷的生物合成。Wang 等（2015）利用 Illumina 测序技术得到葛根（*Pueraria lobata*）转录组数据并获得 47 个新的结构基因、22 个 UDP- 糖基转移酶（UDP-glycosyl transferases，UGT）和 45 个 *O*- 甲基转移酶（*O*-methyl transferase）的编码基因，经生物信息学预测分析，它们可能参与异黄酮生物合成。Li 等（2018）利用第二代测序技术研究了盾叶薯蓣（*Dioscorea zingiberensis*）叶和根茎的转录组，发现 4 个 *CYP450* 基因和 6 个 UGT（3-*O*-UGT）基因可能参与薯蓣皂苷的生物合成；其中 *Dz3GT1* 和 *Dz3GT2* 编码鼠李糖基转移酶（rhamnosyl transferases）。这些研究为进一步揭示次生代谢物的生物合成途径奠定基础。Huang 等（2016）测定了黄黑小斑蝥的转录组，发现了斑蝥素的生物合成途径相关基因，并推测斑蝥素的生物合成可能只通过 MVA 途径合成，并可能与保幼激素的合成或代谢相关。Xiang 等（2014）在冬虫夏草子实体转录组中发现了大量参与冬虫夏草子实体发育及虫草素合成的相关基因。

2. 发掘与鉴定药用生物生长发育及抗病、抗逆等优良性状相关功能基因

（1）研究药用生物生长发育机制

药用生物生长发育规律通常与其体内的活性次生代谢物的合成和积累具有一定相关性，

因此，不同药用生物通常具有特定的生长发育规律。转录组研究可探索药用生物的生长发育机制。覆盆子（*Rubus idaeus*）果实转录组提供了大量与果实催熟和果实品质的基因信息，为后续果实品质改良研究奠定了基础（Hyun et al.　2014）。Qi 等（2013）研究了七叶一枝花（*Paris polyphylla*）胚的转录组，并基于基因表达谱对种子发育机制进行了探索。Yao 等（2012）利用 Illumina 测序平台，测定了四岁龄的健康东北梅花鹿鹿茸的顶端组织的转录组，从中发现了参与与鹿茸发育的蛋白质合成和骨化过程相关的候选基因。

（2）研究药用生物胁迫响应机制

药用植物生长发育经常受到冷、热、干旱、盐碱、大气污染、土壤污染、病害等不良环境的影响，这些对植物生存或生长不利的环境因子统称为胁迫（stress）。植物在进化过程中，会形成对胁迫的适应性反应，体内发生一系列响应机制。研究药用植物对胁迫的响应机制，不仅有助于了解它们在胁迫条件下的生长发育规律，而且对培育具有抵抗不良环境性状的优良品种具有重要指导作用。枳（*Poncirus trifoliata*）是一种优良抗寒物种，Wang（2015）等研究了冷处理条件下枳的转录组，获得了一系列差异表达基因，其中 60 个基因编码对寒冷胁迫起反馈调节作用的转录因子，其余部分基因参与分解代谢，且该类基因也受冷胁迫调节。Lin 等（2011）在银杏（*Ginkgo biloba*）叶的转录组数据中发现了可能参与银杏抗病、抗逆相关基因。凤丹（*Paeonia ostia*）具有降低土壤含铜量的能力，Wang 等（2016）利用比较转录组学方法，研究了经铜元素和未经铜元素处理的凤丹转录组，获得 12 个与凤丹耐铜性相关的基因。

3. 研究药用生物基因组遗传信息多样性及开发分子标记

（1）研究基因异构体和转录本可变剪接

生物的复杂性与基因数量多少相关，其本质原因在于蛋白质数量的多少。基因重排、RNA 编辑和可变剪接等机制可使一个基因经转录后，再翻译产生多种蛋白质，从而使蛋白质组中的蛋白质数量超过基因组中的基因数量。可变剪接是导致蛋白质多样性的重要机制。Xu 等（2015）利用第三代和第二代联合测序技术，开展丹参（*Salvia miltiorrhiza*）根全长转录组研究，在丹参中鉴定到部分转录本的基因异构体和可变剪接现象。Li 等（2017）利用 PacBio ISO-Seq 方法研究了黄芪（*Astragalus membranaceus*）的全长转录组，在黄芪叶和根中分别鉴定到 27975 个和 22343 个全长转录本，同时发现可能参与黄芪总苷、毛蕊异黄酮和 calycosin-7-*O*-β-D- 葡萄糖苷等成分生物合成相关基因存在潜在的可变剪接转录本。He 等（2017）报道了铁皮石斛（*Dendrobium officinale*）的全长转录组研究结果，并基于比较转录组学分析方法，鉴定到石斛茎和叶中的差异表达基因；同时发现了两个糖基转移酶和 4 个纤维素合酶的基因存在可变剪接转录本。

（2）发掘和鉴定分子标记

简单序列重复（simple sequence repeat，SSR）也被称为微卫星，是第二代 DNA 分子标记，是由 1 ～ 5 个碱基对经过多次重复而组成。通常情况下 SSR 片段比较短，在 100 bp 左右，在真核生物基因组中大量存在，并以串联片段在基因组 DNA 中呈散状分布。EST-SSR 是基于 EST 开发微卫星的一种新型分子标记，与基因组 SSR 相比，EST-SSR 多存在于基因编码区，具有一定保守性。目前 EST-SSR 被广泛应用于遗传图谱构建、比较作图、遗传多样性评价、种质鉴定、系统发育与进化研究等方面。在甘草（*Glycyrrhiza uralensis*）、西洋参（*P.*

quinquefolius）、三七（*P. notoginseng*）等转录组信息中，发现了大量 SSR，这些 SSR 将为进一步开发分子标记提供大量遗传信息。胡桃楸（*Juglans mandshurica*）是一种温带落叶树，Hu 等（2016）从胡桃楸叶、芽、花的转录组中获得 63 个新的 SSR，将有助于后续开展种群基因型多样性、基因结构及育种方面的研究。

（3）构建系统发育树

系统发育树（phylogenetic trees）是物种间、基因间、群体间、乃至个体间谱系关系的一种表现形式，是对生物进化过程的一种直观表述。基于转录组中的转录本信息或转录本中的 SNP 和 SSR 等信息可以构建系统发育树。

总之，基于转录组的功能基因组研究改变了单个基因、蛋白、代谢产物的纵向研究模式，而是全面、系统、整体的基因、蛋白质、代谢产物的网络状研究模式。随着中药现代化研究的逐步推进，以转录组为研究内容的药用生物功能基因组研究有望通过解析天然产物合成途径而为天然药物提供新的来源途径。基于高通量测序技术的药用生物转录组研究可快速、高效、全面解读药用生物遗传信息，将推动中药次生代谢工程与合成生物学的发展，为功能基因挖掘、中药活性成分的生物合成与调控、优良种质资源评价等研究奠定基础。

第二节　药用植物转录组

药用植物有效成分是防病、治病的物质基础；而药用植物有效成分的组成和数量与药用部位、采收季节、采收时间和采收方法有着十分密切的关系。在研究药用植物转录组时，应注意考虑药用部位和采收时间的合理性。药用植物的活性成分多为次生代谢物，其合成与积累在不同组织/器官中受到发育阶段和环境条件的影响。通过构建药用植物的不同时期、不同器官和不同产地的转录组文库，可系统研究药用植物中活性成分生物合成途径，有效揭示次生代谢物生物合成及其调控的分子机制。药用植物转录组测序在功能基因挖掘、次生代谢途径解析和分子标记开发等方面具有广泛应用。

本节以人参（*P. ginseng*）、丹参（*S. miltiorrhiza*）、西洋参（*P. quinquefolius*）转录组研究为例，介绍药用植物转录组测序、数据分析、重要功能基因发掘的思路和方法。重要的是，从转录组数据中挖掘参与活性成分合成调控的重要功能基因，为解析其代谢途径分子机制提供基础数据。

一、人参转录组

人参（*P. ginseng*）主要分布于亚洲东部的中国、韩国、日本等国家。在我国，人参已有 2000 余年的药用历史。近年来，人参转录组研究受到关注，人参不同器官（如根、茎、叶、花）、不同品种、不同生长年限、不同激发子诱导等材料的转录组已被测序（表 5-1），获得了丰富的转录数据和遗传信息，为解析人参生长发育、人参皂苷合成途径、筛选分子标记等研究奠定了基础。

表 5-1　人参转录组研究

实验材料	测序平台	数据	参考文献
根 / 毛状根	ABI 3700	6 757 ESTs	Sathiyamoorthy et al，2010
根	454	217 529 reads	Chen et al，2011
根 / 茎 / 叶 / 花	Illumina	13.3 million small RNA	Wu et al，2012
根 / 茎 / 叶 / 花	454	2.4 million reads	Li et al，2013
不定根（CP/ CS）	Illumina	90.2 million reads（CP）/82 million read（CS）	Jayakodi et al，2014
不定根	454	534 324 reads	Sathiyamoorthy et al，2010
不定根（Pg-MeJA/Pg-Con）	Illumina	55.2 million（Pg-Con），54.8 million（Pg-MeJA）reads	Cao et al，2015
根	Illumina	262.1 million reads	Jayakodi et al，2015
14 个组织和根	Illumina	265.2 million reads	Wang et al，2015
根	Illumina	180 million reads	Gao et al，2016

人参皂苷是主要活性成分，到目前为止，已分离获得超过 150 种人参皂苷。根据人参皂苷中萜类骨架的不同，人参皂苷分为达玛烷型和齐墩果烷型两大类；其中达玛烷型皂苷又可以分为原人参二醇型和原人参三醇型皂苷。人参皂苷合成途径可以分为三个阶段：①乙酰辅酶 A 转化为异戊烯焦磷酸（IPP）和二甲基烯丙基焦磷酸（DMAPP）；② IPP 和 DMAPP 在法尼基焦磷酸合酶、鲨烯合酶和鲨烯环氧酶等酶的作用下形成植物甾醇和三萜皂苷的共同前体 2,3- 氧化鲨烯；③ 2,3- 氧化鲨烯在氧化鲨烯环化酶、CYP450 和 GT 的作用下生成达玛烷型和齐墩果烷型皂苷。在人参皂苷下游合成途径中，CYP450 和 GT 发挥着重要修饰作用。CYP450 是一组由结构和功能相关的超基因家族（superfamily）编码的同功酶。据报道，至少有两个 CYP450 参与人参皂苷骨架的氧化，分别在 C-12 位和 C-6 位进行羟基化生成原人参二醇型和原人参三醇型皂苷。GT 是植物基因组中的一类超基因家族，可催化糖基转移到另一分子上而实现糖基化过程。糖基化反应由糖基和底物结合，生成多聚糖、糖蛋白和糖脂。GT 通常具有底物特异性。目前，多数参与从乙酰辅酶 A 到 2,3- 氧化鲨烯合成途径的酶基因已被鉴定，挖掘及鉴定人参皂苷合成途径 *CYP450* 和 *GT* 仍是解析人参皂苷合成的关键步骤。

1. 从人参转录组中发掘参与人参皂苷合成的 *CYP450* 和 *GT* 基因

Li 等（2013）采用 454 测序平台对四年生人参的根、茎、叶、花进行了转录组测序，发现了人参皂苷生物合成上游途径中的所有基因，还发现了 326 个 *CYP450* 和 129 个 *GT* 基因。Chen 等（2011）对十一年生人参根进行了转录组测序，通过基因注释后发现 133 个 *CYP450* 和 235 个 *GT* 基因，其中有 6 个 UGT 是可能参与人参皂苷合成的候选基因。Cao 等（2015）对茉莉酸甲酯（Methyl jasmonate，MeJA）处理后的人参毛状根进行了转录组测序，通过分析筛选出 335 个 *CYP450* 和 116 个 *GT* 基因，其中分别有 161 个 *CYP450* 和 71 个 *GT* 基因经 MeJA 诱导后上调表达。Jayakodi 等（2015）通过比较一年生和六年生人参根的转录组信息筛选出了 188 个 *GT* 基因，同时还发现了原人参二醇合酶（*CYP716A47*）与原人参三醇合酶（*CYP716A53V2*）基因。

2. 从人参转录组中发掘抗病、抗逆等相关基因

人参为多年生草本植物，适生于潮湿阴暗的环境，而长期处于这样的环境使得人参易受病虫害感染而降低品质。因此，明确人参病虫害感染机制、筛选抗性基因对于人参栽培及育种具有重要意义。

Gao 等（2016）采用 Illumina 测序平台首次对锈腐菌（*Cylindrocarpon destructans*）处理后的人参进行了转录组测序，比较锈腐菌处理不同时间样本的转录组，发现了 257 个与抗性相关的转录本，其中有 29 个是与抗性相关的转录因子。病程相关蛋白（PRP）是植物受病原物侵染或非生物因子刺激后产生的一类水溶性蛋白，其在植物抵制病菌侵染方面具有重要作用。在该研究中，有两个转录本（c55244_g1 和 c58299_g4）被注释为 PRP，它们在锈腐菌处理后上调表达。该研究为人参抗病品种选育提供了候选基因。

3. 从人参转录组中鉴定 microRNA

microRNA（miRNA）是一类小的内源非编码 RNA，在植物中，miRNA 通过剪切转录本、翻译抑制、染色质修饰等过程调节靶基因的表达。

Wu 等（2012）通过 Illumina 测序平台对五年生的人参根、茎、叶、花进行了转录组测序并获得了约 1300 万条 small RNA 序列，去掉低质量和少于 18nt 的序列后，获得 1 502 664 条单一的 small RNA 序列。从中鉴定了 73 个保守 miRNA，它们属于 33 个 miRNA 家族；还鉴定了 28 个非保守 miRNA，它们属于 9 个 miRNA 家族。在鉴定的保守 miRNA 中，miR482 和 miR2118 可能参与抗病蛋白的调节。为了研究 miRNA 是否参与环境胁迫的应答，该研究小组分析了胚胎愈伤组织在脱水和热击条件下非保守 miRNA 的表达模式。通过分析发现，有 5 个 miRNA 与脱水响应有关，还有 10 个 miRNA 与热激应答有关。此外，Li 等（2013）通过分析人参不同器官的转录组数据发现了 14 个 miRNA。人参 miRNA 的挖掘及鉴定将促进人参次生代谢调控及胁迫应答方面的研究。

4. 人参比较转录组研究

人参栽培品种与野生品种或不同栽培品种间人参皂苷的含量均有差异。因此，明确不同品种及不同生长环境下人参基因的差异表达对于人参品种选育具有指导意义。

Zhen 等（2015）首次对野生和栽培品种的人参转录组进行了比较，通过分析发现参与人参皂苷生物合成的关键 3- 羟基 -3- 甲基戊二酸单酰辅酶 A 合酶基因（*HMGS*）、甲羟戊酸激酶基因（*MVK*）、鲨烯环氧化酶基因（*SE*）在野生人参中表达量高于栽培品种中的表达量，这与野生人参中皂苷含量高的现象一致。除此之外，一些抗病相关基因在野生人参和栽培人参中表现了明显的表达差异。在该研究中，有 2153 个转录本被注释为抗病相关基因，其中有 28 个抗病相关基因在野生人参和栽培人参中差异表达，多数基因在野生人参中表达量较高，这与野生人参具较好的抗病能力有关。Jayakodi 等（2014）分析了人参不同栽培品种的不定根及根的转录组，发现不定根与根中参与人参皂苷合成的基因没有表达差异，且不定根具有易获取、培养简单、生长快速等特点，因此，该研究小组认为在比较转录组研究中不定根是一种理想的材料。

二、丹参转录组

丹参（*S. miltiorrhiza*）作为重要的药用模式植物，其转录组研究备受关注；目前已报道了利用不同测序平台、丹参不同组织 / 器官及不同处理的丹参转录组数据（表 5-2）。

表 5-2 丹参转录组研究

实验材料	测序平台	转录本数量 / 条	主要研究内容	参考文献
组培幼苗	Sanger	4225	酚酸、二萜生物合成；SSR	Yan et al，2010
根	454 GS FLX	18235	酚酸、二萜生物合成；CYP450；TF	Li et al，2010
幼苗 / 营养生长 / 生殖生长阶段花 / 茎 / 叶 / 根	Solexa	56774	酚酸、二萜生物合成；TF	Hua et al，2011
根 / 叶	454 GS-FLX	64139	二萜生物合成；CYP450；TF	Yang et al，2013
叶，MeJA 处理	Illumina Hiseq 2000	37647	酚酸、二萜生物合成；CYP450；TF	Luo et al，2014
毛状根，Ag^{+} 处理 0h/12h/24h/36h/48h	454 GS FLX	20972	二萜生物合成；CYP450；TF	Gao et al，2014
叶 / 根 / 花	Illumina	77549	CYP450 鉴定和系统分类	Chen et al，2014
周皮 / 韧皮部 / 木质部	PacBio RS；Illumina Hiseq 2500	796011	全长转录本；可变剪接；二萜生物合成；CYP450；SDR；2ODD	Xu et al，2015
根 / 茎 / 花	Illumina Hiseq 2500		bHLH	Zhang et al，2015
植株，MeJA 处理 / 对照	Solexa	23298/25251	JAZ 抑制子	Ge et al，2015

1. 从转录组中发掘丹参酮、丹酚酸合成相关基因

Yan 等（2010）对丹参组培苗的 EST 进行测序，首次鉴定到 26 个丹酚酸合成相关基因和 10 个二萜合成相关基因。Hua 等（2011）采用 Illumina 的 Solexa 平台对覆盖丹参整个生命阶段的混合材料样本进行测序，组装注释到 56774 个转录本，其中 1539 个转录本富集到苯丙烷类合成途径和萜类合成途径等次生代谢途径。为研究丹参酮的根特异性积累机制及合成途径，Yang 等（2013）对丹参根和叶片进行转录组测序，差异表达分析显示 2863 个转录本在丹参根中显著高表达，其中包括已知的丹参酮合成途径的 *CPS*（copalyl diphosphate synthase）、*KSL*（kaurene synthase-like）和 *CYP76AH1*。

2. 激发子处理后的丹参比较转录组研究

MeJA 诱导能够显著提高丹参酮和丹酚酸化合物的产量。Luo 等（2014）采用 Illumina 的 HiSeq 2000 测序平台分别对丹参叶片（对照）及 MeJA 处理 12h 的丹参叶片进行转录组测序，发现 5287 个转录本响应 MeJA 诱导，其中包括多数已知的丹参酮和丹酚酸化合物合成途径相关基因。此外，根据与 *CPS1*、*KSL1* 和 *RAS*（rosmarinic acid synthase）的共表达分析，分别预测 3 个丹参酮合成相关和 4 个丹酚酸合成相关的 *CYP450*。类似地，Ge 等（2015）研究 MeJA 信号途径中的 JAZ 阻抑蛋白在 MeJA 诱导处理丹参 6h 后的基因表达情况。酵母诱导子能够显著诱导丹参毛状根中丹参酮积累，Gao 等（2014）分别对空白对照以及 100μg/mL 酵母诱导子诱导 12h、24h 和 36h 后的 4 个毛状根材料进行转录组测序，同时对空白对照以及处理材料分别采用 Agilent 1290 Infinity HPLC 系统监测丹参酮含量的变化，基于基因共表达分析，共预测 70 个转录因子和 8 个 *CYP450* 可能参与丹参酮的生物合成。

3. 基于转录组数据的丹参转录因子研究

转录因子（transcription factor，TF）是一种具有特殊结构、行使调控基因表达功能的蛋白质分子，也称为反式作用因子。植物中的转录因子分为两种，一种是非特异性转录因子，它们非选择性地调控基因的转录表达；还有一种称为特异型转录因子，它们能够选择性调控某种或某些基因的转录表达。李滢等（2010）完成丹参根的转录组测序，发现 27 个丹酚酸合成相关酶基因和 29 个丹参酮合成相关酶基因，还预测了 70 个 *CYP450* 及 577 个转录因子基因。Zhang 等（2015）报道了基于丹参全基因组及转录组信息，发掘鉴定了丹参中 bHLH 类转录因子基因家族，为开展丹参有效成分的合成调控研究提供基础数据。

4. 丹参全长转录组研究

Xu 等（2015）利用第三代测序技术联合第二代测序技术，综合利用基因组学、转录组学、生物信息学以及化学等多学科理论与方法，开展丹参根全长转录组研究，鉴定丹参转录本可变剪接现象，探讨基因表达与丹参活性成分合成的相关性，并对合成途径中未知酶的编码基因进行预测。该研究共获得 636805 条高质量转录本，鉴定到丹参基因组中 71% 的全长转录本；基于第二代测序序列、杂合转录本、可变剪接位点信息以及丹参基因组信息，检测到 4035 个基因异构体，并且预测到 16241 基因异构体；40% 的丹参外显子基因座位存在可变剪接现象，可变剪接类型复杂多样（图 5-1）。

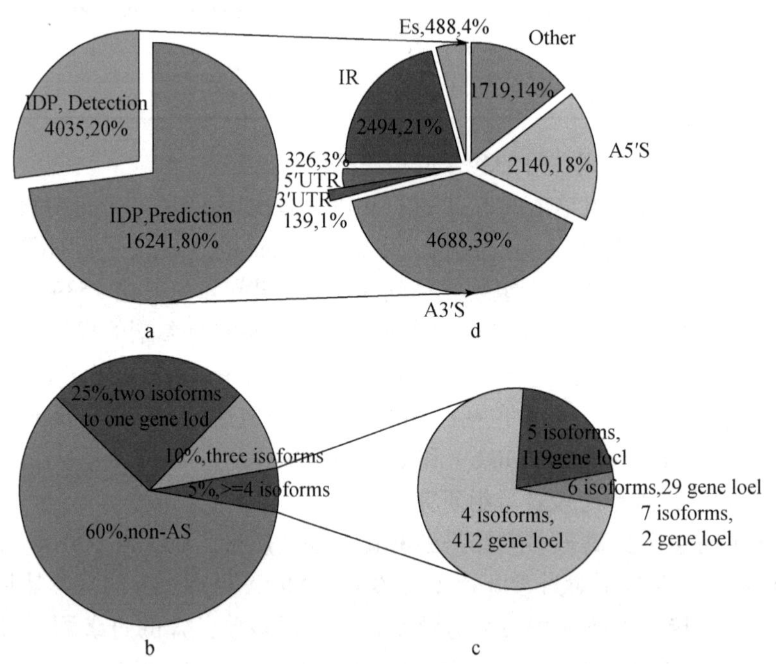

图 5-1 丹参基因异构体的鉴定（Xu et al. 2015）

a. IDP 软件鉴定到 4035 个基因异构体，预测到 16241 个基因异构体；b、c. 40% 的丹参多外显子基因存在可变剪接现象，每个基因座位的可变剪接异构体的数量分布；d. 丹参多外显子基因座位的可变剪接类型分布

丹参根三个不同组织——周皮、韧皮部和木质部的差异表达发现丹参酮合成相关的 *SmDXS2*、*SmDXR*、*SmHDS*、*SmHDR1*、*SmHDR3*、*SmIPI1*、*SmGGPPS1*、*SmCPS1*、*SmCPS5*、*SmKSL1* 和 *SmKSL7* 基因在周皮的表达最高（log2ratio ≥ 1，FPKM>10），与丹参酮 IIA 在根的组织分布一致。丹参酮在周皮的含量最高，其次是韧皮部和木质部。研究证实丹参根的周皮不仅仅是丹参酮的积累部位，也是丹参酮主要的合成部位。基于丹参基因组注释及丹参酮的合成与积累规律，筛选并预测到参与丹参酮合成的 15 个

CYP450、1 个 *2ODD*（2-oxoglutarate-dependent dioxygenase）和 5 个 *SDR*（short-chain alcohol dehydrogenases）基因。此外，Xu 等（2016）的研究还发现迷迭香酸合成相关的 *SmPAL1*、*SmPAL3*、*SmC4H1*、*Sm4CL3*、*Sm4CL-like1*、*Sm4CL-like4*、*SmTAT1*、*SmHPPR3*、*SmRAS* 和 *SmCYP98A78* 在丹参的韧皮部和木质部中的表达量高于周皮中的表达量，与丹酚酸 B 在根不同组织中的分布一致。丹酚酸 B 在韧皮部和木质部中的含量是周皮的 5 倍。该研究证实丹酚酸在丹参根中主要在韧皮部和木质部中合成并积累。基于此规律以及 MeJA 对丹酚酸合成的显著诱导，对丹参迷迭香酸合成途径中未知 *CYP450* 进行筛选，预测到 2 个 *CYP450* 可能在丹参迷迭香酸合成途径中催化 4- 羟基苯乳酸合成 3，4- 二羟基苯乳酸。基于丹参基因组，对可能参与迷迭香酸聚合为丹酚酸的多铜氧化酶家族进行系统分析，共注释到 80 个编码多铜氧化酶的基因，其中漆酶 32 个；根据丹酚酸的合成和积累规律，筛选并预测到 5 个可能参与丹酚酸合成的多铜氧化酶编码基因。该研究将为丹参重要活性成分丹参酮和丹酚酸生物合成途径解析提供基础。

三、西洋参转录组

西洋参（*P.quinquefolius*）主要分布于北美地区。在中国，西洋参被作为补药已有 300 余年的历史。目前，从西洋参中已分离获得 30 余种人参皂苷。现代药理学研究表明，西洋参具有多种药理活性，如抗癌、降压、降血糖、神经保护及免疫调节等。由于西洋参具有显著的药理活性且不良反应较小，使得西洋参的市场需求量日益增大。与人参转录组研究相比，西洋参转录组研究较为有限（陈士林等　2008）（表 5-3）。

表 5-3　西洋参转录组研究

测序部位	测序平台	获取数据	组装软件	参考文献
根 / 叶 / 花	ABI 3730	6678ESTs	Phrap program	Wu et al，2010a
根	454	209747reads	Roche Newbler software	Sun et al，2010
7 个发育阶段的根	454	1.2million reads	Trinity	Wu et al，2013
根	454	308313reads	Roche Newbler software	Jo et al，2015
种子	Illumina	27.6million reads	Trinity	Qi et al，2015

Wu 等（2010）利用 ABI 3730 测序平台对四年生西洋参的根、叶、花进行了转录组测序，仅获得 6678 条 EST，经组装后获得了 3349 个转录本；从中发现了人参皂苷生物合成上游途径的大多数基因和下游途径的 *CYP450* 和 *GT* 基因，但是未发现 2，3- 氧化鲨烯环化酶基因（*OSC*）。Sun 等（2010）利用第二代测序平台对四年生西洋参根进行了转录组测序，获得 209747 条原始序列。在该研究中，发现了所有参与人参皂苷骨架合成的酶基因以及 4 个 OSC 基因（*CAS*、*DS*、*AS1*、*AS2*）；其中 *CAS* 和 *DS* 在西洋参的花中表达量最高，而 *AS1* 和 *AS2* 在西洋参的各个部位表达量都相对较低，这说明了在西洋参中，达玛烷型皂苷的生物合成比较活跃。

Sun 等（2013）通过分析三年生西洋参的转录组数据，挖掘到可能参与人参皂苷合成调控的 WRKY 转录因子基因（*PgWRKY1*）。*PgWRKY1* 受 MeJA 诱导 3 小时后表达量显著升高，推测 *PgWRKY1* 可能参与人参皂苷的合成调控。Wu 等（2013）对不同生长阶段的西洋参转录组进行了测序，发现了参与人参皂苷骨架生物合成的所有酶基因；另外从 175 个 *CYP450* 基因和 164 个 *GT* 基因中筛选到 6 个 *CYP450* 和 6 个 *GT* 与 *DS* 具有共表达模式，它们是参与人参皂苷下游合成途径的候选基因。通过分析西洋参不同生长阶段的转录组数据，发现达玛烷型皂苷的生物合成在西洋参衰老前较为活跃。

为了明确西洋参种子在低温层积不同时间的基因表达差异情况，Qi 等（2015）对低温沉积处理 90 天、135 天和 180 天的西洋参种子进行了转录组测序，通过比较低温层积不同天数的种子的转录组数据，发现 368 个差异表达基因显著上调，182 个差异表达基因显著下调。这些基因可能参与种子层积处理过程。其中有 3 个转录本被注释为休眠相关蛋白（DRM），*DRM1* 在 90 天和 180 天的表达量显著高于对照材料中的表达量，暗示 *DRM* 可能参与西洋参种子的形态发生及生理休眠。Jo 等（2015）测定了三个人参品种和一个西洋参的转录组，从西洋参中筛选出了 14442 个 SNP 位点，其中纯合 SNP 有 5149 个，杂合 SNP 有 9247 个，该研究为开展人参属品种鉴定及分子标记开发奠定基础。

拓展阅读

一、甘草转录组

甘草（*Glycyrrhiza uralensis*）有着 3000 余年的药用历史，具有护肝、抗溃疡、抗炎、抗肿瘤和抗病毒等药理作用，且被广泛用作食品、药品和烟草的添加剂。甘草主要活性成分为黄酮类和皂苷类物质。甘草酸属于齐墩果烷型三萜皂苷，一般认为是通过 MVA 途径合成的，但也有研究证实 MVA 途径和 MEP 途径在某些植物的三萜合成途径中共同起作用。目前，还未有研究报道确定甘草酸合成过程中的异戊二烯单元的精确来源。参与甘草酸生物合成的两个角鲨烯合酶基因和两个 *CYP450* 都已被鉴定。已有研究显示，CYP88 和 CYP93 亚家族的某些成员以 *β*- 香树脂为特异性底物。已经鉴定的甘草 *CYP88D6* 和 *CYP93E3* 分别属于这两个亚家族。*CYP88D6* 是通过组织特异性表达谱的方法筛选获得，催化 *β*- 香树脂 C-11 位氧化生成 11- 氧化 -*β*- 香树脂，该步骤可能是甘草酸生物合成的一个中间步骤。*CYP88D6* 的表达水平有明显的组织特异性且和甘草酸积累的组织部位一致，在根部的表达量较茎、叶中的表达量高。*CYP93E3* 的体外活性是 *β*- 香树脂 24 位羟化酶活性。此外，在甘草属另一个物种——胀果甘草（*G. glabra*）中发现了 *β*- 香树脂合酶基因（*β-AS*）。迄今在甘草属植物中只鉴定到一个 GT，为 *G. echinata* 中的异黄酮糖基转移酶。

Li 等（2010）以五年生甘草为材料对其转录组进行测序。为了鉴定参与甘草酸生物合成的关键酶基因，通过功能注释，除了去甲羟戊酸激酶（EC 2.7.1.36）和 DXP 合酶（EC 2.2.1.7）以外，获得了其他所有参与 MVA 途径和 MEP 途径的酶基因，同时还发现了法尼基焦磷酸合酶（*FPS*）、鲨烯合酶（*SQS*）、鲨烯单加氧酶和 *β*- 香树脂合酶（*β-AS*）基因。合成甘草酸的三萜前体——*β*- 香树脂是由 2，3- 环氧角鲨烯经环化而成；之后的催化步骤包含一系列 CYP450 参与的氧化反应和 GT 参与的糖基转移反应。为了发掘参与甘草酸合成的候选 *CYP450* 和 *GT*，该研究发现了 2 个属于 CYP88 亚家族的转录本和

6个属于CYP93亚家族的转录本；并对这些转录本的器官表达特异性进行了分析，发现3个转录本与*CYP88D6*基因具有相似的表达谱，包括Contig06734（图5-2a 19#）、Contig07137（图5-2a 20#）和Contig07899（图5-2a 23#）。同时，还鉴定了17个*GT*表达谱，发现6条转录本的表达模式与*CYP88D6*基因一致，包括Contig01209（图5-2b 3#）、Contig03646（图5-2b 6#）、Contig05219（图5-2b 11#）、Contig09428（图5-2b 13#）、Contig09463（图5-2b 14#）和Contig09686（图5-2b 15#）。这些转录本是否参与了甘草酸的生物合成仍需进一步实验验证。

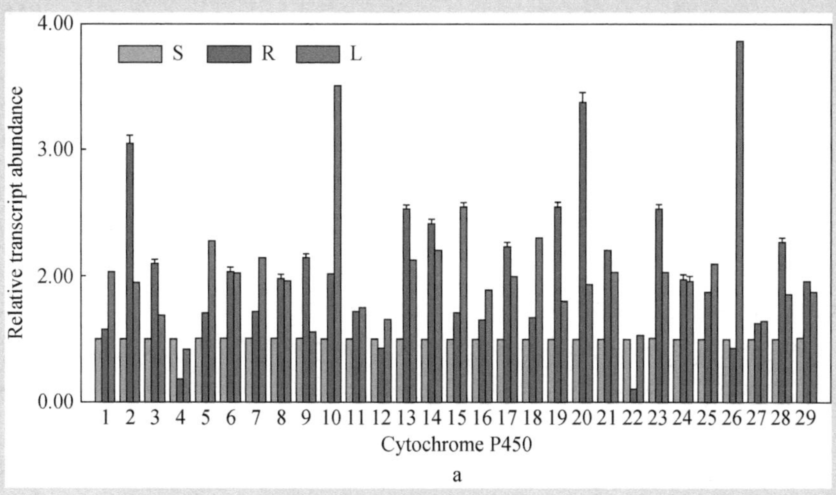

a

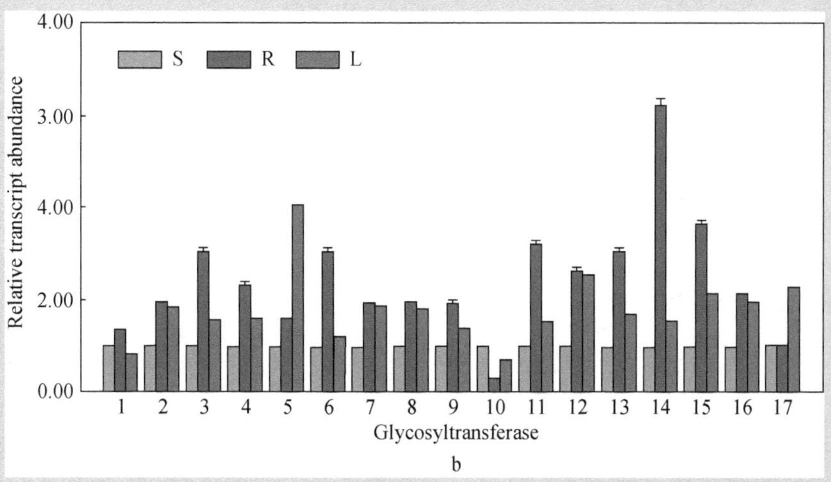

b

图5-2 候选*CYP450*s和*GT*在茎（S）、根（R）和叶（L）的相对表达量（Li et al. 2010）

a. *CYP450*；b. *GT*基因

二、东北红豆杉转录组

东北红豆杉（*Taxus cuspidata*），又名紫杉、日本紫杉、赤柏松、米树、宽叶紫杉，原产于东亚，主要分布于我国的吉林、辽宁、黑龙江，主产于长白山和小兴安岭，朝鲜、日本、俄罗斯也有分布。红豆杉是提取紫杉醇的主要原料。化学成分研究表明，东北红豆杉含有约 120 种紫杉烷类化合物，其枝叶中所含的紫杉醇最高。紫杉醇是从红豆杉树皮或枝叶中提取的一种微量二萜类化合物，具有独特的抗肿瘤作用，能够显著地抑制肿瘤生长，而且不良反应小。紫杉醇作为红豆杉植物次生代谢产物是近 20 年来世界范围内抗癌药物研究领域的重大发现。作为可更新的资源，红豆杉的针叶为紫杉醇的化学半合成提供了高级前体，即巴卡亭 Ⅲ（baccatin Ⅲ）或 10- 去乙酰巴卡亭 Ⅲ（10-deacetylbaccatin Ⅲ）。为了研究针叶中紫杉烷二萜合成途径，研究者对参与紫杉醇生物合成的候选基因进行了筛选。

Wu 等（2010b）通过对东北红豆杉针叶进行转录组测序，共获得了 20557 条转录本。所得序列通过与 SwissProt 数据库及 Nr 蛋白质库进行序列比对获得功能注释。研究发现了所有 MEP 途径相关的酶基因，且不同的酶基因表达丰度不同，其中，4-hydroxy-3-methylbut-2-enyl diphosphate reductase（*HDR*）在针叶中表达丰度最高。在 MeJA 诱导的红豆杉细胞中，1-deoxy-D-xylulose-5-phosphate reductoisomerase（*DXR*）表达量显著上调。该研究还发现了紫杉醇合成途径中的 Taxane 13α-hydroxylase（*T13OH*）和 Taxane 2α-*O*-benzoyltransferase（*TBT*）基因。在紫杉醇侧链组装中，从 *β*-phenylalanoyl baccatin Ⅲ（*N*-debenzoyl-2′-deoxytaxol）生成 Phenylisoserinoyl baccatin Ⅲ（*N*-debenzoyltaxol）需要 CYP450 参与催化。鉴于此，研究者在转录组数据中发现了 85 个 *CYP450*、7 个环氧酶、18 个辅酶 A 连接酶、3 个 *N*- 苯甲酰基转移酶的转录本。这些基因为阐明紫杉醇生物合成途径提供大量候选基因。

在东北红豆杉针叶转录组中，发现了 753 个 SSR 基序，分布在 641 条转录本上。基序长度最短为 14bp，大约 88% 的 SSR 基序长度在 14 ～ 24bp。SSR 基序单元的重复次数为 3 ～ 50 次，二核苷酸 TA/TA 具有最高的重复单元次数和最长的基序长度，达到 100bp。丰度最高的 10 种基序主要由二核苷酸、三核苷酸、四核苷酸和五核苷酸构成。TA/TA 和 GAA/TTC 是表达丰度最高的基序，分别占 4.25%；AGA/TCT 其次，占 3.59%。在东北红豆杉针叶转录组中，六核苷酸 SSR 有 260 种，约占 34.5%，是最丰富的基序。其次为三核苷酸 SSR，有 242 种，约占 32.1%。

三、金银花转录组

金银花是我国传统大宗药材，是忍冬科忍冬属植物忍冬（*Lonicera japonica* Thunb.）的干燥花蕾和初开的花。《中国药典》（2010 年版）记载：金银花味甘、性寒，具有清热解毒、疏散风热的功效。绿原酸和木犀草苷是金银花的主要有效成分，目前这两条次生代谢物的合成路径仍未被解析。绿原酸是非常重要的抗氧化剂，是植物中的葡萄糖经过一系列的酶促反应合成的。首先葡萄糖在酶的催化下转化成莽草酸，后者再转化成苯丙氨酸，最后经合成酶的作用得到绿原酸。研究发现，可能存在三种绿原酸的生物合成途径：①在茄科植物马铃薯、番茄、烟草中发现了羟基化肉桂酸辅酶 A 奎宁酸肉桂酸羟基化转移酶（hydroxycinnamoyl-CoA quinate hydroxycinnamoyl transferase，HQT）能催化咖啡酰辅酶 A 和奎宁酸生成绿原酸；②有些植物中可能存在一个有活性的中间产物——咖啡酰葡萄糖苷，最后由它和奎宁酸生成绿原酸；③另外还有一条可能的合成途径是先

由乙酰转移酶生成 *p*- 香豆酰奎宁酸，然后由 3′-*p*- 香豆酸羟基转移酶（C3′H）羟基化生成绿原酸。对于这三种途径目前尚存争议。

He 等（2013）以山东临沂市平邑县郑城镇金银花 GAP 基地的两种优质农家品种——大毛花和鸡爪花为材料，根据江苏康缘药用股份有限公司绿原酸含量测定结果，选取农家品种鸡爪花（8 号）和大毛花（4 号）的花、叶分别进行转录组测序。金银花中绿原酸含量丰富，以金银花为研究材料，可发掘绿原酸合成途径的关键酶基因。HQT 是生成绿原酸的最后一步关键酶；而且实验证明，体外重组的 HQT 蛋白能催化咖啡酰辅酶 A 与奎宁酸生成绿原酸。另一类关键酶 C3′H（*p*-coumaroylester-3′-hydroxylases）也是绿原酸合成途径中的关键酶。研究发现，这类酶是由 CYP98A 编码的。目前认为，木犀草素的生物合成途径通常是由苯丙氨酸生成 4-coumaroyl-CoA，再生成黄酮骨架——查耳酮。在查耳酮异构酶作用下，形成三个碳环的黄酮骨架结构。最后在黄酮合酶（FSI 和 FSII）的作用下生成木犀草素；也可以由芹菜素（apigenin）在 F3′5′H 和 F3′ H 作用下生成木犀草素。

HQT 是绿原酸合成途径中的关键酶，该研究主要分析了 *HCT* 和 *HQT* 基因家族。利用 RACE 技术，获得这些基因的全长序列。根据 Neighbor-Joining 的进化树分析结果，其中 Contig07630 和 Contig04804 这两个可能是 *HQT*。Contig07630 与 HQT1（GQ847546）氨基酸序列一致。HDUSP 与 NCBI 数据库中 HCT（GQ847547）片段一致。对获得全长的 8 条 HQT/HCT 氨基酸序列进行分析发现，只有 3 个基因含有乙酰辅酶 A 转移酶家族的两个保守位点：HXXXD（H^{159}-D^{163}）和 DFGWG（D^{380}-G^{387}）；Contig04804 和 Contig07630 可能是 HQT，而 HDUSP 可能是 HCT。香豆酸 -3′- 羟基化酶（*p*-coumaroylester-3′-hydroxylases，C3′H）是绿原酸合成途径中另一类重要的酶，它能催化香豆酰莽草酸生成咖啡酰莽草酸，或者是将香豆酰奎宁酸直接生成咖啡酰奎宁酸。根据已有研究报道发现，目前发现 CYP98A 具有羟基化的功能。从金银花叶和花的转录组数据库中共发现了 3 个 *CYP98A* 的部分序列，Contig17998 与银杏中 *C3′H* 的序列相似性较高，Contig08884 和 Contig13054 与拟南芥中 *C3′H* 序列相似性较高。它们都可能参与绿原酸的合成，下一步还需要获取基因全长进行功能研究。肉桂酸 -4- 羟基化酶（cinnamate 4-hydroxylase，C4H）是绿原酸合成途径上游的关键酶，可以将肉桂酸变成香豆酸，在植物中它是一类 CYP73 蛋白。在金银花叶和花的转录组中发现了 4 个可能的 *CYP73A*。Flavonoid-3′5′-hydroxylase、flavonoid-3′-hydroxylase（F3′H）属于 CYP75A 基因家族，是木犀草苷合成途径中重要的酶，它们能将 apigenin 羟基化变成木犀草苷。在金银花叶和花的转录组数据中共发现 4 个 CYP75A 家族的基因。

四、蛇足石杉和龙骨马尾杉比较转录组

石杉科（Huperziaceae）植物包含石杉属（*Huperzia*）和马尾杉属（*Phlegmariurus*）。石杉科植物生境特殊，生长极为缓慢。蛇足石杉（*Huperzia serrata*）和龙骨马尾杉（*Phlegmariurus carinatus*）分别是石杉属和马尾杉属的代表物种，这两个物种均含有石松碱。其中，石杉碱甲（hupezineA）是该科植物中共有的一类生物碱，系我国学者从蛇

足石杉中分离到的一种高效、高选择性的中枢乙酰胆碱酯酶抑制剂，具有治疗多种神经退行性疾病的潜在作用，以其为主要成分的药物广泛用于阿尔茨海默病的治疗。石杉碱甲通常从石杉属植物分离获得，国际市场上石杉碱甲的价格一度攀升至每千克 50 万美元。由于石杉碱甲具有重要的药用价值和经济价值，开展其生物合成分子机制研究具有重要意义。

为研究石杉碱甲生物合成途径，Luo 等（2010a）测定了蛇足石杉和龙骨马尾杉的转录组（454-EST），分别获得 36763 条和 31812 条转录本；约有 40% 的转录本获得了注释，其余 60% 未获得注释的转录本可能是属于石杉科植物的特异基因或是新基因。作为属于同科不同属的蛇足石杉和龙骨马尾杉这两个物种，它们的基因功能分类极为相似。其中参与苯丙烷类(phenylpropanoid)、黄酮和黄酮醇(flavone and flavonol)、类黄酮(flavonoid)、萜类（terpenoid）和生物碱（alkaloid）类代谢途径的转录本在两种植物中均被发现，并具有相似的表达谱，这可能与两者的亲缘关系较近有关。Luo 等（2010b）利用 Sanger 测序方法测定了蛇足石杉叶的 EST 文库，共获得 1510 条转录本，从中克隆了催化石松碱合成的第一个酶——赖氨酸脱羧酶（*LDC*）基因。

在石松碱（包括石杉碱甲）的生物合成过程中，CYP450、双加氧酶和 *N*- 甲基转移酶等可能起重要作用，在蛇足石杉和龙骨马尾杉的 454-EST 数据库中发现了许多编码这几类酶的候选基因。其中，在蛇足石杉转录组中发现了 96 个 *CYP450*，在龙骨马尾杉中发现了 82 个 *CYP450*。基于蛇足石杉和龙骨马尾杉中都含有石松碱，研究者推测在这两种植物中共同表达的 *CYP450* 有可能是参与石松碱生物合成的候选基因。因此，为了筛选到候选基因，研究者将蛇足石杉和龙骨马尾杉转录组中的注释为 *CYP450* 的序列挑选出来，进行 BLAST 比对和序列拼接。结果发现蛇足石杉中的 63 个转录本分别与龙骨马尾杉中的 63 个转录本具有高度序列相似性。研究者选取其中 46 个蛇足石杉 *CYP450* 转录本用于后续分析。依据已有报道，蛇足石杉叶中石杉碱甲含量显著高于根中的含量，据此推测石杉碱甲是在叶中合成，向根部运输。研究者采用实时荧光定量 PCR（qRT-PCR）方法，检测了这 46 个 *CYP450* 在蛇足石杉根和叶中的表达差异。结果发现有 20 个基因在叶中的表达量显著高于根中的表达量，它们可能是参与石松碱生物合成的候选 *CYP450*（图 5-3）。

石杉科植物是一类古老的蕨类植物，它们的生长周期较长，生境独特。转录因子作为调控基因表达的重要元件，在调节植物生长发育以及环境响应过程中起重要作用。该研究在蛇足石杉中发现 504 个转录因子，在龙骨马尾杉中发现 469 个转录因子。这些转录因子包括 MYB、Homeobox、basic Helix-Loop-Helix（bHLH）、bZIP、WRKY、AUX/IAA、ARF 和 B3 等基因家族的转录因子。其中，表达丰度最高的转录因子是 MYB 家族和 Homeobox 家族的基因。值得一提的是，龙骨马尾杉中表达丰度较高的 B3 类转录因子在蛇足石杉的 454-EST 中却未被发现。

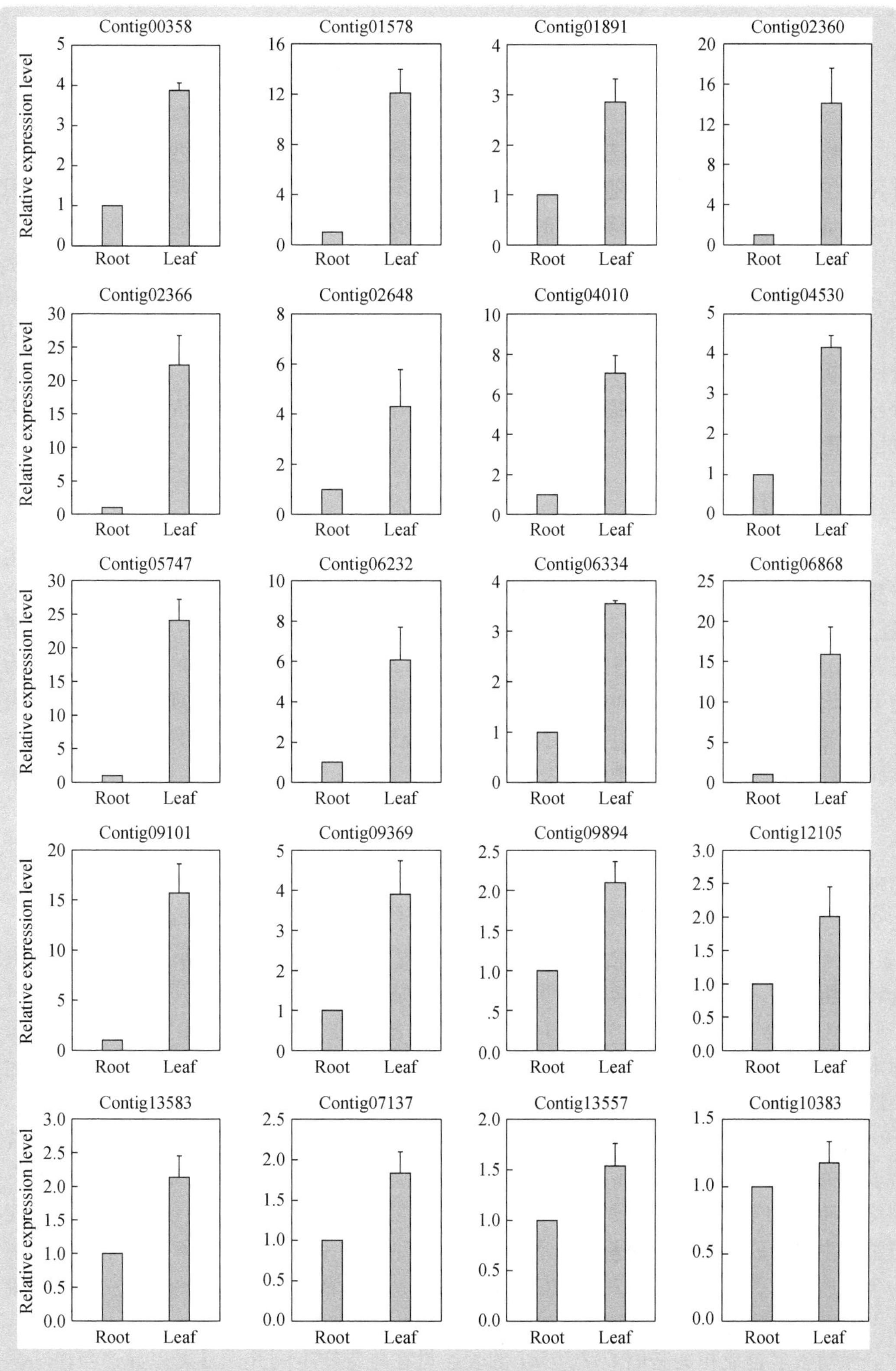

图 5-3　qRT-PCR 检测候选 *CYP450* 基因在蛇足石杉根和叶中的表达量（Luo et al.　2010a）

第三节 药用动物转录组

动物类（药用动物）中药是我国传统医药的重要组成部分，具有悠久的药用历史，具有显效快、疗效佳等特点。随着人类活动范围的不断扩大与野生动物资源的匮乏，药用动物的产量和质量都在不断下降。同时，药用动物的驯化、养殖较为困难，活性成分的化学合成条件又十分苛刻，为此，研究药用动物的生长发育规律以及活性化合物生物合成途径的分子机制，成为缓解动物药来源紧缺问题的有效途径。通过测定药用动物在不同生长时期的转录组数据，可有效发掘和鉴定与药用动物生长发育、活性化合物合成相关的关键基因，进而解析药用动物生长规律及其有效成分的生物合成途径与调控机制，为药用动物有效成分异源生物合成与质量控制提供依据，也为后续开展药用动物驯养繁殖、分子育种等实践提供理论基础。

一、斑蝥转录组

动物类中药斑蝥的来源之一为芫菁科昆虫黄黑小斑蝥（*Mylabris cichorii*）的干燥体，主产于我国长江流域及南部各地。斑蝥始载于《神农本草经》，归肝、胃、肾经，有破血逐瘀、散结消癥、攻毒蚀疮的功效，用于治疗癥瘕、经闭、顽癣、瘰疬、赘疣、痈疽不溃、恶疮死肌等证，是《中国药典》收载的重要动物类中药。现代研究表明，斑蝥的主要活性成分为斑蝥素类化合物，斑蝥素是一种倍半萜类的天然防御物质。由于近年来发现斑蝥素对多种癌症具有显著疗效，而使其备受关注，导致需求量大幅增加，斑蝥已被列为紧缺的动物药之一。然而芫菁科昆虫的人工饲养难题尚未解决，斑蝥素的化学合成条件又非常苛刻，因此，采用转录组技术研究斑蝥素生物合成途径及其关键合成基因成为解决斑蝥素来源问题的重要手段。

斑蝥素是芫菁科昆虫在受到外界刺激时分泌的一种防御性毒素，其生物合成具有性二型现象，即主要由雄成虫大量合成斑蝥素，而雌成虫几乎不合成。斑蝥素是作为一种“信物”在交配时由雄虫传递给雌虫，进而由雌虫在产卵时传递给卵作为防卫毒素。

由于芫菁科昆虫尚无基因组数据，Huang 等（2016）开展了黄黑小斑蝥雌、雄成虫混合转录组测序，实验材料为实验室饲养的第一代成虫。收集羽化后分开饲养的 1 ～ 5 日、7 ～ 10 日、12 ～ 15 日、17 ～ 19 日、20 ～ 25 日龄的雌、雄成虫共 10 个独立样品（每个样本每天分别取 3 只虫）。将 10 个样品等量混合用于转录组建库；同时采用与转录组建库中取材相同的 20 ～ 25 日龄的雌、雄成虫共 2 个样品进行转录组测序。

通过分析与斑蝥素生物合成途径可能相关的 KEGG 通路，鉴定了 14 个可能与斑蝥素合成相关的基因。通过查找萜类化合物生物合成途径，发现黄黑小斑蝥中该途径的所有基因均分布在 MVA 途径中，没有任何基因分布在 MEP 途径中；并从中挑选了 13 个可能在斑蝥素生物合成中起作用的差异表达基因进行验证，结果显示，其中 6 个与萜类化合物生物合成途径相关的基因 *atoB2*、*HMGS*、*HMGR*、*IDI*、*FPPS* 和 *STE24* 在 20 ～ 25 日龄雄虫样本中表达量较高，*atoB1* 却在雄虫样本中表达量较低。

保幼激素合成相关基因 *CYP305a1* 的表达量在雌雄样本间并无显著差异；与保幼激素代谢相关的 *JHEH* 在雄虫中上调表达 3.5 倍，而 *JHE* 在雄虫中下调表达 2.5 倍。除此之外，与物质及能量代谢通路相关的 3 个基因：*ace E*（参与三羧酸循环）、*ala S*（参与氨酰 -tRNA 生物合成）和 *ATPe V1E*（参与氧化磷酸化过程）在雄虫中分别上调表达 1.5 倍、13 倍和 39 倍，表明此时期的黄黑小斑蝥雄成虫体内物质和能量代谢旺盛，这与该阶段斑蝥素的合成需求一致。利用 qRT-PCR 验证基因表达的结果与 Illumina 测序分析结果一致，也证实了黄黑小斑蝥转录组及表达谱数据的准确性和可靠性。

该研究工作通过对黄黑小斑蝥雌、雄成虫斑蝥素合成前期及高峰期转录组测序及基因表达谱分析，发现斑蝥素的生物合成相关的基因及关键酶基因，并发现在斑蝥素合成过程中，存在复杂的激素调节机制；发现斑蝥素的生物合成可能只通过 MVA 途径合成，并可能与保幼激素的合成或代谢有关。该研究为芫菁科昆虫的分子遗传学研究奠定了基础，也为斑蝥素的体外生物合成以及野生资源的合理开发利用提供理论依据。

二、梅花鹿转录组

梅花鹿（*Cervus nippon*）雄鹿未骨化密生茸毛的幼角，是名贵中药鹿茸的重要来源，习称“花鹿茸”。自古民间流传“鹿身全宝”，而鹿的初生幼角——鹿茸更是被视作“宝中之宝”。鹿茸为常用滋补保健中药，味咸，性温，归肾、肝经。主治肾阳不足，阳痿遗精，腰脊冷痛，阴疽疮痍，乳痈初起，瘀血肿痛等证。目前，对于鹿茸化学成分以及药理作用的研究已比较深入，但在鹿茸生长发育方面的基础研究较为缺乏，鹿茸生长机制与其他哺乳动物幼角有着明显区别，鹿茸每年从角柄残桩上可完全再生，是目前发现的比较特殊、能够完全再生的哺乳动物器官。因此，鹿茸的生长机制成为生物学研究的热点问题，其独特的生长过程更是受到该领域研究者的关注。

Yao 等（2012）以 4 岁龄健康的东北梅花鹿鹿茸的顶端组织为研究对象，应用 Illumina/Solexa 高通量测序技术对快速生长期和骨化期鹿茸转录组进行深度测序，共获得 8000 余万条高质量配对短序列，通过序列组装共得到 116504 条转录本。通过对不同生长期鹿茸转录组进行差异表达基因分析，共筛选出 16905 条差异表达基因，进一步通过 GO 功能富集及 KEGG 通路富集分析，这些差异表达基因主要参与鹿茸的细胞代谢、蛋白质翻译、细胞外基质受体相互作用等生物学过程。从这些差异表达基因中，共筛选出 53 种与蛋白质生物合成相关的差异表达基因，其中包括 32 种核糖体蛋白基因，18 种翻译起始因子，3 种翻译延伸因子和 19 种与软骨生长及骨化相关的差异表达基因。这些基因对于鹿茸生长过程中的蛋白质合成、骨化过程具有重要调控作用。通过 qRT-PCR 方法对差异表达基因进行验证，实验结果与转录组分析结果基本一致。

该研究成功构建了梅花鹿鹿茸顶端组织转录组数据库，并与蛋白数据库进行序列比对、功能注释及代谢通路分析，在此基础上，对鹿茸快速生长期和骨化期差异表达基因进行筛选，初步研究了鹿茸快速生长过程中基因转录水平的变化规律，为进一步筛选鹿茸生长和骨化的关键功能基因提供理论基础。

第四节　药用真菌转录组

药用真菌能够产生丰富的活性次生代谢产物，在神经保护、抗肿瘤、降血脂等方面具有显著功效，是我国传统中医药体系的重要组成部分，药用历史悠久。然而，目前大部分药用真菌次生代谢产物的化学和生物学研究仍较为有限。药用真菌的菌丝体、子实体、菌核或孢子中能产生多糖、萜类、生物碱、氨基酸、蛋白质、维生素等多种活性物质，对人体有保健作用，对老年性、慢性疾病具有很好的预防和治疗作用。药用真菌作为高等真菌，它们在长期进化过程中，形成了复杂、精细的化学防御机制，是寻找新结构活性化合物的理想来源。基于转录组数据，从中发掘药用真菌中活性化合物生物合成途径相关基因、探索药用真菌的生长发育规律，为促进药用真菌现代生物学研究奠定基础。

一、赤芝转录组

赤芝（*Ganoderma lucidum*）为担子菌纲多孔菌科灵芝属药用真菌，其子实体中含多种三萜类化合物（灵芝酸），是灵芝主要药效成分之一，具有很好的药理疗效。Chen 等（2012）利用 RNA-Seq 方法研究了赤芝的菌丝、原基、子实体三个不同发育阶段的转录组，其中 85% 的 RNA-Seq 测序所得转录本均被比对到灵芝基因组预测的基因。

1. 发掘与鉴定灵芝酸合成相关酶基因

通过 MVA 途径合成的灵芝酸在菌丝体中含量最低，而在原基中含量最高。合成灵芝酸的上游途径的 11 个酶（共由 13 个基因编码）基因在该转录组数据中均被发现，其中包括 3-羟基 -3- 甲基戊二酸单酰辅酶 A 合酶（*HMGS*）、3- 羟基 -3- 甲基戊二酸单酰辅酶 A 还原酶（*HMGR*）、焦磷酸甲羟戊酸脱羧酶（*MPD*）、牻牛儿基焦磷酸合酶（*GPPS*）、鲨烯合酶（*SQS*）、鲨烯环氧化酶（*SE*）、羊毛甾醇合酶（*LSS*）等。

灵芝酸是灵芝的主要药效成分之一。羊毛甾醇通过羟基化、氧化、还原及酰基化反应进行结构修饰，形成灵芝酸。推测 CYP450 参与羊毛甾醇氧化过程，在灵芝酸生物合成过程中起作用。灵芝基因组中共有 197 个 *CYP450*。经 qRT-PCR 检测，有 78 个基因在从菌丝到原基期上调表达，然后在原基期到子实体阶段下调表达。这 78 个基因的表达特性与灵芝酸合成的关键酶基因 *LSS* 的表达高度相关（相关系数 $r > 0.9$）。有研究表明，*CYP512* 和 *CYP5144* 家族参与动物类固醇激素——睾丸激素的合成，鉴于睾丸激素与三萜化合物结构的相似性，研究者在灵芝基因组的 *CYP512* 和 *CYP5144* 家族中共发现 15 个 *CYP512* 和 1 个 *CYP5144* 与 *LSS* 共表达，推测这 16 个 *CYP450* 可能参与灵芝酸生物合成。该研究为解析灵芝酸合成途径提供了大量候选基因，同时为灵芝酸合成关键酶基因的克隆和功能鉴定以及开展灵芝酸的合成生物学研究奠定基础。

2. 发现木质素降解基因

灵芝属于白腐菌，其菌丝可以降解植物产生的木质素，营腐生生活；其降解木质素的反应主要由木质素降解酶系完成。在转录组中发现 1 条漆酶（laccase）基因（LO1）、5 条锰过氧化物酶（mangnase peroxidase，Mnp）基因；没有发现木质素过氧化物酶（lignin peroxidase，Lip）和纤维二糖脱氢酶基因（cellobiose dehydrogenase，CDH）。木质素降解的研究对于生物工程及生物能源研究都具有重要意义。从赤芝子实体的转录组中发现的这 6 个基因可能参与灵芝木质素降解的候选基因，将为揭示灵芝在木质素降解方面的功能奠定基础。

3. 发现与灵芝发育相关基因

研究发现从菌丝发育成原基和从原基发育为子实体的过程中，共有 4668 个基因发生了上调或者下调表达，这三个发育阶段的转录表达谱不同。在从菌丝发育成原基过程中，大约 20% 基因上调表达，20% 基因下调表达。通过对这些基因进行 GO 分类，结果显示：超过 90% 的基因归属为染色质组装（GO：0006333、GO：000785、GO：0005694）和过氧化物酶体活性（GO：0005777）均下调表达。在从原基发育为子实体过程中，超过 90% 的基因与蛋白质在细胞内运输（GO：0006886）、染色质组装或去组装（GO：0006333）、DNA 整合（GO：0015074）和蛋白质运输（GO：0015031）等过程相关，这些基因上调表达可能与这个发育阶段中细胞核结构相关生物学过程的变化有关。Luo 等（2010c）还完成了灵芝子实体的 EST 分析，发现了可能参与调节灵芝子实体生长发育过程的基因。

二、冬虫夏草子实体转录组

冬虫夏草（*Ophiocordyceps sinensis*）是我国传统的名贵中药材，它是由冬虫夏草菌侵染青藏高原高山草甸土中的蝙蝠蛾（主要为钩蝠蛾属 *Thitarodes viette*）幼虫而形成的幼虫尸体与真菌子座的复合体。冬虫夏草体内含有虫草素（cordycepin），具有抑菌、抗肿瘤、抗病毒、免疫调节、清除自由基等多种生物学活性。由于冬虫夏草具有独特的药用价值，近年来野生资源不断减少，导致市场价格飙升，因此倍受关注。

针对冬虫夏草分子生物学研究薄弱、基因组遗传信息匮乏的现状，Xiang 等（2014）采用 454 GS-FLX 高通量测序技术对冬虫夏草子实体的转录组进行测序。研究者以采集于四川省康定县九海子野生的新鲜冬虫夏草子实体为材料，获得 34 289 个转录本。基于序列相似性比对，有 9641 个转录本在 KEGG 数据库被注释，其中 3274 个转录本参与初生代谢过程；475 个转录本参与次生代谢过程。在这些与次生代谢相关的转录本中，66 个转录本参与萜类和聚酮化合物的代谢过程；233 个转录本参与了多糖的合成和代谢途径。

1. 发现冬虫夏草 *MAT* 基因

子囊菌的有性繁殖受单基因位点（*MAT*）控制。冬虫夏草由于生长非常缓慢，室内极难培养获得子实体。因此，冬虫夏草的交配型很难用常规方法进行研究，其交配类型至今仍不清楚。目前，只有 *MAT1-2-1* 在冬虫夏草中被克隆，*MAT1-1* 位点的基因还未见报道。在该转录组文库中，共搜索到 3 个 *MAT1-1* 基因：包括 *MAT1-1-1*（Contig14818）、*MAT1-1-2*（HQ7L7EA01DZ0YF）和 *MAT1-1-3*（HQ7L7EA01DJQ5P）；*MAT1-2* 位点的基因只有一个：*MAT1-2-1*（Contig19436 和 HQ7L7EA02JDG00）。

2. 发现冬虫夏草子实体发育相关基因

真菌的子实体发育是一个非常复杂的过程，受到多种内部因素和外部因素的影响。调节子实体发育的信号转导途径可以分为以下四个阶段：① G 蛋白受体（GPCR）接收外界诱导素或信息素。信息素通常受交配型基因的控制；② GPCR 通过调节 G 蛋白和 Ras/Ras-like 蛋白来调节下游的级联放大系统感受器，如磷酸酯酶（PLC）和腺苷酸环化酶（AC）；③丝裂原活化蛋白质激酶（MAPK）通过级联反应将信号不断放大并传递下去，并调节转录因子基因的表达；④转录因子调节与子实体发育相关的基因表达。在冬虫夏草 454-EST 文库中，与子实体发育相关的转录本有 121 个，其中有 2 个转录本（Contig09823 和 HQ7L7EA02ILD4X）被注释为信息素受体，与酿酒酵母（*Saccharomyces cerevisiae*）的 Ste3 具有同源性。14 个转录本分别被注释为 G 蛋白的 α、β、γ 亚基，其中 α 亚基有 6 个转录本；β 亚基有 7 个转录本；γ 亚基的转录本只有 1 个转录本（Contig14047），与酿酒酵母的

Ste18 具有同源性。G 蛋白信号调节子 G-protein signaling（RGS）在冬虫夏草 454-EST 文库中未被发现。有 3 条转录本（Contig06310、Contig09106 和 Contig22291）被注释为 Ras-like 蛋白。Ras-like 蛋白属于小 G 蛋白 GTP-binding proteins，参与粗糙脉孢菌（*Neurospora crassa*）子囊果的发育。该研究还发现了 PKA 和 MAPK 信号转导途径上所有基因（共 36 个）。此外，还发现 14 个转录本编码膜运输序列中 ABC 转运蛋白，15 个转录本编码分泌系统的转运蛋白。

3. 发现虫草素合成相关基因

虫草素（cordycepin）又名 3′- 脱氧腺苷，是第一个从真菌中分离出来的核苷类抗生素，也是冬虫夏草的主要活性物质之一。据报道，虫草素的生物合成是由腺苷（adenosine）经过还原反应形成的。但是，腺苷在还原过程中是否经过了磷酸化还未被证明。同位素示踪法研究显示，虫草素形成的还原机制与 2′- 脱氧腺苷形成的还原机制相似。在 2′- 脱氧腺苷的生物合成途径中，由二磷酸腺苷（ADP）还原得到脱氧二磷酸腺苷（dADP），这个过程是由核苷酸还原酶（RNR）来完成的。核苷酸还原酶由大亚基（M1）和小亚基（M2）组成，这两个亚基是两个变构位点，即酶活性中心和底物特异结合位点。这两个变构位点结合的底物不同，将产生不同的产物。核苷酸还原酶可以被分为三大类，分别具有不同的还原功能，而且生物体内所有的腺苷脱氧还原反应都是由核苷酸还原酶完成的。因此，推测虫草素在体内的生物合成是通过腺苷磷酸化为二磷酸腺苷后，经核苷酸还原酶还原得到的（图 5-4）。

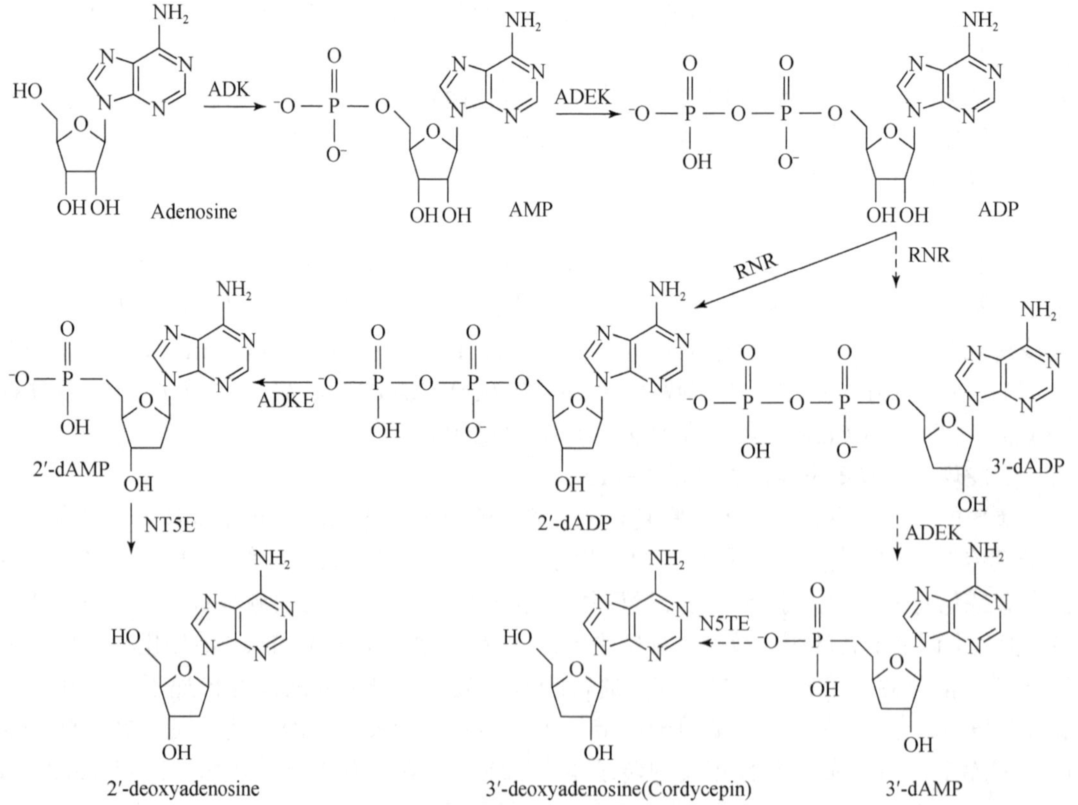

图 5-4　推测的虫草素的生物合成途径（Xiang et al.　2014）

在 454-EST 文库中发现了所有推测的虫草素生物合成途径中的酶基因。Contig05383 和 Contig15724 被注释为腺苷激酶（ADK），催化腺苷进行磷酸化反应生成一磷酸腺苷（AMP）。Contig13862 和 Contig14268 被注释为腺苷酸激酶（ADEK），催化（脱氧）一磷酸腺苷（AMP/dAMP）进行磷酸化反应生成（脱氧）二磷酸腺苷（ADP/dADP）或者反向催化（脱氧）二磷酸腺苷去磷酸生成（脱氧）一磷酸腺苷。只有一条序列 HQ7L7EA01CFG2K 被注释为 5′- 核苷酸酶（NT5E），水解核苷酸的糖和 5′- 磷酸间的键而生成无机磷酸和核苷。腺苷激酶、腺苷酸激酶和 5′- 核苷酸酶在腺苷的生物合成中均是催化磷酸化或者去磷酸化反应，因此，也有可能在虫草素的生物合成中起磷酸化或者去磷酸化的作用。另外，有 4 条序列被注释为核苷酸还原酶（RNR）的大（HQ7L7EA01E0NKY 和 HQ7L7EA02IZSUZ）、小（Contig07816 和 Contig19418）亚基。这 4 条核苷酸还原酶序列可能参与了虫草素合成过程中的还原反应，将二磷酸腺苷还原为 3′- 脱氧二磷酸腺苷。

该研究通过转录组研究，对冬虫夏草子实体阶段的基因表达谱进行了全面研究，得到了大量关于冬虫夏草子实体发育及虫草素合成的相关基因，为进一步研究冬虫夏草的生长发育特征及次生代谢产物合成的功能基因奠定良好基础。

思考题

1. 什么是转录组学？
2. 简述药用生物转录组研究的主要方法。
3. 简述药用生物转录组研究的应用方向。

参考文献

陈士林，孙永巧，宋经元，等. 2008. 西洋参 cDNA 文库构建及表达序列标签（EST）分析. 药学学报，43（6）：657-663.

陈士林，孙永珍，徐江，等. 2010. 本草基因组计划研究策略. 药学学报，45（7）：807-812.

李滢，孙超，罗红梅，等. 2010. 基于高通量测序 454 GS FLX 的丹参转录组学研究. 药学学报，45（4）：524-529.

吴春颖，宋经元，陈士林. 2008. 表达序列标签在药用植物研究中的应用. 中草药，39（5）：778-782.

吴琼，周应群，孙超，等. 2009. 人参皂苷生物合成和次生代谢工程，中国生物工程杂志，29（10）：102-108.

Cao HZ，Nuruzzaman M，Xiu H，et al. 2015. Transcriptome analysis of methyl jasmonate-elicited *Panax ginseng* adventitious roots to discover putative ginsenoside biosynthesis and transport genes. Int J of Mol Sci，16（2）：3035-3057.

Chapple C. 1998. Molecular-genetic analysis of plant cytochrome P450-dependent monooxygenases. *Annu Rev Plant Physiol&Plant Mol Biol*，49：311-343.

Chen HM，Wu B，Nelson DR，et al. 2014. Computational identification and systematic classification of novel cytochrome P450 genes in *Salvia miltiorrhiza*. PLoS One，9（12）：e115149.

Chen S，Luo H，Li Y，et al. 2011. 454 EST analysis detects genes putatively involved in ginsenoside biosynthesis in *Panax ginseng*. Plant Cell Rep，30（9）：1593-1601.

Chen S，Xu J，Liu C，et al. 2012. Genome sequence of the model medicinal mushroom Ganoderma lucidum. Nature Comm，3：913.

Coon MJ. 2005. Cytochrome P450：nature’s most versatile biological catalyst. Annu Rev Pharmacol Toxicol，45：1-25.

David N，Daniele WR. 2011. A P450-centric view of plant evolution. Plant J，66（1）：194-211.

Devi BS，Kim YJ，Sathiyamoorthy S，et al. 2011. Classification and characterization of putative cytochrome P450 genes from *Panax ginseng* C. A. Meyer. Biochemistry，76（12）：1347-1359.

Gao W，Sun HX，Xiao H，et al. 2014. Combining metabolomics and transcriptomics to characterize tanshinone biosynthesis in *Salvia miltiorrhiza*. BMC Genomics，15（1）：1-14.

Gao Y，He XL，Wu B，et al. 2016. Time-course transcriptome analysis reveals resistance genes of *Panax ginseng* induced by *cylindrocarpon destructans sinfection* using RNA-Seq. PLoS One，11（2）：1-18.

Ge Q，Zhang Y，Hua WP，et al. 2015. Combination of transcriptomic and metabolomic analyses reveals a JAZ repressor in the jasmonate signaling pathway of *Salvia miltiorrhiza*. Sci Rep，5：14048.

Han JY，In JG，Kwon YS，et al. 2010. Regulation of ginsenoside and phytosterol biosynthesis by RNA interferences of squalene epoxidase gene in *Panax ginseng*. Phytochenmistry，71（1）：36-46.

Han JY，Kim HJ，Kwon YS，et al. 2011. The cytochrome P450 enzyme CYP716A47 catalyzes the formation of protopanaxadiol from dammarenediol-II during ginsenoside biosynthesis in *Panax ginseng*. Plant Cell Physiol，52（12）：2062-2073.

He L，Fu S，Xu Z，et al. 2017. Hybrid sequencing of full-length cDNA transcripts of stems and leaves in *Dendrobium officinale*. Genes，8（10）：E257.

He L，Xu X，Li Y，et al. 2013. Transcriptome analysis of buds and leaves using 454 pyrosequencing to discover genes associated with the biosynthesis of active ingredients in *Lonicera japonica* Thunb. PLoS One，8（4）：e62922.

Hu Z，Zhang T，Gao X，et al. 2016. *De novo* assembly and characterization of the leaf，bud，and fruit transcriptome from the vulnerable tree *Juglans mandshurica* for the development of 20 new microsatellite markers using Illumina sequencing. Mol Genet Genomics，291（2）：849-862.

Hua W，Zhang Y，Song J，et al. 2011. *De novo* transcriptome sequencing in *Salvia miltiorrhiza* to identify genes involved in the biosynthesis of active ingredients. Genomics，98（4）：272-279.

Huang Y，Wang ZK，Zha SF，et al. 2016. *De novo* transcriptome and expression profile analysis to reveal genes and pathways potentially involved in cantharidin biosynthesis in the blister beetle *Mylabris cichorii*. PLoS One，11（1）：e0146953.

Hyun T，Lee S，Kumar D，et al. 2014. RNA-seq analysis of *Rubus idaeus* cv. Nova：transcriptome sequencing and de novo assembly for subsequent functional genomics approaches. Plant Cell Reports，33（10）：1617-1628.

Jayakodi M，Lee SC，Lee YS，et al. 2015. Comprehensive analysis of *Panax ginseng* root transcriptomes. BMC Plant Biol，15：138.

Jayakodi M，Lee SC，Park HS，et al. 2014. Transcriptome profiling and comparative analysis of *Panax ginseng* adventitious roots. J Gins Res，38（4）：278-288.

Jo IH，Lee SH，Kim YC，et al. 2015. *De novo* transcriptome assembly and the identification of gene-associated single-nucleotide polymorphism markers in Asian and American ginseng roots. Mol Genet Genomics，290（3）：1055-1065.

Jun M，Jonathon R，Heather G，et al. 2008. The leaf epidermome of *Catharanthus roseus reveals* its biochemical specialization. Plant Cell，20（3）：524-542.

Jung JD，Park HW，Hahn Y，et al. 2003. Discovery of genes for ginsenoside biosynthesis by analysis of ginseng expressed sequence tags. Plant Cell Rep，22（3）：224-230.

Kim DS，Chang YJ，Zedk U，et al. 1995. Dammarane saponins from *Panax ginseng*. Phytochemistry，40：1493-1497.

Lee MH，Jeong JH，Seo JK，et al. 2004. Enhanced triterpene and phytosterol biosynthesis in *Panax ginseng* overexpressing squalene synthase gene. Plant Cell Physiol，45（8）：976-984.

Li CF，Zhu YJ，Guo X，et al. 2013. Transcriptome analysis reveals ginsenosides biosynthetic genes，microRNAs and simple sequence repeats in *Panax ginseng* C. A. Meyer. BMC Genomics，14：245.

Li D，Shao F，Lu S. 2015. Identification and characterization of mRNA-like noncoding RNAs in *Salvia miltiorrhiza*. Planta，241（5）：1131-1143.

Li J，Harata-Lee Y，Denton MD，et al. 2017. Long read reference genome-free reconstruction of a full-length transcriptome from *Astragalus membranaceus* reveals transcript variants involved in bioactive compoundbiosynthesis. Cell Discovery，3：17031.

Li J，Liang Q，Li C，et al. 2018. Comparative transcriptome analysis identifies putative genes involved in dioscin biosynthesis in *Dioscorea zingiberensis*. Molecules，23（2）：454.

Li Y，Luo H，Sun C，et al. 2010. EST analysis reveals putative genes involved in glycyrrhizin biosynthesis. BMC Genomics，11：268.

Liang Y，Zhao S，2008. Progress in understanding of ginsenoside biosynthesis. Plant Biol，10（4）：415-421.

Lin X，Zhang J，Li Y，et al. 2011. Functional genomics of a living fossil tree，Ginkgo，based on next-generation sequencing technology. Physiol Planta，143（3）：207-218.

Luo H，Li Y，Sun C，et al. 2010a. Comparison of 454-ESTs from *Huperzia serrata* and *Phlegmariurus carinatus* reveals putative genes involved in lycopodium alkaloid biosynthesis and developmental regulation. BMC Plant Biol，10：209.

Luo H，Sun C，Li Y，et al. 2010b. Analysis of expressed sequence tags from the *Huperzia serrata* leaf for gene discovery in the areas of secondary metabolite biosynthesis and developmental regulation. Physiol Planta，139（1）：1-12.

Luo H，Sun C，Song J，et al. 2010c. Generation and analysis of expressed sequence tags from a cDNA library of the fruiting body of *Ganoderma lucidum*. Chin Med，5：9.

Luo H，Zhu Y，Song J，et al. 2014. Transcriptional data mining of *Salvia miltiorrhiza* in response to methyl jasmonate to examine the mechanism of bioactive compound biosynthesis and regulation. Physiol Planta，152（2）：241-255.

Meesapyodsuk D，Balsevich J，Reed DW，et al. 2007. Saponin biosynthesis in *Saponaria vaccaria*. cDNAs encoding beta-amyrin synthase and a triterpene carboxylic acid glucosyltransferase. Plant Physiol，143（2）：959-969.

Metzker ML. 2010. Sequencing technologies - the next generation. Nat Rev Genet，11（1）：31-46.

Murata J，Bienzle D，Brandle JE，et al. 2006. Expressed sequence tags from *Madagascar periwinkle*（*Catharanthus roseus*）. FEBS Lett，580（18）：4501-4507.

Nelson DR，Koymans L，Kamataki T，et al. 1996. P450 superfamily：update on new sequences，gene mapping，accession numbers and nomenclature. Pharmacogenetics，6（1）：1-41.

Nelson DR. 2011. Progress in tracing the evolutionary paths of cytochrome P450. Biochim Biophys Acta，1814（1）：14-18.

Newcomb RD，Crowhurst RN，Gleave AP，et al. 2006. Analyses of expressed sequence tags from apple. Plant Physiol，141（1）：147-166.

Niu Y，Luo H，Sun C，et al. 2014. Expression profiling of the triterpene saponin biosynthesis genes *FPS*，*SS*，*SE*，and *DS* in the medicinal plant *Panax notoginseng*. Gene，533（1）：295-303.

Park J，Rhee D，Lee Y. 2005. Biological activities and chemistry of saponins from *Panax ginseng* C. A. Meyer. Phytochemistry Rev，4(2)：159-175.

Qi J，Sun P，Liao D，et al. 2015. Transcriptomic analysis of American ginseng seeds during the dormancy release process by RNA-Seq. PLoS One，10（3）：e0118558.

Qi J，Zheng N，Zhang B，et al. 2013. Mining genes involved in the stratification of *Paris polyphylla* seeds using high-throughput embryo transcrptome sequencing. BMC Genomics，14：358.

Sathiyamoorthy S，In J G，Gayathri S，et al. 2010. Generation and gene ontology based analysis of expressed sequence tags（EST）from a *Panax ginseng* C. A. Meyer roots. Mol Bio Rep，37（7）：3465-3472.

Schuler MA，Werck-Reichhart D. 2003. Functional genomics of P450s. Annu Rev Plant Biol，54：629-667.

Seki H，Ohyama K，Sawai S，et al. 2008. Licorice beta-amyrin 11-oxidase，a cytochrome P450 with a key role in the biosynthesis of the triterpene sweetener glycyrrhizin. Proc Natl Acad Sci USA，105（37）：14204-14209.

Shibuya M，Hoshino M，Katsube Y，et al. 2006. Identification of beta-amyrin and sophoradiol 24-hydroxylase by expressed sequence tag mining and functional expression assay. FEBS J，273（5）：948-959.

Sun C，Li Y，Wu Q，et al. 2010. *De novo* sequencing and analysis of the American ginseng root transcriptome using a GS FLX Titanium platform to discover putative genes involved in ginsenoside biosynthesis. BMC Genomics，11：262.

Sun Y，Niu Y，Xu J，et al. 2013. Discovery of WRKY transcription factors through transcriptome analysis and characterization of a novel methyl jasmonate-inducible *PqWRKY1* gene from *Panax quinquefolius*. Plant Cell Tissue Organ Cult，114（2）：269-277.

Tansakul P，Shibuya M，Kushiro T，et al. 2006. Dammarenediol-II synthase，the first dedicated enzyme for ginsenoside biosynthesisin *Panax ginseng*. FEBS Lett，580（22）：5143-5149.

Tung NH，Song GY，Park YJ，et al. 2009. Two new dammaranetype saponins from the leaves of *Panax ginseng*. Chem Pharm Bull，57（12）：

1412-1414.

Wang CZ，Yuan CS. 2008. Potential role of ginseng in the treatment of colorectal cancer. Am J Chinese Med，36（6）：1019-1028.

Wang KY，Jiang SC，Sun CY. et al. 2015. The spatial and temporal transcriptomic landscapes of ginseng. *Panax ginseng* C. A. Meyer. Sci Rep，5：18283.

Wang X，Li S，Li J，et al. 2015. *De novo* transcriptome sequencing in *Pueraria lobata* to identify putative genes involved in isoflavones biosynthesis. Plant Cell Rep，34（5）：733-743.

Wang Y，Dong C，Xue Z. 2016. *De novo* transcriptome sequencing and discovery of genes related to copper tolerance in *Paeonia ostia*. Gene，576（1）：126－135.

Wu B，Wang MZ，Ma YM，et al. 2012. High-throughput sequencing and characterization of the small RNA transcriptome reveal features of novel and conserved microRNAs in *Panax ginseng*. PLoS One，7（9）：e44385.

Wu D，Austin RS，Zhou SJ，et al. 2013. The root transcriptome for North American ginseng assembled and profiled across seasonal development. BMC Genomics，14：564.

Wu Q，Song J，Sun Y，et al. 2010a. Transcript profiles of *Panax quinquefolius* from flower，leaf and root bring new insights into genes related to ginsenosides biosynthesis and transcriptional regulation. Physiol Plant，138（2）：134-149.

Wu Q，Sun C，Luo H，et al. 2010b. Transcriptome analysis of *Taxus cuspidate* needles based on 454 pyrosequencing. Planta Med，77(4)：394-400.

Xiang L，Li Y，Zhu Y，et al. 2014. Transcriptome analysis of the *Ophiocordyceps sinensis* fruiting bodyreveals putative genes involved in fruiting body development and cordycepin biosynthesis. Genomics，103（1）：154-159.

Xu Z，Luo H，Ji A，et al. 2016. Global identification of the full-length transcripts and alternative splicing related to phenolic acid biosynthetic genes in *Salvia miltiorrhiza*. Frontiers in Plant Science，7：100.

Xu Z，Reuben JP，Weirather J，et al. 2015. Full-length transcriptome sequences and splice variants obtained by a combination of sequencing platforms applied to different root tissues of *Salvia miltiorrhiz and* tanshinone biosynthesis. Plant J，82（6）：951-961.

Yan Y，Wang Z，Tian W，et al. 2010. Generation and analysis of expressed sequence tags from the medicinal plant *Salvia miltiorrhiza.* Sci China Life Sci，53（2）：273-285.

Yang L，Ding G，Lin H，et al. 2013. Transcriptome analysis of medicinal plant *Salvia miltiorrhiza* and identification of genes related to tanshinone biosynthesis. PLoS One，8（11）：e80464.

Yao BJ，Zhao Y，Zhang HH，et al. 2012. Sequencing and *de novo* analysis of the Chinese Sika deer antler-tip transcriptome during the ossification stage using Illumina RNA-Seq technology. Biotechnol Lett，34：813－822.

Zhang X，Luo H，Xu Z，et al. 2015. Genome-wide characterisation and analysis of bHLH transcription factors related to tanshinone biosynthesis in *Salvia miltiorrhiza*. Sci Rep，5：11244.

Zhen G，Zhang L，Du YN，et al. 2015. *De novo* assembly and comparative analysis of root transcriptomes from different varieties of *Panax ginseng* C. A. Meyer grown in different environments. Sci China Life Sci，58（11）：1099-1110.

第六章
功能基因组学——药用生物蛋白质组研究

蛋白质是生理功能的执行者，是生命现象的直接体现者，研究蛋白质结构和功能可直接阐明生命在生理或病理条件下的变化机制。蛋白质的存在形式和活动规律，如其翻译后修饰、蛋白质间相互作用及蛋白质构象等问题，是蛋白质研究的核心问题。Marc Wilkins 等科学家于20世纪90年代首次提出蛋白质组(proteome)的概念，即由一种生物或者一种细胞、组织所表达的全套蛋白质。蛋白质组学（ proteomics ）则是对该全套蛋白质进行研究的方法，它包括对表达蛋白的大规模鉴定及定量分析，也包括对蛋白质的功能、修饰，以及蛋白质的相互作用进行确定。蛋白质组学经过 20 余年的发展，被应用于多种学科的研究。本章主要讲述蛋白质组学研究在中药研究领域的应用。药用生物蛋白质组研究是通过比较不同药用生物或同一药用生物的不同组织器官中蛋白质组的差异，以评价药用生物活性成分与蛋白质组变化的相关性，揭示其活性形成的分子机制。

药用生物作为我国重要的生物资源，长久以来一直被用以预防和治疗人类疾病，是现代医药可持续发展的宝贵资源。蛋白质组学在药用生物上的应用可以绘制药用生物及其不同药用部位的蛋白质表达谱，在阐明药效活性成分的生物合成途径的同时还能揭示逆境胁迫下药物活性成分发生变化的分子机制。由于药用生物中活性成分含量差异、种类复杂以及基因组信息不全面，导致药用生物蛋白提取过程和蛋白鉴定中存在很多困难，如药用生物中一些低丰度蛋白（可能的活性成分相关蛋白）的鉴定仍然存在一定的困难。药用生物基因组信息的测定将有利于药用生物蛋白质组学的发展，而建立新的测定低丰度蛋白的方法将有利于揭示药用生物药效活性的分子机制。

第一节　药用植物蛋白质组

随着蛋白质数据库的逐渐完善，蛋白质组学技术也逐渐应用到药用植物蛋白质组研究中。药用植物的蛋白质组学研究是在基因组学研究及高通量的蛋白质分析和鉴定技术得到突破的前提下产生的，本草基因组学的发展是药用植物蛋白质组学研究的重要前提。对植物不同组织和器官的蛋白质组学研究，有助于我们了解植物发育机制；对植物细胞器的蛋白质组学研究，有助于理解植物代谢过程中细胞器的功能和区室化；对植物响应生物和非生物胁迫下的蛋白质组学研究，有助于更好地了解环境胁迫对植物的伤害机制以及植物的生态适应机制。另外药用植物次生代谢产物的含量和质量受生长环境的影响很大。蛋白质组学在药用植物上的应用可以绘制药用植物及其不同药用部位的蛋白质表达谱，在阐明药效活性成分的生物合成途径的同时还能揭示在逆境胁迫下药用植物体内次生代谢产物发生变化的分子机制。

如表 6-1 所示，Wang 等（2016）利用双向电泳和质谱技术比较了正常培养液、酵母刺激和银离子刺激培养的丹参毛根的蛋白质组差异，鉴定了 64 种蛋白质，发现酵母和银离子刺激引起丹参毛根中自由基的产生和激活钙离子信号通路，增加免疫抑制蛋白的表达，增强能量代谢，碳代谢转向于有利于次生代谢产物如木质素、丹参酮、丹参总酚酸的产生。

大麻素在大麻不同组织中的累积不同，主要分布于腺体，在花和叶也有分布。Raharjo 等（2004）比较了大麻叶、花和腺体的蛋白质组的差异。发现磷脂酶 Dβ1 亚型 1A、PG1 等在腺体中高表达，可能参与大麻素的生物合成（图 6-1）。

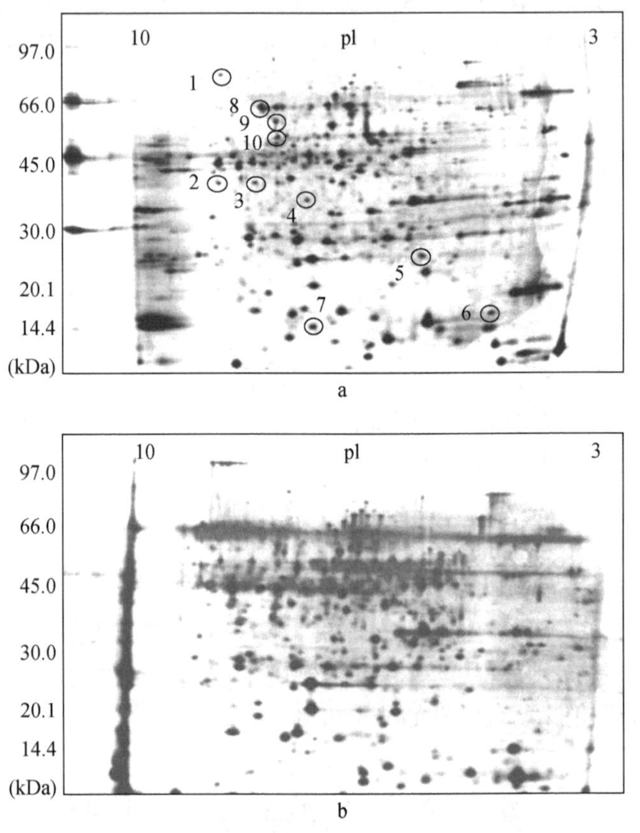

图 6-1 双向电泳图显示大麻的花和叶的蛋白组差异（Raharjo et al. 2004）

a. 花；b. 叶

目前专门的药用植物蛋白质数据库较少，仅有的几个数据库（如 Uniprot，NCBI）中已鉴定到的药用植物特有蛋白质非常少。因此目前大多数研究都结合拟南芥的数据库进行搜索比对，但多数药用植物都与拟南芥具有较大的植物分类差异，其蛋白质种类差异很大，因此通过拟南芥蛋白质数据库鉴定到的药用植物蛋白质较少。另外，针对药用植物蛋白质的抗体稀少，通过抗体特异性研究某个蛋白的手段受到限制，因此对蛋白质组学检测结果的后续验证和深入研究受限，导致其结果的可靠性也常受到质疑。

表 6-1 蛋白质组学在药用植物蛋白质组研究中的应用实例

中药名称	植物部位	靶点或信号通路	蛋白质组方法	数据库	参考文献
丹参	毛根	ROS，Ca^{2+}/calmodulin signaling pathway 活性氧，钙 / 钙调素信号通路	2-DE，MALDI-TOFMS	NCBI nr	Wang et al，2016
灵芝	菌丝体	cystathionine beta synthase-like protein，DEAD/DEAH box helicase-like protein，paxillin-like protein 胱硫醚 β 合成酶样蛋白，DEAD/DEAH 盒解旋酶蛋白，桩蛋白样蛋白	2-DE，MALDI-TOFMS	NCBI nr	Mohamad et al，2013
长春花	叶	tricarboxylic acid cycle and cell wall 三羧酸循环和细胞壁	LTQ XL Orbitrap MS/MS	NCBI nr-Viridiplantae	Zhu et al，2015
大麻	叶、花和腺体	FlD9.26-unknown prot.（拟南芥），磷脂酶 Dβ1 亚型 la（陆地棉），和多聚半乳糖醛酸酶（大麦）	2-DE，MALDI-TOFMS	NCBI nr-Viridiplantae	Raharjo et al，2004
人参	根	energy metabolism，defence 能量代谢，防御机制	2-DE，MALDI-TOFMS	NCBI nr	Ma et al，2013
人参	根	glutamate decarboxylase，methioninesynthase，tricarboxylic acid cycle 谷氨酸脱羧酶，甲硫氨酸合酶，三羧酸循环	iTRAQ	NCBI nr	Sun et al，2016
人参	根	structural species，oxidoreductase，dehydrogenases and synthases 结构蛋白，氧化还原酶和合成酶	LTQ XL Orbitrap MS/MS	Uniprot（Panax，*Arabidopsis thaliana*）	Colzani et al，2016
红豆杉	叶	photosynthesis，glycolysis，secondary metabolism 光合作用，糖酵解，次生代谢	NanoLC-MS/MS	NCBI nr	Zheng et al，2016
银杏	幼苗叶	antioxidants，stress-responsive proteins，photosynthesis 抗氧化，压力应答蛋白，光合作用	2-DE，MALDI-TOF MS/MS	Uniprot and NCBI	Zheng et al，2015
黄花蒿	分泌腺和叶	electron transport，transcription and translation 电子传递，转录和翻译蛋白	2-DE，MALDI-TOF MS/MS	NCBI and Artemisia EST databases	Wu et al，2012
黄花蒿	叶	electron transport，mdr ABC transporter protein 电子传递，多药耐药 ABC 转运蛋白	2-DE，MALDI-TOF MS/MS	NCBI nr and Swiss-Prot	Rai et al，2014
黄花蒿	分泌腺和叶	biosynthesis of artemisinin 青蒿素生物合成通路	LTQ XL Orbitrap MS/MS	Uniprot，NCBI，and Artemisia EST databases	Bryant et al，2015

随着功能基因组学的发展，药用植物蛋白质学研究越来越受到关注。目前药用植物蛋白质功能研究还比较少，大部分通过基因组测序新发现的基因编码的蛋白质功能都是未知的，而那些已知功能的蛋白质，它们的功能大多是通过同源基因比对类推出来的，而对药用植物特有蛋白质的研究报道甚少。因此，随着本草基因组学的发展，药用植物蛋白质组数据库的完善，药用植物蛋白质组学研究将会在基因功能研究方面发挥更大作用。

一、人参根、根茎蛋白质组

应用蛋白质组学技术研究人参生长发育过程的报道较多。Ma 等（2013）比较了不同生长年限人参根的蛋白质组的差异，与快速生长期相比，生长缓慢期中有至少 62 种蛋白质上调和 21 种蛋白质下调，这些蛋白质主要与能量代谢和机体防御有关。其结果表明人参在快速生长期主要储存能量，以促进根的生长，而在生长缓慢期则通过消耗能量和提高次级代谢产物的合成来完成应激反应。通过提取人参根茎蛋白质和对粗蛋白质除杂过程的优化，得到了质量较高的人参根茎的双向电泳（2-DE）图谱，比较春、秋季节人参根茎 2-DE 图谱的差异，并对差异蛋白点进行 MALDI-TOF-TOF 鉴定，所得 Peaklist 数据搜 NCBI Nr 库，按蛋白质功能对蛋白质进行分类和初步分析，发现春季人参根茎表达量上调的蛋白质中，与能量代谢和生长物质合成相关蛋白质占多数，与抗逆直接相关蛋白质所占比例较小，而秋季人参根茎表达量上调的蛋白质中抗逆尤其抗病直接相关蛋白质占了很大比例，与能量代谢和物质合成相关蛋白质所占比例较小。显示出春季人参根茎细胞分裂与生长迅速，秋季人参根茎的生长缓慢，但春季人参根茎中抗逆尤其抗病直接相关蛋白质的表达量却比秋季低。Colzani 等（2016）在 3 个不同 pH 值条件下用组合肽配体库捕获和质谱技术比较了人参根蛋白质组差异。采用人参和拟南芥蛋白质数据库进行搜库，共鉴定了 207 种蛋白质，其中 95 种蛋白质可能与人参生物活性有关，且有 6 种与人参的抗菌活性有关（图 6-2）。Sun 等（2016）比较了三十年生的野生人参根和六年生的栽培人参根蛋白质组的差异，结果显示与栽培人参相比，至少 14 种氨基酸的浓度在野生型人参根中较高，其氨基酸代谢相关酶等都在野生型人参中有明显聚集。含硫氨基酸合成相关蛋白质如甲硫氨酸合成酶水平在野生型人参根中明显较高，另外在野生型人参根还明显聚集三羧酸循环酶和糖酵解相关酶以及它们的中间产物。结果显示野生型人参根和栽培人参根在氨基酸含量等方面的差异，对野生型人参的药用功能研究具有一定的参考价值。

人参蛋白质组学研究尚处于起步阶段，其蛋白质数据库信息并不完善，这给人参根茎蛋白质的质谱数据处理带来了一定的难度，使得人参根茎的蛋白质功能分析大多要借助其他植物已知的相关蛋白质信息数据库，来确定人参根茎蛋白质与其存在的序列以及功能的相似性，这些都可能给人参蛋白质的质谱鉴定和功能分析带来不确定性。虽然如此，但蛋白质执行一定的功能都与自身特殊的结构域相关，而质谱鉴定分析与功能确定过程中大多是与已知数据库中所有蛋白质信息中存在的结构域比对后来确定未知蛋白质可能具有的功能。因此在人参根茎蛋白质谱分析和功能确定时，虽然数据信息来自于其他物种，但根据数据处理软件所得蛋白质功能信息仍可供进一步验证参考。

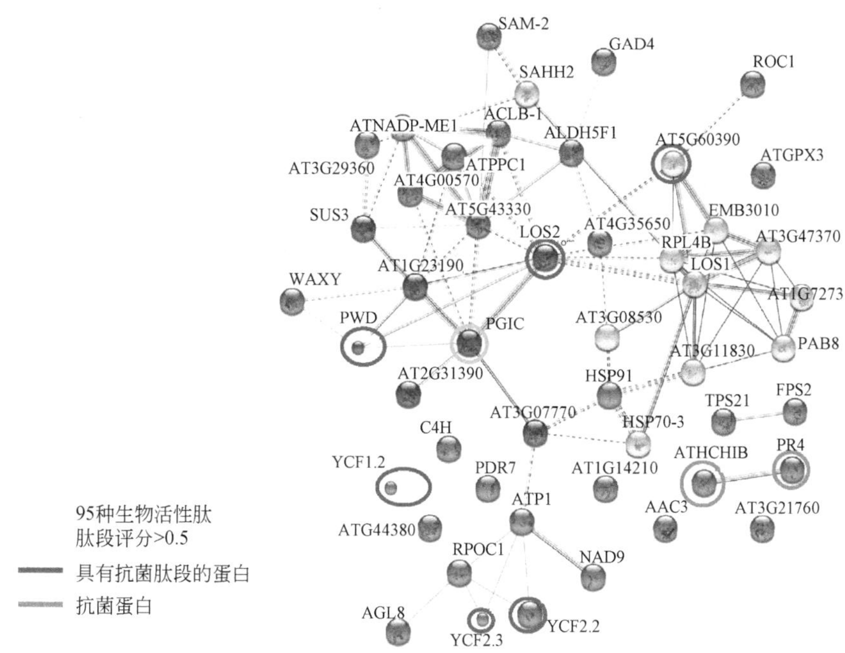

图 6-2　人参根中的 95 种活性肽的蛋白质相互作用（Colzani et al.　2016）

二、黄花蒿腺毛和叶蛋白质组

黄花蒿（*Artemisia annua L.*）是我国南方及西南地区的重要经济作物，又名臭蒿、黄蒿，为菊科蒿属的一年生草本植物，其有效成分青蒿素在疟疾防治中具有重要作用。黄花蒿为世界性分布种，但是黄花蒿中青蒿素的含量很低，一般约为 0.1% 以下，且含量随产地的不同差别极大，以我国南方地区含量最高。黄花蒿腺分泌型腺毛是储存和分泌青蒿素的主要器官，Tian 等（2014）采用定量蛋白质组学技术分离了野生型黄花蒿与易生根突变株之间差异蛋白质。结果鉴定到的蛋白质共有 1292 种，其中 1025 种（79.3%）蛋白质与已知功能的蛋白质具有显著相似性，112 种（8.7%）蛋白质与未知功能蛋白质有显著相似性，其他 155 种（12%）蛋白质与公共数据库中的任何蛋白质无显著相似性。根据功能可将总蛋白质分为 22 类，包括 RNA 合成、信号转导、抗逆、蛋白质合成、代谢、次生代谢、能量、细胞生长 / 分裂、转录、蛋白质目的地 / 储存、运输、细胞结构、疾病 / 防御和未知蛋白质。野生型黄花蒿与易生根突变株中差异蛋白质共 80 种，其中在突变株中富集的蛋白质 45 种，在野生型中富集的蛋白质 35 种。在突变株中富集的 45 种蛋白质中，功能已知的 31 种，在公共蛋白质数据库中有同源性但功能未知的 9 种，5 种蛋白质在公共数据库中找不到同源性蛋白质。2012 年 Wu 等比较了黄花蒿腺分泌型腺毛和叶的蛋白质组差异，鉴定了 93 种蛋白质，超过 70% 的蛋白质在腺分泌型腺毛中高表达，其中多数参与植物代谢，如电子传递、转录和翻译过程。Rai 等（2014）采用蛋白质组学技术研究不同浓度的砷刺激的黄花蒿的蛋白质组差异，结果显示 ATP 合成酶、ferredoxin-NADP 氧化还原酶和铁硫蛋白质可能参与黄花蒿的解毒作用。Bryant 等（2015）分析了黄花蒿的腺分泌型腺毛和叶的蛋白质组差异，鉴定了 319 种蛋白质，发现了多种与青蒿素生物合成相关的蛋白质如 HMGR、细胞色素 P450、青蒿醛 A 还原酶等在腺分泌型腺毛中高表达（图 6-3）。

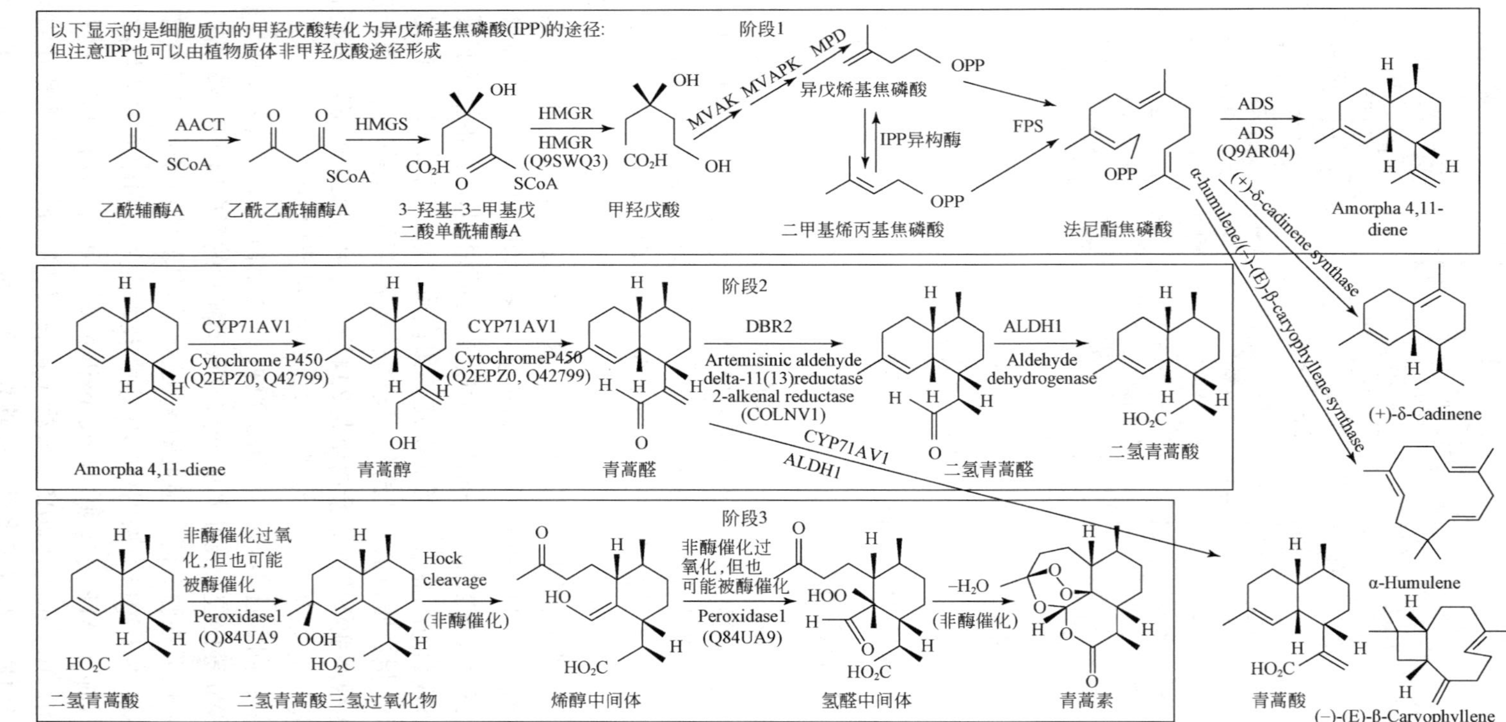

图6-3　黄花蒿植物体内萜类生物合成的简化途径(Bryant et al.　2015)

三、长春花叶蛋白质组

长春花[*Cantharanthus roseus*(L.)G.Don]为夹竹桃科(Apocynaceae)长春花属(*Cantharanthus*)植物，从长春花植株中分离出的生物碱，具有多种药理作用，如长春碱和长春新碱常用于抗肿瘤治疗，阿玛碱具有抗高血压和抗心律失常的作用，文多灵和长春质碱具有抗菌、降血糖和利尿的功效。近年来长春花一直受到研究者的广泛关注。Zhu 等（2015）利用蛋白质非标记定量（label-free）技术对诱导前后长春花叶片进行差异蛋白质组学分析，结合光酶诱导下长春花中吲哚生物碱合成途径上关键基因的表达分析，探索长春花植株中生物碱含量增加的分子机制。其结果表明 UV-B 辐射联合暗培养的光酶诱导法促使长春花幼苗叶片中吲哚类生物碱含量的增加，是长春花体内整个代谢途径变化的结果。基于 label-free 的差异蛋白质组学研究，探讨了光酶诱导后长春花叶片中与生物碱合成相关蛋白质（如 DAT、T16H、D4H、ORCA3、10-HGO 等）的表达变化。长春花叶片中与细胞壁合成和次生代谢相关的蛋白质通过调节代谢途径建立防御体系，以应对双重胁迫给植物带来的伤害。而次生代谢以及三羧酸循环途径相关蛋白质的表达上调为长春花叶片中吲哚类生物碱的合成提供必要的前体和能量。本研究基于 label-free 蛋白质组学技术揭示了光酶诱导影响长春花叶片中生物碱合成的分子机制。

第二节　药用动物蛋白质组

药用动物是中药材的重要组成部分，在我国有着悠久的药用历史，是中医药学的重要内容。在《神农本草经》中就收载动物药 65 种，而明代《本草纲目》则收载多达 461 种动物药。我国药用动物资源丰富，根据《中国动物药》记载共有药用动物 11 门 414 科 879 属 1574 种。在临床使用方面，《中国药典》仅收录动物药 47 味。目前人工饲养的药用动物主要包括鹿类、蛤蚧、蝎子、蚂蚁、林蛙、水蛭等。另外也有不少动物药来源于濒危动物，包括犀角、虎骨、麝香、牛黄、羚羊角等。

随着基因组学的发展，许多动物的基因组都被破解，包括蜜蜂、大鼠、小鼠、河豚、家猪、马等，而药用动物的全基因组也逐渐被科学家解析，如家蚕、东亚钳蝎、五步蛇等。随着全基因组的解析，后基因组时代的蛋白质组学技术是研究药用动物的有效成分，如水蛭素、蛇毒、蛤素等的重要技术。

研究药用动物的蛋白质组的方法多为蛋白质组的常用技术，如蛋白质分离技术结合质谱技术、蛋白质芯片等。在数据库方面，随着药用动物的全基因组的解析，GenBank 已经收录许多药用动物的 DNA 序列，但蛋白质序列却缺失较多，仍需要科学家的完善和修订。

药用动物的活性成分主要为动物活性蛋白，如蛇毒、蝎毒、水蛭素等，然而这些蛋白质及多肽的种类繁多，变异巨大，建立完善的动物蛋白质数据库对于研究药用动物的活性及功能具有重要意义。目前国际上的蛋白质空间结构数据库主要有 PDB、ISSD、SCOP、MMDB 等，其中以 PDB 收录最为详尽。PDB 由美国 Brookhaven 实验室于 1971 年建立，收录了通过 X 射线晶体衍射、核磁共振和电子显微镜方法测定的生物大分子的三维结构。

一、家蚕蛋白质组

家蚕（*Bombyx mori* L.）是一种以桑叶为食料的鳞翅目泌丝昆虫，属无脊椎动物，节肢动物门蚕蛾科蚕蛾属桑蚕种，是丝绸的主要原料来源。在人类经济生活及文化历史上占有重要的地位。家蚕原产于中国，是经我国先民于四五千年前驯化野桑蚕而来。栽桑养蚕的主要目的是蚕茧和丝绸，蚕一生经过卵、幼虫、蛹、成虫四个形态上和生理机能上完全不同的发育阶段，而每一个发育阶段的不同部位及其代谢物都有广泛的药用价值。

2004 年，由我国科学家领导完成了世界第一张家蚕全基因组框架图。随着家蚕全基因组的解析，家蚕的全部蛋白质序列都被解析，目前 GenBank 数据库收录家蚕蛋白质序列 3 万多条。因此家蚕蛋白质组的研究在国内外迅速发展起来了，并在胚胎、中肠、丝腺、血液、雌性附腺及脂肪体等多种组织器官取得了突出成果。

例如，钟伯雄等（2005）、颜新培等（2005）从蛋白质水平研究了家蚕胚胎发育不同时期的基因表达情况。发现胚胎从临界期到点青期的 8 ～ 9 天时间内，蛋白质表达图谱变化不大。但从点青期到转青期，蛋白质表达图谱变化却很大。侯勇等（2007）对家蚕五龄第 3 天的中肠进行了蛋白质组学分析。结果显示，中肠蛋白质主要由细胞骨架蛋白、原肌球蛋白、肌动蛋白、微管蛋白、ATPase、分子伴侣及大量的离子转运蛋白等组成。刘鸿丽等（2007）通过高精度双向电泳技术对家蚕中部丝腺蛋白质进行了分离，利用考马斯亮蓝染色和银染分别得到 100 个和 500 个差异蛋白点，对其中 25 个考染蛋白点进行质谱鉴定，发现 4 种新的家蚕蛋白质。李季生（2012）用比较蛋白质组学和磷酸化蛋白质组学技术研究了高温胁迫下家蚕原种和杂交种后部丝腺蛋白质表达差异。结果表明，在获得的所有蛋白质点中，有 82.07% 的蛋白质点显示假性效应，6.17% 显示超显性，11.76% 显示为显性不足。利用质谱鉴定了 15 个差异表达蛋白点，其中 4 个点包括热激蛋白和抑制素蛋白直接与热激应答有关，其余 11 个蛋白质点在蚕丝的合成中发挥着重要的作用。张利平等（2012）应用双向电泳和基质辅助激光解析电离飞行时间质谱（MALDI-TOF-MS）技术等蛋白质组学研究方法，研究了 3 个产丝量有较大差异的家蚕品系五龄第 5 天幼虫后部丝腺表达的差异蛋白。结果表明，茧丝突变品系 Nd^x 后部丝腺的蛋白质表达水平与普通丝量品系大造和高丝量品系 21-872 有差异，差异表达蛋白种类主要为应激反应相关蛋白质、能量相关蛋白质、蛋白质合成相关蛋白和一些酶类，其中核糖体磷酸化蛋白质 P0 和 P2、蛋白质二硫化物异构酶、丝素轻链蛋白 Fib-L 以及丝素蛋白 P25 等在 Nd^x 后部丝腺的含量明显低于其他 2 个品系。推测在茧丝突变品系 Nd^x 的后部丝腺中，上述蛋白质表达量的变化可能是导致其不能正常吐丝结茧的主要原因。

家蚕血液型脓病是目前蚕业生产上危害最为严重的家蚕病毒病，对我国蚕桑产业造成重大的经济损失。家蚕核型多角体病毒（*Bombyx mori* nucleo polyhedro virus，BmNPV），是第一个被鉴定的昆虫杆状病毒，利用现代生物学研究方法和研究手段，研究 BmNPV 对家蚕生长发育的影响及作用机制，找出防治病毒的关键方法是目前家蚕研究的重要课题。Liu 等（2010）通过双向电泳鉴定到差异蛋白点，进而从蛋白质组分析确认 BmNOX 蛋白在家蚕抗性品系和敏感品系中都具有抗病毒作用。而 Qin 等（2012）对 BmNPV 不同敏感性家蚕品系之间的蛋白质表达差异进行分析，鉴定到 caspase-1 和 serine protease 等关键抗病毒蛋白质。Hu 等（2015）通过蛋白质组学方法对感染 BmNPV 前后的家蚕中肠的差异蛋白进行分析，鉴定到 Hsp70 protein cognate、lipase-1 和 chlorophyllide A-binding protein precursor 等蛋白质可能参与了包埋型病毒粒子 ODV 对家蚕中肠的感染过程。Yu 等（2017）通过同位素相对标记与绝对定量技术（iTRAQ）对易感和耐受病毒的蚕蛹分别感染和不感染 BmNPV 病毒四个组的家蚕中肠样本进行蛋白质组的分析（图 6-4），鉴定了 793 种差异表达蛋白，通过 GO 和 KEGG 分析，发现这些蛋白质主要参与代谢、催化活性、氨基酸、核苷酸代谢等，114 种差异蛋白质和细胞骨架、免疫反应、细胞凋亡、泛素化、转录和翻译、离子转运、细胞内吞作用和内肽酶活性有关。通过除去遗传背景和个体免疫应激反应相关蛋白，作者鉴定了 84 种差异蛋白可能参与抵抗 BmNPV 病毒，再通过 RT-PCR 和 Western blotting 验证了一种丝氨酸蛋白酶可能参与抵抗 BmNPV 病毒的侵染。

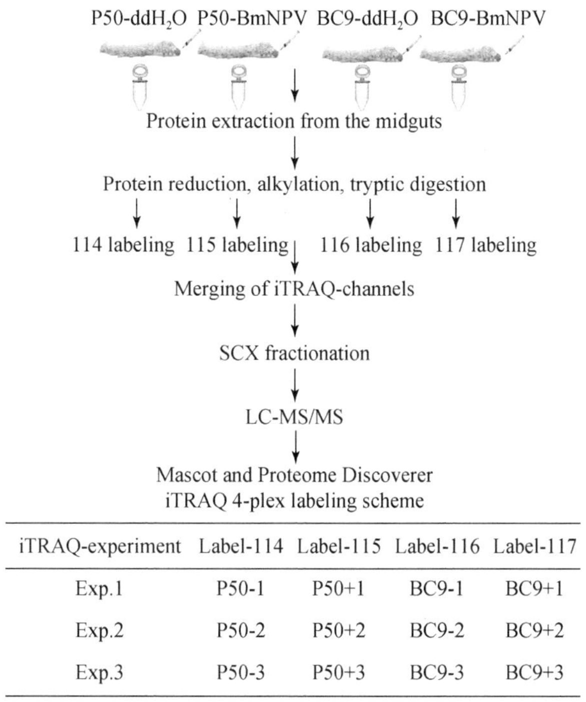

iTRAQ-experiment	Label-114	Label-115	Label-116	Label-117
Exp.1	P50-1	P50+1	BC9-1	BC9+1
Exp.2	P50-2	P50+2	BC9-2	BC9+2
Exp.3	P50-3	P50+3	BC9-3	BC9+3

图 6-4　不同品系家蚕幼虫感染 BmNPV 病毒后中肠蛋白质组实验流程（Yu et al.　2017）

P50：易感品系；BC9：耐受品系

二、东亚钳蝎毒液蛋白质组研究

东亚钳蝎（*Mesobuthus martensii*）也称马氏正钳蝎，是东亚国家最常见的蝎种。东亚钳蝎属于节肢动物门，野生蝎一年生一胎，寿命大约八年。全蝎药用价值高，是 100 余种中药处方的主要成分，如人参再造丸、大活络丹、七珍丹、保安万灵丹、牵正散等。蝎的尾刺是主要药用部位，位于身躯的最末一节。蝎子可治疗多种疾病，如小儿惊风、突发惊风、耳聋耳鸣、咳嗽等。2013 年我国科学家首次测定了东亚钳蝎的全基因组序列，由此揭示了蝎子这种独特的节肢动物适应模式。利用东亚钳蝎的全基因组数据，我国科学家预测了 32016 个编码蛋白质的基因。同时也采用双向电泳、聚丙烯凝胶电泳和反相高效液相色谱分离东亚钳蝎毒液的蛋白质溶液，利用电喷雾四级杆飞行时间串联质谱鉴定蝎子毒液的蛋白质组。通过与东亚钳蝎的全基因组和转录组数据比对，鉴定了 227 种蝎子蛋白质序列，包括 134 种先前报道的已知序列和 93 种未知蛋白质序列。鉴定了 7 种新的毒素蛋白质序列，其中包括 3 种钠离子通道蛋白、3 种钾离子通道蛋白和 1 种未知蛋白质。

思考题

1. 什么是蛋白质组学？
2. 目前有哪些方法可以用于蛋白质组学研究？

参考文献

侯勇，官建，赵萍，等 . 2007. 家蚕中肠组织蛋白质组学研究 . 蚕业科学，33（2）：216-222.

乐亮，姜保平，徐江，等 . 2016. 药用植物蛋白质组学研究策略 . 中国中药杂志，41（22）：4096-4102.

李季生 . 2012. 家蚕后部丝腺差异蛋白组学及 microRNA 表达谱研究 . 浙江：浙江大学博士学位论文 .

刘昌孝 . 2016. 对中药现代化及中药国际化发展的思考 . 中国药房，27（11）：1441-1444.

刘鸿丽，夏庆友，侯勇，等 . 2007. 家蚕丝腺蛋白质组学研究方法的建立 . 生物工程学报，23（1）：112-116.

颜新培，钟伯雄，徐孟奎，等 . 2005. 家蚕催青前期胚胎蛋白质双向电泳图谱分析 . 昆虫学报，48（2）：295-300.

张利平，钟晓武，聂红毅，等 . 2012. 不同产丝量家蚕品系后部丝腺的蛋白质组学分析 . 蚕业科学，38（3）：468-474.

钟伯雄，陈金娥，颜新培，等 . 2005. 家蚕催青后期胚胎蛋白质双向电泳图谱分析 . 昆虫学报，48（4）：637-642.

Bryant L，Flatley B，Patole C，et al. 2015. Proteomic analysis of *Artemisia annua* towards elucidating the biosynthetic pathways of the antimalarial prodrug artemisinin. BMC Plant Biol，15：175.

Colzani M，Altomare A，Caliendo M，et al. 2016. The secrets of Oriental panacea：*Panax ginseng*. J Proteomics. 130：150-159.

Feng LX，Jing CJ，Tang KL，et al. 2011. Clarifying the signal network of salvianolic acid B using proteomic assay and bioinformatic analysis. Proteomics，11（8）：1473-1485.

Hayduk EJ，Choe LH，Lee KH. 2004. A two-dimensional electrophoresis map of Chinese hamster ovary cell proteins based on fluorescence staining. Electrophoresis，25（15）：2545-2556.

Hu X，Zhu M，Wang S，et al. 2015. Proteomics analysis of digestive juice from silkworm during *Bombyx mori* nucleopolyhedrovirus infection. Proteomics，15（15）：2691-2700.

Kim JE，Tannenbaum SR，White FM. 2005. Global phosphoproteome of HT-29 human colon adenocarcinoma cells. J Proteome Res，4（4）：1339-1346.

Liu T，Qian WJ，Gritsenko MA，et al. 2005. Human plasma N-glycoproteome analysis by immunoaffinity subtraction，hydrazide chemistry，and mass spectrometry. J Proteome Res，4（6）：2070-2080.

Liu X，Yao Q，Wang Y，et al. 2010. Proteomic analysis of nucleopolyhedrovirus infection resistance in the silkworm，*Bombyx mori*（Lepidoptera：Bombycidae）. J Invertebr Pathol，105（1）：84-90.

Ma C，Yao Y，Yue QX，et al. 2011. Differential proteomic analysis of platelets suggested possible signal cascades network in platelets treated with salvianolic acid B. PLoS One，6（2）：el4692.

Ma R，Sun L，Chen X，et al. 2013. Proteomic changes in different growth periods of ginseng roots. Plant Physiol Biochem，67：20-32.

Mohamad Ansor N，Abdullah N，Aminudin N. 2013. Anti-angiotensin converting enzyme（ACE）proteins from mycelia of Gan*oderma lucidum*（Curtis）P. Karst. BMC Complement Altern Med，13：256.

Peng J，Schwartz D，Elias JE，et al. 2003. Aproteomics approach to understanding protein ubiquitination. Nat Biotechnol，21（8）：921-926.

Qin L，Xia H，Shi H，et al. 2012. Comparative proteomic analysis reveals that caspase-1 and serine protease may be involved in silkworm resistance to *Bombyx mori* nuclear polyhedrosis virus. J Proteomics，75（12）：3630-3638.

Raharjo TJ，Widjaja I，Roytrakul S，et al. 2004. Comparative proteomics of *Cannabis sativa* plant tissues. J Biomol Tech，15（2）：97-106.

Rai R，Pandey S，Shrivastava AK，et al. 2014. Enhanced photosynthesis and carbon metabolism favor arsenic tolerance in *Artemisia annua*，a medicinal plant as revealed by homology-based proteomics. Int J Proteomics，2014：163962.

Sun H，Liu F，Sun L，et al. 2016. Proteomic analysis of amino acid metabolism differences between wild and cultivated *Panax ginseng*. J Ginseng Res，40（2）：113-120.

Tian N，Liu S，Li J，et al. 2014. Metabolic analysis of the increased adventitious rooting mutant of *Artemisia annua* reveals a role for the plant monoterpene borneol in adventitious root formation. Physiol Plant，151（4）：522-532.

Wang Y，Shen Y，Shen Z，et al. 2016. Comparative proteomic analysis of the response to silver ions and yeast extract in *Salvia miltiorrhiza* hairy root cultures. Plant Physiol Biochem，107：364-373.

Wu T，Wang Y，Guo D. 2012. Investigation of glandular trichome proteins in *Artemisia annua* L. using comparative proteomics. PLoS One，7（8）：e41822.

Xia Q，Zhou Z，Lu C，et al. 2004. A draft sequence for the genome of the domesticated silkworm（*Bombyx mori*）. Science，306（5703）：1937-1940.

Xu XB，Duan ZG，Di ZY，et al. 2014. Proteomic analysis of the venom from the scorpion *Mesobuthus martensii*. J Proteomics，106（25）：162-180.

Yu H，Wang X，Xu J，et al. 2017. iTRAQ-based quantitative proteomics analysis of molecular mechanisms associated with *Bombyx mori*（Lepidoptera）larval midgut response to BmNPV in susceptible and near-isogenic strains. J Proteomics，165：35-50.

Zheng W，Komatsu S，Zhu W，et al. 2016. Response and defense mechanisms of *Taxus chinensis* leaves under UV-A radiation are revealed using comparative proteomics and metabolomics analyses. Plant Cell Physiol，57（9）：1839-1853.

Zheng W，Li X，Zhang L，et al. 2015. Improved metabolites of pharmaceutical ingredient grade *Ginkgo biloba* and the correlated proteomics analysis. Proteomics，15（11）：1868-1883.

Zhu W，Yang B，Komatsu S，et al. 2015. Binary stress induces an increase in indole alkaloid biosynthesis in *Catharanthus roseus*. Front Plant Sci，6：582.

第七章
功能基因组学——药用植物代谢组研究

20 世纪 90 年代后期发展起来的代谢组学是继基因组学、转录组学和蛋白质组学之后的一门新兴的组学技术。代谢组学（metabolomics 或 metabonomics）旨在研究生物体或组织，甚至单个细胞的全部小分子代谢物成分及其动态变化。Nicholson 等（1999）提出 metabonomics 的概念，将代谢组学定义为生物体对病理生理或基因改变等刺激产生的代谢物质动态应答的定量研究。2000 年，德国马普分子植物生理学研究所的 Fiehn 等（2000）强调代谢组学是植物基因与表型的桥梁，是植物基因功能研究的重要手段，提出了 metabolomics 的概念，将其定义为限定条件下生物体所有代谢产物的定性、定量分析。随着研究的深入，现在对这两个名词的区分已越来越少，基本等同使用。代谢组（metabolome）位于基因组的下游，由体内酶催化所产生的，相对分子质量小于 1 000 的所有内源性小分子化合物，对于动物，还包括机体摄取的外源性小分子化合物。代谢组中代谢物的数量因生物物种不同而差异较大，已知植物有 30 余万种，据估计它们产生的代谢物的数量有 20 万～ 100 万种。

根据代谢物分析范围的不同，Feihn（2002）将代谢组分析分四个层次，只有第三层次才是真正严格意义上的代谢组学研究。

代谢物靶向分析（metabolite target analysis）：对某几个特定组分的分析。

代谢轮廓分析（metabolic profiling analysis）：对所预设的一组或一类代谢产物进行定量分析，如某一类结构、性质相似的化合物，某一代谢途径的所有中间产物或多条代谢途径中的标志性组分分析。

代谢组学分析（metabolomics 或 metabonomics）：限定条件下特定生物样品中所有代谢组分的定性和定量分析。

代谢指纹分析（metabolic fingerprinting analysis）：不具体鉴定单一组分，而是通过比较代谢物指纹图谱的差异对样品进行快速分类。

根据研究目的的不同，代谢组学分为非靶向代谢组学（non-targeted metabolomics）和靶向代谢组学（targeted metabolomics）。非靶向代谢组学也称为发现代谢组学，在预先不知道哪些代谢物会发生变化的情况下，通过比较两组样本找出差异物质，尤其适合代谢标识物发现的相关研究。其特点是分析通量高、覆盖代谢物广，但其数据稳定性、重复性及定量准确性不如靶向代谢组学分析。靶向代谢组学针对一定数量的目标代谢物进行分析，通常建立精度和准确性较高的分析方法，但是测定的代谢物范围有限，依赖标准品的可获得性。

第一节 药用植物代谢组研究策略

一、概念与方法

药用植物代谢组学（medicinal plant metabolomics）是以药用植物为研究对象，采用各种分析化学手段，从整体上定性、定量测定药用植物含有的小分子代谢产物，从而解析基因或环境等因素对药用植物代谢的影响。药用植物代谢组学研究通常结合分子生物学、各种组学（如基因组学、转录组学、蛋白质组学等）及分析化学、化学计量学等，主要研究药用植物的品种鉴别、质量评价、品种选育及生物胁迫，并应用于药用植物次生代谢途径解析、代谢网络、代谢工程及合成生物学等基础研究，最终为药用植物品种选育、创新药物研发和质量安全性评价奠定基础。

植物在长期的进化过程中产生了数量庞大、结构迥异的小分子代谢物，这些物质在植物生长发育和适应环境方面发挥着重要作用，同时也是人类营养成分和药物的重要来源。药用植物是人类数千年来筛选出来的用于防病、治病的植物，我国药用植物有 1 万余种，约占中药资源总数的 87%。药用植物生物合成结构多变、活性多样的次生代谢产物，它们通常是中药材的药效物质基础，是新药的重要来源。同时，这些重要天然产物的合成基因、调控因子及代谢网络更是一个尚未有效开发的巨大资源宝库。随着本草基因组计划的实施，现代生命科学技术将给药用植物次生代谢研究增加新的动力。

代谢组学是系统生物学的重要组成部分，而且距离表型最接近，代谢组学的研究能更全面地揭示基因的功能，为生物技术的应用提供科学依据。基因组学和蛋白质组学分别从基因和蛋白质层面探寻生命的活动，而实际上细胞内许多生命活动发生在代谢物层面，如细胞信号释放、能量传递、细胞间通信等都受代谢物调控。基因与蛋白质的表达紧密相连，而代谢物则更多地反映了细胞所处的环境，这又与细胞的营养状态、药物和环境污染物的作用，以及其他外界因素的影响密切相关。因此有学者表述“基因组学和蛋白质组学告诉你什么可能会发生，而代谢组学则告诉你什么确实发生了”。

1. 基本研究方法

药用植物代谢组学研究的基本步骤包括实验设计、植物栽培或采集、样本制备（包括前处理衍生化）、检测分析、数据分析、代谢途径或代谢网络分析等。样品采集、代谢物提取及前处理是代谢组学样品制备的 3 个主要组成部分，是获得可靠数据的前提。

各种高灵敏度、高分辨率分析仪器是代谢组学分析技术的核心。目前代谢组学主要采用两大分析技术平台，核磁共振技术（nuclear magnetic resonance，NMR）平台和质谱技术（mass spectrometry，MS）平台。NMR 样品预处理简单、可以进行实时动态监测、具有较高的重现性和普适性等优势。核磁共振可提供原子之间的连接关系，能有效识别代谢物结构，具有强大的化合物结构解析功能。与质谱法相比，NMR 的缺点是检测灵敏度相对较低（采用现有成熟的超低温探头技术，其检测灵敏度在纳克级水平）。色谱质谱联用技术拥有较高的分辨率和灵敏度，可以实现对上百个、上千个代谢物的快速分析与鉴定，对植物这样复杂的样本尤其适合。质谱作为检测器通常和各种色谱分析仪器联用，根据色谱－质谱联用的种类不同，基于质谱的分析技术又可以分为气相色谱质谱联用（gas chromatography-mass spectrometry，GC-MS）、液相色谱质谱联用（liquid chromatography-mass spectrometry，LC-MS）和毛细管电泳色谱质谱联用（capillary electrophoresis-mass spectrometry，CE-MS）。GC-MS 适宜分析小分子、易挥发（或衍生化后易挥发）、热稳定的化合物，如氨基酸、脂肪酸、小分子有机酸、糖、醇类化合物等；LC-MS 不受样品挥发性和热稳定性的影响，样品前处理简单，过滤后可以直接进样，可有效分析植物中丰富的次生代谢产物，包括各种皂苷类化合物、生物碱、黄酮、硫代葡萄糖苷等化合物；CE-MS 的主要优点是能够检测离子型化合物，如磷酸化的糖、核苷酸、有机酸和氨基酸等。目前无论采用哪种分析技术，都不能完全覆盖整个代谢组的化合物，这三种色谱 - 质谱联用分析技术分别适合检测不同类别的代谢物，具有一定的互补性，相互之间也有一定的重叠。

代谢组学数据分析的基本流程包括数据的预处理、多维统计分析和数据库检索等主要步骤。样品制备、实验操作、仪器运行的波动常常造成随机误差，数据预处理用来消除噪声、减少误差、提高后续数据分析的准确性。数据预处理主要包括降低噪声、校正基线、峰提取、峰对齐、峰定量、归一化、数据标准化等。多维统计模式识别可分为有监督的分类（supervised classification）和无监督的分类（unsupervised classification）两种。无监督模式识别方法从数据本身出发，在没有任何外界分类指导的情况下，考察数据的整体性质及内部变量的各种关联，主要包括主成分分析（principal component analysis，PCA）、聚类分析（hierachical cluster analysis，HCA）、自组织映射神经网络算法（self-organizing map，SOM）。有监督模式识别方法用于建立类别间的数学模型，使各类样本间达到最大的分离，并利用建立的多参数模型对未知样本进行预测。在这类方法中，由于建立模型时有可供学习利用的训练样本，所以称为有监督学习。有监督模式识别方法包括偏最小二乘法（partial least square，PLS）、线性判别分析法（linear discrimination analysis，LDA）、支持向量法（support vector machine，SVM）、人工神经网络（artificial neural network，ANN）等。PCA 和 PLS-DA 是代谢组学研究中最常用的模式识别方法，这两种方法通常以得分图（score plot）获得对样品分类的信息，以载荷图（loading plot）获得对分类有贡献的变量及其贡献大小，从而用于发现潜在生物标记物的变量。

代谢组学分析离不开各种代谢途径和生物化学数据库。化合物的数据库是植物代谢组学研究的核心内容之一，其中基于 GC-MS 的数据库主要是 NIST 库、Wiley 库和 Golm Metabolome Database（GMD）等；基于 LC-MS 的数据库有 Metlin 代谢物数据库、KNApSAcK、MassBank、Feihn 实验室自建数据库、植物化学和民族植物学数据库（Dr. Duke′s phytochemical and ethnobotanical databases，DPED）、Arizona 大学天然产物数据库等。由于各仪器厂家产生的数据格式和谱图存在一定的差别，目前仍然缺乏通用型的 LC-MS 数据库。

2. 研究方法最新进展

代谢组学技术在不断发展，研究热点多集中在新的分析检测技术的开发、新的分析策略、海量数据处理软件的研发、以及代谢途径、代谢网络、代谢数据库的构建等。下面重点介绍代谢组学技术近几年的研究进展。

（1）多平台整合代谢组学分析

由于植物代谢物种类十分庞大，据估计总数目为20万～100万种。此外，代谢物极性、分子量、官能团、挥发性、带电性等相差巨大，有的初生代谢物与次生代谢物之间丰度相差超过10^5数量级，目前还没有一种代谢组学分析方法能完全覆盖所有的代谢物。多平台整合技术是对单一分析技术的一种补充，达到对不同类型代谢物广谱分析。例如，Dai等（2010）利用NMR和LC-DAD-MS代谢组学技术分析了4个产区、3种不同栽培丹参的代谢物。NMR分析技术既能检测到丹参中的28个初生代谢产物（包括5个糖、8个羰基酸、10个氨基酸和胆碱、TCA循环中间代谢物），又能发现丹参中含量较高、重要的次生代谢产物（如丹酚酸B、紫草酸、迷迭香酸和丹参酚酸A）。LC-MS更加适合分析丹参中的次生代谢产物，如12个多酚、12个丹参酮、4个甾体皂苷、2个其他类型的物质和10个含量较低的未知物。该结果显示，NMR和LC-MS两种技术发现的代谢物有所不同，NMR更侧重含量较高的初生代谢产物和含量较高的次生代谢物，而LC-MS比较适合分析次生代谢物，两种方法有一定的互补性。由此可见，整合多种不同的分析方法可以扩大代谢物检测的范围。

（2）拟靶向代谢组学分析

拟靶向代谢组学分析方法结合了非靶向代谢组学和靶向代谢组学各自的优点。基于质谱的拟靶向代谢组学分析首先检测所有的代谢物，通过去除假阳性信号，筛选出能够稳定监测的、来源于生物的代谢物信号，建立含有保留时间和精确质量的离子列表，用于建立靶向分析方法。拟靶向代谢组学方法兼顾靶向代谢组学方法的精度和非靶向代谢组学方法的广度。此外，拟靶向代谢组学分析可以克服非靶向代谢组学中多样本质谱峰提取、对齐等难点。目前建立了多种类似的拟靶向代谢组学方法，如拟靶向代谢组学（pseudo-targeted metabolomics）分析方法、广泛靶向代谢组学（widely targeted metabolomics）分析方法。许国旺等（2007）将待分析的样本合并为质控样本，利用超高效液相色谱/四极杆-飞行时间质谱（UPLC-Q-TOF/MS）自动采集质控样本所含代谢物的一级和二级质谱，根据子离子响应强度筛选出代谢物的特征离子对信息，建立超高效液相色谱-三重四极杆串联质谱（ultra high performance liquid chromatography triple quadrupole tandem mass spectrometry，UHPLC-QQQ/MS）分析方法，对靶向的特征离子对进行定量检测。

（3）消除质谱假阳性研究策略

高灵敏度、高分辨率色谱质谱分析仪器可轻松检测数千种信号，与此同时也会不可避免地产生大量假阳性信号。质谱信号可以分为两种：一种是生物来源的，一种是非生物来源的，包括溶剂、色谱柱、仪器管路、实验耗材等带来的外来污染。通常一个空白样本可以提取上千个的质谱峰信号，一个生物学样本可以产生数千个质谱峰信号。对于生物来源的信号，也不是所有的信号都适合定量分析，对那些含量极高、极低的组分，它们的信号强度与真实浓度之间不一定存在或存在较差的相关性。直接使用质谱峰面积来比较代谢物的含量，有可能会得到错误的结果。因此，剔除非生物来源的信号，评价对生物来源信号的定量检测能力，对代谢组学分析非常重要。目前能有效区分非生物来源信号的方法有同位素标记代谢组的方法，该方法采用^2H_2O或$^{13}CO_2$等稳定同位素标记整个植物代谢组，比较标记的代谢组和未标记的代谢组，如果存在质量位移则表明是内源性代谢物，如果没有质量位移则为非生物来源的信号。根据质谱位移可以计算碳原子（或氢原子）的个数，从而对质谱峰信号进行定性分析。同位素标记代谢组方法非常有效，但是成本很高，技术要求非常高。

笔者将混合所有生物样本的质控（quality control，QC）样本作为代谢物库（metabolite pool），对QC样本进行逐级稀释，结合溶剂空白，提出五步峰过滤规则，即重现性检查、变异性检查、空白溶剂检查、定量能力检查和手动检查，可以有效区分假阳性质谱信号和评价每一个峰的定量能力（quantitative performance）。同时引入相对浓度指数（relative concentration index，RCI），结合QC梯度稀释曲线，建立所有质谱峰的定量校正模型（图7-1）。该模型不仅可以用于定量校正，而且可以将质谱峰面积归一化到RCI，进行后续的多变量分析。经验证，该方法可以消除标准品组成的人工样本中92.4%的假阳性，消除生物样本中71.4%的假阳性质谱峰信号。

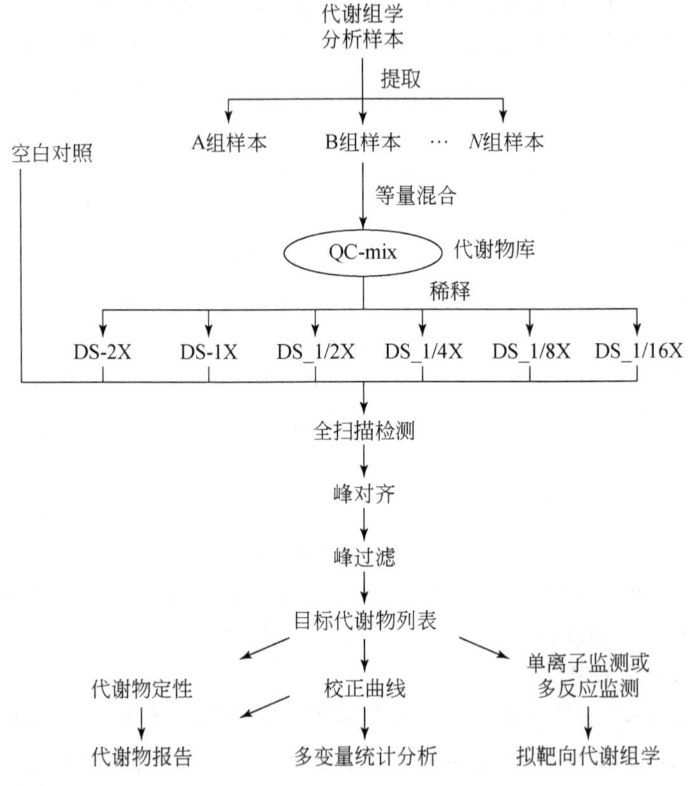

图7-1 消除质谱假阳性代谢组学研究新策略（Duan et al. 2016）

（4）质谱成像和单细胞质谱代谢组学分析技术

质谱成像（mass spectrometry imaging，MSI）采用成像方式的离子扫描技术，原位分析代谢物在不同时间和空间含量的变化。可同时对多种分子进行原位可视化分析，从而将代谢物与组织形态学高度关联。MSI作为一种新型的分子成像技术，突出特点是针对生物体内参与生理和病理过程的分子进行定性或定量的可视化检测。它能够检测基因、蛋白质及药物等小分子在生物体内的分布特征及其含量变化信息，提供生物体不同生理及病理过程中分子的变化。因此，在临床医学、分子生物学和药学等领域具有重大的应用前景。MSI技术主要按照电离方式（探针）进行分类，目前主要包括以下三大类型：需要在真空条件下进行离子化的二次离子质谱（secondary ion mass spectrometry，SIMS）、基质辅助激光解吸电离（matrix assisted laser desorption ionization，MALDI）质谱，以及以解吸电喷雾（desorption electrospray ionization，DESI）离子源为代表的常压敞开式离子化质谱成像技术。

传统的代谢组学分析通常只能在均一化的样品或提取物中进行，但是，植物的各种细胞分化后具有不同的功能，特定的细胞和组织具有不同的代谢物特征，代谢物的合成和分布存在区室化的特点。单细胞分析作为目前先进的技术手段，采用不同的取样方式和不同的离子化方法，以极高的灵敏度，特定分析单个细胞中所含有的代谢物，而不是多个细胞的代谢混合物，使得分析的结果更加精准。例如，丹参酮二萜合成基因 *CPS1* 和 *KSL1* 在丹参根木栓层中特异性表达，木栓层中特异积累红色丹参酮类物质。Kotaro Yamamoto 通过整合质谱成像技术和单细胞质谱代谢组学技术，解析长春花萜类生物碱合成的细胞特异性。

二、应用研究

代谢组学是有机化学、分析化学、化学计量学、分子生物学等多学科相结合的交叉学科，已经渗透到生命科学、中医药学研究中的各个方面。从 2000 年左右提出代谢组学概念到现在（特别是最近几年）一直保持着快速的发展势头。代谢组学广泛应用于疾病的早期诊断、药物开发、毒性评价、环境评价、生理学、功能基因组学、个性化治疗、营养学、植物学等科学领域。中医药系统是一个极其复杂的体系，代谢组学与突出整体效应的中医药学思想具有天然的相似性，比较适合在复杂系统中发现靶标物质，在中医药各个领域有着广泛的应用。在中药材基原鉴别，药材道地性，药材的质量控制，中药炮制，中药有效成分研究，中药复方配伍，中药药效、药理评价，中药代谢及毒理评价，中药方证等领域有着广泛的应用（王喜军　2015）。

药用植物代谢组学是代谢组学研究的重要组成部分，具有生理活性的代谢物是中药发挥作用的载体，在数千年的中医理论指导和实际使用经验中筛选出了上万种中草药，然而它们的有效成分和合成途径还未得到有效阐明。药用植物的鉴别、质量控制，药用成分的代谢工程和合成生物学研究，都离不开代谢组学分析。代谢物的含量受到诸多因素的影响，包括遗传、环境、存储、制备、分析等各个环节的影响，这些都给代谢组学研究带来巨大的挑战。同时，中医药是极其复杂的体系，很难单独通过某项技术、一个实验来阐明清楚，需要从更多层面上系统地解析中医药的各种问题。药用植物拥有许多独特的代谢产物，从基因资源和代谢多样性角度上讲，药用植物要比模式植物拟南芥和水稻更具有研究价值。与模式生物相比，药用植物代谢组学研究还相对缺乏基因组信息，缺少合适的遗传材料、人工群体、自然群体等。随着技术的发展和进步，药用植物代谢组学必将朝着更加精细化的方向发展，代谢物的定量、定性分析将更加准确，各种原位分析、单细胞分析技术将更加成熟。

第二节　基于代谢组学的中药鉴定和质量评价

中药材基原品种的真伪优劣，关系到疗效和质量的可靠性。即使是同种药材，由于自然条件不同，药材产量和质量也不相同，临床疗效也有很大差异。传统中草药鉴定的主要

表 7-1　基于核磁共振的代谢组学技术在中草药鉴别及质量控制中的应用

种属	差别因素	结论
毛蕊花属（*Verbascum*）	5 个不同种	该方法可以将 5 个种区分开，其中 2 个种含有高含量的活性成分玄参苷、毛蕊花苷、连翘酯苷 B 等（Georgiev et al.　2011）
冬青属（*Ilex*）	11 个不同种	仅有一个种巴拉圭（*I.paraguariensis*）作为马黛茶，其他为伪品。巴拉圭（*I.paraguariensis*）中含有高含量的黄嘌呤类、酚酸类和黄酮类（Kim et al.　2010）
连翘［*Forsythia suspen sa*（Thunb.）Vah1］	青翘和老翘	青翘中含有较高水平的连翘酯苷、连翘苷、和芦丁等。二者具有相同的抗菌活性，但是不同的抗氧化活性（Jia et al.　2015）
鼠尾草属丹参（*Salvia miltiorrhiza* Bge.）	3 种生态型	NMR 和 LC-MS 两种方法结合，可以区分不同丹参栽培品种，不同产地的同种栽培丹参的代谢谱也存在差别（Dai et al.　2010）
蓼属（*Polygonum*）	何首乌和虎掌 2 个种	不同样本间有差异的主要成分是二苯乙烯衍生物（Frederich et al.　2011）
黄芩（*Scutellaria baicalensis*）	不同产地	柠檬酸和精氨酸是区分中国和韩国两个产地黄芩的主要成分（Kang et al.　2008）
大麻（*Cannabis*）	不同栽培品种	*S*-9- 四氢大麻酚酸（THCA）、大麻二酚酸（CBDA）和初级代谢产物均是鉴别不同栽培品种的标志成分（Choi et al.　2004）
马钱子（*Strychnos*）·	3 个不同种，不同部位（种子、茎皮、根皮）	样本间有差异的主要成分为马钱子碱、马钱素、脂肪酸、生物碱等（Frederich et al.　2004）
麻黄（*Ephedra*）	3 个不同种	不同种间差异代谢物为苯甲酸类似物和麻黄碱类生物碱（Kim et al.　2005）
人参（*Panax ginseng*）	人参不同市售产品	丙氨酸、精氨酸、胆碱、延胡索酸、肌醇、蔗糖以及人参皂苷是区分不同制剂的重要代谢产物（Yang et al.　2006）
人参（*Panax ginseng*）	中国和韩国两个不同产地	所建立的方法能区分出两个产地的人参，且对混合比例的预测准确率达 83% 以上，该方法可以用于预测人参样本的混合和掺假（Nguyena et al.　2016）

方法有基原鉴定、性状鉴定、显微鉴定和理化鉴定，然而这些鉴定特征几乎均为生物体的遗传性表现型，不仅受到遗传因素的影响，而且与生物体的生长发育阶段、环境条件、人类活动（如引种驯化、加工炮制等）等有着密切的关系，具有很大的变异性和随意性，难免存在主观性强、重复性和稳定性差等缺点，因此对鉴定结果的可靠性带来了一定的影响。DNA 分子标记技术，如 RAPD、RFLP，能很好地用于遗传多样性研究，以及正品与伪品等种以上分类单元的鉴定（陈士林等 2007）。但是，由于 DNA 分子标记不受生物体发育阶段的影响，无法鉴别不同生长年限的药材，对同基原（基因型）野生药材与栽培药材的鉴别也存在一定困难（肖小河等 2009）。植物代谢组学主要是对特定条件下代谢表型（metabolic phenotypes 或 metabotypes），以及这些表型与基因型之间的联系的研究。植物的次生代谢过程及代谢物的积累受到自身和环境中各种生物和非生物因素的调控，通过代谢组学研究不仅能够深入理解植物与环境的相互作用、植物自身基因的功能、植物代谢网络与代谢调控，还能揭示植物表型与植物生长、发育及生物多样性之间的关系（表 7-1）。代谢组学结合分子标记技术已经成功用于中草药的鉴别评价中，如代谢组学技术结合 DNA 分析标记技术 AFLP 成功鉴别蒙古黄芪和膜荚黄芪，代谢组学技术结合 DNA 条形码技术区分 3 种不同的沙棘（刘悦等 2016），即江孜沙棘（*Hippophae rhamnoides* Rousi）、肋果沙棘（*H.neurocarpa* S.W.Liu & T.N.He.）和西藏沙棘（*H.tibetana* Schlechtendal）。

一、代谢组学鉴别 3 种甘草植物

甘草为常用大宗药材。美国、欧洲等国家将甘草作为植物膳食补充剂（botanical dietary supplement，BDS）使用。甘草药材来源于豆科植物甘草（*Glycyrrhiza uralensis* Fisch.）、胀果甘草（*Glycyrrhiza inflata* Bat.）或光果甘草（*Glycyrrhiza glabra* L.）的干燥根和根茎，3 个种的显微结构很相似，常常混用。美国国立卫生研究院（NIH）的 Simmler 等采用基于 DNA barcoding 和代谢组学的方式（图 7-2），对甘草中 3 个种及其他种的变种共 51 个样本进行了分析。代谢组学分析结合 ^{1}H-NMR 和 LC-MS 技术，所得数据采用主成分分析（PCA）和典型判别分析（CDA）。结果显示，结合 DNA barcoding（图 7-3）和代谢组学技术，除了能明显区分出甘草、胀果甘草、光果甘草 3 个种，还能区分出不同的杂种及不同种的混合物。

甘草中重要的次生代谢成分是黄酮类[甘草素(liquiritigenin)、异甘草素(isoliquiritigenin)对应的糖苷]和三萜类[主要为甘草甜素（glycyrrhizin）等]。代谢组学分析涵盖了甘草中主要的次生代谢成分，发现甘草中特异积累甘草香豆素（glycycoumarin），光果甘草中特异积累光甘草定（glabridin）、胀果甘草中特异积累甘草查耳酮（licochalcone A）和一个新发现的化合物（对 - 羟基苯基丙二酸，*p*-hydroxy benzyl malonic acid，HBMA）。核磁谱图（^{1}H-NMR）经过 AMIX 软件分段切割，数据预处理后进行主成分分析，结果见图 7-4。在 PCA 得分图中，所有样本明显分组，分组结果与 DNA 条形码结果一致。其中化合物 licuraside/liquiritigenin-7-*O*-apiosylglucoside、liquiritinapioside/isoliquiritinapioside、glabridin 在光果甘草中含量高，甘草苷（liquiritin）和 liquiritigenin 在甘草中含量高，而化合物 licochalcone A 在胀果甘草中含量高（Simmler et al. 2015）。

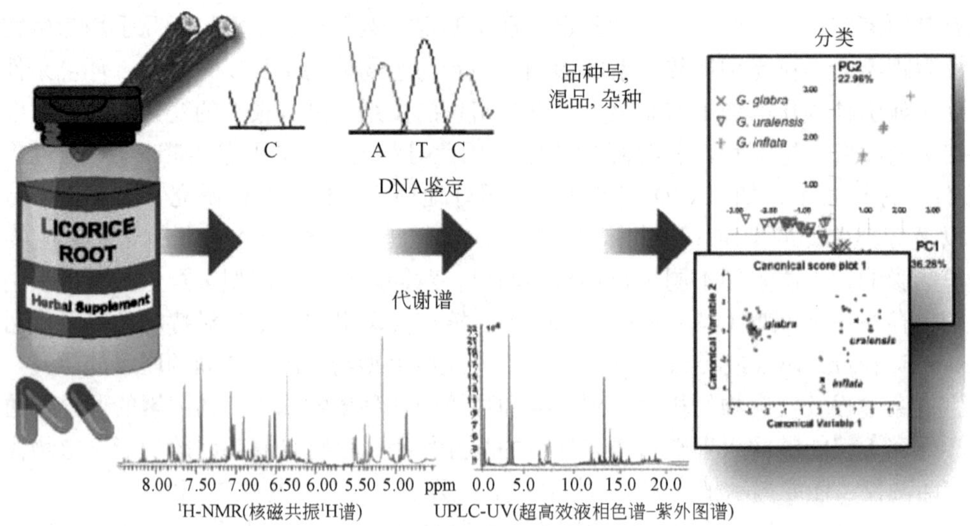

图 7-2 结合 DNA barcoding 和代谢组学对甘草药材进行区分（Simmler et al. 2015）

标识物

	种/TG	*ITS* I-2	*ITS* I-3	*rbcL* R-1	*rbcL* R-2	*matK* M-1	*matK* M-2	*psbA-trnH* T-1	*psbA-trnH* T-2	*psbA-trnH* T-3	*psbA-trnH* T-4
光果甘草	TG3	×		×		×			×		
	TG2	×		×		×		×			
胀果甘草	TG4	×		×		×				×	
	TG5	×		×			×			×	
甘草	TG6		×	×		×		×			
	TG7		×	×		×			×		
	TG8		×		×	×		×			
	TG9		×		×	×					×

a

1.1TS

Allele	*Sites* 187	*Sites* 411-413
1-2	T	CAA
1-3	C	TGC
ADD	Y	YRM

2.psbA-trnH

Allele	*Sites* 72	*Sites* 125	*Sites* 171
T-1	C	A	T
T-2	C	A	G
T-3	T	A	T
T-4	C	G	T

b

BC754甘草　BC758杂合体　BC742混合物

1.1TS　187　411-413　187　411-413　187　411-413　— A　— T　— C　— G

1-3　ADD　1-2,1-3

2.psbA trhnH　72　125　171　72　125　171　72　125　171

T-4　T-3　T-1,T-2,T-3

c

图 7-3 DNA barcoding 区分不同种甘草及其他变种（Simmler et al. 2015）

a. 甘草基因型；b. 核酸序列；c. 核苷酸图谱

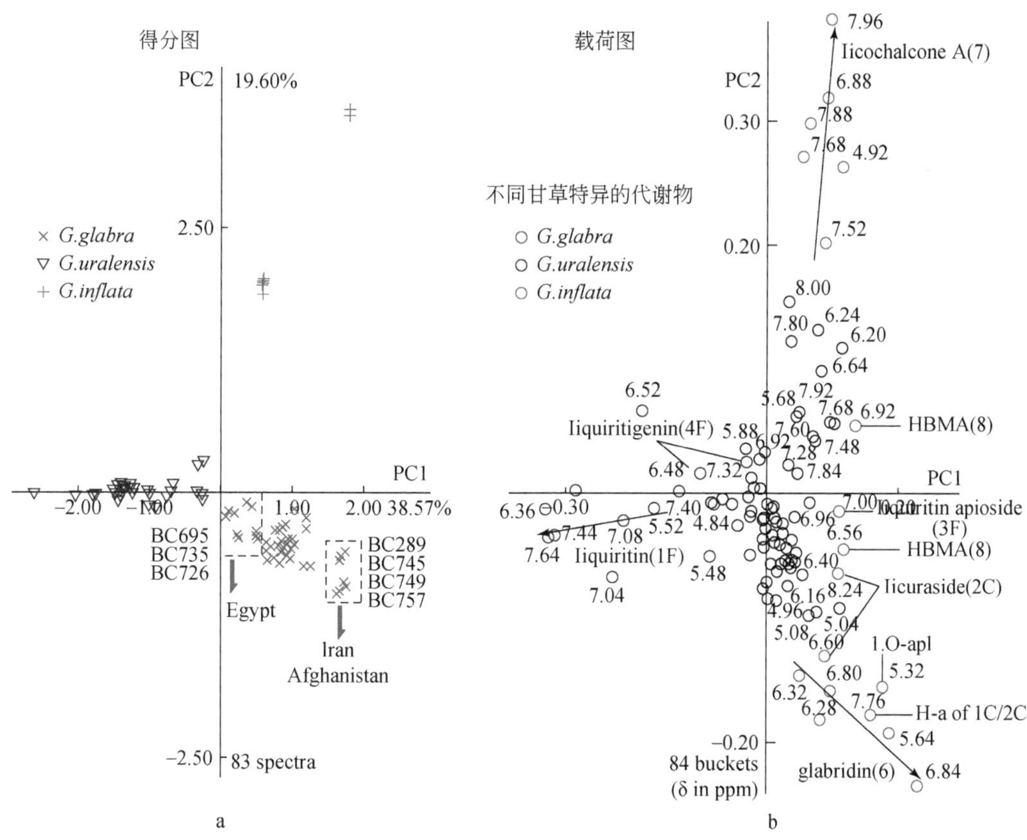

图 7-4　核磁共振代谢组学区分三个甘草的主成分分析图（Simmler et al.　2015）

a. 主成分分析的得分图；b. 主成分分析的载荷图

对甘草的质量评价，关键是构建一个综合质量评价体系，而非简单的以某种有效成分作为单一的指标。DNA barcoding 鉴别植物原材料，从上游控制原材料品质；代谢组学分析从整体上表征了植物所含的化学组成；结合 DNA barcoding 和代谢组学技术将是中药质量评价的一个重要的发展方向。

二、代谢组学鉴别南柴胡和北柴胡

《中国药典》规定柴胡基原为柴胡（*Bupleurum chinense* DC.）或红柴胡（*Bupleurum scorzonerifolium* Willd.）的干燥根。按性状不同，分别习称"北柴胡"和"南柴胡"，其中"南柴胡"又称为红柴胡。很多学者采用色谱含量测定或色谱指纹图谱的方法区分二者，但均未能明显区分。Qin 等（2012）采用基于核磁共振技术的代谢组学方法将两个种明显分开，找到了区分两个种的化学标志物：柴胡皂苷类和挥发油类。"北柴胡"含有高含量的柴胡皂苷 a（saikosaponin a，SSa）及其类似物，而"南柴胡"含有高含量的挥发油、柴胡皂苷 bl（saikosaponinbl，SSbl）及其相同骨架的皂苷。该结果体现了核磁共振技术在化合物结构辨识方面和中药品种鉴定方面的独特优势。

柴胡的主要药效成分为柴胡皂苷类和挥发油类。提取采用了水和三氯甲烷两相提取的方法。在有机相，两个种有显著的差异，主要的差异代谢产物是挥发油类和皂苷类。在水相，两个种之间也有显著差异，主要的差异代谢产物是皂苷类和初级代谢产物。其中南柴胡中 citric acid、arginine 和 sucrose 等初级代谢物含量高，而北柴胡中 SSa、SSc 和 SSd 含量高。两相代谢组学结果均表明，北柴胡中 SSa、SSc 和 SSd 含量高。

该试验收集了 67 份样本，除了品种区别外，还包括栽培种和野生种、不同采收地点（山西、陕西、甘肃）的样品。结果表明，代谢组学也能显示出产地对柴胡质量的影响，其中陕西柴胡含有高含量的 SSa、SSc 和 SSd，山西柴胡含有高含量的脂类成分。而栽培方式对柴胡成分的影响不大。因此，基于核磁共振技术的代谢组学是评价中药材种质资源、栽培种植、地理环境等因素对药材质量影响作用的重要平台。

三、代谢组学鉴别蒙古黄芪和膜荚黄芪

蒙古黄芪和膜荚黄芪从形态学上非常难以区分，关于它们的分类地位一直存在争议。黄芪（或耆）始载于《神农本草经》，列为上品，为常用药材，具补气固表、利尿、托毒排脓、敛疮生肌的作用。《中国药典》2015 年版收载的原植物为豆科黄芪属植物膜荚黄芪［*Astragalus membranaceus*（Fisch.）Bge.］和蒙古黄芪［*Astragalus membranaceus*（Fisch.）Bge.var.*mongholicus*（Bge.）Hsiao］的干燥根。《中国植物志》（*Flora of China*）收录蒙古黄芪（*A.membranaceus* Bunge），而膜荚黄芪为蒙古黄芪的变种。膜荚黄芪和蒙古黄芪曾经分别作为黄芪属黄芪亚属的两个独立种，其主要的形态学差别在于膜荚黄芪子房、荚果被毛，小叶通常椭圆状卵形，较大；蒙古黄芪子房、荚果无毛，小叶通常椭圆形，较小。Xiao 等（1964）认为蒙古黄芪为膜荚黄芪的一个变种。

Duan 等（2012）采用 GC-MS 代谢组学和 AFLP 分子标记技术区分这两种黄芪，图 7-5 所示为分子标记的聚类结果图，膜荚黄芪和蒙古黄芪所有品种的遗传距离为 0% ～ 25%，聚类共分成 3 个大组。蒙古黄芪所有样品聚在一组（组 1），而膜荚黄芪所有样品分为 2 组（组 2 和组 3），从亲缘关系看，甘肃和山西产的蒙古黄芪与甘肃产的膜荚黄芪的亲缘关系较近。在组 1 中，不同产地或生长条件的蒙古黄芪没有分开。而对于膜荚黄芪，甘肃产地和东北产地的膜荚黄芪分离开来，由所采集的样本来看，膜荚黄芪的地域特点比蒙古黄芪更加明显。

鉴定蒙古黄芪和膜荚黄芪差异代谢物。两种黄芪代谢物的 OPLS-DA 结果得分图，在第一和第二主成分的分值图上，两种黄芪已经呈现较为明显的分离，说明这两种黄芪在代谢成分上存在明显的差异。进一步通过 V-plot 载荷图筛选差异化合物，差异代谢物需满足 3 个标准：VIP>1，Mann-Whitney 非参数检验的 $P<0.05$，曲线下面积 >0.8（area under the curve，AUC）。代谢物的鉴定通过数据库的比较，相似度 >800 为推断性的定性。搜索的数据库有 NIST 05 和 Golm Metabolome Datebase，共 17 个代谢物作为区别两种黄芪的差异物质，主要为半乳糖、蔗糖、苹果酸、天冬酰胺等，它们是潜在的区分两种黄芪品种的代谢标识物，这些代谢物可能与黄芪的生长环境相关。

四、代谢组学揭示三七皂苷分布

Wei 等（2017）对三七不同生长年限和不同部位的皂苷成分的含量及其编码合成途径的关键基因的表达进行研究，发现不同部位皂苷分布的差异及潜在机制（图 7-6）。首先采用基于 LC-MS 的代谢组学分析不同年限和部位的化学成分特征，发现不同部位代谢物存在

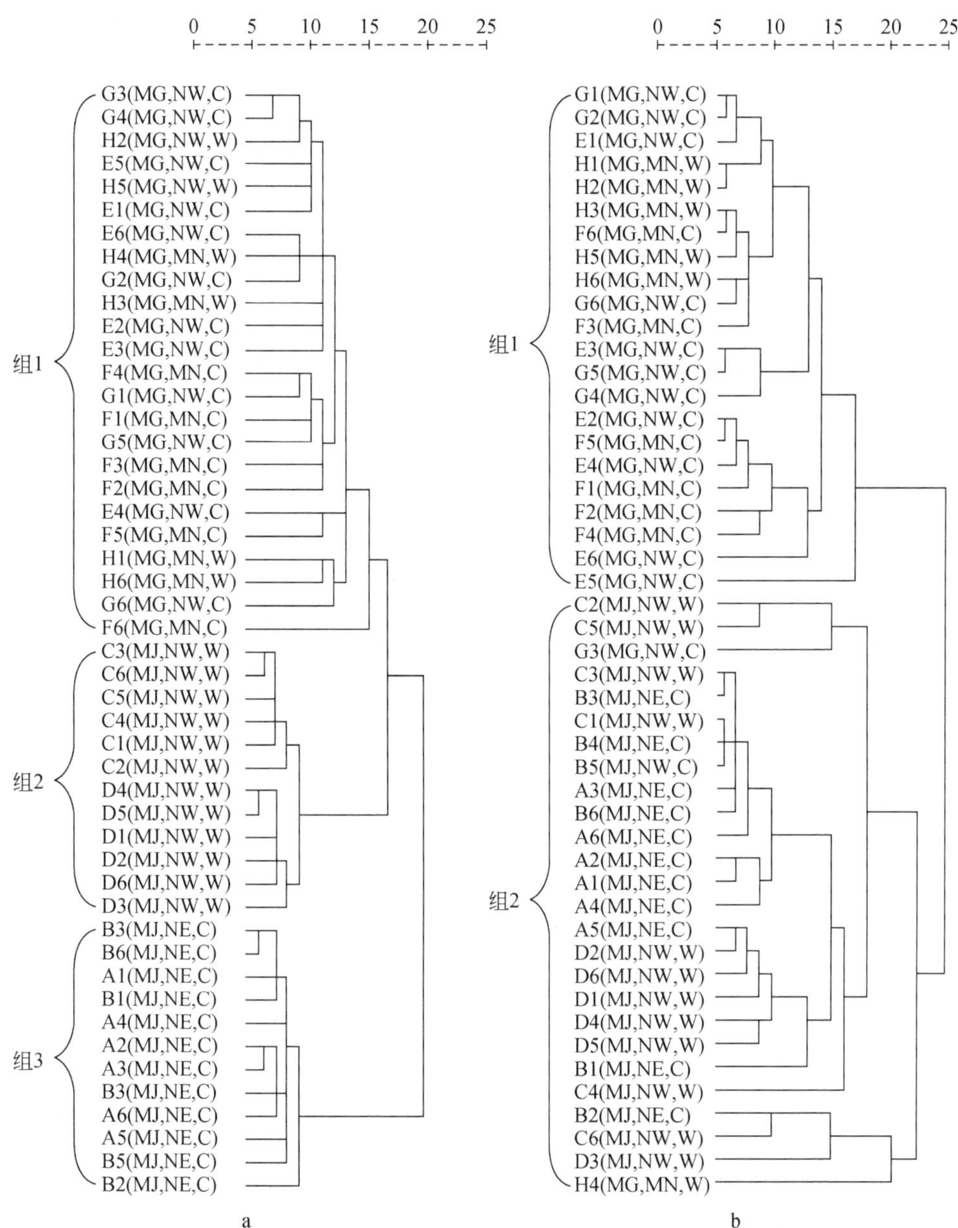

图 7-5　AFLP 聚类结果（Duan et al.　2012）

a. GC-TOF/MS 代谢物聚类结果；b. MG 蒙古黄芪

MJ. 膜荚黄芪；NW. 西北产地；NE. 东北产地；MN. 华北产地；C. 栽培黄芪；W. 野生黄芪

差异，且皂苷类成分是重要的潜在差异标记物（图 7-6b）。然后，对皂苷类成分进行了靶标分析，结果显示人参皂苷 Rg_1、Re、Rd 和 Rb_1 在地下部位（根和须根）比地上部位（花，茎和叶）含量高；而 20（S）二醇型皂苷主要分布在地上部分，三年生三七总皂苷含量（188.0 mg/g）是二年生三七（130.5 mg/g）的 1.4 倍。基于转录基因表达谱分析表明，与皂苷合成相关的重要合成酶基因（*PnFPS*、*PnSS*、*PnSE1*、*PnSE2* 和 *PnDS*）在三七不同部位中的表达模式与化合物的特征相似，花中表达量最高，高出根和须根的 5.2 倍（图 7-6c）。这些结果表明三七皂苷很有可能在地上部分合成再转移到地下部位进行储存。本研究对三七皂苷类成分的化学和遗传特性进行关联分析，为三七药材的合理采收和药材资源的充分合理利用提供了科学依据。

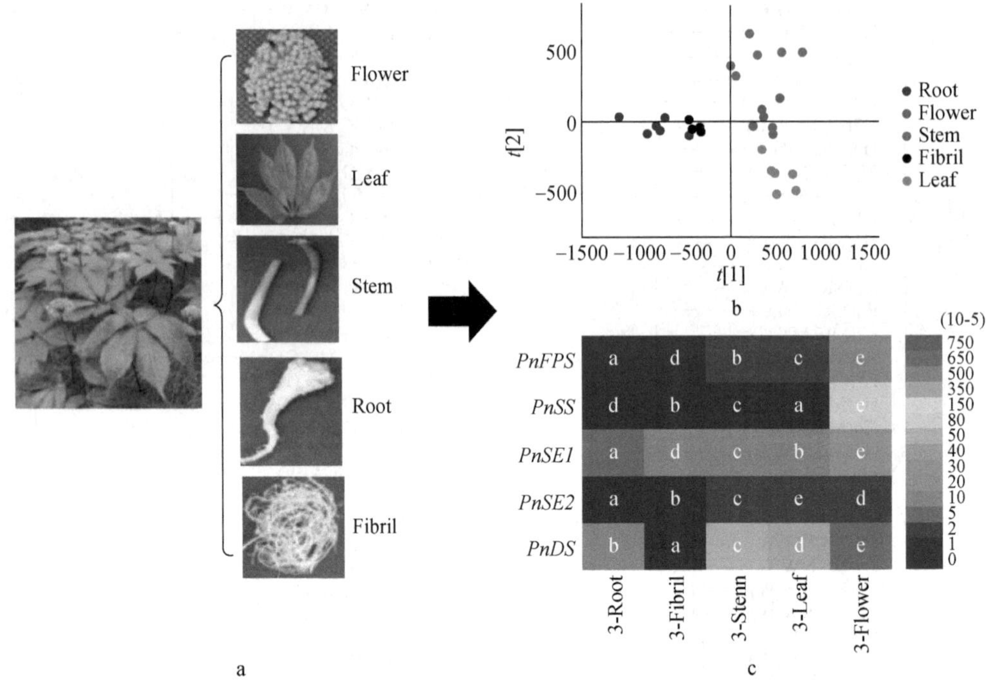

图 7-6 不同部位三七代谢及基因表达分析（Wei et al. 2018）

a. 三七不同部位；b. 三年生代谢物主成分分析图；c. 三年生不同基因表达图谱

第三节 基于代谢组学的天然产物合成研究

生物合成途径解析是药用植物次生代谢研究的核心内容，相对初生代谢，次生代谢在植物进化过程中呈现出代谢多样性的特点，在不同的植物类群中特异性分布。植物次生代谢一般通过关键的环化酶形成基本骨架，如萜类环化酶形成二萜、三萜的基本骨架；然后通过各种修饰酶，如 P450 氧化还原酶、UGT 糖基转移酶、OMT 甲基转移酶、卤化酶等，增加基本骨架结构的极性，引入杂原子等活性基团，使得终端产物呈现出结构多样性的特点。由于极性增加，使得终端产物可以积累在植物细胞中。

目前已鉴定的中草药次生代谢途径还不是很多，代谢网络的研究鲜有报道。同位素标记法结合代谢组学分析，可以较好地研究次生代谢网络。例如，添加稳定同位素 ^{13}C 标记的甲羟戊酸（萜类合成前提）到植物，通过非靶向代谢组学手段比较同位素标记的植株与野生型植株，可以研究植物萜类的代谢途径和网络。中草药代谢工程主要通过基因工程的手段将代谢途径中的关键限速酶、代谢途径转移到工程化的酵母或植物细胞系，调节代谢的流向，针对性地提高目标代谢物的含量。抗癌药物紫杉醇的代谢工程研究较多，Ajikumar 等（2010）首先优化大肠杆菌上游途径 IPP 的生物合成，提高大肠杆菌 IPP 合成的 8 个步骤中的 4 个限速酶的表达量，使得大肠杆菌大量生成 IPP。之后将植物中紫杉醇合成途径中的 GGPP 合酶和紫杉二烯（taxadiene）合酶导入到前面构建的工程菌中，优化催化酶的密码子和表达水平，使得大肠杆菌中产生 1g/L 的紫杉二烯，产量是没有经过优化菌株的 1500 余倍。无论是代谢途径解析、代谢工程研究，还是合成生物的研究，代谢物分析、代谢组学分析都是必不可少的研究工具。具体研究案例分析如下。

一、代谢组学技术解析丹参酮代谢途径

丹参酮是丹参中具有活血化瘀功能的重要药效物质，包括丹参酮Ⅰ（tanshinone Ⅰ）、丹参酮ⅡA（tanshinone ⅡA）、丹参酮ⅡB（tanshinone ⅡB）、隐丹参酮（cryptotanshinone）等。丹参酮属于不饱和的二萜类天然产物。高伟等（2015）首次克隆并功能鉴定了丹参酮生物合成途径中 2 个丹参酮特有的二萜关键环化酶 SmCPS 和 SmKSL，通过 RNAi 的方法抑制 SmCPS 的表达，导致丹参酮类成分在丹参毛状根中明显下降。与裸子植物二萜代谢不同，被子植物丹参酮二萜合酶为单功能酶，需要 SmCPS 和 SmKSL 协作催化 GGPP 合成丹参酮二烯。

Cui 等（2015）采用 GATEWAY 技术构建 *CPS1* 的 RNAi 载体对毛状根和丹参植株进行 RNAi 干扰，转基因毛状根和植株均出现了明显的表型。毛状根表现为 *CPSl*-RNAi 株系显得黯然无色，而对照毛状根为亮棕色。在植物生长方面没有受到显著的影响，主要表现在根部颜色的变化，*CPS1*-RNAi 株系的根为白色，而对照株系的根为鲜艳的红色。表明 *CPS1* 基因被抑制后引起了丹参酮类化合物合成的异常。通过代谢组学技术（LC-MS 和 GC-MS）对比转基因 RNAi 干扰植株与野生型植株的代谢谱。从总离子流图（total ion chromatography，TIC）谱图可见，在 LC-QTOF-MS 中，*CPSl*-RNAi 植株对丹酚酸类化合物的信号几乎没有影响（0 ～ 5.7 min），而丹参酮类化合物信号几乎消失（5.7 ～ 14 min）。GC-QQQ-MS 中大多数化合物表现为降低，但积累的化合物信号增强。通过主成分分析能够非常清楚地区分这两组植株。

对 LC-QTOF-MS 和 GC-QQQ-MS 数据分别进行统计分析，LC-QTOF-MS 中得到的 40 个差异化合物在 *CPS1*-RNAi 植株中均显著降低，没有检测到积累的化合物。GC-QQQ-MS 分析中共得到 28 个差异化合物，其中 22 个在 *CPS1*-RNAi 植株中显著降低，而另外有 6 个在 *CPS1*-RNAi 植株中显著升高。利用自建的鼠尾草属化合物数据库，LC-QTOF-MS 中得到的 40 个差异化合物中有 38 个可以找到分子质量精确匹配的化合物。有了这些基本数据，进一步对可能的候选化合物进行 MS/MS 分析，并配合已有的 10 个标准品，鉴定了 20 个差异化合物。GC-QQQ-MS 中得到的 28 个差异化合物中，与 NIST 数据库相似度在 80% 以上的有 12 个。提高相似度至 90% 以上并结合已有的标准品，最终有 8 个化合物得到鉴定。结果显示，*SmCPS1* 受到抑制后积累大量的二萜化合物底物，鉴定的 20 个均为典型的松香烷型丹参酮类结构，另外 3 个为重排的松香烷型结构。通过代谢组学和 RNAi 干扰技术，发现丹参酮类化合物的生物合成途径并非简单的直线型模式，而是形成复杂的网络结构；通过 RNAi 干扰还发现了大量未知的二萜类化合物。

整合代谢组学和转录组学发掘丹参酮代谢途径中间代谢产物。随着首个药用植物——丹参基因组框架图的完成，将进一步推动丹参成为模式药用植物，也为系统揭示丹参次生代谢奠定坚实基础。目前，在多数植物无法进行全基因组序列测定的情况下，转录组研究已经成为分离和克隆新基因及基因功能研究的重要手段之一。Gao 等（2014）使用 UPLC-

DAD-QTOF-MS 非靶向代谢组学技术分析银离子诱导的丹参毛状根，通过主成分分析，寻找银离子诱导后大量积累的代谢物，从 3862 个对齐的质谱峰中鉴定了 5 个明显差异物质，它们主要为丹参酮类化合物。Roche 454 测序技术对丹参毛状根进行转录组分析，建立丹参转录本数据库。然后采用 IlluminaGA Ⅱ测定 4 个诱导时间点的转录组，以诱导前为对照，分析不同时间点受诱导后出现的表达差异基因，共鉴定了 6358 个上调的基因。通过与不同时间点丹参酮类代谢物含量和已知二萜合成基因表达量的比较，找到有共同调控模式的 70 个候选的转录因子和 8 个 P450 氧化还原酶，它们可能参与银离子诱导的丹参酮类物质合成。

二、质谱成像研究长春花生物碱的生物合成

长春花含有 130 余种生物碱，既是抗癌药物长春碱（vinblastine）和长春新碱（vincristine）的植物来源，也是研究萜类吲哚生物碱代谢途径的模式植物。生成长春花生物碱的前体环烯醚萜主要来源于 *2-C-* 甲基 -D- 赤藓醇 -4- 磷酸途径（MEP），甲戊二羟酸途径（MVA）可能在此过程中起辅助作用。吲哚生物碱的代谢途径非常复杂，从色氨酸和香叶醇开始到合成长春碱需要经过 35 个步骤，涉及 30 余个生物反应、30 多个酶和 2 个调节基因。长春碱的合成还跨越 7 种细胞及亚细胞结构。通过 RNA 原位杂交技术和免疫组织化学确定了代谢合成相关的酶。Kotaro Yamamoto 通过整合质谱成像技术和单细胞质谱代谢组学技术，解析萜类生物碱合成的细胞特异性。图 7-7 所示为长春花茎纵切面的质谱成像图，单萜成分，如马钱子苷和次番木鳖苷定位在表皮细胞中，该结果与前人报道一致。以前的 RNA 原位杂交研究显示大多数萜类生物碱在表皮细胞中合成，然而质谱成像结果显示多种萜类生物碱，并没有在表皮细胞中积累，而是在异型细胞和乳管细胞中积累。质谱成像还发现了一个离子 *m/z* 337.19 也同萜类生物碱共定位在表皮细胞、异型细胞和乳管细胞中，推测它可能为长春碱类化合物或中间代谢物。采用代谢组学数据手段，比较 4 种组织细胞中的代谢物谱的差异，在主成分分析（PCA）模型中可以区分这 4 种不同类型的组织细胞，而且可以发现不同组织细胞中的差异代谢物。作者还通过单细胞质谱分析，定量比较了 4 种组织细胞中萜类生物碱的含量和分布，PCA 分析结果与质谱成像结果相似，异型细胞和乳管细胞积累相似的化合物，而与表皮细胞和薄壁细胞中积累的代谢物有所不同。

三、mGWAS 分析解析黄瓜三萜合成基因簇

在传统分子生物学手段克隆、验证代谢功能基因基础上，基于联锁 - 关联分析的代谢组学分析发展成为大规模、高效定位代谢物合成基因的新手段。在植物学研究领域，全基因组关联分析（genome-wide association study，GWAS）是在全基因组范围内筛选不同遗传差异个体分子标记的基础上，分析表型相关联的分子标记位点。GWAS 广泛用于人类疾病与植物复杂农艺性质遗传基础的解析。GWAS 结合代谢组学技术（metabolic GWAS，mGWAS）则用以解析代谢物合成的遗传机制，即代谢合成及调控的基因位点。Chen 等（2013）对 524 份自然栽培水稻品种资源（含有 642.877 万的 SNP 分子标记）进行 LC-MS 代谢组学分析，得到 840 余种代谢物，并检测到 2947 个主效 SNP，共 634 个遗传位点。刘贤青等（2015）通过遗传和生化分析鉴定了其中 5 个黄酮合成的候选基因。

黄瓜中的苦味物质是一类称为葫芦素高度氧化的三萜衍生物，葫芦素类三萜普遍存在于葫芦科植物中，作为抗癌药物使用。Shang 等（2014）通过 GWAS 分析 115 份黄瓜种子

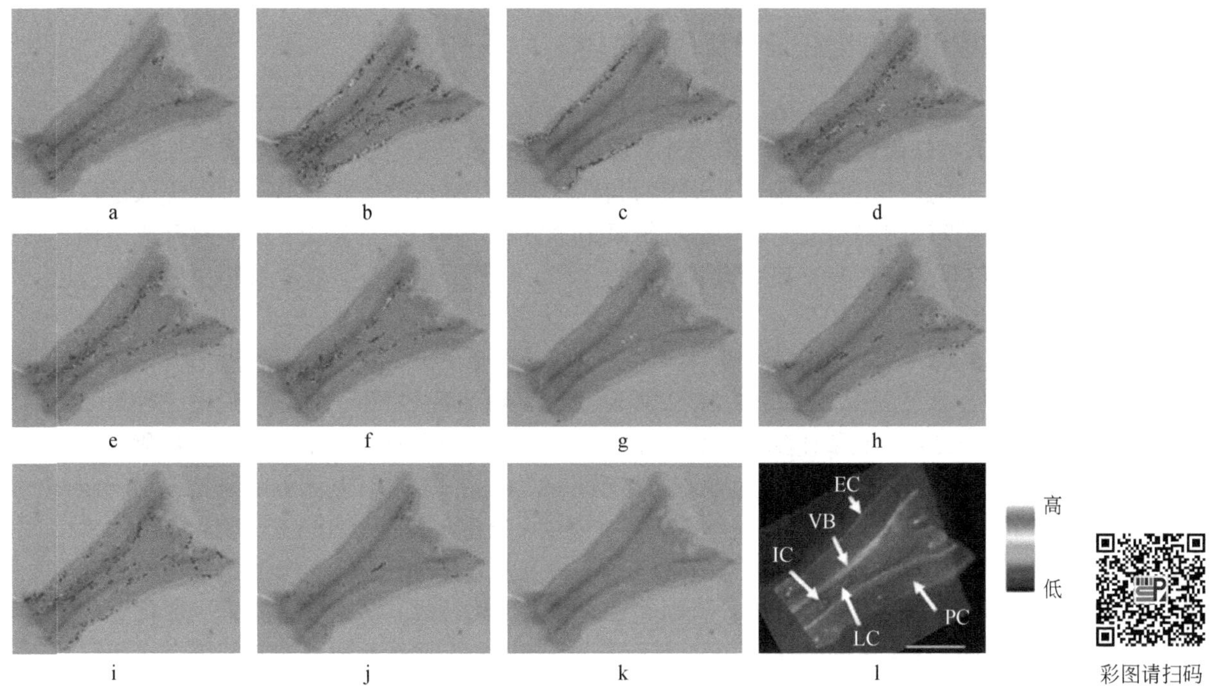

图 7-7 质谱成像分析长春花茎纵切面（Amamoto et al. 2016）

大多数萜类生物碱分布在异型细胞和乳管细胞中

a. 离子 *m/z* 415.1001（番木鳖酸）的成像质谱；b. 离子 *m/z* 429.1 157（马钱子苷）的成像质谱；c. 离子 *m/z* 427.1001（次番木鳖苷）的成像质谱；d. 离子 *m/z* 351.1703（长春质碱）的成像质谱；e. 离子 *m/z* 353.1859（ajmalicine）的成像质谱；f. 离子 *m/z* 349.1546（serpentine）的成像质谱；g. 离子 *m/z* 355.2016（花冠木碱）的成像质谱；h. 离子 *m/z* 367.2016（16-methoxytabersonine）的成像质谱；i. 离子 *m/z* 337.1 910（长春碱）的成像质谱；j. 离子 *m/z* 427.2227（deme-thoxyvindoline）的成像质谱；k. 成像质谱图对照；l. 紫外线激发下的长春花茎纵切面显微成像

颜色标尺代表质谱离子信号的轻度；VB 为 vascular bundle，维管束（标尺，1mm）；IC 为 idioblast cell，异型细胞；LC 为 laticifer cell，乳管细胞；EC 为 epidermal cell，表皮细胞；PC 为 parenchyma cell，薄壁细胞

资源，发现了与黄瓜叶片苦味紧密连锁的 SNP 位点。该位点导致 *Csa6G088690* 基因 393 位的氨基酸从半胱氨酸变为酪氨酸，叶片从苦变成不苦。*Csa6G088690* 编码 2，3- 氧化角鲨烯环化酶（OSC），与西葫芦中发现的葫芦素合酶（CPQ）具有 80% 的同源性。通过体外酵母表达，酵母中 *Csa6G088690* 催化 2，3- 氧化角鲨烯环化生成葫芦二烯醇，而 393 位氨基酸突变后，酶的活性完全丧失。因此，*Csa6G088690* 就是 *Bi* 基因，负责催化苦味合成第一步关键限速酶。从葫芦素 C 的结构上推断，合成葫芦素 C 还需要 P450 氧化还原酶和乙酰转移酶（ACT）。植物中某些特殊的次生代谢产物合成基因在基因组上成簇分布（Gene cluster），*Bi* 基因所在染色体周围 35kb 范围内有 3 个基因编码 P450，1 个基因编码 ACT，这些基因在不同黄瓜组织中的表达情况与 *Bi* 基因一致。通过共表达分析，发现 7 个编码 P450，1 个编码 ACT 的下游候选修饰基因。这些候选合成基因在黄瓜叶片中的表达调低后均能导致叶中苦味含量下降，从而间接证明它们参与了苦味合成。通过体外组合表达三萜环化酶和下游的 P450 氧化还原酶，以及靶向代谢组学分析，最终鉴定了 2 个 P450 和 1 个酰基转移酶的生化功能。此外，作者还解析了两个分别在叶和瓜里面特异调控葫芦素 C 合成的转录因子。

四、代谢组学研究红景天苷合成路径

红景天苷（salidroside）是存在于红景天属（*Rhodiola* L.）植物中的一种酸酚类化合物。除了抗疲劳和抗缺氧的传统医学作用外，提取物和红景天苷也表现出抗心血管疾病和抗癌的药用特性。由此产生的全球红景天植物和红景天苷的需求导致了一些物种濒临灭绝。来自剑桥大学的课题组采用代谢组学结合转录组学方法，揭示了红景天苷的生物合成路径，并且实现了红景天苷在酵母和植物烟草中的生产，从而为红景天苷在异源宿主中的工程化生产提供了路径。

Torrens-Spence 等（2018）研究表明，从酪氨酸（L-tyrosine）到关键中间体 4- 羟基苯基乙醛（4-HPAA）的步骤涉及单独的脱羧和脱氨酶酶促反应。即由酪氨酸通过三种离散酶（脱羧酶，TyDC；单胺氧化酶，MAO；4- 羟基苯基乙醛还原酶，4HPAR）顺序催化脱羧，氧化脱氨和醛还原反应，然后通过糖基转移酶（T8GT）在其 8-OH 基团处将酪氨醇（tyrosol）糖基化产生红景天苷。该研究发现红景天含有磷酸吡哆醛依赖性 4-HPAA 合酶（4-HPAAS），该酶将酪氨酸直接转化为 4-HPAA（图 7-8）。进一步鉴定编码随后的 4-HPAA 还原酶和酪氨醇糖基转移酶的基因，完成红景天中红景天苷的生物合成。该研究首先采用非靶标代谢组学确定了根中高含量的酪氨醇和红景天苷。由此推断合成这些成分的基因也会在相同的组织中高表达，从而为后续研究找准了方向。

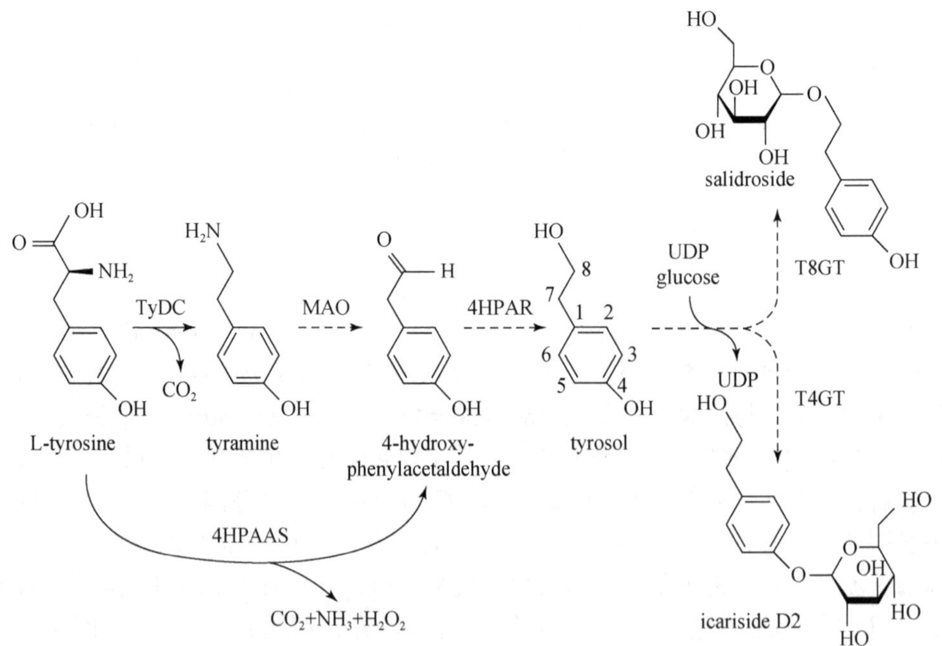

图 7-8 红景天中红景天苷合成路径（Torrens-Spence et al. 2017）

思 考 题

1. 与其他组学相比，代谢组学的优势体现在哪些方面？
2. 药用植物代谢组学研究中，主要的技术步骤包括哪些？

参考文献

陈士林，孙永珍，徐江，等 . 2010. 本草基因组计划研究策略 . 药学学报，45（7）：807-812.

陈士林，姚辉，宋经元，等 . 2007. 基于 DNAbarcoding（条形码）技术的中药材鉴定 . 世界科学技术－中医药现代化，19（3）：7-12.

陈晓亚 . 2006. 植物次生代谢研究 . 世界科技研究与发展，28（5）：1-4.

段礼新，代云桃，孙超，等 . 2016. 药用植物代谢组学研究 . 中国中药杂志，41（22）：4090-4095.

高伟，胡添源，郭娟，等 . 2015. 丹参酮合成生物学研究进展 . 中国中药杂志，40（13）：2486-2491.

刘贤青，董学奎，罗杰 . 2015. 基于连锁与关联分析的植物代谢组学研究进展 . 生命科学，27（8）：986-994.

刘悦，刘川，谭尔，等 . 2016. 基于 DNA 条形码和 ^{1}H-NMR 代谢组学二维方法的多基原藏药沙棘鉴定 . 中国中药杂志，41（4）：578-585.

罗志刚，贺玖明，刘月英，等 . 2014. 质谱成像分析技术、方法与应用进展 . 中国科学：化学，44（5）：795-800.

漆小泉，王玉兰，陈晓亚 . 2011. 植物代谢组学——方法与应用 . 北京：化学工业出版社 . 3-18.

唐惠儒，王玉兰 . 2007. 代谢组学研究 . 生命科学，19（3）：272-280.

王喜军 . 2015. 中药药效物质基础研究的系统方法学——中医方证代谢组学 . 中国中药杂志，40（1）：13-17.

肖小河，陈士林，黄璐琦，等 . 2009. 中国道地药材研究 20 年概论 . 中国中药杂志，34（5）：519-523.

许国旺，路鑫，杨胜利 . 2007. 代谢组学研究进展 . 中国医学科学院学报，29（6）：701-711.

Ajikumar PK，Xiao WH，Tyo KEJ，et al. 2010. Isoprenoid pathway optimization for taxol precursor overproduction in escherichiacoli. Scienc Q，33（6000）：70-74.

Amamoto K，Takahashi K，Mizuno H，et al. 2016. Cell-specific localization of alkaloids in *Catharanthusroseus* stem tissue measured with imaging MS and single-cell MS. Proc Natl Acad Sci USA，11（14）：3891-3896.

Chen W，Gao Y，Xie W，et al. 2014. Genome-wide association analyses provide genetic and biochemical insights into natural variation in rice metabolism. Nat Genet，46（7）：714-721.

Chen W，Gong L，Guo Z，et al. 2013. A novel integrated method for large scale detection，identification，and quantification of widely targeted metabolites：Application in the study of rice metabolomics. Mol Plant，6（6）：1769-1780.

Choi YH，Kim HK，Hazekamp A，et al. 2004. Metabolomic differentiation of Cannabis sativa cultivars using'H-NMR spectroscopy and principal component analysis. J Nat Prod，67（6）：953-957.

Cui GH，Duan LX，Jin BL，et al. 2015. Functional divergence of diterpene syntheses in the medicinal plant *Salvia miltiorrhiza* Bunge. Plant Physiol，169（3）：1607-1618.

Dai H，Xiao C，Liu H，et al. 2010. Combined NMR and LC-MS analysis reveals the metabonomic changes in *Salvia miltiorrhiza* Bunge induced by water depletion. J Proteome Res，9（3）：1460-1475.

Dai H，Xiao CN，Liu HB，et al. 2010. Combined NMR and LC-DAD-MS analysis reveals comprehensive metabonomicvariations for three phenotypic cultivars of *Salvia miltiorrhiza* Bunge. J Proteome Res，9（3）：1565-1578.

Dixon RA. 2003. Strack D. Phytochemistry meets genome analysis and beyond. Phytochemistry，62（6）：815-816.

Duan LX，Chen TL，Chen M，et al. 2012. Use of the metabolomics approach to characterize Chinese medicinal material Huangqi. Mol Plant，5（2）：376-386.

Duan LX，Molnar I，Snyder JH，et al. 2016. Discrimination and quantification of true biological signals in LC-MS-based metabolomicsanalysis. Mol Plant，9（8）：1217-1220.

Fiehn O，Kopka J，Dormann P，et al. 2000. Metabolite profiling for plant functional genomics. Nat Biotech，18：1157-1161.

Fiehn O. 2002. Metabolomics the link between genotypes and phenotypes. Plant MolBiol，48（1-2）：155-171.

Frederich M，Choi YH，Angenot L，et al. 2004. Metabolomic analysis of *Strychnos nux-vomica*，*Strychnos icaja* and *Strychnos ignatii extracts* by ^{1}H-nuclear magnetic resonance spectrometry and multivariate analysis tectiniques. Phytochemistry，65（13）：1993-2001.

Frederich M，Wauters JN，Tits M，et al. 2011. Quality assessment of *Polygonum cuspidatum* and *Polygonum multiflorum* by ^{1}HNMR metabolite fingerprinting and profiling analysis. Planta Med，77（1）：81-86.

Gao W，Sun HX，Xiao HB，et al. 2014. Combining metabolomics and transcriptomics to characterize tanshione biosynthesis in *Salvia miltiorrhiza*. BMC Genom，15（73）.

Georgiev MI，Ali K，Alipieva K. 2011. Metabolic differentiations and classification of *Verbascum* species by NMR-based metabolomics. Phytochemistry，72（16）：2045-2051.

Jia J，Zhang F，Li Z，et al. 2015. Comparison of fruits of *Forsythia suspensa* at two different maturation stages by NMR-based metabolomics. Molecules，20（6）：10065-10081.

Kang J，Choi MY，Kang S，et al. 2008. Application of a [1]Hnuclear magnetic resonance（NMR）metabolomics approach combined with orthogonal projections to latent structure-discriminant analysis as an efficient tool for discriminating between korean and Chinese herbal medicines. J. Agric Food Chem，56（24）：11589-11595.

Kim HK，Choi YH，Erkelens C，et al. 2005. Metabolic fingerprinting of *Ephedra* species using ^{1}HNMR spectroscopy and principal component analysis. ChemPharm Bull，53（1）：105-109.

Kim HK，Choi YH，Verpoorte R. 2010. NMR-based metabolomic analysis ofplants. Nat. Protoc，5（3），536-549.

Kim HK，Saifullah KS，Wilson EG，et al. 2010. Metabolic classification of South American *Ilex* species by NMR-based metabolomics. Phtochemistry，71（7）：773-784.

Luo P，Dai WD，Yin PY，et al. 2015. Multiple reaction monitoring-ion pair finder：a systematic approach to transform nontargeted mode to pseudotargeted mode for metabolomics study based on liquid chromatography-mass spectrometry. Anal Chem，87（10）：5050-5055.

Nguyena HT，Leea D，Choib Y，et al. 2016. A NMR-based metabolomics approach to evaluate the geographical authenticity of herbal medicine and its application in building a model effectively assessing the mixing proportion of intentional admixtures：A case study of *Panax ginseng*：metabolomics for the authenticity of herbal medicine. J Pharm Biomed Anal，124（30）：120-128.

Nicholson JK，Lindon JC，Holmes E. 1999. Metabonomics：Understanding the metabolic responses of living systems to pathophysiological stimuli via multi-variate statistical analysis of biological NMR spectroscopic data. Xenobiotica，29：1181-1189.

Nicholson JK，Lindon JC. 2008. Metabonomics. Nature，455（23）：1053-1056.

Oliver SG，Winson MK，Kell DB，et al. 1998. Systematic functional analysis of the yeast genome. Trends Biotechnol，16（9）：373-378.

Qin X，Dai Y，Liu NQ，et al. 2012. Metabolic fingerprinting by ^{1}HNMR for discrimination of the two species used as radix bupleuri. Planta Med，78（9）：926-933.

Sawada Y，Akiyama K，Sakata A，et al. 2009. Widely targeted metabolomics based on large-scale MS/MS data for elucidating metabolite accumulation patterns in plants. Plant Cell Physiol，50（1）：37-47.

Shang Y，Ma YS，Zhang HM，et al. 2014. Biosynthesis，regulation，and domestication of bitterness in cucumber. Science，346（6213）：1084-1088.

Simmler C，Anderson JR，Gauthier L，et al. 2015. Metabolite profiling and classification of DNA-authenticated licorice botanicals. J Nat Prod，78（8）：2007-2022.

Torrens-Spence MP，Pluskal T，Li FS，et al. 2018. Complete pathway elucidation and heterologous reconstitution of *Rhodiola Salidrosi* de Biosynthesis. Mol Plant. 11（1）：205-217.

Wei G，Dong L，Yang J，et al. 2018. Integrated metabolomics and transcriptomic analyses revealed the distribution of saponins in Panax notoginseng. Acta Pharmaceutica Sinica B.

Wolfender J，Serge Rudaz，Choi Y，et al. 2013. Plant metabolomics：from holistic data to relevant biomarkers. Curr. Med. Chem.，20（8）：1056-1090.

Xiao PG，Feng MX，Cheng JR，et al. 1964. Botanical and pharmacognostical studies of the Chinese Drug Huang-chi I. Identification of the botanical origins and review of the ancient herbs. Acta Pharm. Sin，11：114-119.

Xu HB，Song JY，Luo HM，et al. 2016. Analysis of the genome sequence of the medicinal plant *Salvia miltiorrhiza*. Mol Plant，9（6）：949-952.

Yang SY，Kim HK，Lefeber AWM，et al. 2006. Application of two-dimensional nuclear magnetic resonance spectroscopy to quality control of ginseng commercial products. Planta Med，72（4）：364-369.

第八章

功能基因组学——天然产物生物合成途径解析

天然产物是指自然界动植物体内的组成成分或其代谢产物，是药物研发的重要源泉。目前三分之一以上的临床用药来源于天然产物及其衍生物，包括青蒿素、紫杉醇、长春碱和喜树碱等。解析天然产物生物合成途径，既是本草基因组学研究的主要目标，也是天然产物合成生物学研究的重要基石。天然产物虽然种类繁多，结构复杂，但多由乙酸、氨基酸、莽草酸等少数前体物质通过几条主要的代谢途径合成。目前研究比较清楚的途径包括：甲羟戊酸途径（mevalonate pathway，MVA）、磷酸甲基赤藓糖醇途径（methylerythritol phosphate pathway，MEP）、莽草酸途径（shinimate pathway）和丙二酸途径（malonic acid pathway）等（图 8-1）。MVA 和 MEP 途径都可以生成萜类的结构单元异戊二烯，前者发生在胞质中，后者发生在质体中。莽草酸途径以莽草酸为起始分子，经过多步酶促反应主要生成芳香族化合物。丙二酸途径的主要次生代谢产物为脂肪酸、多酮、苯丙烷类化合物等。在生物体内这些代谢途径并不是孤立存在的，不同次生代谢途径交叉形成代谢网络。例如，MVA 和 MEP 途径中的异戊烯焦磷酸（isopentenyl diphosphate，IPP）可以在胞质和质体间转运，参与不同的代谢途径。此外，一些结构复杂化合物的生物合成可能需要不同代谢途径的参与，如长春碱生物合成的两个中间体环烯醚萜和色胺，分别来自 MVA 途径和莽草酸途径。

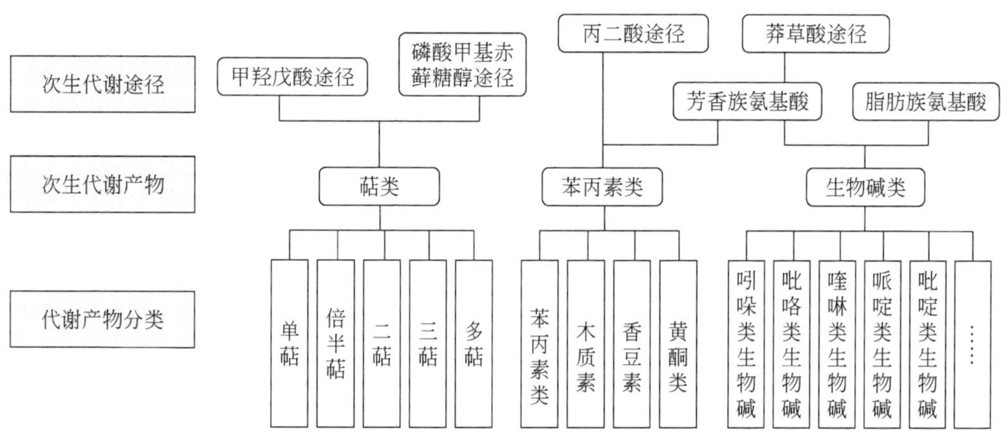

图 8-1　中草药中天然产物的主要生物合成途径（邹丽秋等　2016）

解析天然产物的生物合成途径是中药和天然产物研究领域的焦点，但相关途径的解析进展缓慢，一些具有重大商业价值的天然药物，如紫杉醇、长春碱、喜树碱等的合成途径至今还未被完全解析。一直以来，遗传信息的匮乏和候选基因筛选手段的缺失是限制天然产物途径解析的两个主要瓶颈。高通量测序技术的出现和生物信息学分析方法的逐步发展，使我们看到了克服两大瓶颈的曙光。高通量测序技术的出现令测序成本急剧下降，使得廉价快速获得基因信息成为可能。高精度的基因组图谱可以提供准确的基因位置信息，为基因簇的发掘提供便利，而转录组测序和分析技术的进步使得在全基因组水平上进行共表达分析成为可能。随着本草基因组学研究的进一步深入和各种组学技术的综合运用，天然产物合成途径解析研究将进入一个快速发展的"黄金时期"。天然产物生物合成途径解析将为天然产物合成生物学研究提供丰富的元件，推动该学科的发展，为天然药物的生产和研发提供新的来源；同时途径解析也将为中草药的分子育种研究提供"功能性分子标记"，加速优良品种的选育，推动中药产业的发展。

第一节　天然产物生物合成途径研究策略

鉴于大多数天然产物都具有共同的上游代谢途径，并且研究得比较深入，因此，对于某个或某类特定天然产物生物合成途径的解析通常是指对其下游特异性分支代谢途径的解析。天然产物生物合成途径解析的一般策略：首先根据已分离鉴定的中间产物推测可能的生物合成途径，必要时可通过同位素示踪对推测途径进行进一步确认；其次通过转录组分析获得相关基因的共表达信息，或通过基因组扫描发掘次生代谢相关的基因簇，从而发现并缩小候选基因范围；最后对候选基因进行异源表达和酶活检测确定酶的催化功能，对于遗传转化体系成熟的物种，可在原物种中进行相关酶编码基因的抑制或过表达研究，进一步确认该酶在原物种体内的功能（图 8-2）。通过对途径中所有酶的发掘和功能确认，最终达到途径解析的目的。

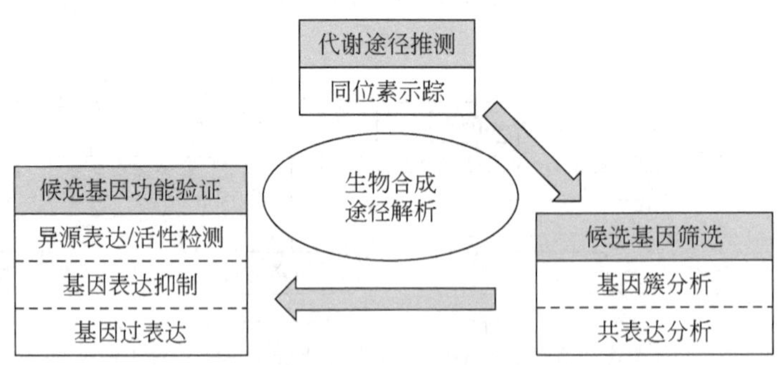

图 8-2　天然产物生物合成途径解析策略

一、代谢途径推测

根据已有的知识推测出一个可能的代谢途径是天然产物生物合成途径解析的第一步。化学反应原理以及中间产物的化学结构都可以为推测合成途径提供线索。同位素示踪法常用于合成途径推测及校正。同位素标记的前体化合物与非标记化合物具有相同的生物学和化学性质，但是具有不同的分子质量，可以通过质谱仪和核磁共振仪等质量分析仪器来区分。

因此，饲喂同位素标记的前体物质后，检测到的那些被同位素新标记的化合物被认为是代谢途径的中间产物或终产物。

Di 等（2013）将 ^{13}C 标记的苯丙氨酸作为底物加入丹参毛状根培养体系中，利用 UPLC/Q-TOF 技术检测到 111 种同位素标记的化合物，经过与数据库比对发现 8 个化合物与丹参酚酸的生物合成相关。通过比较这 8 个含同位素化合物出现的先后顺序，推测出丹参酚酸的合成途径，并鉴定出参与丹参酚酸生物合成的细胞色素 P450（CYP98A14）。为了研究丹参酮合成途径，Guo 等（2013）通过在大肠杆菌中共表达 *SmKSL*、*SmCPS* 和 *GGPPS* 基因，并通过在培养基中添加 ^{13}C 标记的葡萄糖获得同位素标记的次丹参酮二烯，当用 ^{13}C 标记的次丹参酮二烯饲喂丹参毛状根后，发现其中有 ^{13}C 标记的隐丹参酮和铁锈醇合成，从而证明了次丹参酮二烯和铁锈醇是丹参酮合成途径的中间产物，这为后续丹参酮合成途径的解析提供了重要基础。

二、候选基因筛选

高通量测序技术的快速发展，使得快速廉价获得一个物种的基因信息成为可能。但是从数万个基因中筛选出可能参与特定天然产物生物合成的候选基因依然是一项非常具有挑战性的工作。目前基于转录组测序的共表达分析和基于基因组测序的基因簇挖掘是筛选候选基因的两个主要方法。

1. 共表达分析

同一个天然产物生物合成途径中的基因往往是共表达的，即受到体外或体内信号刺激后，同一个途径的基因表达会同时上调或下调。基因共表达是生物对信号刺激最经济的应答方式，是生物长期进化和自然选择的结果。利用共表达分析可以对参与某个特定途径的基因进行筛选，缩小候选基因的范围。基于高通量的转录组测序分析不但可以获得生物样本在某个时刻所有表达的基因信息，而且可以通过多个样本之间基因表达的关联分析获得基因共表达信息。

Karel 等（2014）对过表达转录因子 ORCA2 或 ORCA3 的长春花悬浮细胞转录组进行研究，发现有 3 个氧化还原酶、4 个细胞色素 P450 和 1 个糖基转移酶与基因 *GES*/*G8O* 有显著的共表达趋势，已知 *GES*/*G8O* 基因是长春花环烯醚萜途径的编码基因，该途径是萜类吲哚生物碱合成途径的重要组成部分。通过功能验证鉴定出其中 4 个酶参与了环烯醚萜途径，分别是 8- 羟基香叶醇氧化还原酶、环烯醚萜氧化酶、7- 脱氧马钱苷酸糖基转移酶和 7- 脱氧马钱苷酸羟基化酶，至此长春花环烯醚萜途径中所有的酶都已被鉴定，为利用合成生物学手段生产有药理活性的环烯醚萜及生物碱奠定了坚实的基础。Guo 等（2013）通过对银离子诱导的丹参毛状根转录组进行测序和分析，发现有 6 个细胞色素 P450 基因与二萜合酶编码基因 *SmCPS* 和 *SmKSL* 共表达，经功能验证发现其中一个细胞色素 P450（CYP76AH1）能羟基化次丹参酮二烯生成铁锈醇。

2. 基因簇发掘

在放线菌和真菌中，同一代谢途径中的酶基因往往在基因组中是成簇存在的。近年来，在高等植物中发现某些代谢途径中的相关酶编码基因也可以形成基因簇，这使得通过基因组解析寻找代谢途径候选基因成为可能。对于基因组较小的物种，全基因组测序和组装是发现基因簇的有效方法。但是对于基因组较大或遗传背景不清晰的药用植物，通过构建 BAC 文库，利用途径中已知的基因为靶点，筛选可能含基因簇的 BAC 文库并测序是一种经济可行且快速获得基因簇的方式。然而多数植物次生代谢途径的基因并不形成基因簇，因此通过基因簇挖掘植物天然产物合成途径候选基因具有较大的局限性。

诺斯卡品是一种来源于罂粟（*Papaver somniferum*）的生物碱，具有抗癌活性。Winzer 等（2012）对含诺斯卡品的 HN1 和不含诺斯卡品的 HM1 和 HT1 三个罂粟品种进行转录组分析，发现有 10 个基因仅在品种 HN1 中表达。用 HM1 与 HN1 进行杂交产生 271 株 F2 代，对 F2 代进行基因型及诺斯卡品含量分析，发现与 HN1 相关的特异基因与诺斯卡品的含量呈一定相关性，因此推测参与诺斯卡品生物合成的基因呈基因簇分布。为了验证推测，构建了 HN1 的 BAC 文库，筛选出含 10 个特异基因的 6 个 BAC 克隆，通过对这些 BAC 克隆进行测序和组装得到一个 401 kb 的基因簇。通过对这 10 个基因的功能验证解析出诺斯卡品的生物合成途径。King 等（2014）通过对蓖麻（*Ricinus communis*）的基因组数据分析，发现有 8 个细胞色素 CYP450、2 个乙醇脱氢酶、1 个 BAHD 乙酰转移酶与 1 个二萜合酶（蓖麻烯和五针松素合酶）位于同一个基因簇上，通过在烟草中共表达蓖麻烯合酶发掘出的 CYP450，发现其中 3 个 CYP450（CYP726A14，CYP726A17，CYP726A18）能催化蓖麻烯生成 5- 羟基 – 蓖麻烯或者 5- 酮基 – 蓖麻烯。

三、候选基因功能鉴定

通过基因共表达分析和基因簇发掘可以有效缩小候选基因的范围，减少候选基因功能验证的工作量。由于天然产物的结构千差万别，导致其合成途径中的酶具有丰富的多样性，因此针对每一个酶的功能验证实验都具有一定的独特性。候选基因的功能验证需要综合运用分子生物学和分析化学等实验技术，是天然产物合成途径解析中最关键也是最具有挑战性的一步。

1. 异源表达及酶活性检测

将候选基因在异源表达系统中进行表达，成功表达的酶蛋白可以催化内源性或外源性底物生成产物，通过 LC/MS 或 GC/MS 等技术对产物进行分析鉴定，从而确定酶的催化活性。目前常用于候选基因功能验证的异源表达系统包括大肠杆菌、酵母、拟南芥和烟草等。

由于具有遗传背景清晰、培养周期短、操作技术简单等特点，大肠杆菌是目前应用最广泛的原核表达系统，一些天然产物合成相关酶可以成功地在大肠杆菌中进行表达和鉴定，如紫杉醇侧链的酰基转移酶。紫杉醇属于二萜类化合物，除了含有一个三环紫杉烷的核心结构外，还具有由酰氧基组成的侧链，而酰基转移酶是紫杉醇侧链形成的重要酶类。Walker 等从红豆杉 cDNA 文库中筛选出了 9 个可能参与紫杉醇生物合成的酰基转移酶并在大肠杆菌中进行表达，发现只有 *TAX10* 能将底物 N-debenzoyl-（3′RS）-2′-deoxytaxol 转化为 2′-Deoxytaxol，表明该基因编码紫杉烷 C13- 侧链 -*N*- 苯甲酰转移酶，是参与紫杉醇最后一步酰基化的酰基转移酶。灵芝是目前研究最深入的药用真菌之一，也是作为研究天然产物生物合成的理想模式真菌。王丽芝等（2018）通过对担子菌亚门灵芝属紫芝（*Ganoderma sinense*）基因组的数据进行挖掘，发现两个倍半萜合酶基因，在大肠杆菌中进行异源表达，顶空固相微萃取 – 气相色谱质谱法分析显示重组紫芝萜类合酶具有明显的催化活性，可合成多个倍半萜类产物，为进一步揭示真菌倍半萜合酶的结构与功能的相关性及其产物多样性形成机制奠定了基础。

酿酒酵母是目前应用最广泛的真核表达系统，对于一些在大肠杆菌中无法成功表达的酶基因，可以尝试在酿酒酵母系统中进行表达。细胞色素 CYP450 是膜蛋白，很难在大肠杆菌中表达，因此酿酒酵母常常是 CYP450 表达的首选系统。抗疟疾一线药物青蒿素是倍半萜类化合物，Ro 等（2006）从黄花蒿腺毛的 cDNA 文库中筛选出一个 *CYP450* 基因（*CYP71AV1*），并在酿酒酵母中进行了表达，发现该 *CYP450* 能催化三步连续的反应，使底物紫穗槐 -4，11- 二烯经过青蒿醇、青蒿醛生成青蒿酸。

由于具有成熟高效的遗传转化体系，一些模式植物如拟南芥、烟草等也常被用于途径基因的异源表达和鉴定。与原核生物大肠杆菌和低等真核生物酿酒酵母相比，这些模式植物在次生代谢合成途径和蛋白的翻译后修饰上与候选基因的来源植物具有更多的相似性，因此在植物蛋白的异源表达上具有一定的优势。例如，呋喃香豆素为苯丙烷类分子，其在保护植物免受虫害方面具有重要作用。Karamat 等（2012）在产呋喃香豆素的芸香（*Ruta graveolens*）中克隆 CYP98A 家族的 *CYP98A22*，在酿酒酵母中进行异源表达但没有成功。随后利用农杆菌介导的方法将 *CYP98A22* 基因导入烟草，成功表达出 CYP98A22 蛋白。通过加入不同的测试底物，发现 CYP98A22 对底物肉桂酰奎尼酸（β-coumaroyl quinate）的亲和性最高。

2. 基因表达抑制

通常酶的功能缺失会导致上游底物的积累和下游产物的减少。因此，对于具有成熟遗传转化体系的植物，可以通过基因敲除或基因表达抑制来干扰全部或部分酶的功能，然后检测植物体内各种次生代谢产物含量的变化，进一步验证酶在原植物体内的生物活性。用于诱导基因功能缺失的方法较多，目前最常用是 RNA 干扰（RNAi）和病毒诱导的基因沉默技术（virus-induced gene silencing，VIGS）。RNAi 和 VIGS 均属于转录后基因沉默（post-transcription gene silencing，PTGS）。

RNAi 是一种序列特异性的 PTGS 过程，通过双链 RNA 引起同源 mRNA 降解来抑制基因的表达。在罗勒中丁香酚和木质素享有共同的初始合成步骤，均在 4- 香豆酸 CoA 连接酶（4CLs）的作用下将羟基肉桂酸转化为它们共同的前体物质，4CLs 被认为是从苯丙烷代谢到木质素、黄酮类化合物等几大生物代谢的一个分支点。为了弄清丁香酚起始步骤的代谢流，Rastogi 等（2013）克隆了圣罗勒（*Ocimum sanctum*）的 *Os4CL* 基因。利用 RNAi 技术短暂抑制基因 *Os4CL* 的表达，通过定量分析发现经 RNAi 处理后的叶片与对照相比丁香酚含量降低了 31%，五个酚酸底物除了芥子酸（sinapic acid，SIN）外均有增加，其中香豆酸（P-coumaric acid，COU）增加量最大，与对照相比经 RNAi 处理后的叶片 COU 增加了 10 倍，因此，在罗勒腺毛中高表达的 *Os4CL* 通过对底物 COU、阿魏酸（ferulic acid，FER）、咖啡酸（caffeic acid，CAF）和肉桂酸（*trans*-cinnamic acid，CIN）表现出不同的催化活性使得代谢流流向丁香酚。

VIGS 是利用病毒将内源基因同源序列导入植物中，通过 PTGS 引起靶基因沉默。近年来，长春花（*Catharanthus roseus*）中萜类吲哚生物碱 TIAs 生物合成的限制性前体是萜类还是吲哚类颇有争议。Kumara 等（2015）克隆了香叶醇合酶（*GES*）基因的特异片段并构建到病毒载体 *p*TRV，对长春花进行了 VIGS 验证，通过定量分析发现 VIGS 处理组的 *GES* 的表达量降低了 80%，长春碱的含量降低了 49%，文多灵降低了 57%，而长春花碱则降低了 60%，对 VIGS 处理组进行香叶醇饲喂发现 TIA 的含量显著增加，表明在长春花的叶中萜类是 TIAs 生物合成的限制性前体。

3. 基因过表达

基因过表达（overexpression）也常用于候选基因的功能验证，通过检测植物中相关代谢产物产量的增加来确定酶的功能。基因过表达很少单独使用，通常结合 RNAi 实验以更全面地验证酶在原植物体内的功能。基因过表达一般可以通过增加基因的拷贝数或者采用强启动子来实现。Wang 等（2014）从西洋参（*Panax quinquefolius*）中克隆到了一个细胞色素 P450（*CYP6H*）基因并进行了过表达和 RNAi 研究。RT-PCR 分析发现在过表达载体转化的西洋参毛状根中 *CYP6H* 表达量显著增加，同时毛状根中原人参二醇型皂苷（Rb1、Rb2、Rc、Rd）的含量减少，原人参三醇型皂苷（Re、Rf、Rg1）的含量增加，结合 RNAi 等实验结果证明在西洋参中 *CYP6H* 能对原人参二醇的 C-6 位进行羟基化，将原人参二醇转化为原人参三醇。

第二节　萜类生物合成途径

萜类是由异戊二烯为基本单元构成的一类烃类化合物，其通式为（C_5H_8）n；根据异戊二烯的数目可将萜类化合物分为单萜、倍半萜、双萜、三萜、四萜和多萜；根据萜类分子结构中碳环数的不同，可将其分为链萜、单环萜、双环萜、三环萜、四环萜等；由于具有不同的含氧基团，又可将其分为酸、酮、酯、苷等萜类化合物。作为初生代谢物的萜类种类较少，如甾醇、胡萝卜素、植物激素等，主要在植物的生长、发育与生理调节等方面发挥作用。萜类化合物种类丰富，结构及功能多样，在植物的逆境胁迫、抗病虫害、信号传递等方面发挥着重要作用，且具有重要的药用价值，如爵床科植物穿心莲（*Andrographis paniculata*）中的穿心莲内脂具解热、抗炎作用；来源于菊科植物黄花蒿（*Artemisia annua*）的倍半萜内酯衍生物青蒿素不仅能够抗癌、消炎，更是一种非常有效的抗疟疾药物；红豆杉科植物红豆杉（*Taxus chinensis*）中的紫杉醇对卵巢癌、乳腺癌有明显疗效。此外，多种萜类化合物被广泛应用于香料、农药、染料等领域。药用植物中常见萜类化合物见表 8-1。

表 8-1　药用植物中常见萜类化合物

类型	名称
单萜	香叶醇、柠檬烯、月桂烯、薄荷醇、薄荷酮、芍药苷、α- 蒎烯、橙花醇、β- 罗勒烯、马鞭烯酮、芳樟醇、丁香烯、松油烯
倍半萜	青蒿素、除虫菊内酯、棉酚、α- 法尼烯、β- 石竹烯、姜黄酮
二萜	丹参酮、紫杉醇、穿心莲内酯、雷公藤内酯、银杏内酯、甜菊苷、乌头碱、桂二萜醇
三萜	人参皂苷、川楝素、苦楝子酮、地榆皂苷、委陵莱苷、甘草甜素、黄芪皂苷、苦参皂苷、羽扇豆醇、白桦脂醇、甾醇
四萜	胡萝卜素、叶黄素
多萜	除虫菊酯

萜类的异戊二烯结构单元可以通过位于细胞质中的 MVA 途径或位于质体中 MEP 途径合成。MVA 途径起始于乙酰辅酶 A，经过 6 步酶促反应生成异戊烯焦磷酸（IPP），首先 2

个乙酰辅酶A分子在乙酰辅酶A乙酰基转移酶（AACT）作用下形成乙酰乙酰辅酶A，然后经过3-羟基-3-甲基戊二酸单酰辅酶A合酶（HMGS）催化生成3-羟基-3-甲基戊二酰辅酶A，3-羟基-3-甲基戊二酸单酰辅酶A还原酶（HMGR）催化生成甲羟戊酸（MVA），甲羟戊酸激酶（MK）催化形成甲羟戊酸-5-磷酸（MVAP），磷酸甲羟戊酸激酶（PMK）催化生成MVA-5-焦磷酸（MVAPP）一系列酶促反应，最终在甲羟戊酸焦磷酸脱羧酶（MVD）作用下生成IPP。MEP途径起始于丙酮酸和甘油醛-3-磷酸，在1-脱氧木酮糖-5-磷酸合酶（DXS）的作用下合成1-脱氧-D-木酮糖-5-磷酸（DXP），然后经1-脱氧-D-木酮糖-5-磷酸还原异构酶（DXR）的催化生成2-*C*-甲基-D-赤藓醇-4-磷酸（MEP），经4-焦磷酸胞苷-2-*C*-甲基-D-赤藓醇合酶（CMS）催化生成4-焦磷酸胞苷-2-*C*-甲基赤藓醇（CDP-ME），经4-焦磷酸胞苷-2-*C*-甲基赤藓醇激酶（CMK）催化生成4-焦磷酸胞苷-2-*C*-甲基-D-赤藓醇-2-磷酸（CDP-ME2P），经2-甲基赤藓糖-2，4-环焦磷酸合酶（MECS）催化生成2-*C*-甲基-D-赤藓醇2，4-环焦磷酸（ME-2，4cPP），经1-羟基-2-甲基-2-（*E*）-丁烯基4-焦磷酸合酶（HDS）催化生成1-羟基-2-甲基-2-（*E*）-丁烯基4-焦磷酸（HMBPP），最后经1-羟基-2-甲基-2-*E*-丁烯基-4-焦磷酸还原酶（HDR）催化形成IPP。

IPP是MVA和MEP途径共同的中间体，在异戊烯基焦磷酸异构酶（IDI）的作用下，部分IPP可以转化为双键异构体DMAPP。如图8-3所示，在牻牛儿基焦磷酸合酶（GPS）的作用下，1分子DMAPP与1分子IPP头尾缩合生成具C10骨架的牻牛儿基焦磷酸（GPP），GPP在单萜合酶作用下可以生成单萜（monoterpene，C10）。在法尼基焦磷酸合酶（FPS）催化下，1分子DMAPP和2分子IPP可以缩合形成具C15骨架的法尼基焦磷酸（FPP）；FPP在倍半萜合酶（FPS）作用下生成倍半萜（sesquiterpene，C15）。在牻牛儿基牻牛儿基焦磷酸合酶（GGPPS）的催化下，1分子DMAPP和3分子IPP形成具C20骨架的牻牛儿基牻牛儿基焦磷酸（GGPP），GGPP在二萜合酶作用下生成二萜（diterpene，C20）。2分子FPP在鲨烯合酶作用下头对头缩合形成鲨烯（C30），在鲨烯环氧化酶作用下生成2，3-氧化鲨烯，最终在氧化鲨烯环化酶（OSC）催化下合成三萜。催化产生单萜、倍半萜和二萜骨架的酶都属于萜类合酶（TPS），而催化三萜骨架合成的酶为OSC（图8-3）。TPS和OSC的产物多样性是萜类骨架多样性的主要原因。细胞色素P450、氧化还原酶和各种基团转移酶等不同的修饰酶参与了对萜类骨架的修饰，这进一步丰富了萜类结构的多样性。

一、青蒿素生物合成途径

青蒿素（artemisinin）是从菊科药用植物黄花蒿（*A. annua*）中分离得到的一种C15骨架倍半萜内酯化合物，具有独特的过氧桥结构（1，2，4-三噁烷环）。青蒿素对抗氯喹疟疾和脑型疟疾疗效显著，而且具有速效和低毒的特点，2005年被世界卫生组织（WHO）推荐为治疗非复杂恶性疟疾的第一线用药。中国中医科学院中药研究所科学家屠呦呦研究员因在青蒿素研究领域中的杰出贡献荣获2015年诺贝尔生理学或医学奖。

青蒿素的生物合成途径大致可分为三个阶段：①IPP和DMAPP经FPS催化合成FPP，随后在紫穗槐-4，11-二烯合酶（amorpha-4，11-diene synthase，ADS）催化下环化形成青蒿素中间体紫穗槐-4，11-二烯（amorpha-4，11-diene，AD）；②从AD到青蒿素直接前体物质青蒿醇、青蒿醛及青蒿酸等；③由直接前体物质形成青蒿素。

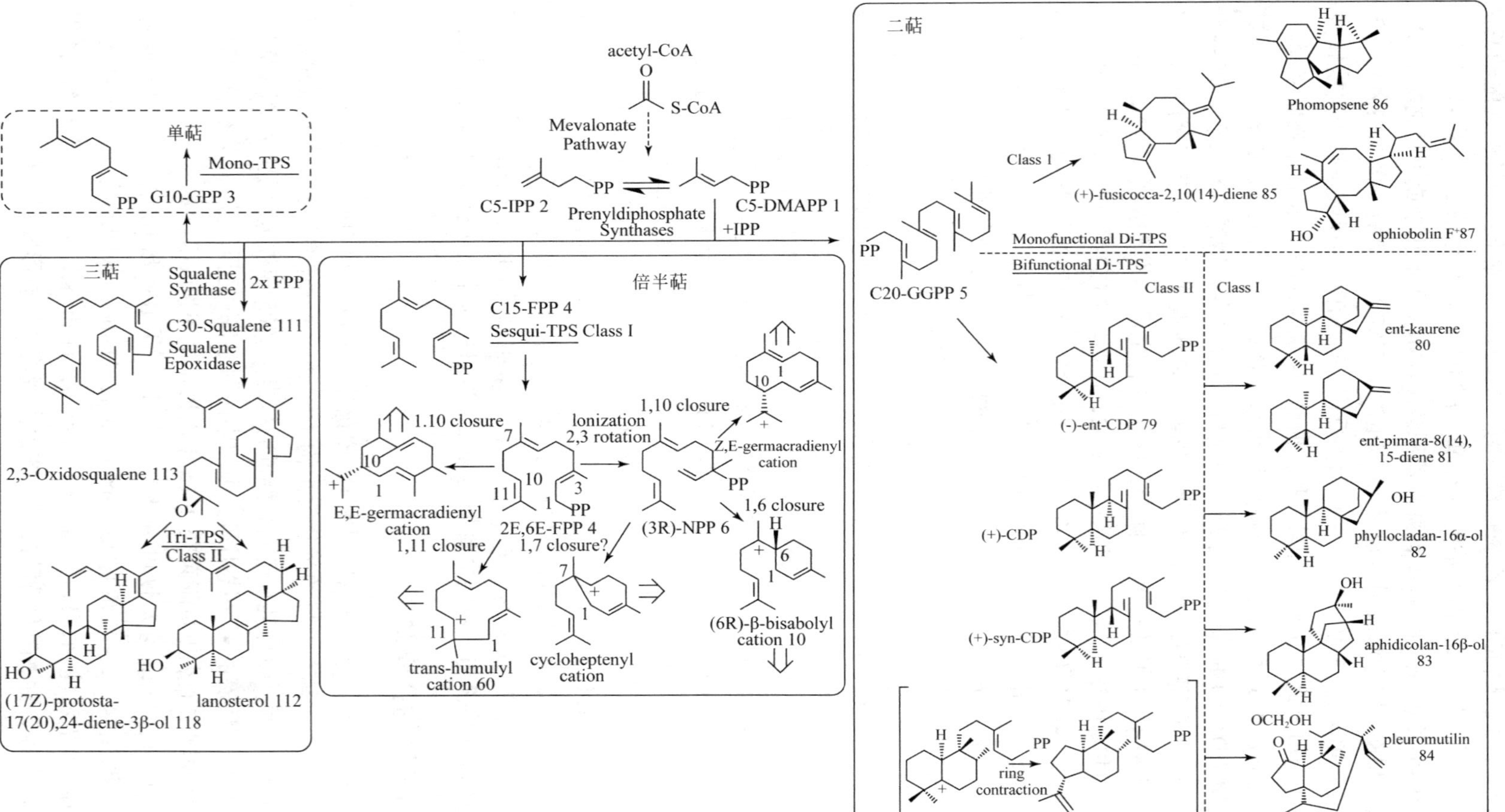

图8-3 萜类主要合成途径（Quin et al. 2014）

Schramek 等（2010）通过同位素标记饲喂法证实青蒿素基本骨架的主要前体为（*E*，*E*）-FPP。编码法尼基焦磷酸合酶（FPS）的基因由 Matsushita 小组克隆得到。AD 是青蒿素合成关键的中间体，是青蒿素的第一个特异性前体物质。ADS 属于倍半萜合酶家族，催化青蒿素途径中的第一步反应，可能是合成途径中的一个重要限速酶，黄花蒿 ADS 编码基因于 2000 年由 Chang 和 Mercke 两个研究组同时报道。在形成萜类的基本骨架之后，还需对其进行修饰加工。AD 含有一个烯丙基结构，在细胞色素蛋白 CYP71AV1 的催化下，AD 的烯丙基结构末端被氧化，形成青蒿醇、青蒿醛以及青蒿酸。细胞色素 P450 还原酶（cytochrome P450 reductase，CPR）作为伴体蛋白辅助细胞色素蛋白 CYP71AV1 的催化。在 CYP71AV1 的催化产物中，青蒿醇可证实被青蒿醇脱氢酶（alcohol dehydrogenase 1，ADH1）进一步催化形成青蒿醛，而青蒿醛也可以在青蒿醛脱氢酶（aldehyde dehydrogenase，ALDH1）的催化下，进一步形成青蒿酸。ALDH1 这一基因不仅发现可以催化青蒿醛形成青蒿酸，也可以催化二氢青蒿醛形成二氢青蒿酸。另外，还可以催化少量其他醛到酸的反应，证实该酶是一个多功能酶。Zhang 等（2008）发现青蒿醛也可在青蒿醛 Δ11（13）双键还原酶［artemisinic aldehyde Δ11（13）double bond reductase，DBR2］的作用形成二氢青蒿醛（dihydroartemisinic aldehyde），进而生成青蒿素。

目前对于青蒿素的直接前体物质还存在争议，Bertea 等（2005）在青蒿的叶及其腺毛体中检测到了青蒿醇、二氢青蒿醇（dihydro-artemisinc alcohol）、青蒿醛（artemisinic aldehyde）和二氢青蒿醛（dihydro-artemisinic aldehyde）。以此为基础并进行一系列酶学鉴定后，人们提出了青蒿素的一条合成途径，即紫穗槐 -4，11- 二烯→青蒿醇→青蒿醛→二氢青蒿醛→二氢青蒿酸。另外 Ro 等将细胞色素 P450 单加氧酶 CYP71AV1 导入工程菌株，依次产生青蒿醇、青蒿醛和青蒿酸（artemisinic acid）。由此提出了青蒿素的另一条合成途径，即紫穗槐 -4，11- 二烯→青蒿醇→青蒿醛→青蒿酸途径。

早期人们认为合成青蒿素的直接前体物质是青蒿酸。早在 1988 年，汪猷等的实验结果就表明青蒿酸和青蒿素 B 可能是合成青蒿素的直接前体物质，后来荷兰的 Wallaart 等（1999）将青蒿中分离得到的二氢青蒿酸经过三步光化学催化得到了青蒿素，并且在这一过程中分离到了二氢青蒿酸过氧化物等物质。Bharel 等（1998）实验结果表明青蒿酸可能是经过青蒿素 B（arteannuin B）和二氢青蒿素 B（dihydroarteannuin B）形成青蒿素。Kim 等（1992）最早在黄花蒿瘤状物中发现青蒿酸，Wallaart 等（1999）也从黄花蒿中分离出了双氢青蒿酸及双氢青蒿酸过氧化物，但青蒿酸与双氢青蒿酸之间不能互变，且青蒿酸并不能生成青蒿素。基于上述实验结果，推测黄花蒿中可能存在至少两条青蒿素生物合成途径，如图 8-4 所示，但具体是哪种途径为主，最后生成青蒿素的反应是光反应还是酶促反应，都需要进一步证实。

二、紫杉醇合成途径

紫杉醇是一种复杂的三环二萜类化合物，首次由 Wani 等（1971）从短叶红豆杉（*Taxus brevifolia* Nutt.）树皮中提取出来并确定其结构。该植物天然产物具有低毒、高效的抗癌效果，自 1992 年上市以来，广泛用于卵巢癌、乳腺癌和非小细胞肺癌的治疗，市场需求巨大。

紫杉醇的生物合成可分为三个阶段：①紫杉烷环母核结构的合成，以巴卡亭Ⅲ为产物；②苯基异丝氨酸侧链的合成；③侧链与紫杉烷母核的 C13- 位酰化连接，然后侧链 C2′- 位和 C3′- 位分别被羟基化和苯甲酰化，形成紫杉醇。紫杉醇的生物合成途径如图 8-5 所示。

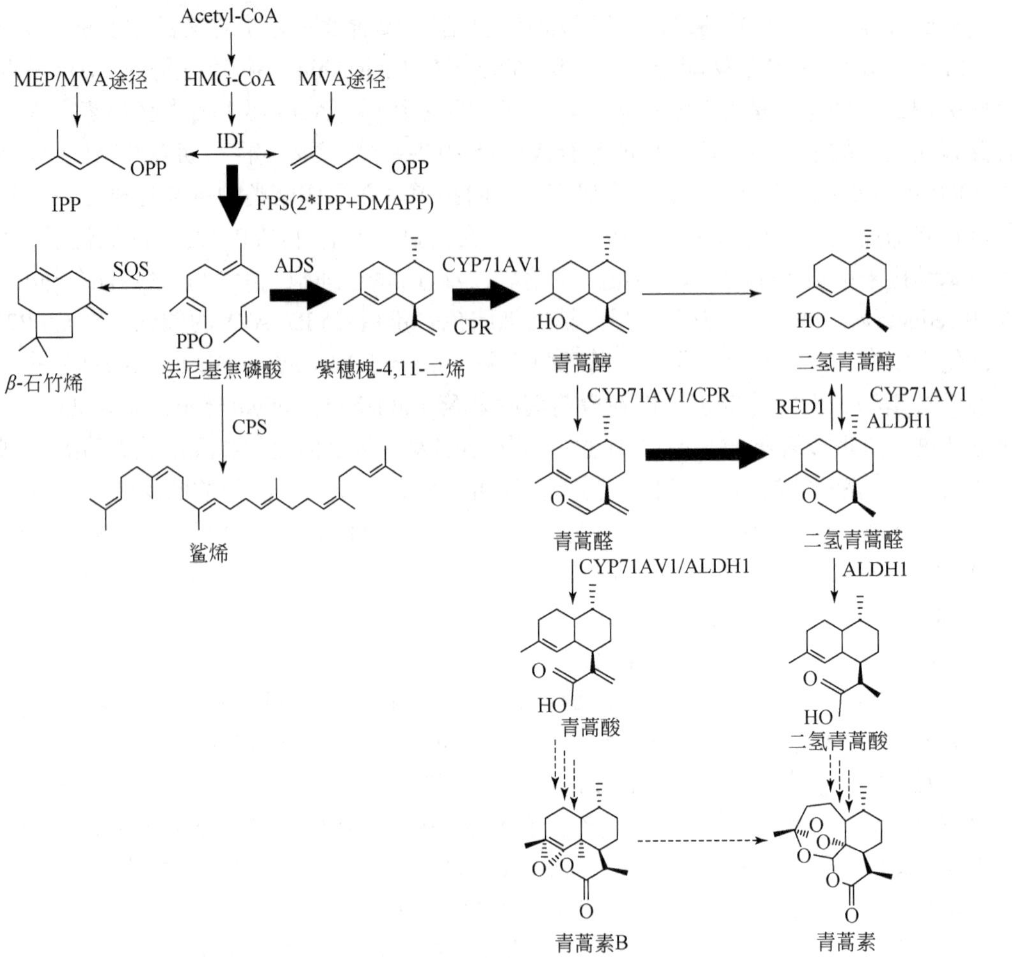

Acetyl-CoA
MEP/MVA途径 HMG-CoA MVA途径
IDI
OPP OPP
IPP
FPS(2*IPP+DMAPP)
SQS ADS CYP71AV1
PPO
CPR
HO HO
β-石竹烯 法尼基焦磷酸 紫穗槐-4,11-二烯 青蒿醇 二氢青蒿醇
CYP71AV1/CPR RED1 CYP71AV1 ALDH1
CPS
O O
青蒿醛 二氢青蒿醛
鲨烯
CYP71AV1/ALDH1 ALDH1
O O
HO HO
青蒿酸 二氢青蒿酸
O O
青蒿素B 青蒿素

图 8-4 青蒿酸生物合成示意图（Wallaart et al. 1999）

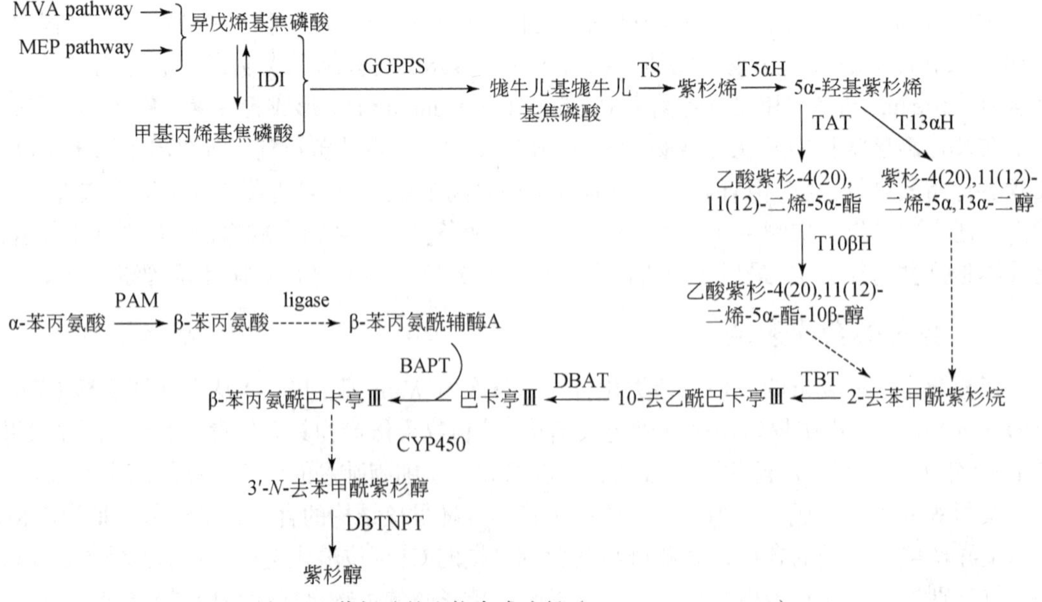

图 8-5 紫杉醇的生物合成途径（Howat et al. 2014）

1. 紫杉烷环母核结构的合成

作为二萜类化合物，紫杉醇类化合物是通过异戊二烯前体合成的。萜类的异戊二烯结构单元可以通过位于细胞质中的甲羟戊酸途径（MVA）或位于质体中的磷酸甲基赤藓糖醇途径（MEP）合成。用上述两条途径抑制剂分别处理红豆杉细胞后紫杉醇合成均受到抑制，因此对于紫杉醇合成前体的来源还没有定论。IPP 和 DMAPP 缩合，生成二萜化合物的共同前体——牻牛儿基牻牛儿基焦磷酸（geranyl geranyl diphosphate，GGPP）；GGPP 在紫杉烯合酶（taxadiene synthase，TS）的催化下，环化生成紫杉醇的三环二萜骨架结构紫杉烯[Taxa-4（5），11（12）-diene]。

紫杉烷环骨架形成后，在 C-1 位，C-2 位，C-4 位，C-5 位，C-7 位，C-9 位，C-10 位和 C-13 位发生进一步的修饰，最终形成紫杉醇的前体巴卡亭Ⅲ（baccatin III）。这些修饰包括羟基化、羟基上的酰基化、酮基化和环氧丙烷的形成。通过对天然紫杉烷类化合物含量分析和化学结构推测表明，羟基化反应与酰基化反应是交互进行的，即羟基上的一些酰基化反应可先于新的羟基化反应发生，给紫杉醇途径研究增加了难度。Eisenreich 等（1998）证实紫杉烷环上的所有羟基化反应均由 CYP450 酶类催化完成。紫杉醇合成过程中，其母核紫杉烯需经 8 个碳位的有效羟基化，分别是 C-1 位、C-2 位、C-4 位、C-5 位、C-7 位、C-9 位、C-10 位和 C-13 位。目前，紫杉醇生物合成过程中的羟基化酶研究已取得了一些进展，已经完成了 C-2 位、C-5 位、C-7 位、C-10 位、C-13 位和 C-14 位羟基化酶基因的克隆与鉴定（见表 8-2），其中催化 C-14 位羟基化的紫杉烷 14β- 羟基化酶（Taxol 14-β-hydroxylase，T14βH）考虑到在紫杉烷的结构中，C-14 位并没有被氧化，推断该酶可能没参与紫杉醇生物合成，但参与紫杉烷类的支路合成途径。在前体巴卡亭Ⅲ合成过程中，关于依赖乙酰辅酶 A 的酰化反应，目前已经完成 3 个基因的克隆与鉴定：紫杉烯醇 5α-*O*- 乙酰基转移酶（taxadienol -5α-*O*-acetyl transferase，TAT）、紫杉烷 2α-*O*- 苯甲酰基转移酶（taxane-2α-*O*-benzoyltransferase，TBT）和 10β- 去乙酰巴卡亭Ⅲ -10-*O*- 乙酰基转移酶（10-deacetyl baccatin Ⅲ -10-*O*-acetyltransferase，DBAT）。

除了紫杉烯的 C-5 位最先羟基化外，其他位点的羟基化顺序及参与酶的底物特异性仍不明确。紫杉烯由紫杉烯 5α- 羟基化酶（taxadiene-5α-hydroxylase，T5αH）在 C-5 位上引入羟基，生成 5α- 羟基紫杉烯［taxa-4（20），11（12）-dien-5α-ol］。接着从 5α- 羟基紫杉烯到 2-debenzoyltaxan 的反应有两种推测：一是此萜烯中间体在 5α 羟基上由 TAT 酶催化其发生乙酰化反应形成 taxa-4（20），11（12）-diene-5α-yl acetate，再经紫杉烷 10β- 羟基化酶（taxoid-10β-hydroxylase，T10βH）在 C-10 位上发生羟基化反应，然而如何生成 2-debenzoyltaxan 还不清楚；二是此萜烯中间体在紫杉烷 13α- 羟基化酶（taxoid-13α-hydroxylase，T13αH）催化作用下 C-13 位发生羟基化反应，生成 Taxa-4（20），11（12）-diene-5α-13-diol，然而对于其他位点 C-1、C-2、C-4、C-7、C-9 位发生的羟基化作用，4，5- 环氧丙烷环的形成，C-2、C-5、C-10 位羟基上的酰基化和 C-9 位的酮基化反应发生的顺序尚不明确，如图 8-5 所示。2-debenzoyltaxan 形成后，由 TBT 催化其生成 10- 去乙酰巴卡亭Ⅲ（10- deacetyl baccatin Ⅲ，10-DAB），然后发生紫杉烷环母核上的最后一步修饰反应：DBAT 催化 10- 去乙酰巴卡亭Ⅲ生成巴卡亭Ⅲ。

2. 苯基异丝氨酸侧链的合成

C-13 位侧链是保证紫杉醇抗癌活性的关键因素，而且代谢调控研究表明侧链对终产物合成限速影响大于三环二萜骨架，因此了解侧链生物合成途径，对提高紫杉醇的生物合成量具有实际意义。C-13 位苯基异丝氨酸侧链起源、侧链的连接次序和方式、组装至巴卡亭Ⅲ形成紫杉醇的路径都已清楚，绝大部分相关酶基因也已被克隆（表 8-2）。侧链的合成由两步反应完成：首先，α- 苯丙氨酸（α-phenylalanine）在苯丙氨酸氨基变位酶（phenylalanine aminomutase，PAM）的作用下异构化为 β 苯丙氨酸（β-phenylalanine），再与乙酰辅酶 A 结合生成 β-phenylalanyl CoA，目前此连接酶基因尚未克隆获得。

表 8-2 已克隆的紫杉醇合成的相关酶

	中文名称	英文名称	缩写	GenBank	基因长度 /bp	参考文献
合酶与羟基化酶	牻牛儿基牻牛儿基焦磷酸合酶	GGPP synthase	GGPPS	AF081514	1 179	Hefner et al，1998
	紫杉烯合酶	taxadiene synthase	TS	U48796	2 586	Wildung et al，1996
	紫杉烷 10β - 羟基化酶	taxoid 10β -hydroxylase	T10βH	AF318211	1 494	Schoendorf et al，2001
	紫杉烷 13 α - 羟基化酶	taxoid 13α-hydroxylase	T13αH	AY056019	1 458	Jennewein et al，2001
	紫杉烷 14β - 羟基化酶	taxoid 14β -hydroxylase	T14βH	AY188177	1 530	Jennewein et al，2003
	紫杉烯 5α- 羟基化酶	taxadiene 5α-hydroxylase	T5αH	AY289209	1 509	Jennewein et al，2004
	紫杉烷 2α- 羟基化酶	taxoid 2α -hydroxylase	T2αH	AY518383	1 488	Chau et al，2004
	紫杉烷 7β- 羟基化酶	taxoid 7β -hydroxylase	T7βH	AY307951	1 503	Chau et al，2004
酰基转移酶	紫杉烯醇 5α- 乙酰氧化基转移酶	taxadienol 5α-*O*-acetyl transferase	TAT	AF190130	1 317	Walker et al，2000
	紫杉烷 2α- 苯甲酰基转移酶	taxane-2α-*O*-benzoyltransferase	TBT	AF297618	1 320	Walker et al，2000
	10β - 去乙酰巴卡亭 Ⅲ 乙酰氧基转移酶	10-deacetylbaccatin Ⅲ -10-*O*-acetyltransferase	DBAT	AF193765	1 320	Walker et al，2000
	巴卡亭 Ⅲ 3- 氨基 3- 苯丙醇基转移酶	Baccatin Ⅲ：3-amino-3-phenylpropanoyltransferase	BAPT	AY082804	1 335	Walker et al，2002
	3′-*N*- 去苯甲酰 -2′- 脱氧紫杉醇 *N*- 苯甲酰基转移酶	3，-*N*-debenzoyl-2，-deoxytaxol *N*-benzoyltransferase	DBTNBT	AF466397	1 323	Walker et al，2002
变位酶	苯丙氨酸氨基变位酶	phenylalanine aminomutase	PAM	AY582743	2 094	Walker et al，2004

3. 紫杉醇的形成

首先，巴卡亭Ⅲ 3- 氨基 3- 苯丙醇基转移酶（baccatin Ⅲ：3-amino-3-phenylpropanoyltransferase，BAPT）以 β-phenylalanyl CoA 作为酰基供体，催化巴卡亭Ⅲ的 C-13 位酰基化形成 β-phenylalanyl baccatin Ⅲ，再经过侧链的羟基化作用形成 3，*N*- 去苯甲酰紫杉醇（3，*N*-debenzoyltaxol），这一步的细胞色素 P450 羟基化酶尚未克隆获得。然后 3′-*N*- 去苯甲酰 -2′- 脱氧紫杉醇 -*N*- 苯甲酰基转移酶（3，-*N*-debenzoyl-2，-deoxytaxol-*N*-benzoyltransferase，DBTNPT）催化侧链上 C-3′ 位 N 原子发生苯甲酰化生成终产物紫杉醇。

4. 紫杉醇体外生物合成新途径

红豆杉中紫杉醇含量仅为0.02%，而7-木糖-10-去乙酰紫杉醇（7-β-xylosyl-10-deacetyltaxol）含量高达0.5%。Chen等（2013）发现一种可高效催化7-木糖-10-去乙酰紫杉醇转化为10-去乙酰紫杉醇（DT）的新型糖苷酶LXYL-P1，挖掘到功能基因2个，分别编码LXYL-P1-1和LXYL-P1-2。Li等（2017）对DBAT蛋白进行改造，双突变G38R/F301V，将DBAT的催化效率提高了6倍，联合LXYL-P1-2酶，在酵母中将7-木糖-10-去乙酰紫杉醇（7-β-xylosyl-10-deacetyltaxol）催化转变为紫杉醇。

三、丹参酮生物合成途径

丹参酮是从唇形科植物丹参（*Salvia miltiorrhiza* Bunge）中提取得到的具有显著药理活性的脂溶性二萜类化合物，包括丹参酮I、丹参酮IIA、丹参酮IIB、隐丹参酮、异隐丹参酮等化合物，具有抑菌、抗炎、抗凝血等作用，是国际上广泛认可的用于治疗心脑血管疾病的天然药物之一。

GGPP是二萜类化合物合成的直接前体，在丹参中，二萜合酶柯巴基焦磷酸合酶（copalyl diphosphate synthase，CPS）和贝壳杉烯合酶（kaurene synthase-like，KSL）能够催化GGPP合成丹参酮的前体次丹参酮二烯（miltiradiene）。Zhou等（2012）将丹参CPS1和KSL1编码基因转入酿酒酵母中获得次丹参酮二烯，其产量达到365 mg/L；通过优化酵母表达系统次丹参酮二烯产量可提高至488 mg/L。Cui等（2015）将丹参基因组注释的5个CPS和2个KSL在体外随机组合催化GGPP底物获得不同的二萜骨架，其中CPS2和KSL1的组合也能够催化GGPP合成次丹参酮二烯，与CPS1和KSL1功能一致；CPS5和KSL2的组合催化GGPP合成赤霉素的前体*ent*-贝壳杉烯；*CPS1*的RNAi表达抑制导致丹参酮Ⅰ和丹参酮Ⅱ显著减少；*CPS5*的RNAi表达抑制导致转基因丹参比野生型矮小，叶片短小羽状化且花也更小；表明丹参CPS1和KSL1是催化丹参酮前体合成的关键酶，且CPS5和KSL2参与丹参赤霉素的生物合成。

在植物萜类的生物合成过程中，CYP450单加氧酶能够对萜类骨架化合物进行氧化修饰从而产生结构多样的萜类化合物。Guo等（2013）从Ag^+处理丹参毛状根的转录组数据中筛选出6个CYP450，转入能够合成次丹参酮二烯的人工酵母系统中鉴定其催化功能，发现CYP76AH1能够催化次丹参酮二烯合成铁锈醇（ferruginol），优化后铁锈醇在酵母中产量达10.5 mg/L。此外，Guo等（2015）对基于比较转录组学筛选的*CYP76AH3*和*CYP76AK1*进行体内RNAi及体外酶促活性研究，发现CYP76AH3催化铁锈醇可以同时合成11-羟基铁锈醇（11-hydroxy ferruginol）、柳杉酚（sugiol）和11-羟基柳杉酚（11-hydroxy sugiol）；CYP76AK1可分别羟基化11-羟基铁锈醇和11-羟基柳杉酚的C-20位点生成11，20-二羟基铁锈醇（11，20-dihydroxy ferruginol）和11，20-二羟基柳杉酚（11，20-dihydroxy sugiol）；11，20-二羟基铁锈醇自氧化形成丹参酮邻苯二醌结构10-羟甲基四氢丹参新酮（10-hydroxymethyl tetrahydromiltirone）。浦香东等（2018年）基于丹参的基因组及转录组数据分析，克隆到一个新的CYP450氧化酶编码基因，命名为*SmCYP71D375*，差异表达分析显示该基因在丹参的根及根周皮部位显著高表达，与丹参酮合成和积累的部位一致；进一步构建RNAi转基因毛状根体系，通过化学检测及代谢组学分析发现抑制

SmCYP71D375 表达导致羟基丹参新酮、丹参新酮、隐丹参酮、丹参酮ⅡA 等含量显著降低，证实 SmCYP71D375 在丹参体内催化丹参酮的生物合成。虽然丹参酮的生物合成研究已然取得显著进展（图 8-6），但是从次丹参酮二烯和铁锈醇到最终产物丹参酮的合成仍需要很多额外的催化步骤，由于丹参酮高度氧化的性质，其他氧化酶如 2- 氧化戊二酸依赖的双加氧酶（2-oxoglutarate dependent di-oxygenases，2ODDs）或脱氢酶如短链醇脱氢酶 / 还原酶（short-chain alcohol dehydrogenases/reductase，SDRs）可能参与丹参酮的生物合成。已有研究报道上述两个家族参与其他植物二萜类物质的生物合成。例如，在植物中存在至少 136 个结构多样的赤霉素，多种赤霉素分子之间的转化需要 2ODDs 的氧化作用，又如催化 GA_{12} 合成 GA_{53}、GA_9 合成 GA_{51}、GA_9 合成 GA_4 以及 GA_{12} 合成 GA_{15} 等；在水稻（*Oryza sativa*）中，合成二萜类物质稻壳酮（momilactones）的稻壳酮 A 合酶（momilactone A synthase，MAS）属于短链醇脱氢酶 / 还原酶 SDRs；但其是否在丹参酮合成中参与角色仍需进一步研究论证。Xu 和 Song（2017）基于丹参基因组学筛选 2OGD 超家族编码基因；通过系统进化分析、差异表达及共表达分析筛选与丹参酮生物合成相关的候选 2OGD 编码基因；采用 RNAi 转基因及代谢组学技术揭示候选基因催化丹参酮合成的分子机制，首次证实 2- 酮戊二酸依赖性双加氧酶（2OGD）催化丹参酮类化合物的生物合成，为解析具有重要药用价值的丹参酮生物合成途径奠定基础，为高氧化活性的次生代谢产物生源途径的研究提供新思路。

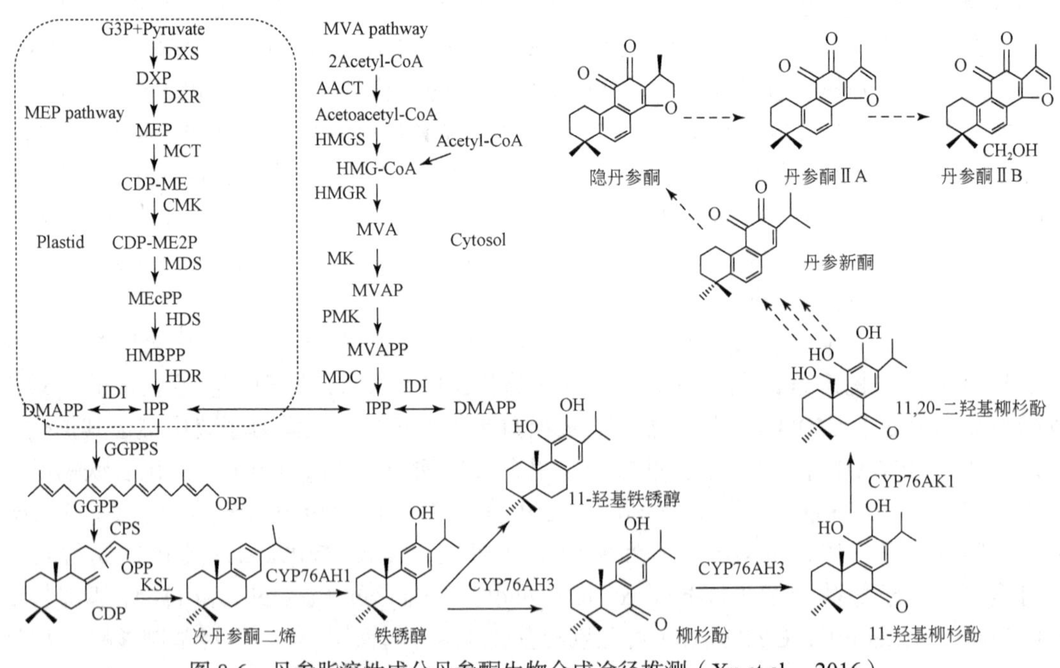

图 8-6　丹参脂溶性成分丹参酮生物合成途径推测（Xu et al.　2016）

第三节　生物碱类生物合成途径

生物碱是一类主要分布在植物中的含氮有机碱，在动物和微生物中也有少量分布。目前已知大约有 20% 的植物中含有生物碱，在植物抵御食草性动物和病原微生物的侵害过程中发挥重要作用。目前发现的生物碱已超过 12 000 种，被广泛用作治疗药物、兴奋剂、麻醉剂和毒药等。不同植物生物碱种类及含量千差万别。例如，用于工业化提取阿托品和莨菪碱的茄科 *Duboisia* 杂交种，莨菪碱产量达 2.5%；奎宁及相似生物碱在金鸡纳树 *Cinchona* 中产量高达 17%。

多数生物碱具有复杂的含氮杂环，按照含氮结构的特性，生物碱可以分为吡咯烷、哌啶、喹啉、异喹啉和吲哚等生物碱。大部分生物碱来源于氨基酸：吡咯类生物碱和托品烷类生物碱来源于鸟氨酸；哌啶类生物碱、喹诺里西啶类生物碱和吲哚里西啶类生物碱来源于赖氨酸；吡啶类生物碱来源于烟酸；苯乙胺类生物碱、四氢异喹啉类生物碱及酚氧化偶联起作用的其他生物碱来自于酪氨酸；吲哚类生物碱、卡波林类生物碱、喹啉类生物碱和麦角生物碱等来源于色氨酸；喹唑啉和吖啶类生物碱来源于邻氨基苯甲酸；咪唑类生物碱来源于组氨酸。但也有些生物碱的母核并不来源于氨基酸，而是由其他类的底物经过氨基化作用生成的，这些底物来源于乙酸或莽草酸途径，也可以是甾体或萜类。这些生物碱有时也被称为“伪生物碱”，以示区别。

一、诺斯卡品生物合成途径

诺斯卡品（noscapine，那可丁）是由 Parisian Derosen 在 1804 年从罂粟属植物中提取得到的，作为镇咳药已有 100 余年的临床使用历史，其化学名：［*S*-（*R**，*S*）］-3-（5，6，7，8- 四氢 -6- 甲基 -4- 甲氧基 -1，3- 二氧杂环戊稀［4，5-g］-6，7- 二甲氧基 -5- 异喹啉基）-1（3*H*）- 异苯并呋喃酮。诺斯卡品镇咳作用与可待因相当，但是无镇痛、镇静作用，无欣快感，无成瘾性和耐受性，不良反应小，临床应用非常广泛。此外，诺斯卡品还是潜在的抗癌药，正处于临床试验前研究，它可在人类细胞中结合微管蛋白，将细胞周期阻断在有丝分裂中期。诺斯卡品属于苯酞异喹啉类生物碱，其生物合成过程涉及到多种类型的生物碱，包括苄基异喹啉类（1-benzylisoquinoline）、原小檗碱类（protoberberine）和 secoberberine 型生物碱等。其中，secoberberine 型生物碱结构特异，相比于其他两种生物碱类，其药理药效活性研究较少，阐明其生物合成途径将促进诺斯卡品及其相关生物活性分子的商业化生产。

1. 碳骨架合成

最初假设由酪氨酸衍生物聚合产生的全去甲劳丹碱为中间骨架，经过一系列的甲基化、芳构化、分子内和分子间的氧化偶联作用产生异喹啉类生物碱。用同位素标记全去甲劳丹碱和牛心果碱进行示踪实验，发现诺斯卡品、小檗碱、原阿片碱、原小檗碱衍生的生物碱碳骨架来自于酪氨酸。酪氨酸衍生物多巴胺和 4- 羟基 - 苯乙醚由 norcoclaurine 合酶缩合成重要的异喹啉类生物碱前体（*S*）-norcoclaurine；（*S*）-norcoclaurine 通过 6-*O*- 甲基化生成乌药碱［（*S*）-coclaurine］；*N*- 甲基转移酶催化乌药碱的 *N*- 甲基化合成 *N*- 甲基化乌药碱；*N*- 甲基化乌药碱由 3′- 羟基化酶氧化合成 3′羟基 -*N*- 甲基化乌药碱；4′-*O*- 甲基转移酶催化合成关键分叉点中间产物牛心果碱［（*S*）-reticuline］；牛心果碱在小檗碱桥酶（BBE）的甲基化作用下形成斯氏紫堇碱［（*S*）-scoulerine］。

2. 原小檗碱合成

由于诺斯卡品含有与四氢小檗碱相同的 2，3- 甲二氧基 -9，10- 氧二甲基取代形式，推测斯氏紫堇碱到诺斯卡品的初始步骤与小檗碱的生物合成途径相同，即斯氏紫堇碱在 9-*O*-

甲基化的作用下合成四氢非洲方已碱［（*S*）-tetrahydrocolumbamine］，然后在 CYP450 的氧化作用下形成甲二氧基桥生成四氢小檗碱［（*S*）-canadine］。近来，由于罂粟诺斯卡品合成相关基因簇的发现，进一步证实了 PMST1 和 CYP719A21 分别顺式催化斯氏紫堇碱（scoulerine）合成四氢非洲方已碱和四氢小檗碱。PMST1 和 CYP719A21 的编码基因的沉默导致诺斯卡品减少以及四氢非洲方已碱和四氢小檗碱的增加。

3. 诺斯卡品合成

四氢小檗碱在 *N*- 甲基转移酶的作用下合成 *N*- 甲基四氢小檗碱。近来，在罂粟中（*P. somniferum*）研究发现一个由 10 个基因组成的基因簇，这个基因簇是目前为止发现的最复杂的植物基因簇。采用基因沉默手段对基因簇的基因功能进行验证，证实其参与诺斯卡品的生物合成。基于基因簇推测出了除 *BBE* 和 *TNMT* 外所有参与合成诺斯卡品的编码基因。Winzer 等对高产吗啡 HM1、蒂巴因 HT1 和诺斯卡品 HN1 的三个罂粟品种进行 Roche 454 转录组分析，发现三个甲基化转移酶 PSMT1、PSMT2 和 PSMT3，4 个 CYP450s，1 个乙酰基转移酶 PSAT1，1 个羧酸酯酶 PSCXE1，1 个短链脱氢酶 PSSDR1 的编码基因特异在罂粟品种 HN1 中共表达，在 HM1 和 HT1 中不表达。对 HN1 和 HM1 的 F2 代杂交群体分析表明这 10 个基因在 HN1 中是紧密连锁的。构建细菌人工染色体 BAC 文库获得 401 kb 的 scaffold，证实 10 个基因的基因簇跨越 221 kb。通过 VIGS 技术分别对候选的 10 个基因的表达进行抑制，发现 PMST1、CYP719A21、CYP82X2、PSCXE1、PSSDR1 和 PSMT2 与诺斯卡品的生物合成有关；PMST1 和 CYP719A21 分别顺式催化斯氏紫堇碱合成四氢非洲方已碱和四氢小檗碱；CYP82X2 羟基化 secoberbine 合成 3-OH-secoberbine；PSCXE1 和 PSSDR1 顺式催化 Papaveroxine 合成诺斯卡品。该研究证实了诺斯卡品生物合成过程中若干催化步骤的催化顺序，并推测出一条更准确的诺斯卡品生物合成途径，途径中未知的氧化及乙酰化步骤可能由 CYP82X1、CYP82Y1 以及 PSAT1 来催化完成的，但仍需进一步验证。

二、长春碱和长春新碱生物合成途径

长春花［*Catharanthus roseus*（L.）G. Don］为夹竹桃科长春花属多年生草本植物，体内含有 130 余种生物碱，大多数为萜类吲哚生物碱（terpenoid indole alkaloids，TIA）。长春花 TIA 生物合成途径分为上游途径和下游途径，上游途径包括生成裂环马钱子苷的环烯醚萜途径（iridoid pathway）和生成色胺的吲哚途径（indole pathway），以及由裂环马钱子苷和色胺经缩合反应生成 3α（S）- 异胡豆苷的过程。下游合成途径是指以上游途径合成的终产物 3α（S）- 异胡豆苷为共同前体，在各自的酶促反应下经过多种不同的代谢途径最后生成各种 TIA 的代谢过程，如图 8-7 所示。目前已鉴定的长春花萜类吲哚生物碱合成途径中关键酶已超过 30 个（表 8-3）。

1. 环烯醚萜途径

形成萜类化合物前体的途径主要有两个：甲羟戊酸途径（MVA pathway）和非甲羟戊酸途径（MEP pathway）。经 MVA 途径和 MEP 途径生成的 IPP 和 DMAPP 以头尾缩合的方式合成十碳化合物 GPP，GPP 在香叶醇合酶（geraniol synthase，GES）的催化作用下生成香叶醇（geraniol），随即便进入环烯醚萜途径。长春花中参与环烯醚萜途径的 IPP 的主要来源是 MEP 途径，MVA 途径在环烯醚萜合成中仅提供少量前体。

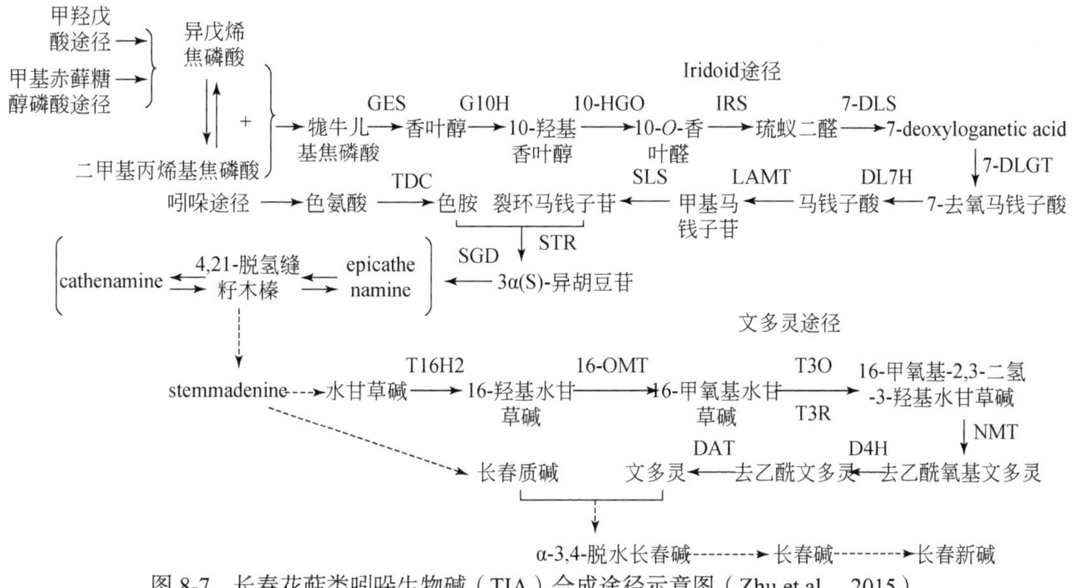

图 8-7　长春花萜类吲哚生物碱（TIA）合成途径示意图（Zhu et al.　2015）

虚线表示没有被阐明的步骤

表 8-3　长春花萜类吲哚生物碱合成途径关键酶编码基因

基因名	简称	基因登录号	参考文献
hydroxymethylglutaryl-CoA reductase	*HMGR*	M96068.1	Maldonado et al，1992
mevalonate kinase	*MVK*	HM462019.1	Simkin et al，2011
mevalonate 5-phosphate kinase	*MPK*	HM462020.1	Simkin et al，2011
mevalonate 5-diphosphate decarboxylase	*MVD*	HM462021.1	Simkin et al，2011
isopentenyl diphosphateisomerase	*IDI*	EU135981.1	Guirimand et al，2012
1-deoxy-D-xylulose-5-phosphate synthase	*DXS*	KC625536.1； DQ848672.1； AJ011840.2	Han et al，2013；Chahed et al，2000
1-deoxy-D-xylulose-5-phosphate reductoisomerase	*DXR*	AF250235.1	Veau et al，2000
4-diphosphocytidyl-2*C*-methyl-D-erythritol kinase	*CMK*	DQ848671.1	Unpublished
2-*C*-methyl-D-erythritol 2，4-cyclodiphosphate synthase	*MECS*	AF250236.1	Veau et al，2000
1-hydroxy-2-methyl-2-butenyl 4-diphosphate synthase	*HDS*	JN217103.1	Ginis et al，2012
1-hydroxy-2-methyl-2-butenyl 4-diphosphate reductase	*HDR*	DQ848676.1	Unpublished
cytochrome P450 reductase	*CPR*	X69791.1	Meijer et al，1993
geraniol synthase	*GES*	JN882024.1	Simkin et al，2013
geraniol 10-hydroxylase	*G10H*	AJ251269.1	Collu et al，2001
10-hydroxygeraniol oxidoreductase	*10-HGO*	AY352047.1	Krithika et al，2015
iridoid synthase	*IRS*	JX974564.1	Geu-Flores et al，2012
progesterone 5β-reductase 1	*P5βr1*	KJ873882	Jennifer et al，2015
progesterone 5β -reductase 2	*P5βr2*	KJ873883	Jennifer et al，2015

续表

基因名	简称	基因登录号	参考文献
progesterone 5β-reductase 4	*P5βr4*	KJ873885	Jennifer et al，2015
7-deoxyloganetic acid synthase	*7DLS*	KJ873886	Salim et al，2014
7-deoxyloganetic acid glucosyltransferase	*DLGT*	AB733667.1	Asada et al，2013
7-deoxyloganic acid 7-hydroxylase	*DL7H*	KF415115.1	Salim et al，2013
Loganic acid *O*-methyltransferase	*LAMT*	EU057974.1	Murata et al，2008
Secologanin synthase	*SLS*	L10081.1	Vetter et al，1992；Irmler et al，2000
Anthranilate synthaseα subunit	*ASα*	AJ250008.1	Unpublished
Tryptophan decarboxylase	*TDC*	CAA47898	De Luca et al，1989
Strictosidine synthase	*STR*	X53602.1	McKnight et al，1990
Strictosidine β-D-glucosidase	*SGD*	AF112888.1	Geerlings et al，2000
Tabersonine 16- hydroxylase	*T16H*	FJ647194.1	Guirimand et al，2011
Tabersonine 16-hydroxylase 2	*T16H2*	JF742645	Qu et al，2015
16-hydroxytabersonine *O*-methyltransferase	*16OMT*	EF444544.1	Levac et al，2008
Tabersonine 3-oxygenase	*T3O*	KP122967	Qu et al，2015
Tabersonine3-reductase	*T3R*	KP122966	Qu et al，2015
Desacetoxyvidoline 4-hydroxylase	*D4H*	U71604	Qu et al，2015
deacetylvindoline 4-*O*-acetyltransferase	*DAT*	AF053307.1	St-Pierre et al，1998
Peroxidase 1	*PRX1*	AM236087.1	Costa et al，2008

长春花体内环烯醚萜途径由香叶醇到裂环马钱子苷的形成总共经过 8 个酶促反应。首先由香叶醇 -10- 脱氢酶（geraniol-10-hydroxylase，G10H）催化香叶醇生成 10- 羟基香叶醇（10-hydroxy-geraniol）。10- 羟基香叶醇经 10- 羟基香叶醇氧化还原酶（10-hydroxygeraniol oxidoreductase，10-HGO）氧化还原生成 10- 羟基香叶酮（10-oxogeranial），再由环烯醚萜合酶（iridodial synthase，IRS）环化生成环烯醚萜（iridodial）。IRS 是一种 NADPH 依赖的 10- 羟基香叶酮环化酶，由 Geu-Flores 等（2012）挖掘并进行了功能验证。7-deoxyloganetic acid 合酶（7DLS）将环烯醚萜氧化为 7-deoxyloganetic acid，7-deoxyloganetic acid 糖基转移酶（7-DLGT）再将其催化为 7- 脱氧马钱苷酸（7-deoxyloganic acid）。由 Salim 等（2013）通过病毒介导的基因沉默对催化由 7- 脱氧马钱苷酸到马钱苷酸（loganic acid）的 7- 脱氧马钱苷酸羟基化酶（7-deoxyloganic acid 7-hydroxylase，DL7H）进行了功能分析，并验证了其催化功能。马钱苷酸进一步在马钱苷酸甲基转移酶（loganic acid methyltransferase，LAMT）的作用下生成马钱子苷，Murata 等（2008）对长春花中 LAMT 基因进行了克隆和分析。最后，马钱子苷在裂环马钱子苷合酶（secologanin synthase，SLS）的催化作用下裂环生成裂环马钱子苷（secologanin）。

2. 吲哚途径

长春花中的吲哚途径由 7 步连续的酶促反应催化完成。参与吲哚途径的酶均已被报道，其中参与第一步反应的邻氨基苯甲酸合酶（anthranilate synthase，AS）和参与最后一步反应的色氨酸脱羧酶（tryptophan decarboxylase，TDC）是该途径的主要调节节点。AS 蛋白由 2 个大亚基和 2 个小亚基组成，α 大亚基与形成邻氨基苯甲酸有关，β 小亚基与形成氨基有关。Noé 等（1984）完成了 TDC 的首次分离纯化，该酶存在于植物细胞的细胞质中，只在叶片的上表皮细胞中表达。

由类萜途径而来的裂环马钱子苷（secologanin）和由吲哚途径而来的色胺（tryptamine），在异胡豆苷合酶（strictosidine synthase，STR）的催化作用下偶合生成 3α（*S*）- 异胡豆苷（3α（*S*）-strictosidine）。3α（*S*）- 异胡豆苷是长春花 TIA 生物合成中一个重要的中间产物，是形成多种 TIA 的关键前体物质，是长春花 TIA 整个代谢合成途径中最为重要的一个关键酶，该酶的活性受到反应终产物文多灵、长春质碱和阿玛碱等的反馈抑制。

3. 文多灵途径

文多灵途径（vindoline pathway）被认为是产生双吲哚类生物碱的限速步骤，它的合成由 3α（*S*）- 异胡豆苷经过水甘草碱（tabersonine）及随后进行的 6 步连续的酶促反应催化而成。首先，水甘草碱在其羟基化酶（tabersonine 16-hydroxylase 2，T16H2）的酶促作用下芳烃羟基化，生成 16- 羟基水甘草碱（16-hydroxytabersonine），随后 16- 羟基水甘草碱在甲基转移酶（16-*O*-methyltransferase，16OMT）作用下生成 16- 甲氧基水甘草碱（16-methoxytabersonine）。文多灵生物合成的第 3 步反应是通过水甘草碱 -3- 加氧酶（tabersonine-3-oxygenase，T3O）和水甘草碱 -3- 还原酶（tabersonine-3-reductase，T3R）的协同作用，将 16- 甲氧基水甘草碱转化为 16- 甲氧基 -2，3- 二氢 -3- 羟基水甘草碱（16-methoxy-2，3-dihydro-3-hydroxytabersonine）；接下来第 3 步的产物在 *N*- 甲基转移酶（*N*-methyltransferase，NMR）的催化作用下生成去乙酰氧基文多灵（desacetoxyvindoline）；第 5 步反应是去乙酰氧基文多灵在羟基化酶（desacetoxyvindoline-4-hydroxylase，D4H）的作用下生成去乙酰文多灵（deacetyl vindoline）；最后在去乙酰文多灵 -4-*O*- 乙酰转移酶（deacetylvindoline-4- *O*-acetyltransferase，DAT）的作用下进一步生成文多灵（vindoline）。文多灵途径中水甘草碱 -16- 羟基化酶、去乙酰氧基文多灵 -4- 羟基化酶和去乙酰文多灵 -4-*O*- 乙酰转移酶是该途径中的关键酶。

4. 长春质碱途径

在异胡豆苷 β-D 型葡萄糖苷酶（strictosidine-β-D-glucosidase，SGD）的催化下，经 TIA 上游代谢途径产生的前体物质 3α（*S*）- 异胡豆苷可以水解生成葡萄糖和 cathenamine。cathenamine 化学性质不稳定，通过不同的分支途径，逐渐形成阿玛碱（ajmalicine）、水甘草碱（tabersonine）和长春质碱（catharanthine），阿玛碱在过氧化物酶的作用下进一步生成蛇根碱（serpentine）。目前，对长春花体内长春质碱合成的研究还很少，从 cathenamine 到长春质碱分支途径中许多酶和基因还没有被分离和克隆出来，有待进一步研究。

5. 长春碱和长春新碱的生物合成

双吲哚生物碱长春碱和长春新碱可由单萜类生物碱长春质碱和文多灵偶合生成中间产物 α-3，4- 脱水长春碱（α-3，4-Anhydrovinblastine），然后转化为长春碱，长春碱再生成长春新碱。Costa 等（2008）在长春花中克隆到了一个 *PRX1* 基因，该基因存在于长春花叶片中，故命名为 *CrPRX1*。*CrPRX1* 与脱水长春碱合酶基因具有相似性，进一步验证表明该基因参与长春质碱和文多灵偶合生成长春碱和长春新碱的反应，属于 Class Ⅲ过氧化物酶基因。至今，α-3，4- 脱水长春碱到长春碱和长春新碱的转化仍不清楚，有待进一步研究。

三、喜树碱生物合成途径

喜树碱（compotothecin，CPT）是单萜类吲哚生物碱，由 Wall 等（1966）从喜树（*Camptotheca acuminata* Decne.）茎中分离得到。经研究证实，喜树碱能够特异地使拓扑异构酶 I 失活导致细胞凋亡，在肺癌、直肠癌、宫颈癌、卵巢癌等恶性肿瘤的治疗中具有显著疗效，具有非常广阔的应用前景。目前已有两种水溶性的喜树碱衍生物拓扑替康（topotecan）和依诺替康（irinotecan）获得美国 FDA 批准用于临床治疗卵巢癌和结肠癌等。与其他生物碱相同，喜树碱的生物合成难度巨大，基本不可行，而其半合成衍生物也依赖于喜树和青脆枝［*Nothapodytes nimmoniana*（J. Graham）Mabb.］树皮和种子的分离及提取。由于喜树碱在喜树中的含量较低，已无法满足日益增长的市场需求。喜树碱的体外合成成为了合成生物学新的研究热点。

近期，长春碱合成途径解析的快速进展为喜树碱的合成生物研究奠定了基础，它们具有相同的中间代谢产物异胡豆苷。作为吲哚生物碱，喜树碱的生物合成途径也可分为上游途径和下游途径。上游途径主要为异胡豆苷的生物合成，包括吲哚途径和环烯醚萜途径。目前已成功克隆和鉴定了多种与喜树碱合成途径相关的酶，如 TSB、TDC、HMGR 和 HMGS 等。长春花通过环烯醚萜途径合成马钱子苷和裂环马钱子苷作为萜类吲哚生物碱的合成前体，而代谢组学研究证实喜树中并没有马钱子苷和裂环马钱子苷，取而代之的是马钱子苷酸和裂环马钱子苷酸。利用 RNAi 抑制细胞色素 C1 基因（*CYC1*）的表达导致喜树中马钱子苷酸和裂环马钱子苷酸含量显著降低，同样证实喜树碱的生物合成途径中间代谢产物为马钱子苷酸和裂环马钱子苷酸。CYP76B6 催化香叶醇合成 8- 羟基香叶醇，然后在 8- 羟基香叶醇氧化还原酶的作用下合成琉蚁二醛，再在 CYP76A26 的催化下合成 7-deoxyloganetic acid，通过 7-DLGT 的糖基化和 CYP72A224 的羟基化合成马钱苷酸，在甲基化和裂环马钱子苷酸合酶的作用下合成裂环马钱子苷酸。吲哚途径由莽草酸途径生成 L- 色氨酸（L-tryptophan），随后 L- 色氨酸在色氨酸脱羧酶（tryptophan decarboxylase 1，TDC1）的催化作用下生成色胺（tryptamine）。色胺与裂环马钱子苷酸在异胡豆苷酸合酶（strictosidine acid synthase，STRAS）的催化下生成异胡豆苷酸。喜树碱下游途径是以异胡豆苷酸为前体合成喜树碱，但是下游途径中相关的酶还没有得到充分的挖掘和鉴定。Sadre 等（2016）通过喜树不同组织器官的代谢组学研究，推测从异胡豆苷酸到喜树碱的中间产物包括异长春花苷内酰胺（strictosamide）、异长春花苷内酰胺环氧化物（strictosamide epoxide）、异长春花苷内酰胺二醇（strictosamide diol）、异长春花苷乙酮醇内酰胺（strictosamideketolactam）、短小蛇根草苷（pumiloside）、脱氧短小蛇根草苷（deoxypumiloside）（图 8-8）。其中异长春花苷内酰胺环氧化物、异长春花苷内酰胺二醇、异长春花苷乙酮醇内酰胺在喜树所有组织中含量都较低，无法准确定量。值得注意的是，这些中间产物在不同组织中的含量分布趋势并不一致。代谢组学研究为下游途径相关酶的克隆和功能鉴定提供了有益的参考。

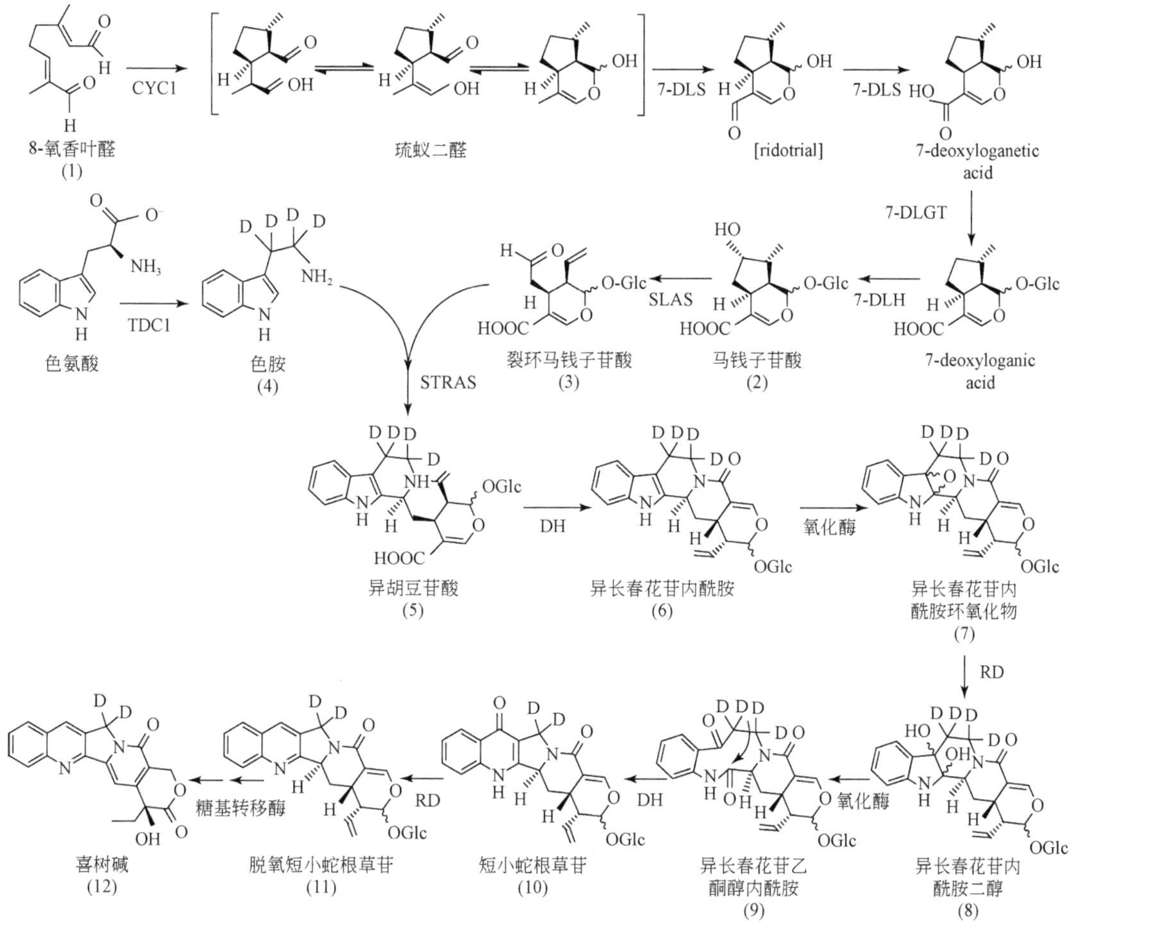

图 8-8　喜树碱的生物合成途径（Sadre et al.　2016）

第四节　黄酮类生物合成途径

黄酮类化合物（flavonoids）是植物特有的次生代谢产物，指两个苯环（A- 环与 B- 环）通过中央三个碳原子相互连接形成的一系列化合物，由于这类化合物大多呈黄色或淡黄色，因此称为黄酮。目前已知的黄酮类化合物超过一万种，根据结构的不同可以分为二氢黄酮（2s-flavanones）、黄酮（flavones）、异黄酮（isoflavones）、黄酮醇（flavonols）、黄烷醇（flavanols）和花色素六大类（anthoyanidins）。黄酮类化合物是多种药用植物的主要有效成分。例如，黄芩（*Scutellaria baicalensis* Georgi）中的黄芩苷和黄芩素为黄酮及黄酮醇类化合物；甘草（*Glycyrrhiza uralensis* Fisch.）中的甘草素和橙皮中的橙皮素为二氢黄酮类化合物；儿茶（*Acacia catechu*（Linn. f.）Willd.）中的儿茶素为黄烷酮类化合物；葛（*Pueraria lobata*（Willd.）Ohwi）中的葛根素为异黄酮类化合物。在植物中黄酮大多与糖结合，以黄酮苷的形式存在，少部分以游离态存在。现代药理学研究表明黄酮类化合物具有抗癌、抗氧化、抗炎、抗动脉粥样硬化、抗肿瘤等多种药理活性，在药品开发和食品保健领域具有广泛的应用前景。黄酮类化合物的生物合成首先通过苯丙烷途径将苯丙氨酸转化为香豆酰 -CoA，香豆酰 -CoA

再进入黄酮合成途径与 3 分子丙二酰 CoA 结合生成查耳酮，然后经过分子内的环化反应生成二氢黄酮类化合物。二氢黄酮是其他黄酮类化合物的主要前体物质，通过不同的分支合成途径，可以分别生成黄酮、异黄酮、黄酮醇、黄烷醇和花色素等（图 8-9）。

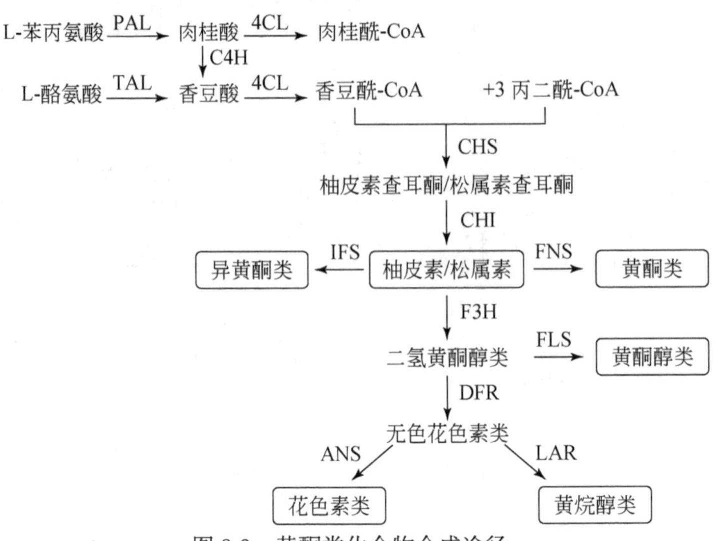

图 8-9　黄酮类化合物合成途径

黄酮类化合物生物合成的起始物质为酚酰 -CoA，包括香豆酰 -CoA 和肉桂酰 -CoA，来源于 L- 苯丙氨酸或 L- 酪氨酸。L- 苯丙氨酸在苯丙氨酸解氨酶（phenylalaninammonialyase，PAL）的作用下能生成反式肉桂酸，反式肉桂酸在肉桂酸 -4- 羟基化酶（cinnamic acid -4- hydroxylase，C4H）的作用下能转化为香豆酸，而 L- 酪氨酸能在酪氨酸解氨酶（tyrosine ammonia lyase，TAL）的作用下直接转化为香豆酸。香豆酸和肉桂酸在香豆酰 -CoA 连接酶（Coumaryl -CoA ligase，4CL）的作用下分别形成相应的酚酰 -CoA。在大多数药用植物中参与酚酰 -CoA 生物合成的基因已经得到鉴定。PAL 是苯丙烷途径中的第一个关键酶，能催化 L - 苯丙氨酸非氧化性脱氨生成反式肉桂酸（cinnamic acid）。Zhang 等（2016）从青蒿（*A. annua*）中克隆到了 PAL，该基因与其他植物的 PAL 具有高度同源性。通过 RT-PCR 分析表明该基因在青蒿的嫩叶中高表达，在大肠杆菌中 PAL 的酶活力能达 287.2 U/mg。C4H 是苯丙烷途径的第二个酶，可对反式肉桂酸进行羟基化形成香豆酸（coumaric acid），C4H 在许多植物中都已得到鉴定，如长春花（*C. roseus*）、黄芩（*S. baicalensis*）、毛果杨（*Populus trichocarpa*）等。Kong 等（2014）通过分析虎眼万年青（*Ornithogalum saundersiae*）转录组数据克隆到了一个 *C4H* 基因，通过酵母异源表达分析表明该酶能将反式肉桂酸转化为香豆酸。4CL 是苯丙氨酸途径中的关键性限速酶，可催化香豆酸和肉桂酸分别形成香豆酰 -CoA 和肉桂酰 -CoA，Gao 等（2015）从钝鳞紫背苔（*Plagiochasma appendiculatum*）中克隆到了一个 *4CL* 基因，在大肠杆菌中该基因能将香豆酸转化为对羟基香豆酰 -CoA，酶动力学分析表明该酶的最适底物是香豆酸。

二氢黄酮主要包括柚皮素和松属素。查耳酮合酶（chalcone synthase，CHS）是黄酮类化合物合成途径中的第 1 个限速酶，第 1 个植物中的 CHS 是 1983 年在荷兰芹（*Petroselinum crispum*）中发现的，该酶能将 3 分子的丙二酰 CoA 和 1 分子的香豆酰 -CoA 或者肉桂酰 -CoA

结合形成一个具有 C13 结构的柚皮素查耳酮或松属素查耳酮。查耳酮异构酶（chalcone isomerase，CHI）是黄酮类化合物代谢途径中的第 2 个关键酶，第 1 个 CHI 基因是 Mehdy 等于 1987 年从法国豌豆（*Phaseolus vulgaris*）中分离出来的，其能使 CHS 的催化产物发生分子内环化。柚皮素查耳酮和松属素查耳酮在 CHI 的催化下能形成柚皮素和松属素。Cheng 等（2013）在银杏（*Ginkgo biloba*）叶中克隆到了 *CHI* 基因，在大肠杆菌中该酶能将 6-羟基查耳酮转化为柚皮素。

二氢黄酮类化合物能在黄酮合酶（flavone synthase，FNS）催化下在 2，3- 位脱氢形成双键生成黄酮类化合物。FNS 存在两种类型，分别为 FNS Ⅰ和 FNS Ⅱ，其中 FNS Ⅰ主要分布于伞形科植物中，能直接将柚皮素转化为芹黄素，而 FNS Ⅱ则在植物中普遍存在，且表现出与 FNS Ⅰ完全不同的催化活性，该酶能在 C-2 和 C-3 位脱氢生成黄酮类化合物。Han 等（2014）从钝鳞紫背苔（*P. appendiculatum*）中克隆到了 FNS 基因，通过异源表达和体外酶活分析显示，该酶具有 FNSI 的催化活性，能将柚皮素转化为芹黄素和 2- 羟基柚皮素。Wu 等（2016）从金银花（*Lonicera japonica*）中克隆到了两个 FNS 基因（*LjFNSII-1.1* 和 *LjFNSII-2.1*），从灰毡毛忍冬（*L. macranthoides*）中克隆到一个 FNS 基因（*LmFNSII-1.1*），在酵母中表达的 LjFNSII-1.1，LjFNSII-2.1 和 LmFNSII-1.1 分别能将圣草酚、柚皮素和甘草素转化为木犀草素、芹黄素和 7，4′- 二氢黄酮（D。其中 LjFNSII-1.1 与 LjFNSII-2.1 表现出的不同催化活性，主要是由于 242 位的氨基酸差异引起的，研究还表明在 206 位和 381 位的甲基化能显著提高 LjFNSII-1.1 的催化活性。

二氢黄酮类化合物能在异黄酮合酶（isoflavone synthase，IFS）的催化下能将芳香基团从 2 位向 3 位转移生成异黄酮类化合物。Misra 等（2010）首次从补骨脂（*Psoralea corylifolia*）中克隆到了 PcIFS 基因，该基因在补骨脂的各个组织器官中均有表达，并可以被茉莉酸甲酯和水杨酸所诱导。为了验证该基因的功能，该研究小组在烟草中对 PcIFS 基因进行了过表达分析，与对照组相比过表达烟草花瓣中异黄酮含量显著升高。Jung 等（2000）从大豆（*Glycine max*）EST 中筛选出了两个 IFS 基因并在拟南芥中对其进行了功能验证，在表达 *IFS* 的拟南芥中能检测到染料木黄酮，说明 IFS 参与异黄酮类化合物的生物合成。

二氢黄酮类化合物能在黄烷酮 -3- 羟基化酶（flavanone -3- hydroxylase，F3H）的作用下生成二氢槲皮素和二氢山柰素等二氢黄酮醇类化合物，之后又在黄酮醇合酶（flavonol synthase，FLS）的作用下去饱和形成黄酮醇类化合物。F3H 能在 5，7，4，- 黄烷酮 C-3 位进行羟基化反应，生成二氢山柰素，而该物质则是合成黄烷酮和花色素的重要中间产物，因此 F3H 是控制黄酮合成与花青素苷积累的分流节点，被认为是整个类黄酮代谢途径的中枢。Xiong 等（2016）从黄花蒿（*A. annua*）中克隆到了 F3H 基因，通过体外酶活分析发现 F3H 能将松属素转化为二氢山柰酚。FLS 是黄酮类化合物合成途径与儿茶素合成途径的桥梁，二氢黄酮醇能在 FLS 的作用下去饱和形成黄酮醇类化合物。Xu 等（2012）从银杏（*G. biloba*）中克隆到了 FLS 基因，在大肠杆菌中该酶能将二氢山柰酚转化为山柰酚，同时该酶也能将柚皮素转化为山柰酚，该研究表明在黄酮类化合物合成途径中 FLS 是一个双功能酶。二氢黄酮醇类化合物能在二氢黄酮醇 -4- 还原酶（dihydroflavonol-4-reductase，DFR）的作用下生成无色花色素类化合物，之后又在无色花色素还原酶（leucoanthocyanidin reductase，LAR）的作用下转化为儿茶酚等黄烷醇类化合物。DFR 是花青素和鞣质合成途径中的关键酶。Cheng 等（2013）从银杏（*G. biloba*）中克隆到了三个 DFR 基因（*DFR1*，*DFR2*，*DFR3*），在大肠杆菌中表达的 *DFR1* 与 *DFR3* 能将二氢槲皮素转化为无色花青素，而 DFR2 能将二氢山柰酚转化为白天竺葵苷元。原花色素是植物应对生物及非生物胁迫的一种重要化合物，而 LAR 是参与原花色素生物合成的一个关键酶。Wang 等（2013）从毛果杨（*P. trichocarpa*）中克隆到了 LAR 基因（*PtrLAR1*）。为了验证该基因的功能，该研究小组在白杨中对基因 *PtrLAR1* 进行了过表达分析，发现过表达植株中的原花色素有明显的增加，同时儿茶素和表儿茶素也有显著的增加。花色素合酶（anthocyanase，ANS）是位于花青素合成途径中的倒数第二个酶，该酶能将无色花青素转化为花青素。Xu 等（2012）从银杏（*G. biloba*）中克隆到了 ANS 基因，在大肠杆菌中进行表达后，该酶能将无色花青素转化为花青素，同时该酶也能将二氢槲皮素转化为槲皮素，说明 ANS 在花青素和黄酮醇合成途径中是一个双功能酶。

黄芩（*S. baicalensis*）是唇形科黄芩属多年生草本植物，其以根入药，味苦、性寒，有清热燥湿、泻火解毒、止血、安胎等功效。黄芩主要的活性物质为黄酮类物质：黄芩素及汉黄芩素，具有抗病毒、淬灭活性氧等功能。黄芩素等能够诱导癌细胞的凋亡且对正常细胞无副作用，有望成为防治肿瘤的候选药物。研究发现，黄芩中存在两条黄酮合成途径：地上部分合成芹菜素等黄酮类化合物，地下部分合成主要的活性成分：黄芩素和汉黄芩素。Park 等（2011）从黄芩中克隆到了 CHI 基因，为了验证该基因的功能，该研究小组构建 CHI 基因的过表达和 RNAi 载体并转化毛状根。与对照组相比，CHI 基因过表达的毛状根中黄芩苷、黄芩素、汉黄芩素含量明显增加，而在 CHI 基因表达受抑制后的毛状根中，黄酮类化合物的含量明显降低。Zhao 等（2016）从黄芩中鉴定两个 CYP450 酶，功能为黄酮合酶（FNS Ⅱ）。FNS Ⅱ -1 的编码基因表达抑制对黄芩素的合成没有影响，而 FNS Ⅱ -2 的表达抑制导致黄芩苷和汉黄芩苷的含量降低。体外酶活研究发现 FNS Ⅱ -1 能够催化柚皮素、松属素和圣草素多种底物，而 FNS Ⅱ -2 特异性地催化松属素转化为白杨素，研究证明松属素是黄芩素合成途径的关键中间产物。Zhao 等（2017）分离和鉴定两个黄芩 CYP450 酶，SbCYP82D1.1 和 SbCYP82D2，功能分别为黄酮 6- 羟基化酶（flavonoid 6- hydroxylase，F6H）和黄酮 -8- 羟基化酶（flavonoid-8-hydroxylase，F8H）。SbCYP82D1.1 催化底物广泛，能催化白杨素和芹菜素合成黄芩素和野黄芩素；而 CYP82D2 的底物特异性较高，催化白杨素产生去甲基汉黄芩素。在黄芩毛状根中采用 RNAi 抑制 *SbCYP82D1.1* 的表达后，黄芩苷和黄芩素水平显著降低，同时白杨素苷在毛状根中积累。系统进化显示 *SbCYP82D2* 可能通过 *SbCYP82D1.1* 的基因复制进化而来，并保留了部分祖先酶 F6H 的活性。黄芩素合成途径的完整解析，为合成生物学异源合成这种物质提供了基础，为育种学家选育高含量黄芩素的黄芩品种提供了分子生物学基础。

思考题

1. 天然产物的概念及其途径解析的意义。
2. 阐述天然产物生物合成途径解析的策略。
3. 以丹参为例，简述丹参酮生物合成途径的研究进展及研究思路。

参考文献

陈士林，朱孝轩，李春芳，等 . 2012. 中药基因组学与合成生物学 . 药学学报，47（8）：1070-1078.

匡雪君，王彩霞，邹丽秋，等 . 2016. 长春花萜类吲哚生物碱生物合成与调控研究 . 中国中药杂志，41（22）：4129-4137.

匡雪君，王彩霞，邹丽秋，等 . 2016. 紫杉醇生物合成途径及合成生物学研究进展 . 中国中药杂志，41（22）：4144-4149.

浦香东，徐志超，宋经元 . 2018. 基于组学的丹参酮生物合成途径新基因 CYP71D375 克隆和功能研究 . 中国科学：生命科学，48（04）：390-398.

时敏，王瑶，周伟，等 . 2018. 药用植物萜类化合物的生物合成与代谢调控研究进展 . 中国科学：生命科学，48（04）：352-364.

汪猷，夏志强，周凤仪，等 . 1988. 青蒿素生物合成的研究 Ⅲ . 青蒿素和青蒿素 B 生物合成中的关键性中间体 - 青蒿酸 . 化学学报，（11）：1152-1153.

王丽芝，王海英，浦香东，等 . 2018. 基于紫芝基因组的倍半萜合酶基因的发掘与功能鉴定 . 中国科学：生命科学，48（04）：447-454.

徐江，孙超，徐志超，等 . 2014. 药用模式生物研究策略 . 科学通报，59（9）：733-742.

邹丽秋，匡雪君，孙超，等 . 2016. 天然产物生物合成途径解析策略 . 中国中药杂志，41（22）：4119-4123.

邹丽秋，王彩霞，匡雪君，等 . 2016. 黄酮类化合物合成途径及合成生物学研究进展 . 中国中药杂志，41（22）：4124-4128.

Asada K，Salim V，Masada-Atsumi S，et al. 2013. A 7-deoxyloganetic acid glucosyltransferase contributes a key step in secologanin biosynthesis in *madagascar periwinkle*. Plant Cell. 25（10）：4123-4134.

Bertea CM，Freije JR，Van der Woude H，et al. 2005. Identification of intermediates and enzymes involved in the early steps of artemisinin biosynthesis in *Artemisia annua*. Planta Med. 71（1）：40-47.

Bharel S, Gulati A, Abdin MZ, et al. 1998. Enzymatic synthesis of artemisinin from natural and synthetic precursors. J Nat Prod, 61(5): 633-636.

Boutanaev AM，Tessa M，Jiachen Z，et al. 2015. Investigation of terpene diversification across multiple sequenced plant genomes. Proc Natl Acad Sci USA，112（1）：E81-E88.

Chahed K，Oudin A，Guivarc'h N，et al. 2000. 1-Deoxy-D-xylulose 5-phosphate synthase from periwinkle：cDNA identification and induced gene expression in terpenoid indole alkaloid-producing cells. Plant Physiol Biochem，38（7）：559-566.

Chang YJ，Song SH，Park SH，et al. 2000. Amorpha-4，11-diene synthase of *Artemisia annua*：cDNA isolation and bacterial expression of a terpene synthase involved in artemisinin biosynthesis. Arch Biochem Biophys，383（2）：178-184.

Chau M，Croteau R. 2004. Molecular cloning and characterization of a cytochrome taxoid 2α- hydroxylase involved in Taxol biosynthesis. Arch Biochem Biophys，427（1）：48-57.

Chau M，Jennewein S，Walker K，et al. 2004 . Taxol biosynthesis：molecular cloning and characterization of a cytochrome P450 taxoid 7 beta-hydroxylase. Chem Biol，11（5）：663-672.

Chen HL，Zhao RY，Chen TJ，et al. 2013. Cloning and characterization of the glycoside hydrolases that remove xylosyl group from 7-b-xylosyl-10-deacetyltaxol and its analogues. Mol Cell Proteomics，12（8）：2236-2248.

Cheng H，Li LL，Cheng SY，et al. 2013. Molecular cloning and characterization of three genes encoding dihydroflavonol-4-reductase from ginkgo biloba in anthocyanin biosynthetic pathway. PLoS One，8（8）：e72017.

Collu G，Unver N，Peltenburg-Looman AM，et al. 2001. Geraniol 10-hydroxylase，a cytochrome P450 enzyme involved in terpenoid indole alkaloid biosynthesis. FEBS Lett，508（2）：215220.

Costa M M，Hilliou F，Duarte P，et al. 2008. Molecular cloning and characterization of a vacuolar class III peroxidase involved in the metabolism of anticancer alkaloids in *Catharanthus roseus*. Plant Physiol，146（2）：403-417.

Cui G，Duan L，Jin B，et al. 2015. Functional divergence of diterpene syntheses in the medicinal plant *salvia miltiorrhiza*. Plant Physiol，169（3）：1607-1618.

Cyr A，Wilderman PR，Determan M，et al. 2007. A modular approach for facile biosynthesis of labdane-related diterpenes. J Am Chem Soc，129（21）：6684-6685.

Dai Z, Liu Y, Huang L, et al. 2012. Production of miltiradiene by metabolically engineered *Saccharomyces cerevisiae*. Biotechnol Bioeng, 109（11）: 2845-2853.

De Luca V, Marineau C, Brisson N. 1989. Molecular cloning and analysis of cDNA encoding a plant tryptophan decarboxylase: comparison with animal dopa decarboxylases. Proc Natl Acad Sci U S A, 86（8）: 2582-2586.

Di P, Zhang L, Chen J, et al. 2013. 13C Tracer Reveals Phenolic Acids Biosynthesis in Hairy Root Cultures of *Salvia miltiorrhiza*. ACS Chem Biol, 8（7）: 1537-1548.

Eisenreich W, Menhard B, Lee MS. 1998. Multiple oxygenase reactions in the biosynthesis of taxoids. J Am Chem Soc, 120（37）: 9694-9695.

Gao SA, Yu HN, Xu RX, et al. 2015. Cloning and functional characterization of a 4-coumarate CoA ligase from liverwort *Plagiochasma appendiculatum*. Phytochemistry, 111: 48-58.

Geerlings A, Ibañez MM, Memelink J, et al. 2000. Molecular cloning and analysis of strictosidine β-D-glucosidase, an enzyme in terpenoid indole alkaloid biosynthesis in *Catharanthus roseus*. J Biol Chem, 275（5）: 3051-3056.

Geu-Flores F, Sherden NH, Courdavault V, et al. 2012. An alternative route to cyclic terpenes by reductive cyclization in iridoid biosynthesis. Nature, 492（7427）: 138-142.

Ginis O, Courdavault V, Melin C, et al. 2012. Molecular cloning and functional characterization of *Catharanthus roseus* hydroxymethylbutenyl 4-diphosphate synthase gene promoter from the methyl erythritol phosphate pathway. Mol Biol Rep, 39（5）: 5433-5447.

Guirimand G, Guihur A, Phillips MA, et al. 2012. A single gene encodes isopentenyl diphosphate isomerase isoforms targeted to plastids, mitochondria and peroxisomes in *Catharanthus roseus*. Plant Mol Biol, 79（4-5）: 443-459.

Guirimand G, Guihur A, Poutrain P, et al. 2011. Spatial organization of the vindoline biosynthetic pathway in *Catharanthus roseus*. J Plant Physiol, 168（6）: 549-557.

Guo J, Ma X, Cai Y, et al. 2015. Cytochrome P450 promiscuity leads to a bifurcating biosynthetic pathway for tanshinones. New Phytol, 210（2）: 525-534.

Guo J, Zhou YJ, Hillwig M L, et al. 2013. CYP76AH1 catalyzes turnover of miltiradiene in tanshinones biosynthesis and enables heterologous production of ferruginol in yeasts . PNAS, 110（29）: 12108-12113.

Han M, Heppel SC, Su T, et al. 2013. Enzyme inhibitor studies reveal complex control of methyl-D-erythritol 4-phosphate（MEP）pathway enzyme expression in *Catharanthus roseus*. PLoS One, 8（5）: e62467.

Han XH, Wu YF, Gao S, et al. 2014. Functional characterization of a *Plagiochasma appendiculatum* flavone synthase I showing flavanone 2-hydroxylase activity. FEBS Lett, 588（14）: 2307-2314.

Hefner J, Ketchum RE, Croteau R. 1998 . Cloning and functional expression of a cDNA encoding geranylgeranyl diphosphate synthase from *Taxus canadensis* and assessment of the role of this prenyltransferase in cells induced for taxol production. Arch Biochem Biophys, 360（1）: 62-74.

Howat S, Park B, Oh IS, et al. 2014. Paclitaxel: biosynthesis, production and future prospects. N Biotechnol, 31（3）: 242-245.

Irmler S, Schröder G, St-Pierre B, et al. 2000. Indole alkaloid biosynthesis in *Catharanthus roseus*: new enzyme activities and identification of cytochrome P450 CYP72A1 as secologanin synthase. Plant J, 24（6）: 797-804.

Jennewein S, Long RM, Williams RM, et al. 2004. Cytochrome p450 taxadiene 5 alpha-hydroxylase, a mechanistically unusual mon ooxygenasecatalyzing the first oxygenation step of taxol biosynthesis. Chem Biol, 11（3）: 379-387.

Jennewein S, Rithner CD, Williams RM, et al. 2001. Taxol biosynthesis: Taxane 13α- hydroxylase is a cytochrome P450- dependent monooxygenase. Proc Natl Acad Sci U S A, 98（24）: 13595-13600.

Jennewein S, Rithner CD, Williams RM, et al. 2003. Taxoid metabolism: taxoid 14β - hydroxylase is a cytochrome P450- dependent monooxygenase. Arch Biochem Biophys, 413（2）: 262-270.

Jennifer M, Jacob P, Karel M, et al. 2015. Iridoid synthase activity is common among the plant progesterone 5b-reductase family. Mol Plant, 8（1）: 136-152.

Jung W, Yu O, Lau C SM, et al. 2000. Identification and expression of isoflavone synthase, the key enzyme for biosynthesis of isoflavones in legume. Nat Biotechnol, 18（2）: 208-212.

Karamat F, Olry A, Doerper S, et al. 2012. CYP98A22. a phenolic ester 3′-hydroxylase specialized in the synthesis of chlorogenic acid. as a new tool for enhancing the furanocoumarin concentration in *Ruta graveolens* . BMC Plant Biol, 12（1）: 152.

Karel M, Dong LM, Nicolas N, et al. 2014. The seco-iridoid pathway from *Catharanthus roseus*. Nat Commun, 5: 3606.

Kazuhiro S, Atsushi O, Kazunori O, et al. 2007. Identification of a biosynthetic gene cluster in rice for momilactones. J Biol Chem, 282（47）: 34013-34018.

Kazuko O, Hiromichi K, Hideaki O, et al. 2004. Biological functions of ent- and syn-copalyl diphosphate synthases in rice: key enzymes for the branch point of gibberellin and phytoalexin biosynthesis. Plant J, 39（6）: 886-893.

Ke Y, Ye K, Grossniklaus H E, et al. 2000. Noscapine inhibits tumor growth with little toxicity to normal tissues or inhibition of immune responses. Cancer Immunol Immunother, 49（4）: 217-225.

Kim NC, Kim SU. 1992. Biosynthesis of artemisinin from 11, 12-dihydroarteannuic acid. J Korean Soc Appl Bi, 35（2）: 106-109.

King AJ, Brown GD, Gilday AD, et al. 2014. Production of bioactive diterpenoids in the Euphorbiaceae depends on evolutionarily conserved gene clusters. Plant Cell, 26（8）: 3286-3298.

Kong JQ, Lu D, Wang ZB. 2014. Molecular cloning and yeast expression of cinnamate 4-hydroxylase from *Ornithogalum saundersiae* baker. Molecules, 19（2）: 1608-1621.

Krithika R, Srivastava PL, Rani B, et al. 2015. Characterization of 10-hydroxygeraniol dehydrogenase from *catharanthus roseus* reveals cascaded enzymatic activity in iridoid biosynthesis. Sci Rep, 5（8258）: 8258.

Kumara K, Kumara SR, Dwivedia V, et al. 2015. Precursor feeding studies and molecular characterization of geraniol synthase establish the limiting role of geraniol in monoterpene indole alkaloid biosynthesis in *Catharanthus roseus* leaves . Plant Sci, 239（October）: 56-66.

Lange BM, Rujan T, Martin W, et al. 2000. Isoprenoid biosynthesis: the evolution of two ancient and distinct pathways across genomes. Proc Natl Acad Sci U S A, 97（24）: 13172-13177.

Levac D, Murata J, Kim WS, et al. 2008. Application of carborundum abrasion for investigating the leaf epidermis: molecular cloning of *Catharanthus roseus* 16-hydroxytabersonine-16-O-methyltransferase. Plant J, 53（2）: 225-236.

Li BJ, Wang H, Gong T, et al. 2017. Improving 10-deacetylbaccatin III-10-b-Oacetyltransferase catalytic fitness for Taxol production. Nat Commun. 8: 15544.

Li J, Li C, Gou J, et al. 2016. Molecular cloning and functional characterization of a novel Isoflavone 3′-O-methyltransferase from *pueraria iobate*. Front Plant Sci, 7: 793.

Liu W C, Gong T, Zhu P. 2016. Advances in exploring alternative Taxol sources. RSC Adv, 6（54）: 48800-48809.

Ma Y, Yuan L, Wu B, et al. 2012. Genome-wide identification and characterization of novel genes involved in terpenoid biosynthesis in *Salvia miltiorrhiza*. J Exp Bot, 63（7）: 2809-2823.

Maldonado-Mendoza IE, Burnett RJ, Nessler CL, et al. 1992. Nucleotide sequence of a cDNA encoding 3-hydroxy-3-methylglutaryl coenzyme a reductase from *Catharanthus roseus*. Plant physiology, 100（3）: 1613-1614.

Matsushita Y, Kang W, Charlwood BV. 1996. Cloning and analysis of a cDNA encoding farnesyl diphosphate synthase from *Artemisia annua*. Gene, 172（2）: 207-209.

McKnight T D, Roessner C A, Devagupta R, et al. 1990. Nucleotide sequence of a cDNA encoding the vacuolar protein strictosidine synthase from *Catharanthus roseus*. Nucleic Acids Res, 18（16）: 4939.

Mehdy M C, Lamb C J. 1987. Chalcone isomerase cDNA cloning and mRNA induction by fungal elicitor wounding and infection. EMBO J, 6（6）: 1527-1533.

Meijer A H, Lopes Cardoso M I, Voskuilen J T, et al. 1993. Isolation and characterization of a cDNA clone from *Catharanthus roseus* encoding NADPH: cytochrome P-450 reductase, an enzyme essential for reactions catalysed by cytochrome P-450 mono-oxygenases in plants. Plant J, 4（1）: 47-60.

Mercke P，Bengtsson M，Bouwmeester HJ，et al. 2000. Molecular cloning，expression，and characterization of amorpha-4，11-diene synthase，a key enzyme of artemisinin biosynthesis in *Artemisia annua* L. Arch Biochem Biophys，381（2）：173-180.

Misra P，Pandey A，Tewari S K，et al. 2010. Characterization of isoflavone synthase gene from *Psoralea corylifolia*：a medicinal plant. Plant Cell Rep，29（7）：747-755.

Murata J，Roepke J，Gordon H，et al. 2008. The leaf epidermome of *Catharanthus roseus* reveals its biochemical specialization. Plant Cell，20（3）：524-542.

Nair M S R，Basile D V. 1993. Bioconversion of arteannuin B to artemisinin. J Nat Prod，56（9）：1559-1566.

Noé W，Mollenschott C，Berlin J. 1984. Tryptophan decarboxylase from *Catharanthus roseus* cell suspension cultures：purification，molecular and kinetic data of the homogenous protein. Plant Mol Biol，3（5）：281-288.

Paddon C J，Westfall P J，Pitera D J，et al. 2013. High-level semi-synthetic production of the potent antimalarial artemisinin. Nature，496（7446）：528-532.

Park N，Xu H，Li X H，et al. 2011. Enhancement of flavone levels through overexpression of chalcone isomerase in hairy root cultures of *Scutellaria baicalensis*. Funct Integr Genomics，11（3）：491-496.

Qu Y，Easson M L，Froese J，et al. 2015. Completion of the seven-step pathway from tabersonine to the anticancer drug precursor vindoline and its assembly in yeast. Proc Natl Acad Sci U S A，112（19）：6224-6229.

Quin M B，Flynn C M，Schmidt-Dannert C. 2014. Traversing the fungal terpenome. Nat. Prod. Rep.，31：1449-1473.

Rastogi S，Kumar R，Chanotiya CS，et al. 2013. 4-Coumarate：CoA ligase partitions metabolites for eugenol biosynthesis . Plant Cell Physiol，54（8）：1238–1252.

Rida PCG，Livecche D，Ogden A，et al. 2015. The noscapine chronicle：a pharmaco-historic biography of the opiate alkaloid family and its clinical applications. Med Res Rev，35（5）：1072-1096.

Ro DK，Paradise EM，Ouellet M，et al. 2006. Production of the antimalarial drug precursor artemisinic acid in engineered yeast. Nature，440（7086）：940-943.

Sadre R，Magallaneslundback M，Pradhan S，et al. 2016. Metabolite diversity in alkaloid biosynthesis：A multi-lane（diastereomer）highway for camptothecin synthesis in *Camptotheca acuminata*. Plant Cell，28（8）：1926-1944.

Salim V，Wiens B，Masada-Atsumi S，et al. 2014. 7-deoxyloganetic acid synthase catalyzes a key 3 step oxidation to form 7-deoxyloganetic acid in *Catharanthus roseus* iridoid biosynthesis. Phytochemistry，101（9）：23-31.

Salim V，Yu F，Altarejos J，et al. 2013. Virus-induced gene silencing identifies *Catharanthus roseus* 7-deoxyloganic acid-7-hydroxylase，a step in iridoid and monoterpene indole alkaloid biosynthesis. Plant J，76（5）：754-765.

Sangwan R S，Agarwal K，Luthra R，et al. 1993. Biotransformation of arteannuic acid into arteannuin-B and artemisinin in *Artemisia annua*. Phytochemistry，34（5）：1301-1302.

Schmelz EA，Alisa H，Sims JW，et al. 2014. Biosynthesis，elicitation and roles of monocot terpenoid phytoalexins. Plant J，79（4）：659-678.

Schoendorf A，Rithner CD，Williams RM，et al. 2001. Molecular cloning of a cytochrome P450 taxane 10 beta-hydroxylase cDNA from taxus and functionalexpression in yeast. Proc Natl Acad Sci U S A，98（4）：1501-1506.

Schramek N，Wang H，Römisch-Margl W，et al. 2010. Artemisinin biosynthesis in growing plants of *Artemisia annua*. A 13CO2 study. Phytochemistry，71（2）：179-187.

Simkin AJ，Miettinen K，Claudel P，et al. 2013. Characterization of the plastidial geraniol synthase from *Madagascar periwinkle* which initiates the monoterpenoid branch of the alkaloid pathway in internal phloem associated parenchyma. Phytochemistry，85（1）：36-43.

Simkin AJ. Guirimand G. Papon N，et al. 2011. Peroxisomal localisation of the final steps of the mevalonic acid pathway in planta. Planta，234（5）：903-914.

St-Pierre B，Laflamme P，Alarco AM，et al. 1998. The terminal O-acetyltransferase involved in vindoline biosynthesis defines a new class of proteins responsible for coenzyme A-dependent acyl transfer. Plant J，14（6）：703-713.

Vázquez-Flota F A, St-Pierre B, De Luca V. 2000. Light activation of vindoline biosynthesis does not require cytomorphogenesis in *Catharanthus roseus* seedlings. Phytochemistry, 55（6）: 531-536.

Veau B, Courtois M, Oudin A, et al. 2000. Cloning and expression of cDNAs encoding two enzymes of the MEP pathway in *Catharanthus roseus*. Biochim Biophys Acta, 1517（1）: 159-163.

Vetter HP, Mangold U, Schröder G, et al. 1992. Molecular analysis and heterologous expression of an inducible cytochrome P-450 protein from periwinkle（*Catharanthus roseus* L.）. Plant Physiol, 100（2）: 998-1007.

Vranová E, Coman D, Gruissem W. 2013. Network analysis of the MVA and MEP pathways for isoprenoid synthesis. Annu Rev Plant Biol, 64（1）: 463–476.

Walker K, Croteau R, 2000c. Molecular cloning of a 10-deacetylbaccatin III-10-*O*-acetyl transferase cDNA from Taxus and functional expression in *Escherichia coli*. Proc Natl Acad Sci U S A, 97（2）: 583-587.

Walker K, Croteau R. 2000b. Taxol biosynthesis: molecular cloning of a benzoyl-CoA: taxane 2alpha-O-benzoyltransferase cDNA from taxus and functional expression in *Escherichia coli*. Proc Natl Acad Sci U S A, 97（25）: 13591-13596.

Walker K, Fujisaki S, Long R, et al. 2002. Molecular cloning and heterologous expression of the C-13 phenylpropanoid side chain-CoA acyltransferase that functions in Taxol biosynthesis. Proc Natl Acad Sci U S A, 99（20）: 12715-12720.

Walker K, Long R, Croteau R. 2002. The final acylation step in taxol biosynthesis: cloning of the taxoid C13-side-chain N-benzoyltransferase from Taxus. Proc Natl Acad Sci U S A, 99（14）: 9166-9171.

Walker K, Schoendorf A, Croteau R. 2000. Molecular cloning of a taxa-4（20）, 11（12）-dien-5alpha-ol-O-acetyl transferase cDNA from Taxus and functional expression in *Escherichia coli*. Archives of Biochemistry & Biophysics, 374（2）: 371-380.

Walker KD, Klettke K, Akiyama T, et al. 2004. Cloning, heterologous expression, and characterization of a phenylalanine aminomutase involved in Taxol biosynthesis. J Biol Chem, 279（52）: 53947-53954.

Wall ME, Wani MC, Cook CE, et al. 1966. Plant anti-tumor agents I. The isolation and structure of camptothecin-a novel alkaloidal leukemia and tumor inhibitor from *Camptothca acuminata*. J Am Chem Sock, 88（16）, 3888-3890.

Wallaart TE, Pras N, Quax WJ. 1999. Isolation and identification of dihydroartemisinic acid hydroperoxide from *Artemisia annua*: a novel biosynthetic precursor of artemisinin. J. Nat. Prod, 62（8）: 1160-1162.

Wallaart TE, van Uden W, Lubberink HGM, et al. 1999. Isolation and identification of dihydroartemisinic acid from *Artemisia annua* and its possible role in the biosynthesis of artemisinin. J. Nat. Prod, 62（3）: 430-433.

Wang L J, Jiang Y Z, Yuan L, et al. 2013. Isolation and characterization of cDNAs encoding leucoanthocyanidin reductase and anthocyanidin reductase from *populus trichocarpa*. PLoS One, 8（5）: e64664.

Wang L, Zhao S J, Liang Y L, et al. 2014. Identification of the protopanaxatriol synthase gene CYP6H for ginsenoside biosynthesis in *Panax quinquefolius*. Funct Integr Genomics, 14（3）: 559-570.

Wang X, Fan R Y, Li C F, et al. 2016. Molecular cloning and functional characterization of a novel（Iso）flavone 40. 7-O-diglucoside glucosyltransferase from *pueraria lobate*. Front Plant Sci, 7（222）: 387.

Wang Y, Xia Z Q, Zhou FY, et al. 1988. Studies on biosynthesis of artemisinin: the key intermediate-artemisinic acid in biosynthesis of artemisinin and arteannuin B. Acta Chim Sin, 46: 1152-1153.

Wani MC, Taylor HL, Wall ME, et al. 1971. Plant antitumor agents. VI. The isolation and structure of taxol, a novel antileukemic and antitumor agent from *Taxus brevifolia*. J Am Chem Soc, 93（9）: 2325-2327.

Wildung MR, Croteau R. 1996. A cDNA clone for taxadiene synthase, the diterpene cyclase that catalyzes the committed step of taxol biosynthesis. J Biol Chem, 271（16）: 9201-9204.

Winzer T, Gazda V, He Z, et al. 2012. A *Papaver somniferum* 10-Gene Cluster for Synthesis of the Anticancer Alkaloid Noscapine . Science, 336（6089）: 1704-1708.

Wu J J, Du G C, Zhou J W, et al. 2014. Systems metabolic engineering of microorganisms to achieve large-scale production of flavonoid scaffolds. J Biotechnol, 188: 72-80.

Wu J, Wang X C, Liu Y, et al. 2016. Flavone synthases from *Lonicera japonica* and *L. macranthoides* reveal differential flavone

Accumulation. Sci Rep，6：19245.

Xiong S, Tian N, Long J H, et al. 2016. Molecular cloning and characterization of a flavanone 3-Hydroxylase gene from *Artemisia annua* L. Plant Physiol Biochem，105：29-36.

Xu F，Li LL，Zhang WW，et al. 2012. Isolation characterization and function analysis of a flavonol synthase gene from *Ginkgo biloba*. Mol Biol Rep，39（3）：2285-2296.

Xu J，Sun C，Xu Z C，et al. 2014. Research strategy for model medicinal species（in Chinese）. Chin Sci Bull（Chin Ver），59（9）：733-742.

Xu M，Wilderman P R，Morrone D，et al. 2007. Functional characterization of the rice kaurene synthase-like gene family. Phytochemistry，68（3）：312-326.

Xu ZC，Ji AJ，Zhang X，et al. 2016. Biosynthesis and regulation of active compounds in medicinal model plant *Salvia miltiorrhiza*. Chinese Herbal Medicines，8（1）：3-11.

Xu ZC，Song JY. 2017. The 2-oxoglutarate-dependent dioxygenase superfamily participates in tanshinone production in *Salvia miltiorrhiza*. J Exp Bot，68（9）：2299-2308.

Yan B, Doolittle WF. 2000. The role of lateral gene transfer in the evolution of isoprenoid biosynthesis pathways. Mol Microbiol, 37(4): 703-716.

Ye K，Joshi HC. 1998. Opium alkaloid noscapine is an antitumor agent that arrests metaphase and induces apoptosis in dividing cells. Proc Natl Acad Sci U S A，95（4）：1601-1606.

Zhang Y，Fu X，Hao X，et al. 2016. Molecular cloning and promoter analysis of the specific salicylic acid biosynthetic pathway gene phenylalanine ammonia-lyase（AaPAL1）from *Artemisia annua*. Biotechnol Appl Biochem，63（4）：514-524.

Zhang Y，Teoh K H，Reed D W，et al. 2008. The molecular cloning of artemisinic aldehyde Δ11（13）reductase and its role in glandular trichome-dependent biosynthesis of artemisinin in *Artemisia annua*. J Biol Chem，283（31）：21501-21508.

Zhao Q，Cui MY，Levsh O，et al. 2017. Two CYP82D enzymes function as flavone hydroxylases in the biosynthesis of root-specific 4′-deoxyflavones in *Scutellaria baicalensis*. Mol Plant，11（1）：135-148.

Zhao Q，Zhang Y，Wang G，et al. 2016. A specialized flavone biosynthetic pathway has evolved in the medicinal plant，*Scutellaria baicalensis*. Sci Adv，2（4）：e1501780-e1501780.

Zhou J，Gupta K，Yao J，et al. 2002. Paclitaxel-resistant human ovarian cancer cells undergo c-Jun NH2-terminal kinase-mediated apoptosis in response to noscapine. J Biol Chem，277（42）：39777-39785.

Zhou YJ，Gao W，Rong Q，et al. 2012. Modular pathway engineering of diterpenoid synthases and the mevalonic acid pathway for miltiradiene production. J Am Chem Soc，134（6）：3234-3241.

Zhu J，Wang M，Wen W. 2015. Biosynthesis and regulation of terpenoid indole alkaloids in *Catharanthus roseus*. Pharmacogn Rev，9（17）：24-28.

Zi J，Mafu S，Peters RJ. 2014. To gibberellins and beyond! surveying the evolution of（Di）terpenoid metabolism. Annu Rev Plant Biol，65（1）：259-286.

第九章
表观基因组学

表观基因组学（epigenomics）是在基因组水平上研究表观遗传修饰的学科。表观遗传修饰作用于细胞内的 DNA 及组蛋白等，引起基因表达变化，进而影响基因及基因组功能。表观遗传修饰是表观遗传学（epigenetics）研究的主要内容。表观遗传的实质是指在基因的 DNA 序列没有发生改变的情况下，基因功能发生了可遗传的变化，并最终导致了表型的改变。表观遗传学是经典遗传学的补充和进一步的发展，它不同于符合孟德尔遗传规律的细胞核遗传。虽然每个多细胞个体只有一个基因组，但它却具有多种表观基因组，反映生物体不同时期生理条件下的细胞类型及其属性的多样性。基因组中，表观遗传修饰的精确性对于调控基因转录活性和染色体稳定性，以及生物体的正常生命活动和生长发育至关重要。

第一节　表观基因组研究策略

“基因决定论”表明基因对生命的决定性作用，但是越来越多的表观遗传学研究表明，生命作为开放的复杂系统，各种生命活动不是完全由基因决定的。表观基因组学以一种全新的视野来理解生命遗传现象。对于多细胞生物，不同类型的细胞都含有相同的基因组序列，但它们在形态学上可能完全不同，并具有不同的功能。表观基因组信息有助于建立和维护细胞类型特异性转录程序，调节生物体的生长发育过程。

一、表观基因组研究范畴

表观基因组学主要通过研究 DNA 甲基化、组蛋白共价修饰、染色质重塑、非编码 RNA 调控等方面内容，解析基因选择性转录表达调控、基因转录后调控、蛋白质翻译后修饰的分子机制；广泛参与调控生物体生长发育过程。这些不同类型的表观遗传修饰之间也具有复杂的调控关系（图 9-1）。目前，药用生物表观基因组研究主要集中在药用植物和药用真菌全基因组水平的 DNA 甲基化、非编码 RNA 调控等。

1. DNA 甲基化（DNA methylation）

DNA 甲基化是指通过 DNA 甲基转移酶（DNA methyltransferase，DNMT）的作用，在 DNA 分子中的碱基上添加甲基，通常是将 *S*- 腺苷甲硫氨酸（sadomet，SAM）的甲基基团转移至胞嘧啶上；部分甲基基团也可转移至腺嘌呤或鸟嘌呤，从而影响基因表达和染色质形成。DNA 甲基化现象在动物、植物、微生物基因组中普遍存在。植物细胞中的

DNA 甲基化主要发生在 CG、CHG、CHH 等基序中的胞嘧啶上；而这种胞嘧啶甲基化主要发生在富含转座子的重复序列区域、着丝粒区、一些基因启动子区和高丰度表达基因的编码区等。植物中 DNMT 主要包括 MET 甲基转移酶、结构域重排甲基转移酶（domains-rearranged methyltransferases，DRM）和选择性甲基化异染色质区域 DNA 的染色质甲基化酶（chromomethylase，CMT）。

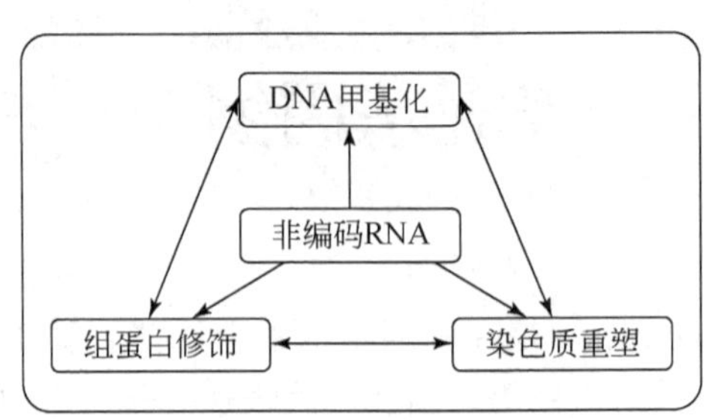

图 9-1　不同表观遗传修饰之间相互调控示意图（刘琬菁等　2018）

2. 组蛋白修饰（histone modification）

核小体（nucleosome）是真核生物细胞核内染色质的基本结构单位，主要由 DNA 和核心组蛋白组成。组蛋白修饰是指组蛋白在修饰酶的作用下发生乙酰化、甲基化、泛素化、磷酸化、SUMO 化（small ubiquitin-mediated protein）和 ADP- 核糖基化（ADP-ribosylation）等修饰过程。这些修饰酶包括：组蛋白甲基转移酶（histone methyltransferase，HMT）、组蛋白去甲基酶（histone Demethylase，HDM）、组蛋白乙酰转移酶（histone Acetyltransferase，HAT）和组蛋白去乙酰酶（histone deacetylase，HDAC）等。通常，核小体核心组蛋白 N 端尾部 15 ～ 38 个氨基酸会发生翻译后共价修饰（posttranslational modification）。组蛋白甲基化和组蛋白乙酰化是组蛋白修饰的主要类型。这些共价修饰由组蛋白修饰酶动态调节修饰过程。组蛋白乙酰化主要参与 DNA 损伤修复等过程，去乙酰化则参与调控染色体易位、基因转录、基因沉默、细胞周期、细胞分化和增殖等过程。

3. 染色质重塑（chromatin remodeling）

染色质重塑指的是通过影响核小体结构来改变基因的复制和重组等过程，并改变染色质的包装状态，进而使核小体中的组蛋白以及对应的 DNA 分子发生改变，引起染色质构象变化，从而调控基因表达。组蛋白 N 端尾部的共价修饰和染色质重塑密切相关，尤其是组蛋白 H3 和 H4 组蛋白的修饰直接影响核小体的结构。真核生物中以核小体为基本单位的染色质通常以激活和沉默为基本方式调控基因表达；并通过染色质重塑的方式来改变基因复制和重组等过程。染色质重塑在雄配子体发育等过程中发挥重要调控作用。

4. 非编码 RNA（noncoding RNA，ncRNA）

非编码 RNA 是基因组转录产物的主体部分，它们不具备典型的起始密码子、开放阅读框（open reading frame，ORF）、终止密码子等结构。根据表达形式和功能的不同，ncRNA 分为看家非编码 RNA（housekeeping ncRNA）和调节非编码 RNA（regulatory ncRNA）。看家非编码 RNA 在生物体中一般组成型表达，包括核糖体 RNA（ribosome RNA，rRNA）、转运 RNA（transfer RNA，tRNA）、核 snRNA（small nuclear RNA，snRNA）和核仁 snoRNA（small nucleolar RNA，snoRNA）等。调节非编码 RNA 在生物体的组织 / 器官发育或细胞分化过程中特异性表达，或在外界环境产生的应激反应中特异性表达。根据序列长度差异，调节非编码 RNA 分为小 RNA（small RNA，sRNA）和长链非编码 RNA（long noncoding RNA，lncRNA）；后者的碱基组成为 200 ～ 100000 bp。lncRNA 可以长链形式或通过产生 miRNA 或 siRNA 的方式在生物体内发挥作用。还有一类 lncRNA，它们类似于 mRNA，可以剪接、加帽和多聚腺苷酸化，所以称为 mRNA-like ncRNA（mlncRNA）。mlncRNA 是一类重要的 lncRNA，主要产生于蛋白质编码基因的重叠区和基因间区；其功能类似 lncRNA，有的是 miRNA 的前体，有的是 siRNA 的前体，有的以长链的形式发挥作用；它们往往具有很强的组织 / 器官特异性，参与植物发育、次生代谢和干旱、高温等胁迫响应过程，调控植物生长发育。

ncRNA 通过转录后调节作用产生转录抑制和基因沉默效应，在染色质重塑、基因转录、蛋白质翻译后修饰及转录后修饰等过程中发挥重要作用（图 9-1）。sRNA 主要包括微小 RNA（microRNA，miRNA）和小干扰 RNA（small interfering RNA，siRNA）。其中，miRNA 是一类长度为 21 ～ 24 nt 的内源性非编码小分子单链 RNA，它们在转录水平和转录后水平调控基因表达。siRNA 通常为 21 ～ 25 nt 的 RNA 片段，主要参与真核生物体内的内源性或外源性 RNA 降解，引发 RNA 沉默（RNA silencing）或基因沉默（gene silencing）。RNA 沉默是广泛存在于植物、动物、线虫和真菌等真核生物中的一种高度保守的、序列特异的 RNA 降解机制。RNA 沉默对于调控发育、维持基因组的稳定性以及生物和非生物胁迫响应等具有重要作用。

二、主要研究方法

随着测序技术的飞速发展，表观基因组研究方法从定性检测向定量分析方向发展，表观修饰检测的灵敏度和特异性得到显著提高，从个别修饰位点检测向高通量的“组学”检测水平发展。

1. DNA 甲基化检测方法

近年来，DNA 甲基化检测技术从最初以限制性内切核酸酶为基础的检测技术，发展到利用甲基化敏感性限制酶（methylation-sensitive restriction enzyme，MRE）与测序技术相结合的 MRE-seq 技术，可以预测全基因组 DNA 甲基化水平；也可利用甲基化 DNA 免疫沉淀方法（methylated DNA immunoprecipitation，MeDIP）检测基因组甲基化水平。MeDIP 方法是用 5- 甲基胞嘧啶特异性抗体或用含有甲基结合结构域的蛋白质通过免疫沉淀，富集基因组中甲基化或未甲基化片段。

目前，通用的 DNA 甲基化检测方法是亚硫酸氢盐测序（bisulfite sequencing，BS-seq）技术以及 BSP 克隆测序法（bisulfite Sequencing PCR，BSP）。BSP 克隆测序法是当前甲基化检测的金标准。原理是用亚硫酸氢盐处理基因组 DNA，所有未发生甲基化的胞嘧啶被转化为尿嘧啶，而甲基化的胞嘧啶不变；随后在 CpG 岛两端设计引物进行 PCR，将目的产物纯化后进行 TA 克隆，挑取阳性克隆测序，最后将测得的序列与原始序列比对，统计甲基化位点及数量，并分析甲基化程度。基于 BS-seq 技术开发了 TAB-seq、oxBS-seq、redBS-seq、CAB-seq 和 MAB-seq 等技术以及全基因组亚硫酸氢盐测序（whole-genome bisulfite sequencing，WGBS）技术。

高通量测序技术可以实现在单碱基分辨率下构建 DNA 甲基化的基因组图谱，如“相对甲基化的综合高通量阵列”（comprehensive high-throughput arrays for relative methylation，CHARM）技术可用于全基因组水平的胞嘧啶修饰的高通量检测。单分子纳米孔测序技术能直接分辨出未修饰的胞嘧啶和甲基化胞嘧啶，可以精确检测 DNA 链上甲基化位点。该方法的原理是当核酸外切酶消化单链 DNA 后，单个碱基落入纳米孔中并与纳米孔内特定物质（环式糊精）发生瞬间相互作用，由此阻碍了穿过纳米孔中的电流通道。A、T、 C、 G 四种碱基以及甲基化胞嘧啶都有各自特有的电流振幅以及特有的平均停留时间。通过将电流振幅转化成 DNA 序列，即可对甲基化胞嘧啶进行识别。

2. ncRNA 检测方法

通常从总 RNA 中分离纯化 ncRNA，再对 ncRNA 进行高通量测序，利用 PHRED 和 CROSS_MATCH 等软件去除低质量序列；再利用 PatScan、SOAP2 和 BLAST 等软件与相应物种的基因组、转录组或 EST 序列进行比对，或利用 UEA sRNA tool 软件将 rRNA、tRNA、snoRNA 等序列进行过滤并去除，再通过与 miRBase（http：//www.mirbase.org）数据库或 PNRD（http：//structuralbiology.cau.edu.cn/PNRD/index.php）等数据库中的序列进行比对可以对 ncRNA 进行分类；还可以使用 mfold 软件预测 sRNA 位点及附近序列的二级结构，也可利用 miRDeep2、miREvo、miRPlant、MIREAP 等软件进行分析。最后，利用 BLAST、psRNATarget、NONCODE database 等进行靶基因预测，也可利用 RNA ligase-mediated RACE（RLM-RACE）、降解组测序等方法对 miRNA 靶基因进行验证。目前，改进的 5′RLM-RACE（Modified RNA Ligation-Mediated Rapid Amplification of 5′cDNA ends）方法是较常用的一种验证靶基因的方法。该方法的原理是 miRNA 与靶位点反向互补配对后，会在 miRNA 第 10 位到第 11 位（从 5′端开始）对应的位置将靶序列切割成两条序列，通过克隆并测序 miRNA 切割产物中后半部分的 5′端序列，可以确认靶基因是否真的被 miRNA 切割。该方法是一种简单、高效的验证 miRNA 靶基因的方法，但一次只能验证一个或少数几个靶基因，不适合大规模验证靶基因。

此外，基于比较表观基因组的表观遗传学研究方法在药用生物表观基因组研究中发挥重要作用。微阵列和测序技术的进步使得在单核苷酸甚至单细胞分辨率下可以进行全基因组的表观遗传学分析。基于微阵列和高通量测序比较表观遗传学研究，可以鉴定道地产区和非道地产区的药用生物表观遗传信息的差异与变异情况，解析道地产区的环境因子对药材品质形成的影响，揭示表观遗传修饰在药材道地性形成中的作用机制。

三、应用方向

表观基因组学在基因组水平探讨外界因素导致的表观遗传效应及其对基因表达的影响，揭示外界环境信息与基因的相互作用机制。药用生物表观遗传修饰与药效品质形成具有一定相关性。表观基因组将通过研究不同生长环境下（道地产区与非道地产区等）的药用生物表观遗传信息变异，探索环境与基因、环境与表型的相互作用机制，解析环境因素引发的药用生物表观遗传修饰的特点，为探索中药性味以及道地性药材品质形成的分子机制提供基础数据，也将为阐释道地药材形成的生物学实质提供理论基础。

1. 表观遗传调控药用生物生长发育和形态建成过程

表观遗传修饰通过调控激素合成与代谢、转运及信号转导过程实现对植物生长发育的调节作用。野生人参（*Panax ginseng*）和栽培人参具有显著的形态差异和生理学差异，Li 等（2015）通过比较两者遗传信息，发现栽培人参具有更低比例的胞嘧啶甲基化模式，尤其是在 CHG 甲基化位点的比率更低。因此，推测这些胞嘧啶甲基化模式的改变可能与栽培人参形态变化相关。张逸等（2012）在对不同地区丹参（*Salvia miltiorrhiza*）居群的遗传信息和表观遗传修饰研究中发现，不同地区丹参的 DNA 甲基化变异主要存在于居群内部，DNA 甲基化变异在丹参不同居群中具有普遍性；栽培丹参与野生丹参之间的 DNA 甲基化模式不完全一致，体现了丹参不同居群内 DNA 甲基化变异的多样性。

Yang 等（2011）对不同培养年限的地黄（*Rehmannia glutinosa*）进行测序，并通过差异分析鉴定到 89 个保守的 miRNA 和 6 个新的 miRNA；通过与拟南芥（*Arabidopsis thaliana*）中已鉴定的 miRNA 和靶基因比较，预测 miR156 和 miR157 的靶基因为 SPL（squamosa promoter-binding-like）转录因子，预测其他 miRNA 的靶基因为 *ICU2* 和生长素响应因子（auxin response factor，ARF）基因等，这些基因可能调节植物开花、不定根发育等，暗示这些 miRNA 可能与地黄块根发育相关。

2. 表观遗传调控药用生物抗病、抗逆反应

外界环境条件如光、温度、湿度、生物 / 非生物胁迫可在不改变植物遗传信息的情况下，诱发植物体内的表观遗传变异而使植物获得表观遗传修饰的表型，引发长期的表型效应，并通过改变基因表达来调节植物发育，以适应外界环境。植物系统获得抗性（systemic acquired resistance，SAR）是植物应对生物或非生物胁迫的一种生理反应机制。植物后代当面临相同的胁迫条件时可产生“获得性记忆”，这种“记忆”可被保留在染色质构象中，以及配子体的细胞质和发育的胚中，并使植物获得胁迫诱导的表观遗传修饰，用以促使植物通过改变基因表达来适应环境。

菘蓝（*Isatis indigotica*）具有清热解毒、凉血消肿的功效。为了解菘蓝应对各类环境胁迫时的应激反应机制，杨飞等（2013）利用甲基化敏感扩增多态性（methylation sensitive amplification polymorphism，MSAP）技术研究了盐胁迫下菘蓝基因组内 CCGG 位点的 DNA 甲基化变化情况。检测发现，通过盐胁迫处理，菘蓝基因组中共 44 个 CCGG 位点发生甲基化状态改变，并有 31 个位点发生超甲基化，还有 13 个位点发生了去甲基化。这些结果证明，在盐胁迫条件下，菘蓝基因组 DNA 甲基化模式发生改变。有研究发现在环境压力下，DNA 甲基化模式的改变可以缓解外界环境对植物产生的压力，推测基因组超甲基化可能与植物适应非生物环境胁迫相关。

Wu 等（2012a）在人参中利用对体外培养的胚性愈伤组织分别进行脱水和热处理，分析基因差异表达情况，分别鉴定得到 5 个脱水响应和 10 个热激响应的 miRNA，并且这些 miRNA 在应对非生物胁迫时显示出不同的表达模式，说明不同 miRNA 在应激反应中可能具有不同的生物学功能。Galla 等（2013）在贯叶连翘（*Hypericum perforatum*）中鉴定了 7 个 pre-miRNA，它们的靶基因参与代谢、胁迫响应、花发育和植物繁殖过程。Zhu 等（2015）通过紫芝（*Ganoderma sinense*）全基因组测序，并进行全基因组水平的甲基化分析和小 RNA 鉴定，阐述紫芝多样性的防御机制；并在紫芝基因组中鉴定出 63 个 miRNA，预测这些 miRNA 的靶基因多为 MFS（major facilitator superfamily）类转运体的编码基因，它们可能参与紫芝细胞内的膜转运过程。

3. 表观遗传调控药用生物活性成分生物合成途径

次生代谢产物是药用生物主要活性成分，DNA 甲基化和 ncRNA 调控次生代谢途径的研究得到广泛关注。倪竹君等（2014）利用 5-azaC 处理金钗石斛（*Dendrobium nobile*）组培苗，进行去甲基化处理，分析金钗石斛幼苗生长变化与生物活性成分含量及其相关基因的表达变化，发现 5-azaC 处理导致金钗石斛组培苗多糖含量和生物碱含量明显上升，编码石斛生物碱生物合成相关酶基因的相对表达量均显著上调，说明 5-azaC 对金钗石斛组培苗的去甲基化修饰处理可能激活了金钗石斛生物碱和多糖合成相关基因的表达，证实了 DNA 去甲基化修饰对石斛次生代谢产物的生物合成具有调控作用。

越来越多的研究表明，miRNA 在调控多种次生代谢产物的合成过程中发挥重要作用。Hao 等（2012）利用 RNA-seq 测序技术分析了红豆杉（*Taxus mairei*）叶片中 miRNA 和降解序列标签，并通过实时逆转录聚合酶链式反应和降解组测序技术鉴定了一段来自紫杉二烯合酶的内含子序列的 miRNA 和部分 miRNA 的靶基因；发现编码紫杉烷 13α- 羟化酶（taxane-13α-hydroxylase）和紫杉烷 2α-*O*- 苯甲酰基转移酶（taxane-2α-*O*-benzoyltransferase）的基因分别是 miR164 和 miR171 的靶基因，表明这两个 miRNA 可能调控紫杉醇的生物合成。Zhang 等（2015）认为植物细胞长期培养会造成代谢产物下降，因此，通过对红豆杉（*T. chinensis*）两个不同传代年限的培养细胞系（NA 和 CA）进行高通量测序并进行比较分析。发现 67.17% 已知的和 60.63% 新发现的差异表达 miRNA 在传代时间较长的 NA 株系中具有上调表达趋势，并对这些 miRNA 的靶基因进行分析，发现这些靶基因参与植物初生代谢、次生代谢和细胞信号转导过程。值得一提的是，研究者检测了 CA 株系中上调的 miR8154 和 miR5298b 对次生代谢产物合成的影响，发现在 miR8154 和 miR5298b 的过表达株系中，参与紫杉醇、苯丙烷和黄酮类化合物合成的关键酶基因均显著上调表达，但这些酶基因并不是这两个 miRNA 的靶基因。推测 miR8154 和 miR5298b 可能通过靶向调控次生代谢途径的转录因子而间接调控次生代谢产物的生物合成过程。Li 等（2013）对人参转录组功能注释后发现 14 个 miRNA，并预测它们的靶基因可能是参与人参生长发育和防御相关的转录因子（AP2、MYB）、转运体等。Vashisht 等（2015）对胡黄连（*Picrorrhiza kurroa*）转录组进行分析，鉴定到 18 个 miRNA，并预测 miR4995 的靶基因为 3- 脱氧 -D- 阿拉伯 - 庚酮糖 -7- 磷酸合酶（3-deoxy-7-phosphoheptulonate synthase），该酶通过参与苯丙素途径而参与肉桂酸的合成；而肉桂酸是胡黄连苦苷 -I 合成所必须的底物之一，因此，推测 miR4995 可能参与胡黄连苦苷 -I 的生物合成。Wu 等（2012）在毛地黄（*Digitalis purpurea*）中鉴定到了 2660 个 mlncRNA，并预测了部分 mlncRNA 的靶基因，这些靶基因可能参与次生代谢、冷害和脱水胁迫等逆境响应过程；还鉴定了 13 个 miRNA，预测其中部分 miRNA 的靶基因为 ARF、AP2（APETALA2）、GRF（growth-regulating factor）等转录调控基因，这些靶基因可能间接调控毛地黄次生代谢产物的生物合成。Zhu（2015）等通过对紫芝进行全基因组测序，发现紫芝基因组内至少存在 29 个位于次生代谢基因簇中的转录因子，其中 7 个转录因子基因在紫芝生长发育过程中发生甲基化修饰，并有 5 个转录因子基因由于甲基化发生基因沉默。另外，还有 36 个转运体的编码基因也因甲基化修饰发生基因沉默。以上结果表明 DNA 甲基化诱导基因转录后沉默可能调节紫芝次生代谢过程。

研究药用生物表观遗传修饰在药用植物和真菌生长发育及逆境胁迫响应过程中的调控作用，探索外源 / 环境物质改变（化学 / 物理因素等）引起的药用生物表观基因组图谱的变化，开发与药材道地性相关的表观遗传标记（QTLsepi 或 SNPsepi）用于道地药材的检测分析和优良品种选育，都将是表观基因组研究的新方向。不断更新的测序技术为研究药用生物表观基因组提供了良好技术平台，越来越多的药用生物表观遗传信息将被揭示。表观基因组研究将在基因组水平探讨外界因素对药用生物表观遗传修饰产生的生理效应，阐明外界环境信息与基因组相互作用机制，进一步揭示中药材道地性品质形成过程中的关键性作用因子。

第二节　非编码 RNA

基因组的转录产物分为信使 RNA（messenger RNA，mRNA）和非编码 RNA（noncoding RNA，ncRNA）。在人类基因组序列中，编码蛋白质的序列只占基因组的 2%。在其他真核生物基因组中，生物体结构越复杂、越高级，不编码蛋白质的部分在基因组中所占比例越大。最初研究认为，不编码蛋白质的序列没有生物学功能。然而，现代研究表明生命形式的多样性与基因组中不编码蛋白质的序列和大量的未知序列有关。

ncRNA 在生物体的组织发育或细胞分化过程中特异表达，或对外界环境产生的应激反应中特异表达；它们在转录水平和转录后水平调控基因转录，广泛参与植物的生长发育、逆境应答和信号转导等过程的调控。

目前，人参、丹参、毛地黄等近 30 余种药用植物中的 ncRNA 得到了系统鉴定和分析（表 9-1），为后续研究 ncRNA 在药用生物中的生物学功能奠定基础。本节内容以人参、丹参和毛地黄中非编码 RNA 的系统分析和鉴定为例，介绍 ncRNA 的研究方法及研究进展。

表 9-1　药用植物 miRNA 研究进展

中文名	拉丁名	miRNA 数目	靶基因功能预测
白木香	*Aquilaria sinensis*	27 个新的 miRNA，74 个可能的保守 miRNA	应激反应、沉香形成
黄花蒿	*Artemisia annua*	6 个可能的 miRNA	青蒿素生物合成、信号转导、发育
红花	*Carthamus tinctorius*	236 个已知 miRNA	植物生长发育和胁迫反应
姜黄	*Curcuma longa*	12 个可能 miRNA	信号转导和细胞凋亡
铁皮石斛	*Dendrobium officinale*	1047 个 miRNA 候选基因	激素信号转导、植物发育、激素信号转导
毛地黄	*Digitalis purpurea*	13 个 miRNA	代谢、转录调节、信号转导
叶籽银杏	*Ginkgo biloba*	83 个保守 miRNA，53 个假定新的 miRNA	代谢、应激反应
贯叶连翘	*Hypericum perforatum*	7 个 pri-miRNA	代谢、应激反应、花发育和繁殖
忍冬	*Lonicera japonica*	148 个 miRNA，MIR2911 来自煎剂	流感病毒 mRNA
枸杞	*Lycium chinense*	60 个保守 miRNA，30 个可能新的 miRNA	果实成熟、番茄红素生物合成、信号通路

续表

中文名	拉丁名	miRNA 数目	靶基因功能预测
薄荷	*Mentha haplocalyx*	12 个 miRNA，11 个 miRNA 家族	精油生物合成、植物激素和腺毛发育
苦瓜	*Momordica charantia*	27 个成熟 miRNA	植物生长发育
罗勒	*Ocimum basilicum*	9 个 miRNA 候选基因	应激反应、次生代谢调节
人参	*Panax ginseng*	101 个 miRNA，42 个家族	植物发育、胁迫反应
三七	*P. notoginseng*	316 个保守 miRNA，52 个新的 miRNA	代谢途径、次生代谢产物的生物合成
罂粟	*Papaver somniferum*	316 个保守 miRNA，11 个新的 miRNA	应激反应、次生代谢产物合成过程
胡黄连	*Picrorhiza kurroa*	18 个保守 miRNA	信号转导、核酸代谢、抗病、发育过程和次生代谢
掌叶半夏	*Pinellia pedatisecta*	101 个 miRNA，22 个 miRNA 家族	转录因子活性、植物发育
半夏	*P. ternata*	54 个 miRNA，23 个 miRNA 家族	无
广藿香	*Pogostemon cablin*	miR156a	萜类合成反应
印度萝芙木	*Rauvolfia serpentina*	15 个保守 miRNA，13 个 miRNA 家族	生长发育、初生和次生代谢、疾病抗性和应激反应
生地黄	*Rehmannia glutinosa*	89 个保守 miRNA，6 个新的 miRNA	生物调节、应激反应、发育、代谢过程
蓖麻	*Ricinus communis*	86 个保守 miRNA	生长发育过程
丹参	*Salvia miltiorrhiza*	452 个已知 miRNA，40 个新的 miRNA	丹参酮生物合成
南欧丹参	*Salvia sclarea*	18 个保守 miRNA	转录、代谢、非生物胁迫反应
欧洲千里光	*Senecio vulgaris*	10 个可能的 miRNA	无
红豆杉	*Taxus chinensis*	871 个成熟 miRNA，869 个 miRNA 前体	紫杉属特异性生物过程
苍耳	*Xanthium strumarium*	1185 个保守 miRNA，37 个新的 miRNA	信号转导、代谢、应激反应
姜	*Zingiber officinale*	16 个可能的 miRNA 家族	细胞信号转导、代谢过程和应激反应

一、人参非编码 RNA

人参是名贵中药材。Wu 等（2012a）从人参的根、茎、叶和花的总 RNA 中分离获得 sRNA，利用 Illumina 测序技术对 sRNA 文库进行测序，获得 12000591 条长度为 18 ～ 30nt 的序列；经质量控制和筛选得到 1502664 条 sRNA 序列。该结果显示人参基因组中存在大量的 sRNA。此外，30240 条 sRNA 可比对到人参叶绿体基因组，暗示一些 sRNA 可能起源于叶绿体基因组。

1. 人参 miRNA

使用 SOAP2 程序，发现有 1727 条 sRNA 可比对到已知植物 miRNA 前体（不大于 2 个错配）。分析发现，有些前体序列的不同区域可以产生不同的 miRNA。最终鉴定得到了 661 条 sRNA 属于 73 个保守的 miRNA（33 个家族）；另有 41 条序列比对到 22 个 miRNA，分属于 9 个基因家族。在这 33 个 miRNA 基因家族中，其中 22 个是植物中高度保守的家族，其他 11 个在进化上保守性较低，表明人参 miRNA 具有特异性和复杂性。

为了尽可能多地鉴定出人参非保守 miRNA，研究者利用 SOAP2 程序将 sRNA 比对到 31371 个人参转录本（不允许有错配），再利用 mfold 程序预测那些有 sRNA 比对的人参转录本的二级结构。另外，研究者也使用 MIREAP 软件（http：//sourceforge.net/projects/mireap/）从人参转录本中预测 miRNA 的前体，最终鉴定出 25 个 miRNA 前体，它们共产生 28 个成熟的 miRNA。基于序列相似性，这 25 个 miRNA 前体被分成了 9 个 miRNA 基因家族。

人参 miRNA 有以下特点：①有的 miRNA 前体聚集成簇。动物 miRNA 前体具有聚集成簇的特点，少数植物 miRNA 前体也可成簇排列。利用生物信息学预测发现，人参转录本 put-183a-panax_ginseng-17125 中，miR482a 和 miR2118 的前体聚集成簇排列。而在人参 sRNA 数据库中发现了 miR482a* 和 miR2118*，表明预测结果是正确的。聚集成簇的 mi*R482a* 和 mi*R2118* 前体能产生 miR482a 和 miR2118 成熟体序列。miR482a 和 miR2118 位于发夹结构的 3′臂上且单向排列。在一个转录本中存在两个 miRNA 前体，它们生成的 miRNA 具有协同调控并可能调控细胞过程。另外，miR482a 和 miR2118 具有高度序列相似性，推测它们可能调控相同的靶基因或者调控人参同一基因家族中的不同成员。②有的 miRNA 前体可产生不只一种 miRNA，如 FW1NBNE01BEGNB 产生 miR6136a.1 和 miR6136a.2 两种 miRNA 成熟体序列，PUT-183a-Panax_ginseng-16660 产生 miR6143b-5p 和 miR6143b-3p 两种 miRNA，而 PUT-183a-Panax_ginseng-7458 产生 miR6135e.1 和 miR6135e.2 两种 miRNA。miR6135e.1 和 miR6135e.2 皆位于发夹结构的 5′臂，miR6136a.1 和 miR6136a.2 皆位于发夹结构的 3′臂，而 miR6143b-5p 和 miR6143b-3p 则位于发夹结构的不同臂端。人参中从一个前体产生多种 miRNA 的机制尚待阐明。③有的 miRNA 前体可能双向转录。这些前体包括 PUT-183a-Panax_ginseng-5770 和 FW1NBNE01BEGNB。PUT-183a-Panax_ginseng-5770 产生 miR6135d；它的反义转录本产生 miR6135i。FW1NBNE01BEGNB 产生 MIR6136 家族中的两个成员 miR6136a.1 和 miR6136a.2；它的反义转录本产生 miR6136b。双向转录的 miRNA 前体也在动物和其他植物中也存在，但由于人参转录本的转录方向不明确，上述人参 miRNA 的转录方向是单向或双向仍有待进一步研究。

通过在线软件 psRNATarget 对人参 miRNA 的靶基因进行预测，分别得到了 28 个保守 miRNA 家族对应的 99 个靶基因，以及 7 个非保守 miRNA 家族对应的 31 个靶基因。每个 miRNA 家族的靶基因的数量为 1 ～ 8 个。每个被预测的靶基因都对应一个保守的 miRNA，而 FW1NBNE01A3PPX（TIR-NBS 抗病蛋白基因）是个例外；它是 pgi-miR482 和 pgi-miR1510 的共同靶基因。miR160、miR168、 miR319、miR1024 和 miR894 没有预测到靶基因。这可能是由于人参转录组信息有限，或在人参转录组文库中这些 miRNA 的靶基因表达水平较低导致的。99 个预测的人参保守 miRNA 的靶基因中，有 26 个是在多种植物中存在的保守基因，说明一些 miRNA 在植物的生长发育过程中发挥保守调节作用。大多数保守靶基因为转录因子，包括 6 个受 miR156 调控的 *SPL* 基因，4 个受 miR167 调控的生长素响应因子（auxin response factor，ARF）基因，3 个受 miR171 调节的 GRAS 转录因子家族基因，2 个受 miR166 调节的同源亮氨酸拉链蛋白基因（homeobox-leucine zipper protein）。此外，NAC-domain protein、CCAAT-box binding factor、AP2 domain-containing protein 和 growth-regulating factor 等基因家族中各有一个基因分别受 miR164、miR169、miR172 和

miR396 调控。除了转录因子基因，其他 7 个保守靶基因包括 4 个受 miR393 和 miR394 调控的 F-box 基因，1 个受 miR395 调控的 ATP 硫酸化酶基因，1 个受 miR397 调控的漆酶基因，以及 1 个受 miR2118 调控的 TIR-NBS-LRR 抗病蛋白基因。利用改进的 5′RLM-RACE 法，研究者用实验验证了 6 个 miRNA 的 8 个靶基因。7 个人参非保守 miRNA 家族的 31 个靶基因中，多数与代谢、信号转导和胁迫响应相关，其他约三分之一的靶基因编码未知功能蛋白质。

利用 qRT-PCR 技术，对人参非保守 miRNA 的组织特异性表达谱以及受脱水、高温诱导表达情况进行了分析。结果表明，miRNA 的表达具有明显的组织特异性。另外，鉴定得到了 5 个脱水响应、10 个高温响应的 miRNA。

2. 人参 mlncRNA

通过生物信息学分析，Wang 等（2015）鉴定了 3688 个人参的 mlncRNA，其中大多数是人参特有的 mlncRNA。比对人参 sRNA 数据发现，近 40% 的 mlncRNA 可能通过产生 sRNA 发挥调控作用，其中 11 条既可以产生 miRNA 又可产生 siRNA。有些 mlncRNA 可以从一条链或从两条链上产生以 21-nt、22-nt 或 24-nt 相位排列的 siRNA。有些 mlncRNA 形成长链发夹结构，进而产生相位排列的 siRNA。利用 RACE 技术，克隆了一条可能具有多种生物学功能的 mlncRNA 的全长序列，命名为 MAR（multiple-function-associated mlncRNA）。在 3688 个 mlncRNA 中，MAR 产生的 siRNA 最多，其中 24-nt 占的比例最大；有些 siRNA 呈相位排列。利用 psRNA Target 软件，预测了对应于 71 个 MAR-siRNA 的 228 个靶基因，其中包括与类黄酮生物合成、三羧酸循环（tricarboxylic acid cycle，TCA）以及半乳糖代谢等多个途径相关的基因。利用降解组数据，验证了对应于 37 个 MAR-siRNA 的 68 个靶基因。利用 qRT-PCR 技术，分析了 MAR、MAR-siRNA 及其靶基因的组织表达以及受 MeJA 诱导表达情况。结果表明，MAR 在花中表达量最高，叶中其次。受到 MeJA 诱导后 3 小时表达量最高。部分 MAR-siRNA 及其靶基因在受到 MeJA 诱导后表达模式呈负相关。该研究结果为阐释 lncRNA 在人参植物体内的功能奠定基础。

二、丹参 mlncRNA

丹参是唇形科鼠尾草属药用植物，具有活血调经、祛瘀止痛等功效。Li 等（2015）通过拼接 GenBank 中约 800 万条丹参 RNA-seq 序列和 PlantGDB（resources for plant comparative genomics）中 5624 条丹参 EST 数据共得到 44422 条转录本。基于 Nr、KEGG、Swiss-Prot、GO 与 COG 等数据库注释了其中 77.92% 的转录本。为了筛选丹参 mlncRNA，将未被 Nr 注释的 11464 条转录本与覆盖了大约 92% 的丹参基因组信息的丹参基因组进行比对。为了减少因拼接错误带来的影响，去除了未比对到丹参基因组的 83 条转录本。为了避免筛选出的 mlncRNA 是已知蛋白质编码基因的非翻译区（untranslated region，UTR）或是已知蛋白质编码基因的 ORF 和 UTR 之间的序列，将与转录本比对的丹参基因组序列上下游各延长 1000 bp 后再次进行 Nr 注释。其中 5468 条转录本被 Nr 注释，说明其可能来源于蛋白质编码基因的转录本。余下 5913 条转录本，去除 3 条简单重复序列后，进行 mlncRNA 预测分析。采用 ESTScan2 软件以 ORF 为 100 个氨基酸阈值来区分新的蛋白质编码转录本和 ncRNA，发现 452 条序列的 ORF 大于等于 100 个氨基酸，推测它们是新的未被 Nr 注释的蛋白质编码基因。用 BLASTN 程序将

ORF 小于 100 个氨基酸的丹参 ncRNA 与 Rfam 数据库中的 ncRNA 比对，筛选出 15 条看家 ncRNA 和 5446 条 mlncRNA。在看家 ncRNA 中，包含 1 条 tRNA 前体、2 条 rRNA 前体和 12 条 snoRNA 前体。该研究中筛选到的看家 ncRNA 只有 15 条，而前期筛选出的 mlncRNA 为 5446 条。可见看家 ncRNA 的数量远远少于 mlncRNA 的数量，因此，筛选出的绝大部分转录本为 mlncRNA，长度主要集中在 200 ～ 600 bp。尽管不能排除一些 mlncRNA 可能是片段较小的转录本或者是蛋白质编码基因的部分片段，但是筛选出的长度较长的 mlncRNA，如长度大于 900 bp 则可能是真正的 mlncRNA。

为了鉴定一些 mlncRNA 是否是 miRNA 的初级转录本，研究者采用 BLASTN 程序将筛选出的 mlncRNA 与 miRBase 数据库中植物 miRNA 序列进行比对（Released19，http：//www.mirbase.org），并采用 mfold 在线分析 RNA 的二级结构（http：//www.bioinfo.rpi.edu/applications/mfold）。根据植物 miRNA 的注释信息和 RNA 的二级结构，鉴定了两条 pri-miRNA，编号分别为转录本 16661_All 和转录本 5483_All，推测两者均可以产生保守的 MIR156 家族成员。

使用 psRNATarget 在线软件进行 miRNA 靶基因的预测（http：//plantgrn.noble.org/psRNATarget），参数 *E* 值设置为 2.5，其余为默认参数。研究者发现在 44422 条转录本中，丹参 miR156a 和 miR156b 的靶基因为编码 SPL 的转录本 9660_All 和转录本 16386_All。SPL 是植物特异的转录因子，在植物的生长发育过程中起着重要的调节作用。目前已在丹参基因组中发现了 15 条 *SmSPL* 基因，实验证明其中 8 条 *SmSPL* 是 miR156 的靶基因，说明 miR156 在丹参的生长发育过程中可能起着关键调节作用。另外，研究结果也暗示有的 mlncRNA 很可能作为 miRNA 的初级转录本，在丹参生长发育过程中发挥功能。

为了研究 mlncRNA 功能，研究者将 5444 条 mlncRNA（排除了两条 miRNA 的初级转录本）进行了家族分类。结果表明，在这些 mlncRNA 中，有 2030 条分属于 470 个家族；每个家族成员的数量为 2 ～ 530 个。余下的 3414 条 mlncRNA 与其他 mlncRNA 没有同源性。

大部分植物 mlncRNA 的保守性较低。为了分析丹参 mlncRNA 的保守性，用 BLASTN 程序将 5444 条 mlncRNA 与 NONCODE 数据库中已知的 ncRNA 和 PLncDB 数据库中的 lncRNA 进行比对，发现 32 条保守的 mlncRNA，其中有 3 条（CL3766.Contig2_ALL，CL4282.Contig1_All 和 CL4282.Contig1_All）与激素调节相关的 *GUT15* 基因具有序列相似性，有 2 条（转录本 14038_All 和转录本 7516_All）与磷缺失胁迫响应相关的 *TPSI1* 基因具有序列相似性。

为了初步阐明丹参 mlncRNA 的功能，研究者采用 qRT-PCR 方法分析丹参 18 条大于 900 bp 的 mlncRNA 的器官表达情况。选用两年生丹参的根、茎、叶和花作为实验材料，以 *SmUBQ10* 作为内参基因。除 mlncR12 未检测到转录本外，其余 17 条 mlncRNA 在丹参的各个器官中具有不同的表达模式：mlncR1、mlncR2、mlncR3 和 mlncR5 主要在花中表达；mlncR4、mlncR6、mlncR7、mlncR11、mlncR14、mlncR15 和 mlncR16 在叶中的表达量较高；mlncR8、mlncR10 和 mlncR17 在根中的表达量最高；mlncR9 在叶和茎中的表达量较高；mlncR13 和 mlncR18 在根、茎和叶中表达较高。这表明丹参 mlncRNA 的表达具有显著的器官特异性。

已有研究发现 mlncRNA 参与植物对寒冷和干旱等逆境胁迫的响应。为了分析丹参

mlncRNA是否参与胁迫响应，研究者分析了在酵母抽提物(YE)和Ag^+组合诱导处理12小时、24小时和36小时的丹参毛状根的RNA-seq数据中mlncRNA的表达水平变化。具体过程如下：从GenBank数据库下载经YE（100 μg/ml）和Ag^+（30μmol/L）处理的丹参毛状根的RNA-seq数据（登录号为SRR924662），再采用SOAP2软件将筛选的mlncRNA与下载的RNA-seq数据进行比对。结果显示，约有2.68%～3.16%的RNA-seq序列比对到3044条mlncRNA上，占mlncRNA总数的55.69%。以未被诱导子组合YE+Ag^+处理的数据为对照，发现1904条mlncRNA是差异表达的，既有在一个时间段中差异表达的，也有在2～3个时间段中差异表达的。例如，1244条只在12小时差异表达，43条只在24小时差异表达，28条只在36小时差异表达，216条在12小时和24小时中都差异表达，141条在12小时和36小时中都差异表达，32条在24小时和36小时都差异表达，另外200条在12小时、36小时和48小时都差异表达。在12小时差异表达的1801条mlncRNA中，893条上调表达，其余908条下调表达；在24小时差异表达的491条mlncRNA中，151条上调表达，其余340条下调表达；在36小时差异表达的401条mlncRNA中，163条上调表达，余下238条下调表达。由此推测，大部分mlncRNA可能参与丹参的胁迫响应。

MeJA是植物生物与非生物胁迫响应中重要的信号因子，在丹参的丹参酮和酚酸类化合物生物合成中起着重要的激发作用。为进一步分析mlncRNA在丹参胁迫响应中的作用，研究者采用qRT-PCR方法，分析大于900 bp的17条mlncRNA在MeJA处理12小时、24小时、36小时和48小时后的表达水平，每个处理设3个生物学重复，以MeJA的载体溶液（含0.1%聚山梨酯-20和5%乙醇）处理的植株为对照。结果表明，在经MeJA处理后丹参的叶片中，有15条mlncRNA在至少1个时间点差异表达，其中包括14条在不同的处理时间点均显著下调表达。这表明大部分mlncRNA在MeJA处理后表达下调；且大多数mlncRNA对MeJA处理有显著响应。

三、毛地黄 mlncRNA

毛地黄是一种重要的药用植物，Wu等（2012b）通过分析毛地黄454高通量测序结果，并进行了毛地黄候选mlncRNA基因的鉴定。首先，将未被Nr注释的7906条转录本去掉，再将长度小于300 bp的4010个转录本去掉；接着使用ESTScan2软件以ORF长度300bp（100个氨基酸）作为阈值区分新的蛋白质编码转录本（1215个）和ncRNA。最后，筛选出21条看家ncRNA和2660条mlncRNA。筛选出2660条长度在300～600 bp的mlncRNA，还有22个长度为600～699 bp和30个大于700 bp的mlncRNA。长度大于600 bp的mlncRNA可能是真实的mlncRNA，尽管不能排除一些mlncRNA可能是蛋白质编码基因的UTR序列，或者是蛋白质编码基因的部分ORF和UTR。

采用BLASTN程序将miRbase数据库中的植物miRNA序列（Released17，http://www.mirbase.org）与毛地黄的转录本进行比对（允许3个碱基错配）。再将比对上的转录本采用mfold软件分析其二级结构，共鉴定出13个miRNA基因，其中12个是mlncRNA。通过在线psRNATarget软件（使用默认参数），共预测出了25个可能受这些miRNA调控的蛋白质编码基因。其中一些预测的靶基因在不同的植物物种间高度保守，这包括受 miR160 调节的两个生长素响应因子基因（*ARF*），受 miR172 调节的一个 APETALA2 基因（*AP2*）以及 miR396 靶向的生长素调节因子 *GRF* 基因。其余的 21 个靶基因是非保守的，它们参与代谢、RNA 加工、转录调节和信号转导过程；这与其他植物（如杨树）中的研究结果一致。功能预测发现，这些物种特异的靶基因在生物和非生物胁迫反应中起重要作用。例如，受 miR408 调节的两个包含 KH 结构域的蛋白质，其与 At5g56140 至少有 75% 的序列一致性，在拟南芥中参与低温胁迫相应过程。Contig05310 编码 1 个热激蛋白，是 miR396 的 1 个预测的靶基因，与拟南芥 HSP 90.1 有 91% 的序列一致性，而 HSP90.1 参与各种生物和非生物胁迫。这些结果表明 miRNA 可能在毛地黄发育和胁迫反应中发挥重要作用。

为了研究 mlncRNA 功能，研究者对不产生 miRNA 的 2648 个候选 mlncRNA 进行了基因家族分类。依据家族成员数目至少有两个的原则，把 320 个 mlncRNA 分为了 140 个家族；其余的 2328 个 mlncRNA 为单基因家族。为了分析毛地黄 mlncRNA 的保守性，用 BLASTN 程序将 2648 条 mlncRNA 与 NONCODE 数据库中已知的 ncRNA 进行比对。结果仅发现了 8 条保守的 mlncRNA，其中 2 条与 GUT15 同源，而 GUT15 在拟南芥和烟草中可能参与激素响应，其余 6 个功能未知；多数是毛地黄特有的 mlncRNA。研究者对 29 个长度大于 700 bp 的 mlncRNA 进行了组织表达分析，结果除了 mlncR8 和 mlncR11 未检测到表达，暗示着它们在器官中表达水平较低，其余的 27 个 mlncRNA 至少在一个器官中表达。mlncR1、 mlncR4、mlncR10、mlncR23、mlncR29 和 mlncR30 在叶片中高表达，而 mlncR17 和 mlncR24 主要在根中表达；mlncR2、mlncR3、mlncR6、mlncR14 和 mlncR26 在叶片和根中的表达水平高于在茎和花中的表达水平；而 mlncR15、mlncR18 和 mlncR28 在叶片和茎中的表达水平高于花和根中的表达水平。

毛地黄植株能忍受各种环境胁迫，为此研究者使用毛地黄幼苗分析了上述 29 个 mlncRNA 在冷和脱水胁迫条件下，不同处理时间点（0 小时，1 小时，5 小时，10 小时，24 小时）的表达模式。结果表明，除了 mlncR7 和 mlncR11 没有检测到表达外，其余的 27 个 mlncRNA 均表达；以至少两个时间点表达量差 2 倍为阈值，共发现了 24 个既响应冷胁迫又响应脱水胁迫的 mlncRNA，此外，还发现了 3 个只响应脱水胁迫的 mlncRNA。

为了阐明毛地黄 mlncRNA 和蛋白质编码基因之间的相互关系，研究者通过 BLASTN 比对分析，发现了 417 个蛋白质编码基因与 375 个 mlncRNA 转录方向相同或有互补区域；其中 373 个蛋白质编码基因分别对应一个相应的 mlncRNA，而其余的分别对应 2 ～ 9 个 mlncRNA。与此对应，对于这 375 个 mlncRNA 来说，其中 51 个对应 2 ～ 10 个蛋白质编码基因。上述结果表明，mlncRNA 和蛋白质编码基因的相互作用关系较为复杂。通过分析 4 对 mlncRNA 对应的编码基因响应冷胁迫和脱水胁迫的表达模式，发现编码基因与对应的 mlncRNA 转录方向相同，二者的表达呈正相关；而互补时则呈负相关。暗示这些编码基因与其比对的 mlncRNA 之间存在着某种关系。该研究系统鉴定和分析了毛地黄中的 mlncRNA，揭示了 mlncRNA 的特点，推测一些 mlncRNA 在毛地黄次生代谢（表 9-2）和胁迫反应中发挥作用。

表 9-2 毛地黄中与次生代谢相关蛋白质编码基因具有序列同源性的 mlncRNA

mlncRNA ID	蛋白质编码基因的 ID	酶的名称	参与途径
Contig03310（mlncR8）	JO463639	4-Hydroxy-3-methylbut-2-en-1-yl diphosphate synthase	三萜
FXAT9O005F8J63（mlncR31）	JO463507	Solanesyl diphosphate synthase	泛醌和质体醌
FXAT9O005FZSI2	FXAT9O005FZ5UJ	Dihydroflavonal-4-reductase	黄酮
FXAT9O005GD1W7	FXAT9O005GCP3D	Phytoene dehydrogenase	查耳酮
FXAT9O005FYD4C	FXAT9O005FK4AG	Aromatic amino acid decarboxylase	生物碱

第三节 DNA 甲基化

DNA 甲基化是一种表观遗传学调控机制，能够在不改变 DNA 双螺旋结构的情况下改变遗传表型。DNA 甲基化是在 DNA 甲基化转移酶作用下，在基因组 CpG 二核苷酸的胞嘧啶 5′碳位共价键结合一个甲基基团，从而对 DNA 起到修饰作用。DNA 甲基化现象在真核生物中普遍存在。在真菌中，粗糙脉孢菌（*Neurospora crassa*）、布拉克须霉（*Phycomyces blakesleeanus*）、灰盖鬼伞（*Coprinus cinereus*）、双色蜡蘑（*Laccaria bicolor* S238N）、绵腐卧孔菌（*Poria vaporaria*）等的甲基化现象已经得到验证，并且具有较为相似的甲基化特征。

DNA 双螺旋结构的特点是：主链由脱氧核糖和磷酸基通过酯键交替连接而成。两条主链似“麻花状”绕一共同轴心以右手方向盘旋，相互平行而走向相反形成双螺旋构型。DNA 外侧是脱氧核糖和磷酸交替连接而成的骨架；碱基对是位于螺旋内侧的碱基，它们以垂直于螺旋轴的取向通过糖苷键与主链糖基相连。同一平面的碱基在两条主链间形成碱基对。配对碱基总是 A-T 和 G-C。

真核生物 DNA 压缩成为核小体。核小体是染色体的基本结构单位，由 DNA 和组蛋白（histone）构成，是染色质（染色体）的基本结构单位。组蛋白包括 H1（H5）、H2A、H2B、H3 和 H4。除 H1 外，其余 H2A、H2B、H3 和 H4 各两个分子，形成一个组蛋白八聚体，约 200 bp 的 DNA 分子盘绕在组蛋白八聚体构成的核心结构外面，形成了一个核小体。不同组织、不同类型的细胞，以及同一细胞里染色体的不同区段中，盘绕在组蛋白八聚体核心外面的 DNA 长度是不同的，但一般的变动范围在 180 ～ 200 bp。在这约 200 bp 中，146 bp 是直接盘绕在组蛋白八聚体核心外面，这些 DNA 不易被核酸酶消化，其余的 DNA 是用于连接下一个核小体。连接相邻两个核小体的 DNA 分子上结合了另一种组蛋白 H1。

正常情况下，人类基因组“垃圾”序列的 CpG 二核苷酸相对稀少，并且总是处于甲基化状态；与之相反，人类基因组中大小为 100 ～ 1000 bp 且富含 CpG 二核苷酸的 CpG 岛则总是处于未甲基化状态，并且与 56% 的人类基因组编码基因相关。人类基因组序列草图分析结果表明，人类基因组 CpG 岛约为 28890 个，大部分染色体每 1 Mb 就有 5 ～ 15 个 CpG 岛，平均值为每 Mb 含 10.5 个 CpG 岛；CpG 岛的数目与基因密度有良好的对应关系。

不同物种、同一物种不同器官 / 组织、不同发育时期其基因组甲基化水平不同。DNA

甲基化主要调控植物基因表达、细胞分化、代谢等生理生化过程。基因或基因组甲基化程度的高低会对植物的生长发育产生影响。目前在金钗石斛、菘蓝、人参和丹参等药用植物中开展了 DNA 甲基化研究（表 9-3）。本节主要介绍紫芝的基因组水平的 DNA 甲基化研究。

表 9-3　药用植物 DNA 甲基化研究

中文名	拉丁名	鉴定方法	功能预测
羊乳	*Codonopsis lanceolate*	MSAP 和凝胶印迹分析	甲基化差异引起再生体变化
金钗石斛	*D. nobile*	5- 氮杂胞苷去甲基化处理	去甲基化调节生物碱和多糖含量
菘蓝	*I. indigotica*	MSAP 分析	甲基化缓解盐胁迫
柳穿鱼	*Linaria vulgaris*	印迹分析、原位杂交	甲基化导致不同花型
人参	*P. ginseng*	MSP、MISP 数据比对	甲基化影响生长形态
丹参	*S. miltiorrhiza*	AFLP 和 MSAP 分析	甲基化差异形成产地性差异

紫芝是中国特有的药用真菌品种之一，隶属于担子菌纲（Basidiomycetes）多孔菌目（Polyporales）灵芝科（Ganodermataceae）灵芝属（*Ganoderma*）。《神农本草经》将灵芝列为上品，并对其补益强壮作用进行了论述。《本草纲目》对灵芝的种类和药性等进行了相似的记载，按颜色将灵芝分为赤芝、青芝、黑芝、白芝、黄芝和紫芝，其中对紫芝的描述为气味甘、温、无毒，可治耳聋、利关节、保神、坚筋骨、益精气等。自 2005 年，紫芝与赤芝一起被收录于《中国药典》一部。紫芝含有萜类、多糖、甾醇、脂肪酸等多种有效成分。现代药理研究表明紫芝在抑菌、抗肿瘤、抗氧化、抗病毒等方面具有一定功效。紫芝是隶属于灵芝科的大型蕈菌，在野外常生长于林中阔叶树或针叶树木桩上，引起木材白色腐朽。紫芝广泛分布于海南、河北、山东、江苏、浙江、江西、福建、台湾、广东和广西等地区。

Zhu 等（2015）使用重硫酸盐处理紫芝 DNA 样品，使用 HiSeq2500 进行测序。测序序列使用 bismark 软件进行分析，预测甲基化位点。最后，使用 Perl 语言程序对甲基化位点进行注释及统计，获得紫芝全基因组水平的 DNA 甲基化谱，发现紫芝中存在普遍的 DNA 甲基化现象。紫芝 DNA 甲基化的全基因组分析共检测到 482466 个甲基化位点，约 1.8% 的胞嘧啶发生了甲基化。甲基化模式分析显示 CG、CHG 和 CHH（H 为 A/C/T）分别占甲基化位点的 98.7%、1.1% 和 0.2%，其中，CG 二核苷酸是 DNA 甲基化过程主要的结合位点。通过分析紫芝 DNA 甲基化位点在基因、外显子、内含子和转座元件上的分布，研究者发现甲基化水平在不同元件上存在差异（图 9-2）。转座元件上的甲基化水平最高，并且低甲基化的位点占大多数。据统计，转座元件区域 33% 的 CpG 二核苷酸都发生了甲基化。同时，研究者考察了 DNA 甲基化在染色体上的分布，发现 DNA 甲基化在转座元件附件呈富集趋势。

DNA 甲基化抑制基因转录。在紫芝的菌丝期，受到 DNA 甲基化作用的基因达到 2905 个，占基因总数的 20%。其中，有 1915 个基因在菌丝、原基和子实体期均不表达，而这些沉默的基因都具有较高的甲基化程度。这些受到甲基化影响的基因分类广泛，涉及一些转录因子、转运体和 *CYP450* 基因。转录因子的甲基化可能导致受调控基因的转录水平发生变化。在菌丝期，至少有 74 个转录因子基因被甲基化，其中有许多 CCHC 和 Cys_2His_2 类型的转录因子位于转座元件富集区域。RNA-Seq 结果显示，甲基化的转录因子中有 93% 的基因没有表达。在这 74 个转录因子中，有 7 个位于次生代谢基因簇中，且有 5 个发生了基因沉默。同样，有 36 个转运体发生了显著的 DNA 甲基化并产生了基因沉默。*CYP450* 是多功能的氧化还原酶，参与多种次生代谢过程。在紫芝中，发现了 44 个 *CYP450* 基因位于次生代谢基因簇中，*CYP5035T1a* 基因可能受到 DNA 甲基化影响而沉默。此外，*CYP450* 位于转座元件富集区域更容易发生甲基化，至少有 99 个 *CYP450* 基因位于该类区域，其中有 7 个 *CYP450* 基因发生了高度甲基化，它们属于 *CYP5035*、*CYP5150* 和 *CYP5359* 基因家族。在甲基化的 *CYP5150* 家族中，有 3 个成员（*CYP5150D27a*、*CYP5150D27b*、*CYP5150D27c*）的序列相似度达到 90%，并且处于相邻位置。通过进一步分析发现，3 个 *CYP450* 基因所处的位置为一个不到 10 kb 的串联重复区。

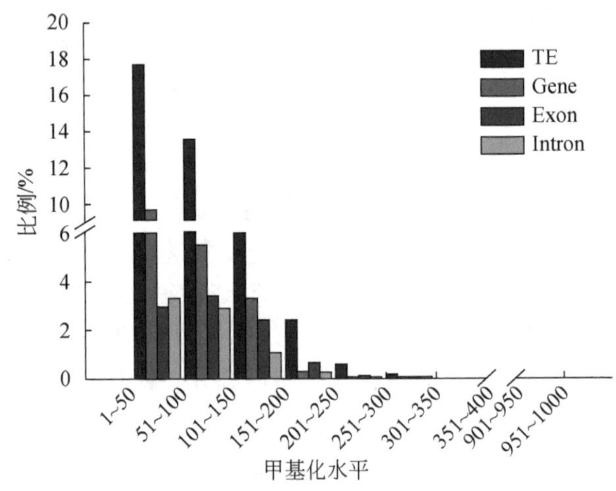

图 9-2 紫芝 DNA 甲基化水平在转座元件、基因、外显子和内含子区域的比例（Zhu et al. 2015）

在真核生物中，主要包括 3 种 DNA 甲基转移酶：DNMT1、DNMT2 和 DNMT3。通过同源性分析和系统进化分析，发现了紫芝中含有至少 3 个 DNMT，分别为 *DNMT1a*，*DNMT1b* 和 *DNMT2*，它们与绵腐卧孔菌（*Poria placenta*）的 *DNMT1a* 和 *DNMT1b* 分别有 46% 和 36% 的同源性，与灰盖鬼伞的 DNMT2 有 53% 的同源性。分析显示，*DNMT1a* 和 *DNMT1b* 都包含 1 个 DNMT1-RFD（PF12047）结构域、2 个 BAH（PF01426）结构域和 1 个 DNA_methylase（PF00145）结构域，而 *DNMT2* 仅有 1 个 DNA_methylase 结构域（图 9-3）。根据 RNA-Seq 结果，这 3 种 DNMT 基因的表达程度不一，*DNMT1a* 表达量较高，而 *DNMT1b* 表达量较低，*DNMT2* 完全不表达，这在一定程度上说明 *DNMT1a* 是主要的 DNMT。

DNMT 在真菌中普遍存在。研究者比较了灵芝属和其他 22 个真菌的 DNA 甲基转移酶，发现所有真菌中都没有 *DNMT3* 基因。一些真菌的 DNMT 差异较远，如黑曲霉（*Aspergillus niger*）的 *MASC1* 和粗糙脉孢菌（*N. crassa*）的 *DIM-2* 和 *RID* 基因，尽管都是 DNMT，且与 *DNMT1* 和 *DNMT2* 的聚类关系较近，但由于亲缘关系较远，在进化树上显示为独立的分支。研究者对真菌的 DNA 甲基转移酶进行了结构域分析，发现大部分 DNMT1 基因家族都包含 BAH，DNA_methylase 和 DNMT-RFD 结构域，DNMT2 大多只有 DNA_methylase 结构域。

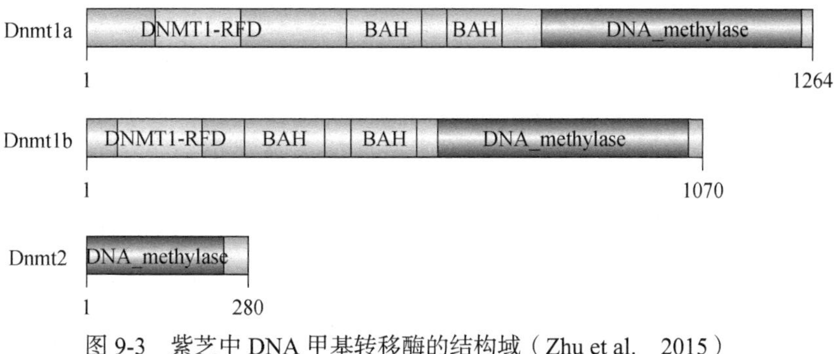

图 9-3　紫芝中 DNA 甲基转移酶的结构域（Zhu et al.　2015）

另外，DNA 甲基化与组蛋白 H3 赖氨酸 K9（trimethylation of histone H3 on lysine9，H3K9me3）的三甲基化密切相关，H3K9 三甲基化受到一种组蛋白 H3 特异的组蛋白转移酶（H3-specific histone methyltransferase，HMTase）的修饰作用。该研究，在紫芝中也鉴定到编码 HMTase 的基因——*GS01733*，该基因编码的 HMTase 包含 pre-SET、SET 和 post-SET3 个特异结构域。此外，与组蛋白甲基转移酶相关的组分蛋白也得到鉴定，包括 CUL4（cullin4）、DDB1（damaged DNA binding protein-1）和 HP1（heterochromatin protein 1）。

DNA 甲基化与基因组防御相关。基因组中的转座元件包括转座子和逆转座子，它们能够通过两种不同的方式在基因组上移动，有些时候这种移动对生物个体来说是致命的。经过长期的进化过程，基因组为了防御来自于自身转座元件及外界遗传物质的危害已经演化出多种基因组防御机制。在粗糙脉孢菌（*N. crassa*）中，DNA 甲基化以其独特的转录沉默机制与重复序列诱导的点突变机制（repeat-induced point mutation，RIP）具有类似的防御功能。Zhu 等（2015）对紫芝的 RIP 和 DNA 甲基化进行了初步研究，发现紫芝中也存在 RIP 特征。通过对重复序列进行比较，发现紫芝重复序列突变以胞嘧啶到胸腺嘧啶为主，CpG 二核苷酸是发生突变的主要位点。同时，DNA 甲基化与 RIP 位点的分布较为紧密，在转座元件附近分布密集，这与粗糙脉孢菌的研究结果基本一致。

该研究通过重硫酸盐处理的 DNA 甲基化测序与分析，发现紫芝中大约有 1.8% 的胞嘧啶发生了 DNA 甲基化。与其他真核生物相同，在紫芝中 CpG 二核苷酸依然是主要发生 DNA 甲基化的位点。*DNMT1a* 是紫芝中起主要作用的 DNA 甲基转移酶基因。此外，组蛋白甲基转移酶及其组件也被鉴定，它们催化组蛋白 H3 赖氨酸 K9 的三甲基化。根据文献报道，H3K9 的三甲基化对 DNA 甲基化的位置具有一定指引作用。根据 DNA 甲基化与 RIP 位点的相关性，以及 DNA 甲基化抑制基因表达的作用，在一定程度上说明转座元件区域大量的 DNA 甲基化可能成为紫芝基因组抑制转座元件移动的有效机制。

拓展阅读

与 DNA 甲基化机制不同，RNA 编辑（RNA editing）是一种转录后调控机制，是转录后基因修饰与表达调控的一种新机制。RNA 编辑是指在 mRNA 水平上改变遗传信息的过程，通过改变 RNA 序列使基因产物更加丰富。在基因转录产生的 mRNA 分子中，由于核苷酸的缺失、插入或置换，导致基因转录产物的序列与基因编码序列不互补，由此产生了翻译生成的蛋白质的氨基酸组成与基因序列中的编码信息不同的现象。

通常，RNA 编辑作用发生在转录后 RNA 成熟过程中，通过核苷酸的插入、缺失或替换的方式改变 mRNA 携带的遗传信息，可抵消移码突变造成的基因失活，也可导致翻译出的蛋白质序列发生改变，还可以通过影响 RNA 二级结构和三级结构而发挥作用，从而产生多种生理效应，具有重要生物学意义。因此，RNA 编辑可调控基因表达、增加蛋白质多样性等。RNA 编辑现象在病毒、植物、动物以及真菌中均存在，各种 RNA（如 mRNA、tRNA、rRNA、sRNA 等）都会受到 RNA 编辑的影响。在生物体内，发生与表观遗传信息改变相关的 RNA 编辑属于表观遗传学范畴。下面主要介绍赤芝基因组水平的 RNA 编辑。

Zhu 等（2014）对赤芝基因组的 RNA 编辑现象利用以下的 RNA 编辑预测流程进行预测分析。分析流程主要包括序列比对、变异位点检测、数据过滤以及位点注释等步骤。具体步骤如下: ①序列比对。将转录组序列比对到基因组上(Illumina 数据使用 SOAP 软件，454 数据使用 SSAHA 软件）。②变异位点检测。Illumina 数据使用 SOAPsnp 软件，454 数据使用 SSAHASNP 软件。③数据过滤。对于 Illumina 数据，至少有 5 条序列支持的位点被用于后续分析，重复比对的序列被排除，且变异位点应位于序列的 15 bp 以内以减少因低质量测序导致的测序错误。对于 454 数据，由于序列覆盖度较低，序列数应大于 2。杂合位点被排除，由 Illumina 和 454 共同检测到的位点被预测为 RNA 编辑位点。④预测得到的 RNA 编辑位点被注释到基因模型上。经预测，总计 8906 个灵芝 RNA 编辑位点被鉴定，其中有 73%（6526 个）的编辑位点位于 2991 个编码基因上。在这些编辑位点中，6014 个位点位于基因编码区，103 个位点位于内含子区，96 个位点位于 5′-UTR，313 个位点位于 3′-UTR。另外，其他位点也主要位于编码基因上游和下游的 UTR 区。为了验证灵芝 RNA 编辑预测的准确性，研究者对预测的 RNA 编辑位点进行了验证。在 97 个位点中，有 94 个位点得到实验验证，表明 RNA 编辑位点的预测准确率达到 96.9%。这些被验证的位点中包括主要的编辑类型以及低编辑度、中等编辑度和高编辑度的位点。这表明预测流程对于低编辑度位点依然有很好的鉴定准确性。

赤芝 4 种主要的 RNA 编辑类型为 C→U、A→G、G→A 和 U→C。编辑度被用于评价 RNA 编辑位点的编辑程度，利用发生编辑的序列占该位点总序列数的比例来计算编辑度。经统计分析，发现灵芝的 RNA 编辑度主要在 40% ～ 50%，与其他物种的 RNA 编辑度相当。RNA 编辑位点附近的序列被用于分析 RNA 编辑的识别位点。使用 MEME 软件，对编辑位点两侧 -20 到 +20 之间的序列进行模体（motif）分析，发现 4 种主要类型分别包括 4 个 15 bp 长的模体。其中，编辑类型为 A→G 和 G→A 的模体相似度较高，C→U 和 U→C 的模体相似度较高。另外，核酸组成被用于考察编辑位点周围单核苷酸的偏好，C→U 和 U→C 突变类型的下游第一个碱基偏好于鸟嘌呤，而 A→G 和 G→A 上游的第一个碱基偏好于胞嘧啶。

RNA 编辑酶是 RNA 编辑过程中的核心酶。RNA 腺嘌呤脱氨基酶（adenosine deaminase acting on RNA，ADAR）通过腺嘌呤的脱氨基作用将腺嘌呤转换为次黄嘌呤。然而，在真菌中 RNA 腺嘌呤脱氨基酶并不存在，因此，tRNA 腺嘌呤脱氨基酶（adenosine deaminases Acting on tRNA，ADAT）更有可能参与真菌的 RNA 编辑过程。在灵芝中，3

个 *ADAT* 基因被鉴定，分别是 *GlADAT1*、*GlADAT2* 和 *GlADAT3*。系统进化分析显示，灵芝的 *ADAT* 基因与酿酒酵母的 *ADAT* 基因具有更高的同源性，如图 9-4 所示。结构域分析结果显示，*GlADAT1* 包含 1 个腺嘌呤脱氨基酶结构域，*GlADAT2* 包含 1 个胞嘧啶脱氨基酶结构域，*GlADAT3* 则包含 1 个脱氧胞苷酸脱氨酶，这意味着这些脱氨基酶可能具有不同的功能。此外，在胞嘧啶脱氨基酶中，存在 1 个载脂蛋白 B 信使 RNA 编辑酶结构域，该结构域也存在于 *GlADAT2* 和 1 个脱氧胞苷酸脱氨酶中。在植物叶绿体中，RNA 编辑类型主要为 C→U，而 U→C 则较为罕见。PPR 蛋白（pentatricopeptide repeat，PPR）与植物细胞器中 RNA 编辑位点的识别有关。在灵芝中，通过搜索 Pfam 和 InterPro 数据库，共有 7 个 PPR 蛋白被鉴定，每个 PPR 蛋白包含至少 1 个 PPR 模体，但它们的相似度很低。

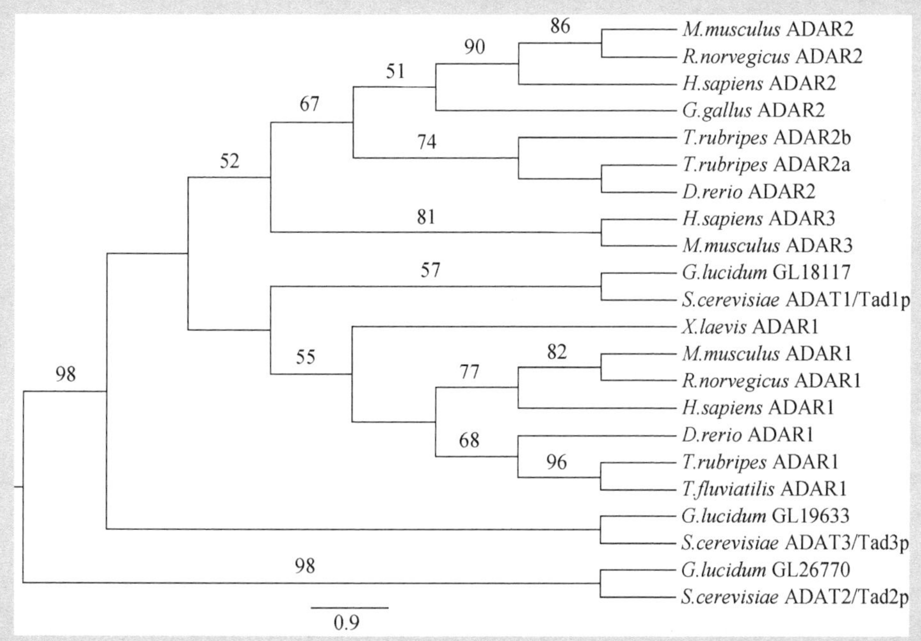

图 9-4　赤芝腺嘌呤脱氨基酶的进化分析（Zhu et al.　2014）

Bootstrap 值设为 1000 用于测试系统进化树的可信度，图中仅显示 bootstrap 大于 50 的值

由于大量 RNA 编辑位点位于编码基因上，所以 RNA 编辑将有可能对基因功能产生一定影响。通过 KEGG 富集分析，发现有 33 个通路的 351 个基因发生了较为显著的富集，这些通路涉及初生和次生代谢过程，如丙酮酸代谢、脂肪酸代谢、萜类骨架的生物合成以及卟啉和叶绿素代谢等。另外，GO 分类结果也显示大部分被编辑的基因参与代谢过程，并具有催化和结合活性。

赤芝 RNA 编辑涉及次生代谢物的生物合成。在赤芝中，有 13 个基因编码的 11 个酶为 MVA 途径的关键酶，参与三萜化合物骨架合成，下游有 16 个 *CYP450* 基因可能参与三萜化合物结构修饰。研究发现，参与 MVA 途径的 8 个基因（编码 7 个酶）受到 RNA 编辑的作用，其中 3- 羟基 -3- 甲基戊二酰基 -CoA 合酶（3-hydroxy-3-methylglutaryl-CoA synthase）即 *GlHMGS* 基因的 RNA 编辑位点最多。另外，有 53 个 *CYP450* 发生编辑，其中有 10 个是与羊毛甾醇合酶（lanosterol synthase，LSS）基因共表达。一些 MVA 途径的酶基因也发生 RNA 编辑现象，其中 *AACT*、*HMGS*、*HMGR*、*MK*、*PMK* 和 *LSS* 均含有 RNA 编辑位点。此外，参与多糖合成过程的编码 10 个酶的 14 个基因发生了 RNA 编辑，包含 51 个 RNA 编辑位点。其中，GL20535 和 GL24465 编码 1，3-β- 葡聚糖合酶（1，3-beta-glucan synthase），其在酵母 1，6-β- 葡聚糖合成过程中起关键作用。

该研究第一次在真菌基因中进行了 RNA 编辑分析。与其他真核生物相比，人类基因组中主要的 RNA 编辑类型为 A→G，植物中主要的编辑类型为 C→U 和 U→C，赤芝 RNA 编辑类型更具有多样性。在灵芝中，RNA 编辑影响三萜化合物、多糖、丙酮酸、脂肪酸及卟啉和叶绿素代谢相关基因，说明 RNA 编辑可能通过转录后调控来影响这些代谢过程。该研究为解析赤芝转录调控机制奠定基础。

思考题

1. 表观基因组学有哪些主要研究内容？
2. 非编码 RNA 有哪些种类？
3. 药用生物表观基因组研究具有怎样的应用前景？

参考文献

陈体强，李开本 . 2001. 紫芝的子实体，担孢子形态及其营养成分 . 江西农业大学学报，23（3）：325-328.

陈逸湘，宋斌，李挺，等 . 2012. 紫芝研究进展 . 广东农业科学，38（24）：36-39.

刘琬菁，张建红，罗红梅 . 2018. 药用生物表观基因组学研究现状与展望 . 中国科学：生命科学，48（4）：365-378.

倪竹君，殷丽丽，应奇才，等 . 2014. 5- 氮杂胞苷对石斛生物活性成分的影响 . 浙江农业科学，1（7）：1018-1020.

宋江华，曹家树 . 2009. 植物非编码 RNA 的研究进展 . 生物技术通报，5：5-8，13.

田铃，嵇保中，刘曙雯，等 . 2007. 甲基转移酶的功能与分类 . 生命的化学，27（5）：425-427.

杨飞，聂浩，徐延浩 . 2013. 盐胁迫对菘蓝基因组 DNA 甲基化的影响 . 药用生物，36（4）：515-518.

张逸，褚会娟，张今今 . 2012. 秦巴山区丹参居群遗传与表观遗传多样性比较 . 西北农业学报，21（10）：142-148.

赵继鼎，徐连旺，张小青 . 1979. 中国灵芝亚科的分类研究 . 微生物学报，19（3）：265-279.

Adams MD，Celniker SE，Holt RA，et al. 2000. The genome sequence of *Drosophilae melanogaster*. Science，287（5461）：2185-2195.

Arteaga-Vázquez M，Caballero-Pérez J，Vielle-Calzada JP. 2006. A family of microRNAs present in plants and animals. Plant Cell，18（12）：3355-3369.

Aukerman MJ，Sakai H. 2003. Regulation of flowering time and floral organ identity by a MicroRNA and its APETALA2-like target genes. Plant Cell，15（11）：2730-2741.

Axtell MJ，Snyder JA，Bartel DP. 2007. Common functions for diverse small RNAs of land plants. Plant Cell，19（6）：1750-1769.

Bartel DP. 2004. MicroRNAs：genomics，biogenesis，mechanism，and function. Cell，116（2）：281-297.

Baskerville S，Bartel DP. 2005. Microarray profiling of microRNAs reveals frequent coexpression with neighboring miRNAs and host genes. RNA，11（3）：241-247.

Baulcombe D. 2004. RNA silencing in plants. Nature，431（7006）：356-363.

Bird A. 2002. DNA methylation patterns and epigenetic memory. Genes & Development，16（1）：6-21.

Boke H, Ozhuner E, Turktas M, et al. 2015. Regulation of the alkaloid biosynthesis by miRNA in opium poppy. Plant Biotechnol J, 13（3）: 409-420.

Buryanov YI, Shevchuk T. 2005. DNA methyltransferases and structural-functional specificity of eukaryotic DNA modification. Biochemistry（Moscow）, 70（7）: 730-742.

Callebaut I, Courvalin J, Mornon J. 1999. The BAH（bromo-adjacenthomology）domain: a link between DNA methylation, replication and transcriptional regulation. FEBS Lett, 446（1）: 189-193.

Chang S, Johnston RJ Jr, Frøkjaer-Jensen C, et al. 2004. MicroRNAs act sequentially and asymmetrically to control chemosensory laterality in the nematode. Nature, 430（7001）: 785-789.

Cubas P, Lauter N, Doebley J, et al. 1999. The TCP domain: a motif found in proteins regulating plant growth and development. Plant J, 18（2）: 215-222.

Dillon SC, Zhang X, Trievel RC, et al. 2005. The SET-domain protein superfamily: protein lysine methyltransferases. Genome Biol, 6（8）: 227.

Dong M, Yang D, Lang Q, et al. 2012. Microarray and degradome sequencing reveal microRNA differential expression profiles and their targets in *Pinellia pedatisecta*. PLoS One, 2013, 8（9）: e75978.

Dunoyer P, Himber C. Voinnet O. 2005. DICER-LIKE 4 is required for RNA interference and produces the 21-nucleotide small interfering RNA component of the plant cell-to-cell silencing signal. Nat Genet, 37（12）: 1356-1360.

Fan R, Li Y, Li C, et al. 2015. Differential microRNA analysis of glandular trichomes and young leaves in *Xanthium strumarium* L. reveals their putative roles in regulating terpenoid biosynthesis. PLoS One, 10（9）: e0139002.

Galagan JE, Calvo SE, Borkovich KA, et al. 2003. The genome sequence of the filamentous fungus *Neurospora crassa*. Nature, 422（6934）: 859-868.

Galagan JE, Selker EU. 2004. RIP: the evolutionary cost of genome defense. Trends in Genetics, 20（9）: 417-423.

Galla G, Volpato M, Sharbel TF, et al. 2013. Computational identification of conserved microRNAs and their putative targets in the *Hypericum perforatum* L. flower transcriptome. Plant Reprod, 26（3）: 209-229.

Gao ZH, Wei JH, Yang Y, et al. 2012. Identification of conserved and novel microRNAs in *Aquilaria sinensis* based on small RNA sequencing and transcriptome sequence data. Gene, 505（1）: 167-175.

Guo WL, Wu R, Zhang YF, et al. 2007. Tissue culture-induced locus-specific alteration in DNA methylation and its correlation with genetic variation in *Codonopsis lanceolata* Benth. et Hook. F. Plant Cell Rep, 26: 1297-1307.

Hao DC, Yang L, Xiao PG, et al. 2012. Identification of *Taxus* microRNAs and their targets with high-throughput sequencing and degradome analysis. Physiol Plant, 146（4）: 388-403.

Heilig R, Eckenberg R, Petit JL, et al. 2004. International human genome sequencing consortium. Finishing the euchromatic sequence of the human genome. Nature, 431（7011）: 931-945.

Jurkowski TP, Jeltsch A. 2011. On the evolutionary origin of eukaryotic DNA methyltransferases and Dnmt2. PLoS One, 6（11）: e28104.

Khaldun AB, Huang W, Liao S, et al. 2015. Identification of microRNAs and target genes in the fruit and shoot tip of *Lycium chinense*: a traditional Chinese medicinal plant. PLoS One, 10（1）: e0116334.

Kim VN. 2005. MicroRNA biogenesis: co-ordinated cropping and dicing. Nature Rev Mol Cell Biol, 6（5）: 376-385.

Krueger F, Andrews SR. 2011. Bismark: a flexible aligner and methylationcaller for Bisulfite-Seq applications. Bioinformatics, 27(11): 1571-1572.

Legrand S, Valot N, Nicolé F, et al. 2010. One-step identification of conserved miRNAs, their targets, potential transcription factors and effector genes of complete secondary metabolism pathways after 454 pyrosequencing of calyx cDNAs from the labiate *Salvia sclarea* L. Gene, 450（1）: 55-62.

Lewis ZA, Adhvaryu KK, Honda S, et al. 2010. DNA methylation and normalchromosome behavior in *Neurospora* depend on five components of a histone methyltransferase complex, DCDC. PLoS Genetics, 6（11）: e1001196.

Li C, Zhu Y, Guo X, et al. 2013. Transcriptome analysis reveals ginsenosides biosynthetic genes, microRNAs and simple sequence repeats in *Panax ginseng* C. A. Meyer. BMC Genomics, 14（1）: 245.

Li D, Shao F, Lu S. 2015. Identification and characterization of mRNA-like noncoding RNAs in *Salvia miltiorrhiza*. Planta, 241（5）: 1131-1143.

Li H, Dong Y, Sun Y, et al. 2011. Investigation of the microRNAs in safflower seed, leaf, and petal by high-throughput sequencing. Planta, 233（3）: 611-619.

Li M, Shi F, Zhou Y, et al. 2015. Genetic and epigenetic diversities shed light on domestication of cultivated ginseng（*Panax ginseng*）. Mol Plant, 8（11）: 1612-1622.

Liu S, Lin J, Wu H, et al. 2012. Bisulfite sequencing reveals that *Aspergillus flavus* holds a hollow in DNA methylation. PloS One, 7(1): e30349.

Ma LN, Bajic VB, Zhang Z. 2013. On the classification of long non-coding RNAs. RNA Biol, 10（6）: 925-933.

Meng Y, Yu D, Xue J, et al. 2016. A transcriptome-wide, organ-specific regulatory map of *Dendrobium officinale*, an important traditional Chinese orchid herb. Sci Rep, 6: 18864.

Meyers BC, Axtell MJ, Bartel B, et al. 2008. Criteria for annotation of plant microRNAs. Plant Cell, 20（12）: 3186-3190.

Millar AA, Waterhouse PM. 2005. Plant and animal microRNAs: similarities and differences. Funct Integr Genomic, 5（3）: 129-135.

Naqvi AR, Sarwat M, Hasan S, et al. 2012. Biogenesis, functions and fate of plant microRNAs. Cell Physiol, 227（9）: 3163-3168.

Pani A, Mahapatra RK, Behera N, et al. 2011. Computational identification of sweet wormwood（*Artemisia annua*）microRNA and their mRNA targets. Genomics Proteomics Bioinformatics, 9（6）: 200-210.

Park W, Li J, Song R, et al. 2002. CARPEL FACTORY, a Dicer homolog, and HEN1, a novel protein, act in microRNA metabolism in *Arabidopsis thaliana*. Curr Biol, 12（17）: 1484-1495.

Pashkovskiy PP, Ryazansky SS. 2013. Biogenesis, evolution, and functions of plant microRNAs. Biochemistry（Mosc）, 78（6）: 627-637.

Perkins DD, Margolin BS, Selker EU, et al. 1997. Occurrence of repeat induced point mutation in long segmental duplications of *Neurospora*. Genetics, 147（1）: 125-136.

Ponger L, Li W. 2005. Evolutionary diversification of DNA methyltransferases in eukaryotic genomes. Mol Biold Evol, 22（4）: 1119-1128.

Prakash P, Rajakani R, Gupta V. 2016. Transcriptome-wide identification of *Rauvolfia serpentina* microRNAs and prediction of their potential targets. Comput Biol Chem, 61: 62-74.

Rajagopalan R, Vaucheret H, Trejo J, et al. 2006. A diverse and evolutionarily fluid set of microRNAs in *Arabidopsis thaliana*. Genes Dev, 20（24）: 3407-3425.

Rameshwari R, Singhal D, Narang R, et al. 2013. In silico prediction of miRNA in *Curcuma longa* and their role in human metabolomics. Int J Biotechnol Res, 4（2）: 253-259.

Rhoades MW, Reinhart BJ, Lim LP, et al. 2002. Prediction of plant microRNA targets. Cell, 110（4）: 513-20.

Rountree MR, Bachman KE, Baylin SB. 2000. DNMT1 binds HDAC2 and anewco- repressor, DMAP1, to form a complex at replication foci. Nat Genetics, 25（3）: 269-277.

Rountree MR, Selker EU. 2009. Genome defense: The *Neurospora* paradigm. In Epigenomics. Edited by Ferguson-Smith AC, Greally JM, Martienssen RA. Netherlands: Springer, 321-341.

Sahu S, Khushwaha A, Dixit R. 2010. Computational identification of miRNAs in medicinal plant *Senecio vulgaris*（Groundsel）. Bioinformation, 7（7）: 375-378.

Selker E. 2004. Genome defense and DNA methylation in *Neurospora*. In Cold Spring Harbor symposia on quantitative biology. Cold Spring Harbor Laboratory Press, 69（8）: 119-124.

Selker EU, Cambareri EB, Jensen BC, et al. 1987. Rearrangement of duplicated DNA in specialized cells of *Neurospora*. Cell, 51(5): 741-752.

Selker EU, Tountas NA, Cross SH, et al. 2003. The methylated component of the *Neurospora crassa* genome. Nature, 422(6934): 893-897.

Singh N, Sharma A. 2014. In silico identification of miRNAs and their regulating target functions in *Ocimum basilicum*. Gene, 552: 277-282.

Singh N, Srivastava S, Sharma A. 2016. Identification and analysis of miRNAs and their targets in ginger using bioinformatics approach. Gene, 575(2): 570-576.

Singh N, Srivastava S, Shasany AK, et al. 2016. Identification of miRNAs and their targets involved in the secondary metabolic pathways of *Mentha* spp. Comput Biol Chem, 64: 154-162.

Storz G. 2002. An expanding universe of noncoding RNAs. Science, 296(5571): 1260-1263.

Stoughton RB. 2005. Applications of DNA microarrays in biology. Annu Rev Biochem, 74: 53-82.

Tamaru H, Selker EU. 2001. A histone H3 methyltransferase controls DNA methylationin *Neurospora crassa*. Nature, 414(6861): 277-283.

Thirugnanasambantham K, Saravanan S, Karikalan K, et al. 2015. Identification of evolutionarily conserved *Momordica charantia* microRNAs using computational approach and its utility in phylogeny analysis. Comput Biol Chem, 58(0): 25-39.

Vashisht I, Mishra P, Pal T, et al. 2015. Mining NGS transcriptomes for miRNAs and dissecting their role in regulating growth, development, and secondary metabolites production in different organs of a medicinal herb, *Picrorhiza kurroa*. Planta, 241(5): 1255-1268.

Vaucheret H, Vazquez F, Crete P, et al. 2004. The action of ARGONAUTE1 in the microRNA pathway and its regulation by the microRNA pathway are crucial for plant development. Genes Dev, 18(10): 1187-1197.

Venter JC, Adams MD, Myers EW, et al. 2001. The sequence of the human genome. Science, 291(5507): 1304-1351.

Voinnet O. 2009. Origin, biogenesis, and activity of plant microRNAs. Cell, 136(4): 669-687.

Wang B, Dong M, Chen W, et al. 2012. Microarray identification of conserved microRNAs in *Pinellia pedatisecta*. Gene, 498(1): 36-40.

Wang M, Wu B, Chen C, et al. 2015. Identification of mRNA-like non-coding RNAs and validation of a mighty one termed multiple-function-associated mlncRNA (MAR) in *Panax ginseng*. J Integr Plant Biol, 57(3): 256-270.

Wei R, Qiu D, Wilson I W, et al. 2015. Identification of novel and conserved microRNAs in *Panax notoginseng* roots by high-throughput sequencing. BMC Genomics, 16(1): 835.

Werner S, Wollmann H, Schneeberger K, et al. 2010. Structure determinants for accurate processing of miR172a in *Arabidopsis thaliana*. Curr Biol, 20(1): 42-48.

Wu B, Wang M, Ma Y, et al. 2012a. High-throughput sequencing and characterization of the small RNA transcriptome reveal features of novel and conserved microRNAs in *Panax ginseng*. PLoS One, 7(9): e44385.

Wu B, Li Y, Yan H, et al. 2012b. Comprehensive transcriptome analysis reveals novel genes involved in cardiac glycoside biosynthesis and mlncRNAs associated with secondary metabolism and stress response in *Digitalis purpurea*. BMC Genomics, 13(1): 15.

Xie Z, Johansen LK, Gustafson AM, et al. 2004. Genetic and functional diversification of small RNA pathways in plants. PLoS Biol, 2(5): E104.

Xie Z, Kasschau KD, Carrington JC. 2003. Negative feedback regulation of Dicer-Like1 in *Arabidopsis* by microRNA-guided mRNA degradation. Curr Biol, 13(9): 784-789.

Xu W, Cui Q, Li F, et al. 2013. Transcriptome-wide identification and characterization of microRNAs from castor bean (*Ricinus communis* L.). PLoS One, 8(1): e69995.

Xu X, Jiang Q, Ma X, et al. 2014. Deep sequencing identifies tissue-specific microRNAs and their target genes involving in the biosynthesis of tanshinones in *Salvia miltiorrhiza*. PLoS One, 9(11): e111679.

Yang Y，Chen X，Chen J，et al. 2011. Differential miRNA expression in *Rehmannia glutinosa* plants subjected to continuous cropping. BMC Plant Biol，11（1）：53.

Yu ZX，Wang LJ，Zhao B，et al. 2015. Progressive regulation of sesquiterpene biosynthesis in *Arabidopsis* and Patchouli（*Pogostemon cablin*）by the miR156-targeted *SPL* transcription factors. Mol Plant，8（1）：98-110.

Zemach A，McDaniel IE，Silva P，et al. 2010. Genome-wide evolutionary analysis of eukaryotic DNA methylation. Science，328（5980）：916-919.

Zhang M，Dong Y，Nie L，et al. 2015. High throughput sequencing reveals miRNA effects on the primary and secondary production properties in long-term subcultured *Taxus* cells. Front Plant Sci，6：604.

Zhang Q，Li J，Sang Y，et al. 2015. Identification and characterization of microRNAs in *Ginkgo biloba* var. epiphylla Mak. PLoS One，10（1）：e0127184.

Zhou L，Chen J，Li Z，et al. 2010. Integrated profiling of microRNAs and mRNAs：microRNAs located on Xq27. 3 associate with clear cell renal cell carcinoma. PLoS One，5（12）：e15224.

Zhou Z，Li X，Liu J，et al. 2014. Honeysuckle-encoded atypical microRNA2911 directly targets influenza A viruses. Cell Res，25（1）：39-49.

Zhu Y，Luo H，Zhang X，et al. 2014. Abundant and selective RNA-editing events in the medicinal mushroom *Ganoderma lucidum*. Genetics，196（4）：1047-1057.

Zhu Y，Xu J，Sun C，et al. 2015. Chromosome-level genome map provides insights into diverse defense mechanisms in the medicinal fungus *Ganoderma sinense*. Sci Rep，5：11087.

第十章 药用生物宏基因组学

宏基因组学（metagenomics），又称为微生物环境基因组学、群落基因组学、或元基因组学等，是一门直接研究自然状态下微生物群落多样性、开发新活性物质、筛选新功能基因的学科。早在 1986 年，Olsen 等就首次应用非纯培养的分子生物学技术，通过直接克隆环境中的核糖体小亚基 DNA（16S ribosomal DNA，16S rDNA）对其微生物多样性进行了研究（Olsen et al.　1986）。Healy 等在 1995 年通过构建木素纤维素底物富集的混合微生物基因组文库，筛选到相关降解功能的酶类基因（Healy et al.　1995）。Stein 等在 1996 年通过构建海水原核微生物基因组文库，筛选到未培养过的古菌 16S rRNA 基因，确立了微生物环境基因组学在微生物学研究中的地位（Stein et al.　1996）。Handelsman 等在 1998 年正式提出宏基因组（the genomes of total microbiota found in nature）的概念，即环境中全部微小生物 DNA 的总和（Handelsman et al.　1998）。宏基因组学是在宏基因组的概念上发展而来，通过直接提取生态环境中微生物群体 DNA 的方法，从整体上对遗传序列进行拼接、分析、筛选出功能基因，进而成为挖掘未知基因、合成新化合物、研究微生物多样性的新途径（贺纪正等　2008）。

宏基因组技术起源于环境微生物学研究，可了解生态系统中微生物的多样性并分析其群落结构，同时有助于了解微生物与生态环境的互作关系，产生指示环境中病害发生程度的信息，达到监控、评价和生物防控效果的目的。随着相关工作的开展，宏基因组的研究范围涉及植物、动物。例如，运用该技术分析自然界中动、植物群体的组成进而解析动植物的进化关系；通过高通量测序分析混杂药材、凉茶等材料的组成进而鉴定其成分类型；该技术可解析肠道微生物群的组成及多样性，揭示体内微生物的变化等。本章节主要涉及药用植物栽培环境及内生微生物群落的多样性及组成，有关复方中药及肠道微生物宏基因组研究将在相关章节详述。

第一节　药用生物宏基因组学研究策略

药用生物宏基因组学通过利用分子生物学手段，研究药用植物生长环境和内生微生物群落组成、复方中药成分组成、中药对肠道群落组成及多样性影响等。本章节主要介绍药用植物生长环境及内生微生物的多样性、种群结构、及微生物与药用植物相互作用用等内容。

根际微生物（rhizospheric microorganism）的改变是影响药材产量及质量的重要因素之

一。随着种植年限的延长，微生物失衡导致栽培土壤连作障碍的问题日益突出。利用宏基因组学技术对药用植物种植土壤中根际微生物样本进行分析，将得到的数据进行序列拼接、注释，分析种植前后土壤微生物多样性、种类及丰度的变化，解析药用植物根际土壤的功能变化。宏基因组学突破了微生物研究的瓶颈，实现了跨越预先培养环节来研究整体微生物群落结构，能更加精确地反映微生物群落的活性及时空变化，为克服药用植物连作障碍提供有效策略。

内生菌（endophyte）是指在生活史的某一阶段或全部阶段生活在健康植物组织和器官内的真菌、细菌或放线菌，宿主植物不表现外在症状。植物内生菌种类丰富，并对宿主植物具有多种作用，内生菌与其宿主药用植物在长期协同进化过程中形成了互惠共生关系。植物与内生菌呈互利共生关系：植物把光合作用产物、水和矿物质提供给内生菌；同时，内生菌代谢产物能刺激植物生长发育，提高宿主对环境胁迫的抵抗力。内生菌与药用植物的“协同进化”关系决定了某些内生菌具有产生与宿主植物相同或相似的生物活性物质的能力。内生菌产生的活性物质，在生物制药、农业生产及发酵等方面都表现出良好的应用前景，受到广泛关注。但药用植物内生菌研究中对内生菌的分类和培养依然存在问题。例如，有些内生菌在脱离了药用植物体内环境后会出现难以培养的特性，即使用不同的培养基来分离植物组织的内生菌，也不能保证所有生活在植物体内的内生菌全部被分离出来。因此，将宏基因组学应用于药用植物内生菌研究，克服了传统分子生物学方法通量低的缺陷，从基因组水平上解析微生物群落结构，突破了很多厌氧内生微生物尚不能被分离培养的技术瓶颈，可以检测到以往没有检测到的低丰度植物内生菌种类，丰富了药用植物内生菌资源，更准确地反映了药用植物内生微生物中不同丰度菌群的组成和比例，从整体水平上揭示药用植物内生微生物的群落结构及多样性。

目前，国际上关于微生物群落组成的研究方法主要包括：基因克隆文库、DNA 指纹图谱技术及高通量测序技术。基因文库克隆主要包括单克隆质粒、转化细胞构建及 Sanger 双脱氧法测序。DNA 指纹图谱技术主要包括变形梯度凝胶电泳（DGGE）及末端片段长度多态性（T-RFLP）等。高通量测序技术第二代主要包括 Roche 454 焦磷酸测序、SOLiD 测序、Illumina 测序，第三代测序包括 Helicos 的 tSMS、Pacbio 的 SMRT、Oxford 的 Nanopore 等。随着高通量测序技术的发展，尤其是 Illumina 测序技术的发展，该技术已成为样品宏基因组主要的检测手段之一。目前，关于宏基因组的研究内容主要包括微生物多样性检测及宏基因组的 *de novo* 测序。微生物多样性检测是对环境、植物等样本中微生物 16 S /18 S rRNA 高变区或 ITS 的 PCR 产物进行高通量测序，分析该样本中微生物群落的多样性。宏基因组的 *de novo* 测序是对样品中的微生物群落进行高通量测序，经过序列组装和基因注释之后，完成宏基因组的全基因组分析。本章节主要介绍高通量测序技术应用于宏基因组分析的实验流程。

一、实验及分析流程

提取样品基因组 DNA，将 16 S /18 S rRNA 高变区或 ITS 的 PCR 产物进行纯化、富集、定量，或将基因组总 DNA 片段化，将获取的 PCR 产物或片段化的 DNA 进行测序文库的构建，将构建的文库上机测序，最后进行高通量测序数据的生物信息学分析，解析样品微生物群落多样性、结构、组成及功能的变化（图 10-1）。

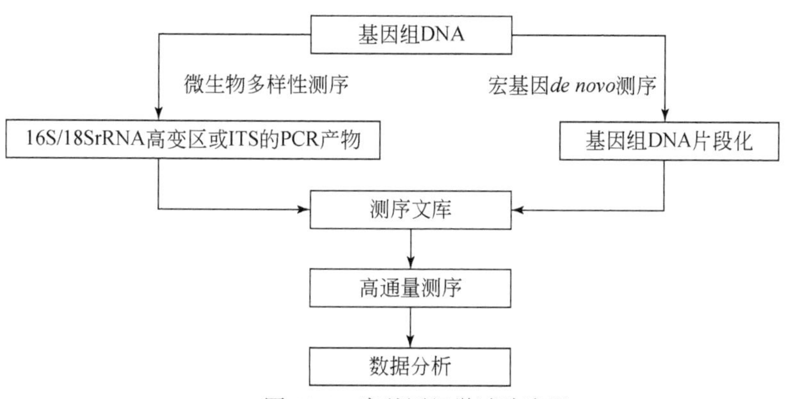

图 10-1　宏基因组学试验流程

针对微生物群落多样性的数据分析流程主要包括：将测序得到的 PE reads 首先根据 overlap 关系进行拼接，同时对序列质量进行质控和过滤，区分样本后进行 OTU 聚类分析和物种分类学分析，基于 OTU 可以进行多种多样性指数分析；基于分类学信息，可以在各个分类水平上进行群落结构的统计分析（图 10-2）。

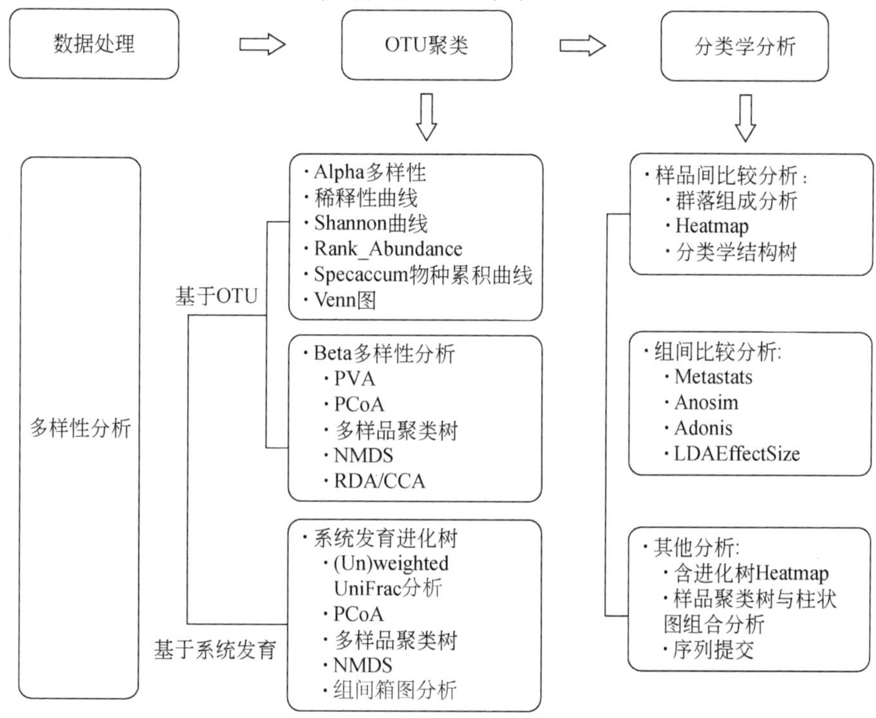

图 10-2　微生物多样性的常规分析流程

针对宏基因组 *de novo* 测序分析流程主要包括：对下机原始序列进行拆分、质量剪切以及去除污染等优化处理，进行拼接组装和基因预测，对得到的基因进行物种和功能上的注释以及分类，包括 NR、EggNOG、KEGG 等。在上述分析的基础上，进行相似聚类、分组排序、差异比较等多方向的统计分析和探索，并对结果进行可视化展示，挖掘数据中的有效信息，揭示隐含的规律，验证实验假设和发现新问题（图 10-3）。

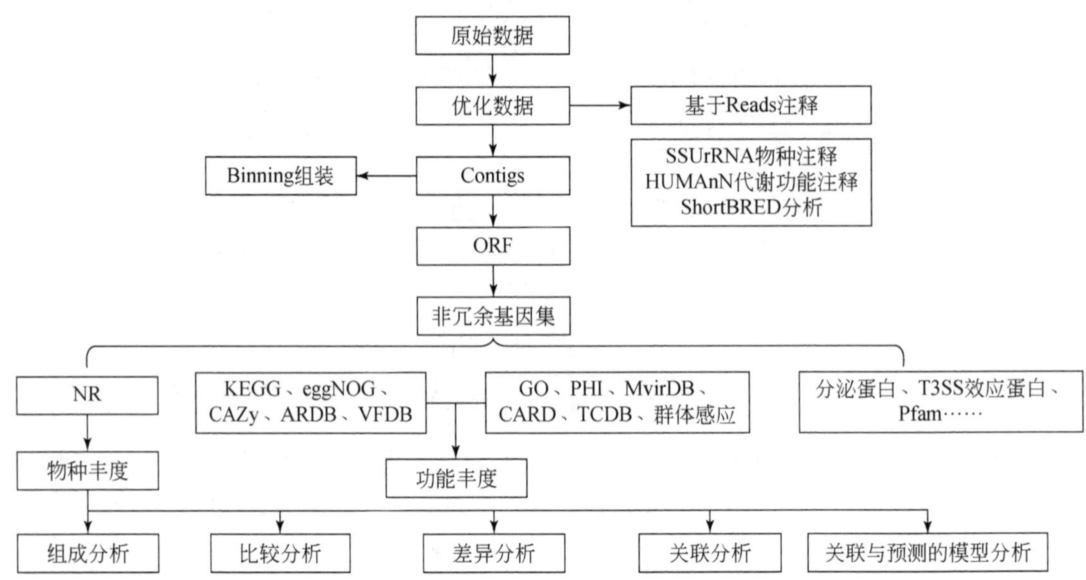

图 10-3 宏基因组学 *de novo* 数据分析流程

二、应用及前景分析

目前，宏基因组学研究已广泛应用到土壤、海洋、人体胃肠道、热泉、药材、食品等研究领域，并渗透到医药、替代能源、环境修复、农业、生物防御等领域，同时在新基因和新生物活性物质发现等方面发挥着重要作用（贺纪正等 2008）。

1. 微生物分子生态学研究

土壤宏基因组学技术是研究微生物复杂群落结构的重要工具。微生物细胞内一些特定的遗传物质（如原核微生物 16S rDNA/rRNA，真核微生物 18S rDNA/rRNA 或 rDNA-ITS）都具有一定的进化保守性，通过测定和比对其可变区域来鉴别物种间序列差异，进而探究并揭示特定环境中微生物物种和群落结构的多样性，使环境微生物的多样性分析趋于完整客观。马世宏等（2010）利用宏基因组学技术研究转基因植物土壤环境微生物多态性，分析了大面积种植转基因作物对生态环境的安全性。Rodriguez-Brito 等（2006）分析了 10 个新的分枝杆菌噬菌体，并推断目前全世界获得的噬菌体宏基因组还不到总量的 0.0002%，表明了噬菌体具有丰富的生物多样性。Treusch 等（2004）从沙地生态系统和森林土壤中提取 DNA，通过构建 3 个大片段 Fosmid 基因组文库对古细菌多样性进行研究，结果发现其中存在着更丰富的微生物资源；此外，该研究中还发现古细菌多样性可利用除 16S rRNA 基因以外的功能基因（如 *mcra*、*amoA*、*nirK*）进行研究。Roesch 等（2007）对森林土壤微生物多样性进行研究，发现门水平下，森林土壤细菌比较丰富，但种水平下，农业土壤细菌较为丰富；森林土壤古细菌的丰富度也低于农业土壤。Lauber 等（2009）对美国 88 个土壤样品的细菌物种和结构多样性研究发现，土壤细菌群落结构多样性和系统发育多样性均与土壤 pH 值存在明显相关性，相关系数分别高达 0.79 和 0.71。Chu 等（2010）对北极圈土壤微生物群落结构研究证实了土壤 pH 值可用于预测土壤微生物群落结构的变化。Buee 等（2009）对森林土壤真菌结构多样性研究表明，土壤真菌的数量和多样性远远多于之前想象，其中少数真菌种类占据了大部分。Demon 等（2012）通过研究山毛榉和云杉森林的土壤转录组，揭示了真菌功能基因的表达多样性。Shrestha 等（2009）发现水稻土土壤细菌群落可分为好氧细菌群落和厌氧细菌群落，其中好氧细菌群落主要是 α- 和 β- 变形菌纲，而经过 70 天的淹水培养后，水稻土壤群落结构变为以 δ- 和 γ- 变形菌纲为主。

2. 生物降解作用研究

利用微生物的生物修复潜能解决环境污染问题是目前环境治理的一个重要研究方向。环境微生物中具有大量未知的脱卤素序列片段，利用宏基因组方法可以筛选出具有降解能力的目的基因，达到清除有毒污染物、净化环境的目的。路杨（2011）通过构建氯酚污染土壤微生物宏基因组文库首次获得除草剂 2，4- 二氯苯氧乙酸降解相关基因，为除草剂抗性机制研究提供了理论基础。Janssen 等（2005）采用基因突变使细菌沉默的基因发挥催化功能或使其作用的底物范围改变，从而增强细菌分解有机合成卤素的能力。Demon 等（2012）在研究山毛榉和云杉森林的土壤中发现 0.5% ～ 0.8% 的酶基因与降解植物细胞壁高聚物组分纤维素、果胶和木质素等相关。

3. 病原体致病机制研究

运用宏基因组学技术来分析研究人体微生物，成功打开了宏基因组学在人类公共卫生和疾病防控领域的应用大门，这对人类疾病的临床诊断和治疗等研究具有深远的意义。美国国立卫生研究院（National Institutes of Health，NIH）于 2004 年设立“基于宏基因组学的口腔微生物研究（Metagenomic Analyses of the Oral Microbiome）”，旨在开展利用宏基因组学针对于人体微生物的重要研究项目（Mitreva 2012）。Grice 等（2008）使用切片检测方法研究人体皮肤微生物群落组成，通过 16S rDNA 序列测序发现所有样品中变形菌门都占据主导地位，而且人类和小鼠的皮肤微生物菌群结构极其相似。

4. 发现新基因

自然界中大多数微生物物种都是未知的，从所构建的任一宏基因组文库中鉴定出的大部分基因都是新基因。例如，Mizuno 等（2013）对西班牙阿里坎特沿海 50 m 深处海水的宏基因组进行测序分析，绘制了 208 个新的海洋噬菌体基因组完成图，并发现了 10 个全新的尾噬菌体基因组群。赵晶等（2007）构建了南极土壤微生物宏基因组文库，运用差异性 DNA 修复试验（Differential DNA-Repair Test，DDRT）筛选文库，采用 MTT 比色法对活性较高克隆进行细胞增殖抑制测定，筛选出对卵巢癌细胞生长具有抑制作用的克隆 AE-3。Demon 等（2012）通过研究山毛榉和云杉森林的土壤转录组，揭示了真菌功能基因的表达多样性，并发现了高达 60% 在常用的蛋白质数据库中（GenBank/DDJB/EMBL）没有发现同源基因的功能基因。Mackelprang 等（2011）通过研究阿拉斯加冰冻冻土土芯的微生物宏基因组，绘制出复杂土壤宏基因组中首个全新的产甲烷细菌基因组草图，并发现了冻土微生物中很多碳氮循环相关基因随着冻土的解冻发生迅速转变。

5. 微生物活性物质筛选

土壤宏基因组学技术最引人注目的贡献是新生物催化剂的发现，包括腈水解酶和淀粉酶、蛋白酶、氧化还原酶、脂肪酶、酯酶等，并且在此基础上获得新酶的许多特征信息。传统的培养方法限制了生物活性物质的开发和利用，宏基因组的出现使人们认识到利用非培养微生物进行活性物质筛选的潜能和价值。Gillespie 等（2002）获得了 2 个具有广谱抗菌作用的新抗生素 turbomycin A 和 turbomycin B 及其合成酶基因簇。Lim 等（2005）以枯草芽孢杆菌为宿主菌，从森林土壤中筛选出具有抗菌活性和表达靛红和靛蓝的克隆子。Chen 等（2006）通过对南海海域水深 5 m 处海绵 *Gelliodes gracilis* 的共附生生物的宏基因组研究，首次筛选获得海绵未培养共附生微生物的抗菌活性物质。

宏基因组学作为研究微生物种群分布、遗传特征及基因相互作用的一门新兴学科在未来会遇到更多、更大的机遇和挑战。随着大规模测序技术的发展，基于高通量测序的宏基因组学将在生物学研究中发挥越来越重要的作用。与基因组学研究相类似，目前宏基因组学发展的瓶颈在于如何高效分析高通量测序产生的海量数据。生物信息学在宏基因组学研究中具有至关重要的作用，它贯穿于宏基因组学的数据收集和存储、数据处理和分析等各个阶段，既是宏基因组学推广的最大瓶颈，也是目前宏基因组学研究发展的关键所在。此外，宏基因组学与宏转录组学及宏蛋白质组学的结合也是未来研究领域一项新的切入点。本章将宏基因组学理论与药用植物有机地结合起来，进一步阐明土壤微生物对药用植物连作障碍形成的影响，并为探索植物内生菌多样性提出新的研究思路。

第二节　药用植物根际微生物宏基因组

不同的药用植物具有不同的根际微生物的群落结构，而不同的群落结构反映土壤质量的改变，土壤微生物和药用植物之间存在共生关系，通常情况下土壤有益微生物占优势，而长期连作导致病原真菌、细菌及线虫等数量增多，破坏了土壤微生物和药用植物之间的共生关系，导致药用植物不能正常生长。土壤微生物多样性及组成影响土壤的生产力、作物产量及品质。连作导致土壤微生物群落多样性及组成发生变化，打破了原有生态系统的平衡，导致土壤功能异常，进而引起作物死亡。土壤微生物多样性及组成与环境因子及栽培品种相关，可作为土壤健康度的生物学指标。研究表明，土壤微生物多样性与植物根系疾病发病率呈明显负相关（Benizri et al.　2012）。高继海等（2017）研究发现种植附子影响了土壤真菌的结构组成，阿太菌、总状毛霉等是附子根腐病的致病菌群，而被孢霉属、青霉菌属等又组成病害菌的拮抗菌群。陈慧等（2007）研究地黄连作障碍的土壤微生物区系的结果表明，连作土壤中有益根际细菌，如氨化细菌、好气性固氮菌、好气性纤维素分解菌、硫化细菌、硝化细菌的数量减少，而根际土壤中的放线菌、反硝化细菌、反硫化细菌数量增多。乔卿梅等（2009）研究表明，根际微生物在克服药用植物连作障碍中具备潜力，从根际真菌、促生菌及其他微生物菌剂几个方面进行了探讨。然而，有关连作体系下与植物死苗率相关的微生物群落的研究鲜有报道。

自毒作用、土壤理化性状劣变、微生物群落失衡和土传病害增加导致作物连作障碍，其中土壤微生物群落的失衡是导致连作障碍的主要因素。土壤真菌群落参与关键的生态过程，包含大量土传病害的致病因子及拮抗因子。Berg 和 Smalla（2009）在某连作体系的土壤中发现，散囊菌目（Eurotiales）、球囊菌目（Glomeromycota，AM fungi）、肉座菌目（Hypocreales）和银耳目菌类（Tremellales）丰度增加，而鸡油菌目（Cantharellales）、伞菌目（Agaricales）、盘菌目菌类（Pezizales）丰度减少，可以推断在连作体系中不同的菌类扮演不同角色，同时，不同菌体间的竞争也是导致土壤微环境变化的潜在机制。连作体系下真菌群落多样性及组成发生变化，致病群落丰度增加。连作障碍引发的一系列问题阻碍了多年生药用植物的生产，植物病害加重，生长减缓甚至死亡。因此，利用分子手段分析土壤微生物体系构成对解决连作问题具有重要意义。

关于药用植物对连作土壤适应性及其质量变化规律的研究，以及如何有效利用现有种植地使药用植物能连续在同一地块生长，稳定我国的中药种植产业，实现中药资源的可持续发展，成为中药可持续发展亟待解决的重大课题。连作障碍发生原因的复杂性、随机性及药材的差异性，给解决连作障碍问题带来很大困难，药用植物连作障碍的研究尚处于初级阶段。而宏基因组技术突破微生物研究的瓶颈，实现了跨越预先培养环节来研究整体微生物，通过描绘根际土壤微生物群落的“全景图”，能更加精确地反映微生物群落的活性及时空变化，界定土传病原微生物及益生菌的范围，为病害防治及有益微生物的挖掘提供依据。在本节中，应用宏基因组技术，对药用植物根际微生物进行探讨，为解决连作障碍等提供依据。

一、三七根际微生物宏基因组

Dong 等（2016）采用 MOBIO PowerSoil 试剂盒（MOBIO，美国）提取 21 份三七根际土壤总 DNA，利用通用引物扩增细菌 16S rDNA 和真菌 18S rDNA 片段，通过在每对引物前标记 8 bp 的标签来区分不同样品。序列扩增、纯化、均一化，利用 IonTorrent 测序方法获取土壤细菌序列，采用 QIIME 软件进行序列分析。采用 Flash 的软件融合双末端序列，通过各样品标签对数据进行区分并归类，去除非靶区域序列及嵌合体。采用 RDP classifier 将序列进行物种分类，对每个样本和每个物种单元分类进行序列丰度计算，构建样本和物种分类单元序列丰度矩阵。根据序列之间的距离进行聚类，并根据序列之间的相似性作为域值分成操作分类单元（OTU）。通过 Alpha 多样性分析，计算各物种多样性指数，衡量样本物种多样性。并分析 Beta 多样性进而比较多组样本之间的差别，将代表性序列比对参考核心 16S rDNA 及 18S rDNA 序列，根据多序列队列构建以代表性序列为节点的进化树，并利用 Unifrac 算法计算样本距离。

PCoA 分析表明，对照土壤与三七根际土壤中的细菌群落存在差异（图 10-4）。第一主成分分析表明，在种植二年及三年三七土壤中的细菌群落与对照土中的细菌群落存在差异；第二主成分分析表明，三七不同种植年限的土壤细菌群落存在差异。与对照相比，变形菌门（Proteobacteria）的相对丰度表现为增加趋势，增加 5.2% ～ 15.6%（除 CC1 及 RCC1）；在连作体系下，酸杆菌门（Acidobacteria）丰度增加 2.2% ～ 51.9%，而绿弯菌门（Chloroflexi）、放线菌门（Actinobacteria）、浮霉菌门（Planctomycetes）、芽单胞菌门（Gemmatimonadetes）和 AD3 表现波动。与对照土壤相比，连作土壤中 Bacteroidetes 和 Firmicutes 的丰度分别减少了 9.1% ～ 46.3% 和 33.5% ～ 77.4%。

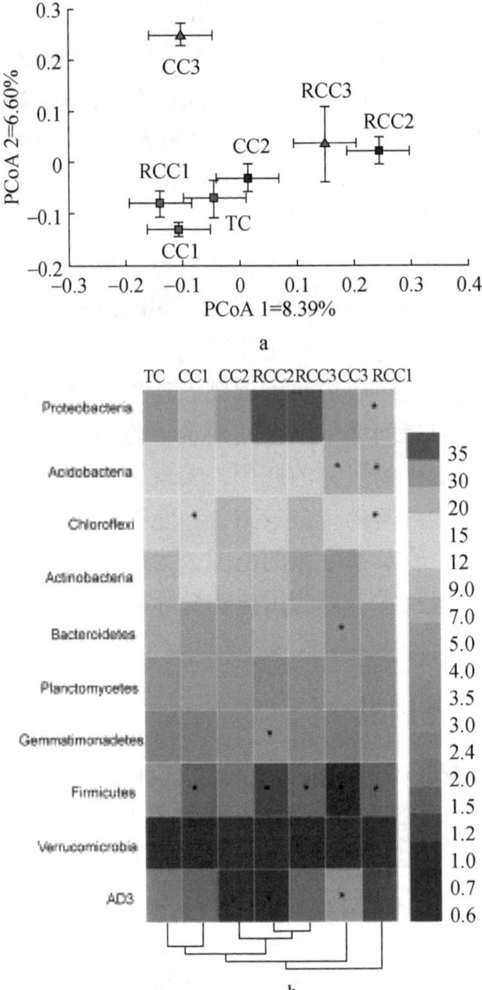

图 10-4 细菌群落组成的变化（Dong et al. 2016）

TC. 传统种值; CC1. 连续种植一年; CC2. 连续种植二年; CC3. 连续种植三年; RCC1. 重茬连续种值一年; RCC2. 重茬连续种值二年; RCC3. 重茬连续种值三年

与对照土壤相比，三七根际土壤真菌群落存在差异（图 10-5）。第一主成分分析表明，重茬种植一年、连续种植二年及三年的三七根际土壤中真菌群落存在差异；第二主成分分析表明，连续种植及重茬种植的三七根际土壤中真菌群落存在差异。土壤中真菌群落在科的水平上存在差异（>0.5%）。与对照土壤相比，三七根际土壤中格孢菌目（Pleosporales）、茶渍目（Lecanorales）和美球菌目（Calosphaeriales）的丰度呈增加趋势，而代草菌科（Corticiaceae）、伞菌目（Agaricales）和银耳目（Tremellales）的丰度呈下降趋势（除 CC3）；连作体系中瓶口衣目（Vemxcariales）的丰度下降了 29.9% ～ 38.6%；其他群落丰度表现波动。

土壤微生物群落与死苗率的相关性。皮尔森相关分析表明，三七死苗率与真菌多样性呈显著负相关（图 10-6）。土壤真菌群落肉座菌（Hypocrea）、Heliocephala、暗球腔菌（Phaeosphaeria）和绿僵菌（*Metarhizium*）与三七死苗率呈正相关。Alatospora、毛壳（*Chaetomium*）、*Coniosporium*、担子菌（Basidiomycota）、外瓶霉（Exophiala）、Crytococcus、青霉（*Penicillium*）和曲霉（*Aspergillus*）与三七死苗率呈负相关，其中 Phaeosphaeria 和 *Coniosporium* 与死苗率

呈显著相关。

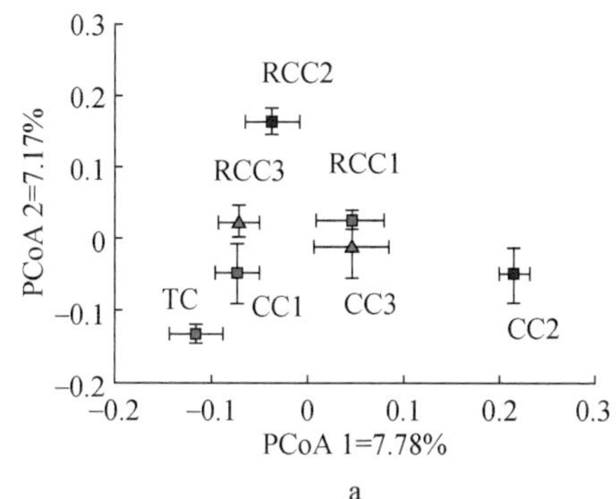

a

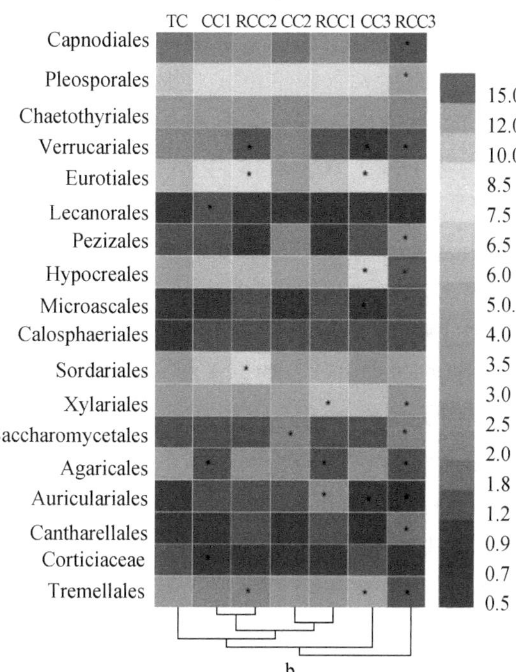

b

图 10-5　真菌组成变化（Dong et al.　2016）

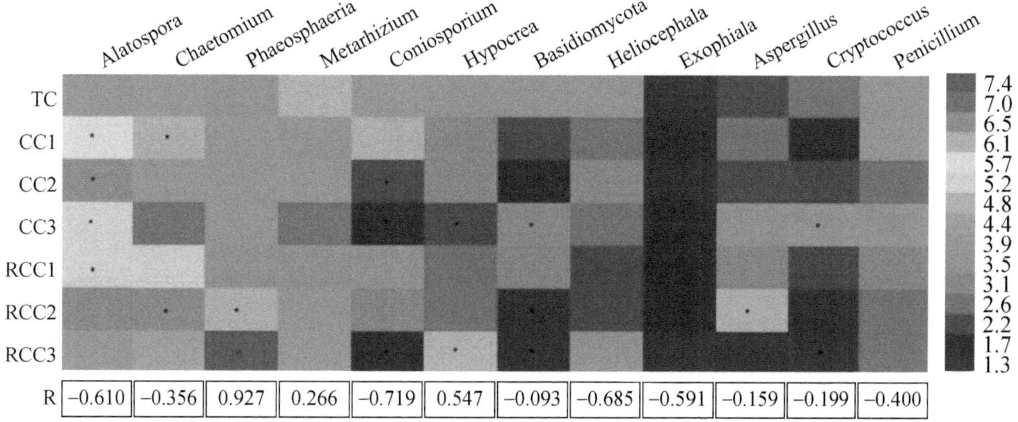

图 10-6　主要真菌群落变化（Dong et al.　2016）

该研究提供了三七连续种植体系中根际微生物群落的“全景图”，并筛选了与三七死苗率相关的微生物群落。相关分析表明，真菌多样性可作为三七连续种植过程中土壤健康度的生物学指标；*Myrmecridium*、Phaeosphaeria、镰孢（*Fusarium*）和茎点霉（*Phoma*）可能包含三七的致病因子；而 Thermogemmatisporaceae、Actinosynnemataceae、Hydnodontaceae、Herpotrichiellaceae 和 *Coniosporium* 可能包含三七病害的拮抗因子。这些结果为三七益生菌的筛选提供了重要信息，为致病菌的防治提供了范围，该项工作对阐述微生物引起的连作障碍具有重要意义。

二、人参根际微生物宏基因组

连作障碍导致人参减产减收，影响人参产业的可持续发展。土壤真菌群落多样性及组成的变化与连作障碍相关。董林林等（2017）采用高通量测序技术，分析人参根际土壤真菌群落多样性及组成的变化，阐述人参栽培模式对根际微生态的影响，为克服连作障碍提供策略。与未种植过人参的森林土壤相比，人参根际土壤微生物多样性增加，且随着种植年限的增加，多样性增加趋势下降；真菌群落粪壳菌纲（Sordariomycetes）、Alatospora、Eurotiomycetes、锤舌菌纲（Leotiomycetes）、酵母菌纲（Saccharomycetes）、毛霉菌目（Mucorales）和盘菌纲（Pezizomycetes）的丰度增加。皮尔森相关分析表明，土壤理化指标影响人参根际真菌群落的丰度，pH 值与座囊菌纲（Dothideomycetes）和 Alatospora 的丰度显著相关，有效钾含量与座囊菌、Alatospora 和 Mucorales 的丰度显著相关，土壤总氮含量与粪壳菌和 Mucorales 的丰度显著相关。结果表明，施肥是影响人参根际微生态的关键因素之一，优化施肥体系是克服人参连作障碍的有效途径之一。

人参根际土壤中真菌群落多样性增加（图 10-7）。与未种植过人参的森林土壤相比，人参根际土壤真菌（Shannon）多样性指数、Chao1 和群落种类显著增加；而随着人参种植年限增加，真菌多样性指数增加趋势下降。

人参根际土壤真菌群落发生变化（图 10-8）。与对照相比，在门水平人参根际土壤中子囊菌门（Ascomycota）和球囊菌门（Glomeromycota）的丰度分别增加了 9.5% ~ 22.2%

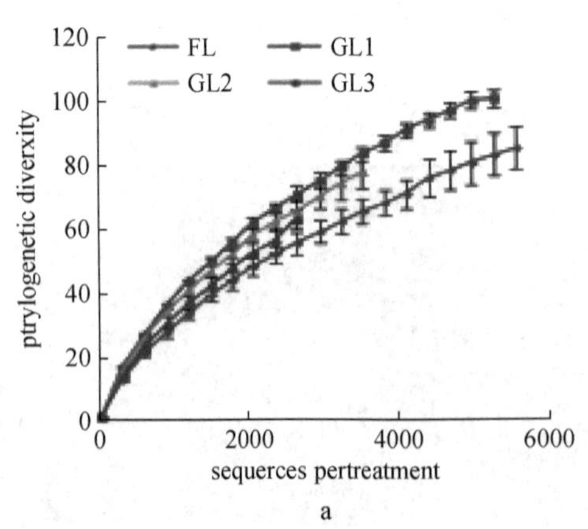

a

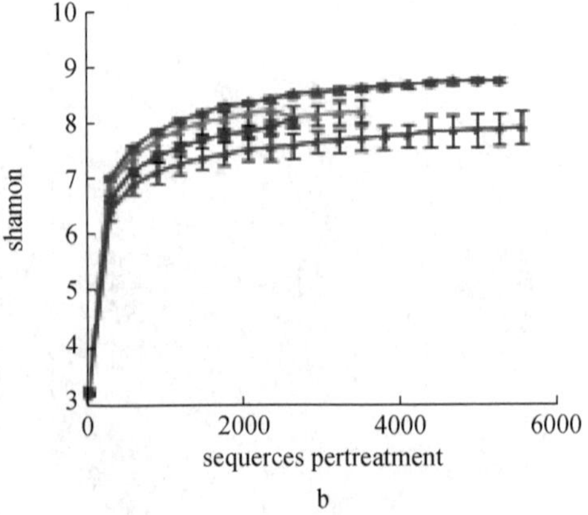

b

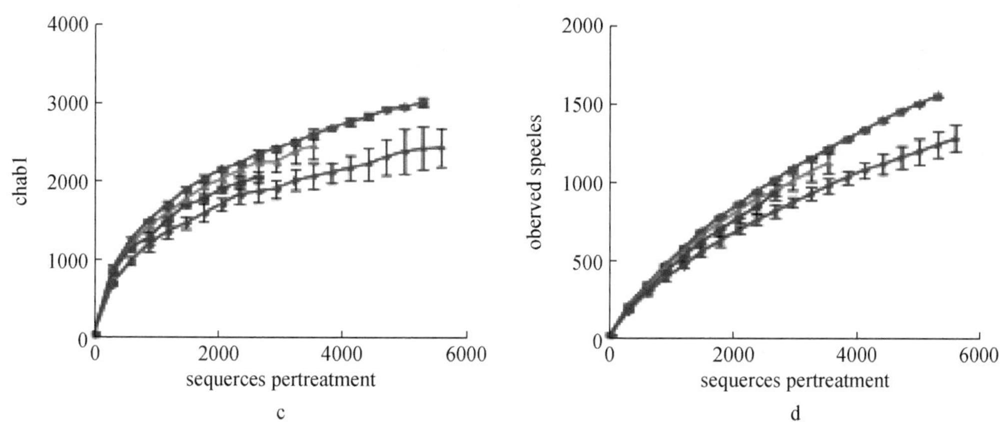

图 10-7 土壤真菌群落的多样性（董林林等 2017）

a 真菌群落分类多样性；b 真菌群落香农指数；c 真菌群落 Chaol 指数；d 真菌群落种类

数据为 3 次数据的平均值±标准差

FL. 森林土的人参根际土；GL1. 种植一年的人参根际土；GL2. 种植二年的人参根际土；GL3. 种植三年的人参根际土

和 1.2% ～ 2.4%；担子菌门（Basidiomycota）、芽枝霉门（Blastocladiomycota）和壶菌门（Chytridiomycota）丰度分别下降了 6.9% ～ 31.6%，27.4% ～ 54.8% 和 0.7% ～ 33.2%；一年生人参根际 Neocallimastigomycota 的丰度增加了 15.1%，而二年生及三年生人参根际的丰度分别下降了 22.1% 和 45.4%。

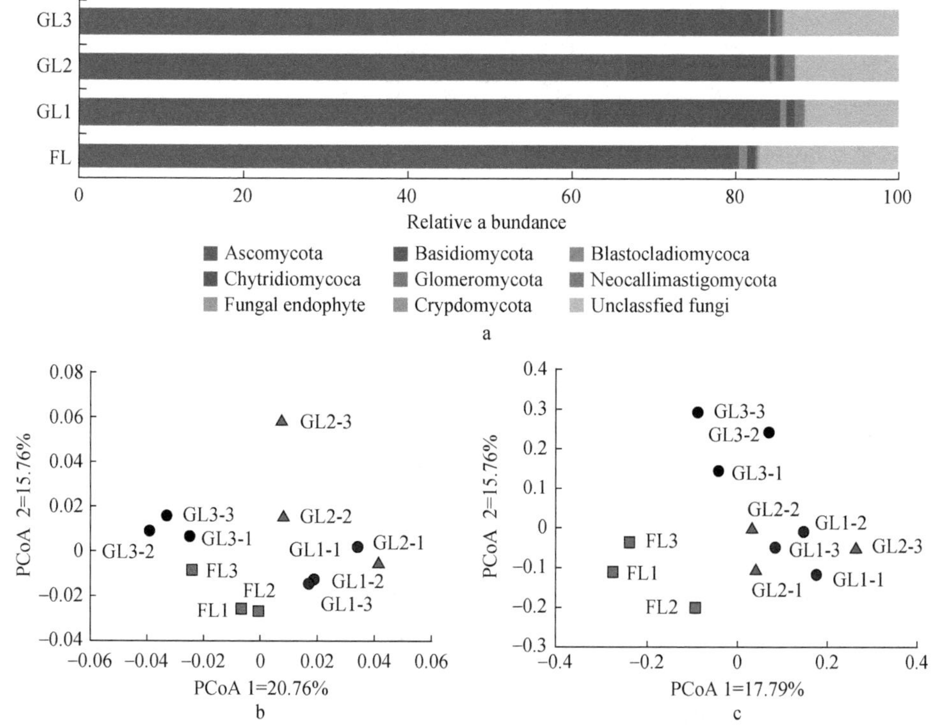

图 10-8 土壤真菌群落的组成（董林林等 2017）

a 土壤真菌群落门水平（丰度大于 1.0%）的差异；b 基于 Unifrac 矩阵的主成分分析；c 基于 Bray-Curtis 矩阵的主成分分析

n=3；FL、GL1、GL2 和 GL3 分别表示森林土、种植一年、种植二年及种植三年的人参根际土

基于分类距离矩阵分析，人参根际土壤真菌结构发生变化，且与种植年限相关。基于Unifmc距离矩阵分析，第一轴（总变异为20.76%）区分一年生和二年生人参根际真菌群落与森林土和三年生人参根际真菌群落；而第二轴（总变异为15.76%）区分三年生人参根际与森林土的真菌群落。基于Bray-Curtis距离矩阵分析，第一轴（总变异为17.79%）区分了人参根际及森林土真菌群落，第二轴（总变异为15.16%）区分了三年生人参根际真菌群落与一年生、二年生人参根际真菌群落及森林土真菌群落。

土壤理化性状影响真菌群落的丰度。皮尔森相关分析表明，真菌群落的丰度与土壤理化性状相关（图10-9）。Dothideomycetes的丰度与土壤pH值（R=0.712，P<0.05）及有效钾含量（R=0.712，P<0.05）呈显著相关；Sordariomycetes的丰度与土壤总氮含量呈显著正相关（R=0.719，P<0.05）；Alatospora的丰度与土壤pH值（R=−0.669，P<0.05）及有效钾含量（R=0.737，P<0.05）呈显著相关；Mucorales的丰度与土壤总氮（R=0.624，P<0.05）及有效钾含量（R=0.781，P<0.05）呈显著正相关。

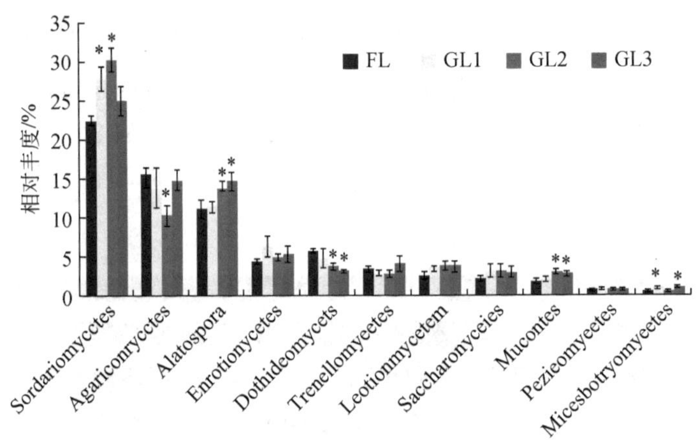

图10-9　真菌群落科水平（丰度大于0.5%）变化（董林林等　2017）

FL、GL1、GL2和GL3分别表示森林土、种植一年、种植二年及种植三年的人参根际土

数据为3次数据的平均值±标准差

* 人参根际土壤与森林土的真菌群落在0.05水平差异显著

人参连续种植导致根际细菌多样性下降，真菌多样性增加，而且随着种植年限的增加，有益微生物群落，如*Luteolibacter*、Cytophagaceae、*Luteibacter*、*Sphingomonas*、Sphingomonadaceae和Zygomycota丰度下降，而潜在的致病微生物群落，如*Brevundimonas*、Enterobacteriaceae、*Pandoraea*、Cantharellales、*Dendryphion*、*Fusarium*和Chytridiomycota，其丰度增加，解析人参连作障碍机制，为人参根际微生态的调控提供参考。针对人参根腐病的问题，利用宏基因组技术结合共培养的技术，筛选出根腐病致病菌*Fusarium oxysporum*的拮抗菌*Bacillus subtilis* 50-1，通过回接有益微生物，使连作体系下人参死苗率显著降低（图10-10）。结果表明，通过回接益生菌调控根际微生物群落可以有效缓解人参连作障碍（Dong et al.　2018）。

连续种植模式改变了土壤微生物多样性及组成，影响了土壤的生产力。因此，微生物多样性及组成的变化是土壤微生态失衡的因素之一。土壤微生物群落多样性及组成的变化与作物类型、施肥等因素相关。结果表明，施肥是驱动根际微生物群落变化的因素之一，优化施肥体系是改善人参根际微生态的有效措施。土传病害是人参种植的主要障碍因子，通过调控根际微生物群落结构及组成可有效缓解土传病害（Dong et al.　2018）。宏基因组学在解析药用植物连作障碍机制方面起到重要的推动作用，为解决药用植物连作障碍的问题提供有效策略。

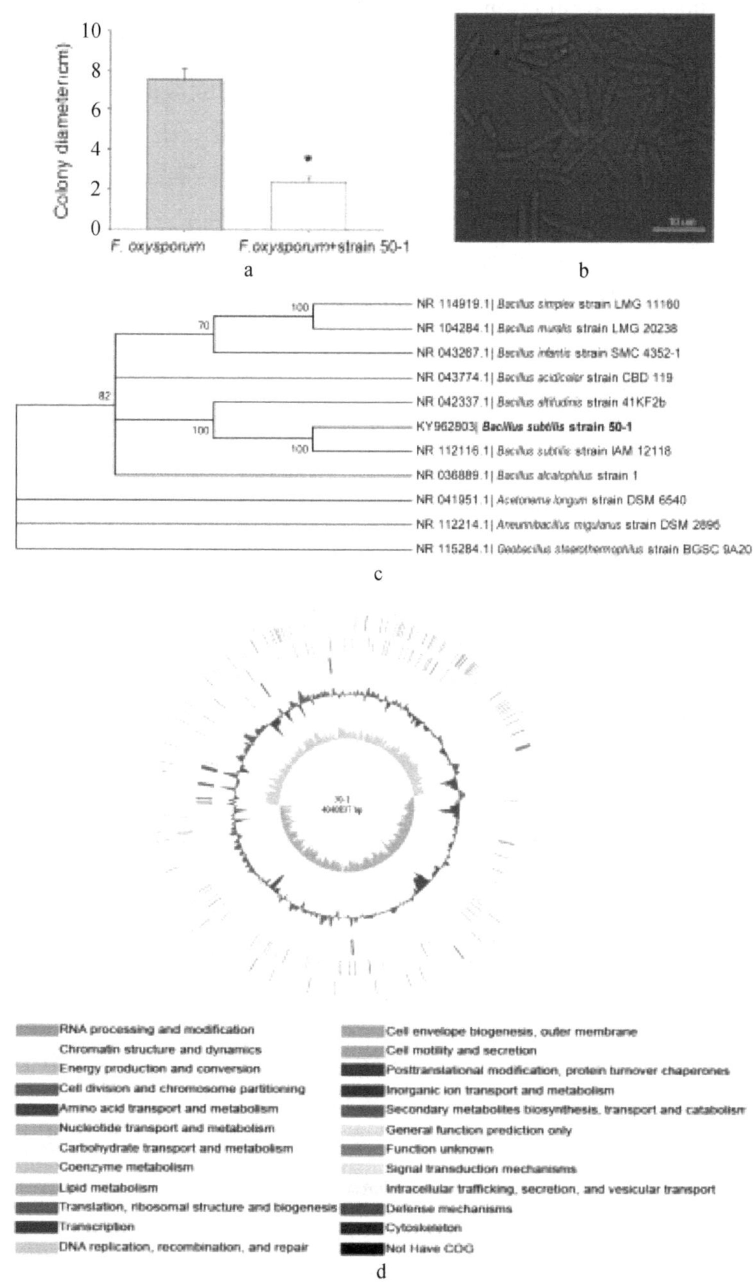

图 10-10　*Bacillus subtilis* 50-1 的筛选与鉴定（Dong et al. 2018）

a. 对峙实验；b. 形态鉴定；c. 分子鉴定；d. 基因组鉴定

三、红豆杉属根际微生物宏基因组

Hao 等（2016）通过筛选嵌合序列和不匹配序列，从 15 个红豆杉属（*Taxus*）的根际样品中获得的 16S rDNA 的序列总数为 154 243 条，它们聚集在 2141 个 OUT（序列相似度为 97%）。通过比较，来自矮紫杉（*T. cuspidate* var. nana，ZS）和曼地亚红豆杉（*T. media*，MD）的群落丰富度指数 ACE 和 Chaol 高于南方红豆杉（T. *mairei*，NF）。整合了均匀性和物种多样性的 Shannon 和 Simpson 多样性指数，表明在 MD 和 ZS 根际中的细菌群落多样性分类高于 NF 根际。不同红豆杉属根际样品间的细菌数量及变化范围与其自然栖息地和红豆杉属的种类有关。MD 的根际细菌群落与 ZS 根际的细菌群落十分相似，且与 NF 根际有很大差距。在该研究中，XJ 和 Z 分别代表细菌和真菌。在主坐标分析中（PCoA），样品 ZSXJ1 的细菌群落组成不仅与 ZS 样品相关的其余 4 个样品相似，也与 MD 根际细菌群落组成相似。MDXJ3 根际细菌群落相似度相较于 MDXJ4 更接近于 MDXJ1 和 MDXJ2。PCI 根际细菌群落表明有 73.28% 的变异，其次是 PC2（7.26%）和 PC3（2.4%）。

从 15 个样品中获得的内转录间隔区（internal transcribed spacer，ITS）序列总数是 333 972 条，聚集在 2904 个 OTU。ZS 根际的群落丰富度指数 ACE 和 Chao 1 最高，其次是 MD 样品，NF 样品有最低的群落丰富度指数，说明 ZS 样品拥有最丰富的真菌群落。Shannon 和 Simpson 多样性指数说明真菌群落的分类多样性在 MD 样品和 ZS 样品中都高于 NF 样品。该研究第一次揭示了红豆杉属的根际富含真菌，且变异跨越物种和地域。MD 根际真菌群落结构与 ZS 样品相似，都区别于 NF 样品。在 PCoA 分析中，MDZ1 样品的真菌群落组成相较于 MDZ2 样品更接近于 MDZ4 样品。NFZ1 根际真菌群落相较于 NFZ4 样品更接近于 NFZ2 和 NFZ5 的根际真菌群落。PC1 表明有 68.31% 的变异，其次是 PC2（21.1%）和 PC3（2.36%）。

土壤细菌及真菌组成分析 OTU 被进一步分配到不同的分类群，而且测定了它们在不同根际相关的分类学丰度。本次鉴定了至少 31 个门类 71 个种类的细菌，其中包括一些未知的类群，主要为 Proteobacteria、Acidobacteria、Actinobacteria、 Bacteroidetes、Planctomycetes、Nitrospirae、Chloroflexi、Gemmatimonadetes 和 Verrucomicrobia。Proteobacteria 和 Acidobacteria 在每一个根际中都显示出了最大的丰度，加起来在每一份样品中占所有细菌数量的 52%。LEfSe 分析发现来自 NF 样品、ZS 样品和 MD 样品微生物群落明显的不同。

NF 样品、ZS 样品和 MD 样品中丰度最明显不同的分别是 Acidobacteria、Betaproteobacteri 和 Actinobacteria。NF 样品过多表达的进化枝还包括了 Alphaproteobacteria、Gammaproteobacteria 和 Deltaproteobacteria，阐述了这些群落的 Beta 多样性。26 个真菌被鉴定，包括一些未知族群，其中最主要的是 Ascomycota、Zygomycota、Basidiomycota 和 Chytridiomycota。Ascomycota 是所有测定序列中数量最多，约占据所有样品中真菌总数量的 47%。LEfSe 发现在 NF 样品、ZS 样品和 MD 样品中分别在 18，26，25 中有进化枝，可以从统计学角度解释这 3 个微生物群落明显的不同。在 NF 样品、ZS 样品和 MD 样品中真菌门类丰度最不一样的分别是 Dothideomycetes（Ascomycota）、Pleosporales（Dothideomycetes，Ascomycota），以及未分类的 NF 样品中过表达的进化枝也包括 Mortierellales（Zygomycota）、Xylariales（Sordariomyces，Ascomycota） 和 Venturiales（Dothideomyceyes，Ascomy，cota），暗示这些群落的 Beta 多样性。

植物根际的细菌和真菌是具有农业和工业应用潜力的天然资源。研究表明，丰富度和 3 种遗传多样性指标有着较大差异，其中 MD 样品和 ZS 样品根际细菌及真菌丰富度高于 NF 样品，同时每个栖息地或物种内的细菌 / 真菌的群落结构和组成有着相当大的差异。红豆杉属植物的根际存在着大量的微生物多样性，至少包括 31 个门类的细菌和 7 个门类的真菌。这项研究提供了可用于研究植物根际的细菌和真菌之间、根际微生物与宿主植物之间、根际微生物和环境因素之间的新线索。

四、地黄根际微生物宏基因组

连作条件下的地黄产量及质量都会严重下降，Wu 等（2015）田间试验表明，四年连续单一栽培会极大抑制地黄的生长。无菌组培条件下根系分泌物中的酚酸具有累积效应，但这种效应并没有在田间连作状态下的根际土壤中发现。这一现象表明，土壤微生物可能参与了连作地黄根系分泌物中酚酸的降解和转化。该研究主要发现了连作障碍下地黄根际环境中有益菌假单胞菌（*Pseudomonas*）和致病菌尖孢镰刀菌（*F. oxysporum*）的丰度变化。

在该研究中，土壤微生物群落的分析采用 SoilGen DNA 试剂盒（CWBIO，中国）提取土壤总 DNA，扩增真菌 ITS 片段及细菌 16S rRNA 片段。该研究采用 T-RFLP 和 qPCR 技术，应用 ABI 3730xl DNA 测序仪测定末端限制性片段长度，利用 GeneMarker 软件进行序列分析。NMDS 分析用于检测微生物构成的相对相似度。应用 PRIMER 软件进行基于 T-RFLP 数据的多元统计和聚类分析。共得到了 45 个细菌和 45 个真菌的物种序列，并发现连作土壤的微生物群落结构与新土壤的微生物群落结构存在明显区别（图 10-11）。

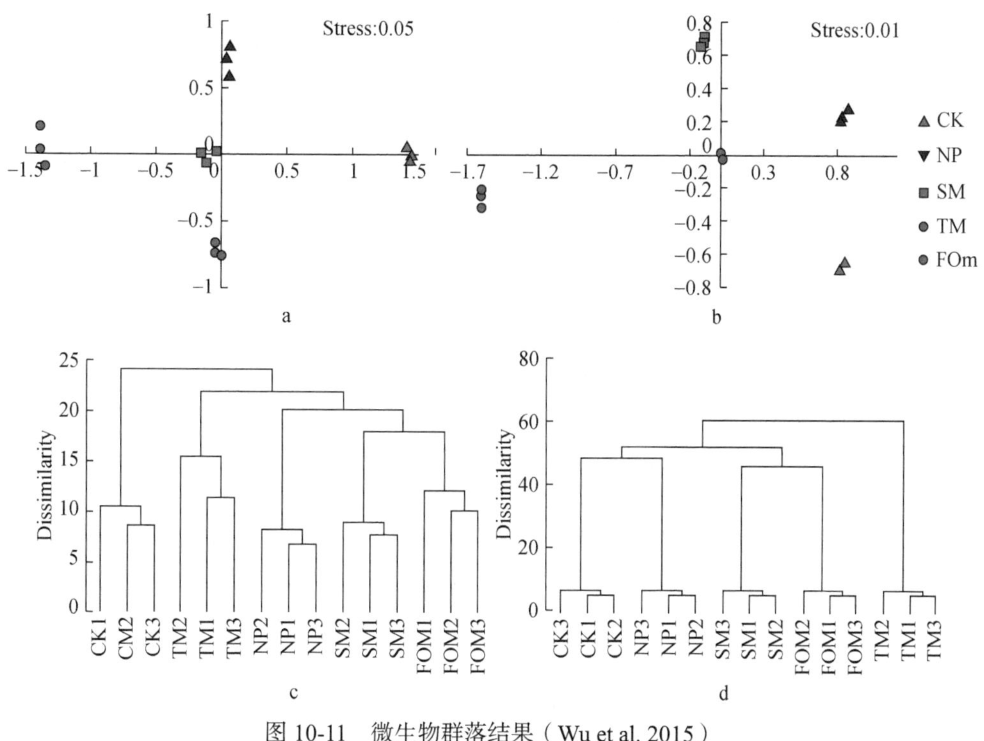

图 10-11　微生物群落结果（Wu et al. 2015）

使用 qPCR 技术分析尖孢镰刀菌（*F. oxysporum*）和假单胞菌（*Pseudomonas*）的菌落丰度发现，延长连作会明显上调尖孢镰刀菌（*F. oxysporum*）的丰度，并下调假单胞菌（*Pseudomonas*）的菌落丰度。在连作土壤中，拮抗病原菌尖孢镰刀菌的假单胞菌数量明显下降。从对两个菌种使用单一成分酚酸和酚酸混合液培养结果中发现，与根系土壤酚酸比例相似的混合的酚酸液可以促进致病菌尖孢镰刀菌的菌丝生长、孢子形成以及毒素的合成，并同时抑制有益菌假单胞菌 W12 的生长。该研究结合不同连作背景下地黄的生长状况比较根系分泌物中酚酸含量及土壤微生物群落结构变化，揭示了导致地黄连作障碍的两点因素：一是连作下对致病菌产生拮抗作用的有益细菌的丰度下降；二是由于致病微生物主导下，长势缓慢的地黄的疾病敏感度上升。通过地黄连作土壤宏基因组测序证明，地黄连作会改变地黄根际微生物环境，从而引发根系分泌物介导的有益微生物丰度相对减少、致病微生物丰度相对增多，导致毒素的产生和积累，并最终导致土壤微生态结构的失衡。

第三节　药用植物内生菌宏基因组

药用植物内生菌资源丰富，其生物多样性主要包括宿主植物种类多样性、内生菌在宿主植物不同部位分布多样性和内生菌自身种类多样性。药用植物内生菌包括内生细菌、内生真菌和内生放线菌。药用植物内生菌可通过产生植物生长激素，促进药用植物对 N、P、K 的吸收，以及改善土壤微环境等方式刺激药用植物生长。药用植物内生菌是一大类产生抗菌物质的微生物，能产生多种具有不同抗菌活性的抗生素物质，对药用植物的病原菌产生抑制活性。内生菌可通过其在药用植物体内的存在形式、功能，以及诱导宿主植物产生系统抗性等方式来提高药用植物对不利自然条件的抗性。此外，内生菌可作为天然活性物质的重要来源。药用植物内生菌研究是一个尚未充分开发的领域，其中存在大量有抗菌活性的菌株，且从中发现新的抗菌活性物质的概率较高、毒性较低，有着良好的开发前景。

随着研究领域的不断拓宽和研究方法的不断深入，药用植物内生菌的生态和生理作用及其作为潜在的生防资源和外源基因载体，在农业和医药领域中具有巨大应用潜力。例如，江曙等（2010）从 4 个产地的明党参植株中共分离到 8 属 116 株内生真菌，内生真菌 *Fusarium* sp. 诱导子处理组，明党参细胞的生长量和多糖含量分别比对照提高了 31.86% 和 38.01%；刘吉华和余伯阳（2004）从喜树的根、枝条、叶和果实中分离纯化得到了 48 株内生真菌，通过对各菌株的发酵培养、化学成分分析及抗肿瘤活性研究，发现有 10 株内生真菌可产生喜树碱结构类似物，且其中 7 个菌株的发酵液对 HL260 细胞增殖具有显著的抑制活性。张瑞芬等（2010）从盾叶薯蓣根状茎中分离并鉴定了 9 株内生真菌，经悬浮培养 14 天，分别制备灭活菌丝和菌液浓缩物。其中，内生尖孢镰刀菌 Dzf17 能有效地提高盾叶薯蓣无菌苗和培养细胞薯蓣皂苷元的含量及产率，且灭活菌丝的诱导效果要强于菌液浓缩物。陈倩倩等（2014）对通过 16S rDNA 测序对福建金线莲根部内生菌进行群落分析，研究发现内生菌主要是不可培养细菌（uncultured bacterium）、不可培养堆肥细菌（uncultured compost bacterium）、肠杆菌科（enterobacteriaceae）、类芽孢杆菌属（*Paenibacillus* sp.）、芽孢杆菌属（*Bacillus* sp.）和短芽孢杆菌属（*Brevibacillus* sp.）的微生物，为挖掘金线莲内生菌资源奠定基础。

一、铁皮石斛内生菌宏基因组

铁皮石斛为兰科多年生附生草本植物，内生真菌对石斛属植物种子萌发、抵御病原菌侵染、总生物碱及多糖积累、促进幼苗生长有重要的作用，同时内生真菌也是生物活性物质的重要来源。陈泽斌等（2015）采用 Illumina Miseq 第二代测序技术对铁皮石斛内生真菌种类组成进行研究，结果表明，铁皮石斛内生真菌主要分布在子囊菌门，仅有少量分布于担子菌门；从纲的分类水平来看，铁皮石斛内生真菌主要分布在散囊菌纲（Eurotiomycetes），少量分布于座囊菌纲（Dothideomycetes）、茶渍纲（Lecanoromycetes）、锤舌菌纲（Leotio-mycetes）、粪壳菌纲（Sordariomycetes）、伞菌纲（Agaricomycetes），其次还有 0.01% 的尚无物种注释信息序列。从目的分类水平来看，铁皮石斛内生真菌主要分布于散囊菌目；从科的分类水平来看，铁皮石斛内生真菌主要分布于发菌科；从属的分类水平来看，铁皮石斛内生真菌主要分布于裸胞壳属；从种的分类水平来看，铁皮石斛内生真菌主要为构巢裸壳孢菌，由此可见，构巢裸壳孢菌为铁皮石斛内生真菌的优势种群。该研究证实铁皮石斛中确实存在内生真菌，高通量测序技术能准确地反映植物内生微生物中高丰度菌种的组成和真实比例。

Liu 等（2017）采用高通量测序技术对中国 7 个不同地理区域的 21 份铁皮石斛样品内生真菌的种类丰富度、多样性和群落组成进行了比较研究。使用 rDNA 的内部转录间隔区（ITS）序列进行扩增和 Illumina 测序，得到 398 065 个序列，平均读长有 316 bp。宏基因组序列的分类学分析表明，真菌群落是多样性的，并且最丰富的子囊菌门占主导优势，其中镰刀菌属（*Fusarium*）占 32.73%，*Glomerella* 占 7.58%，枝孢菌属（*Cladosporium*）占 6.48%。此外，铁皮石斛部分地区的真菌群落中含有丰富的 *Mycena*、*Colletotrichum* 和 *Alternaria* 等有益菌种，其中一些有益菌通常具有促进铁皮石斛生长等功能，可能还具有其它潜在的重要作用。另外，不同地理区域的铁皮石斛和不同组织部位中，真菌群落的丰富性和多样性也不尽相同。因此，高通量测序技术方法可为研究铁皮石斛真菌群落和内生真菌作用提供一个很好的选择。

二、积雪草内生放线菌的多样性

积雪草（*Centella asiatica* L. Urban）广泛分布在我国多地，在印度、斯里兰卡、马来西亚、印度尼西亚、中非、南非等地也有分布，全草入药，具有清热利湿、消肿解毒等功效。印度尼西亚学者 Ernawati 等（2016）应用基于 16S rRNAPCR-DGGE（Polymerase Chain Reaction-Denaturing Gradient Gel Electrophoresis，PCR-DGGE）技术的宏基因组学方法对积雪草根际和植物组织内的放线菌群落结构进行了比较研究。文章作者从根际和植物组织中提取总基因组 DNA，应用巢式 PCR 对放线菌的 16S rRNA 基因进行 PCR 扩增，进一步通过变性梯度凝胶电泳技术、PCR 产物切胶纯化测序、生物信息学分析和系统进化树构建等方法来分析放线菌的群落结构。研究发现，通过 DGGE 凝胶分离可在根际和植物组织材料中观察到 16 条主要条带。谱带分布模式表明，植物组织中放线菌群落比根际稍微多样化。通过核酸序列比对（BLAST.N）分析进一步发现，与链霉菌科（Streptomycetaceae）相关的谱带有 7 条，与小单孢菌科（Micromonosporaceae）相关的谱带有 5 条，与大球藻科 Gordoniaceae 相关的谱带 1 条，不可培养放线菌的谱带 3 条。在这 3 个科下有 6 个属，即链霉菌属（*Streptomyces*），小单孢菌属（*Micromonospor*a），疣孢菌属（*Verrucosispora*），游动放线菌属（*Actinoplanes*），科氏游动放线菌属（*Couchioplanes*）和戈登氏菌属（*Gordonia*）。与数据库的菌株相似性比较显示，有 4 条带的最大同源性 <97%，可能是积雪草 *C. asiatica* 中新型的内生放线菌。通过药用植物积雪草的内生放线菌多样性研究发现了一些潜在的新

型内生放线菌，为进一步探究其药用机制奠定了基础。

三、芦荟内生菌宏基因组

Akinsanya 等（2015）采用 Illumina Miseq 第二代测序技术对芦荟根、茎及叶片 3 个组织的内生细菌种类组成进行分析，通过揭示整体内生菌群落来鉴定和描述在植物中可培养和不可培养的内生细菌种类，为揭示其生物活性物质的合成途径提供帮助，阐明微生物单株定植模式，并评估其微生物多样性。芦荟 3 个不同组织样品共得到 115 792 条可用序列。通过对 3 个组织的分析，Proteobacteria 丰度最高，其次是 Firmicutes、Actinobacteria 和 Bacteroidetes。与根和叶片相比，*Pseudomonas* 和未分属的 Pseudomonadaceae 仅在茎中被检测到。相反，叶片组织中有单独检测到的 3 属——*Propionibacterium*、*Serratia* 和 *Brevibacterium*。根组织中具有丰度最高的 4 个细菌群组。根、茎、叶中内生菌的 Simpson 多样性指数分别为 2.221、6.603 和 1.491。共检测到的细菌 OTU 为 268 个（相似度 99%），其中根、茎、叶片中分别测得 211 个、148 个和 175 个。叶片组织分别与根及茎组织中检测到的共有细菌 OTU 为 135 个和 166 个；茎和根组织中共有的细菌 OTU 为 125；3 个组织共同检测到的细菌 OTU 为 110 个。在根中发现 41% 内生细菌均同时在叶、根、茎 3 个部位出现。例如 *Pseudomonas*、*Bacilli*、*Klebsiella* 和没有分属的 Pseudomonadaceae、Enterobacteriaceae、Bacillaceae 等，其中 *Klebsiella* 属从未在人工培养分离的茎和叶组织中发现；同时，也发现 9% 的内生细菌存在于根和叶组织，5% 微生物只存在于根和茎组织，6% 内生细菌只在茎中分离得到（如 *Gluconacetobacter* 和 *Anoxybacillus*）。这些数据说明这些真菌进入各个植物组织有很多的途径。此外，研究结果显示 Proteobacteria、Firmicutes、Actinobacteria 和 Bacteriodetes 四大类细菌可从芦荟植物组织中检测到，这些微生物已被证明可产生生物活性化合物。该研究揭示了利用 Illumina 测序平台来评价存在于植物组织中的细菌内生菌群的可能性。可以通过选择合适的引物来扩增长片段 16S rRNA 基因。研究结果表明这个平台具有很高的效用，可以精确和高分辨的进行内生细菌微生物分析（在物种水平具有大于 90% 的区分度），这一平台可以扩展应用到其它资源及样本。NGS 的 16S rRNA 基因鸟枪法很好地揭示了植物组织中整体微生物群落的丰度和多样性，可以同时检测到可以进行人工培养分离和不可以人工培养分离的内生细菌。

四、人参种子内生真菌的种类研究

马伟等（2017）对来自抚松人参种植基地的 5 份人参种子样品的内生真菌菌群内生真菌 18S rDNA V4 区序列进行了研究。利用 454 高通量测序技术，共获得可组装有效序列 151 694 条，长度分布为 171 ～ 731bp。运用 QIIME 软件对有效序列进行序列过滤，运用 Mothur 软件中的 Uchime 方法去除嵌合体序列，最终获得优质序列 118 879 条，占总有效序列 78.37%。进一步调用 QIIME 软件中的 Uclust 方法对优质序列按相似度 97% 进行聚类，得到 149 个 OTU（operational taxonomic units），其中五份样品共有 17 个 OTU；然后对每类序列中的最长序列进行 OTU 的聚类，分析发现样品间内生真菌的区系差异较小。进一步序列比对鉴定发现，子囊菌门真菌和接合菌门真菌均出现在试验中的 5 份人参种子样品中，担子菌门在其中一份样品中检测到，其中子囊菌门真菌以 32.7% 平均百分比在人参种子内生真菌中占有绝对的优势。研究共鉴定到46个属的真菌，五份样品的真菌聚类图显示人参种子内生真菌群落在属水平上大致相似，虽然不同样本间丰度较高的属不太相同，这说明人参种子内生真菌可能为专一性菌属。所有样品中优势菌属镰刀菌属（*Fusarium*）序列数均最多，头囊菌（*Cephalotheca*）和柄孢壳菌属（*Podospora*）紧随其后且各样品间序列数比例差异较小。

思考题

1. 简述药用生物宏基因组学主要研究方法。

2. 阐述药用生物宏基因组学研究思路、意义及应用。

3. 以药用植物根际微生物宏基因组为手段解析某一药用植物生长过程中根际微生态的变化规律。

参考文献

陈慧，郝慧荣，熊君，等 . 2007. 地黄连作对根际微生物区系及土壤酶活性的影响 . 应用生态学报，18（12）：2755-2759.

陈倩倩，刘波，关雄，等 . 2014. 金线莲根部内生菌多样性宏基因组的分析 . 农业生物技术学报，22（11）：1441-1446.

陈泽斌，李冰，王定康，等 . 2015. IlluminaMiSeq 高通量测序分析核桃内生细菌多样性 . 江苏农业学报，31（5）：1129-1133.

陈泽斌，李冰，王定康，等 . 2015. 铁皮石斛叶片内生真菌多样性的研究 . 福建农业学报，30（10）：978-983.

董林林，牛玮浩，王瑞，等 . 2017. 人参根际真菌群落多样性及组成的变化 . 中国中药杂志，42（1）：59-65.

高继海，王伟，谢晓芳，等 . 2017. 附子品种的抗病性及根表真菌多样性研究 . 世界中医药，12（11）：2563-2567.

贺纪正，张丽梅，沈菊培，等 . 2008. 宏基因组学（Metagenomics）的研究现状和发展趋势 . 环境科学学报，28（2）：209-218.

江曙，段金廒，陶金华，等 . 2010. 明党参内生真菌种群的生态分布及其诱导子活性研究 . 中草药，41（1）：121-125.

刘吉华，余伯阳 . 2004. 喜树内生真菌的分离及其抗肿瘤活性代谢产物的筛选方法 . 植物资源与环境学报，13（4）：6-10.

路杨 . 2011. 土壤宏基因组文库筛选除草剂降解基因 . 吉林：吉林大学博士学位论文 .

马世宏，高国庆，刘标，等 . 2010. 基于宏基因组学的转基因棉田土壤微生物功能多样性分析 . 安徽农业科学，38（36）：20559-20561.

马伟，刘振鹏，孙丽英，等 . 2017. 454 测序方法对人参种子内生真菌种类的研究 . 中医药信息，34（3），28-32.

乔卿梅，程茂高，王新民 . 2009. 根际微生物在克服药用植物连作障碍中的潜力 . 土壤通报，40（4）：957-961.

张瑞芬，李培琴，赵江林，等 . 2010. 盾叶薯蓣内生真菌及其对宿主培养物生长和皂苷元生产的影响 . 天然产物研究与开发，22(1): 11-15.

赵晶，杨祥胜，曾润颖 . 2007. 南极土壤微生物宏基因组文库构建及其抗肿瘤活性初探 . 自然科学进展，17（2）：267-271.

Akinsanya MA，Goh JK，Lim SP，et al. 2015. Metagenomics study of endophic bacteriain Aloevera using next-generation technology. Genom Data，6：159-163.

Benizri E，Piutti S，Verger S，et al. 2005. Replant diseases：bacterial community structure and diversity in peach rhizosphere as determined by metabolic and genetic fingerprinting. Soil Biol Biochem，37（9）：1738-1746.

Berg G，Smalla K，2009. Plant species and soil type cooperatively shape the structure and function of microbial communities in the rhizosphere. FEMS Microbiol Ecol，68（1）：1-13.

Buee M，Reich M，Murat C，et al. 2009. 454 Pyrosequencing analyses of forest soils reveal an unexpectedly high fungal diversity. New Phyto，184（2）：449-456.

Chen J，Zhu TJ，Li DH，et al. 2006. Consutruction of a matagenmic DNA library of sponge symbionts and screening of antibacterial metabolites. J Ocean U China，5（2）：119-122.

Chu H，Fierer N，Lauber CL，et al. 2010. Soil bacterial diversity in the Arctic is not fundamentally different from that found in other biomes. Environ Microbiol，12（11）：2998-3006.

Demon C，Lehembre F，Oger-Desfeux C，et al. 2012. Metatranscriptomics reveals the diversity of genes expressed by eukaryotes in forest soils. PLoS One, 7（1）: e28967.

Dong LL, Xu J, Feng GQ, et al. 2016. Soil bacterial and fimgal community dynamics in relation to *Panax notoginseng* death rate in a continuous cropping system. Sci Rep, 6: 31862.

Dong LL, Xu J, Zhang LJ, et al. 2018. Rhizospheric microbial communities are driven by *Panax ginseng* at different growth stages and biocontrol bacteria alleviates replanting mortality. Acta Pharmaceutica Sinica B, 8（2）: 272-282.

Ernawati M, Solihin DD, Lestari Y. 2016. Community structures of endophytic actinobacteria from medicinal plant *Centella asiatica* L. urban-based on metagenomic approach. Int J Pharm Pharm Sci, 8: 292-297.

Gillespie DE, Brady SF, Bettermann AD, et al. 2002. Isolation of antibiotics turbomycin A and B from a metagenomic library for soil microbial DNA. Appl Environ Micro, 68（9）: 4301-4306.

Grice EA, Kong HH, Renaud G, et al. 2008. A diversity profile of the human skin mierobiota. Genome Res, 18: 1043-1050.

Handelsman J, Rondon M R, Brady S F, et al. 1998. Molecular biological access to the chemistry of unknown soil microbes: a new frontier for natural product. Chem Biol, 5（10）: 245-249.

Hao DC, Song SM, MuJ, et al. 2016. Unearthing microbial diversity of *Taxus* rhizosphere via Miseq high-throughput amplicon sequencing and isolate charaeterization. Sci Rep, 6: 2200b.

Healy FG, Ray RM, Aldrich HC, et al. 1995. Direct isolation of functional genes encoding cellulases from the microbial consortia in a thermophilic, anaerobic digester maintained on lignocellulose. Appl Microbiol Bio, 43（4）: 667-674.

Janssen DB, Dinkla IJ, Poelarends GJ, et al. 2005. Bacterial degradation of xenobiotic compounds: evolution and distribution of novel enzyme activities. Environ Microbiol, 7（12）: 1868-1882.

Lauber CL, Hamady M, Knight R, et al. 2009. Pyrosequencing–based assessment of soil pH as a predictor of soil bacterial community structure at the continental scale. Appl Environ Microb, 75（15）: 5111-5120.

Lim HK, Chung EJ, Kim JC, et al. 2005. Characterization of a forest soil metagenome clone that confers indirubin and indigo production on *Escherichia coli*. Appl Environ Microb, 71（12）: 7768-7777.

Liu W, Zhou Z, Liu Y, et al. 2017. Application of high-throughput internal transcribed Spacer rRNA Metagenomics analysis in deciphering endophytic fungi diversity of Dendrobium of ficinale. J Biobased Mater Bio, 11（2）: 106-118.

Mackelprang R, Waldrop MP, Deangelis KM, et al. 2011. Metagenomic analysis of a permafrost microbial community reveals a rapid response to thaw. Nature, 480（7377）: 368-371.

Mitreva M, 2012. Structure, function and diversity of the healthy human microbiome. Nature, 486: 207-214.

Mizuno CM, Rodriguez–Valera F, Kimes NE, et al. 2013. Expanding the marine virosphere using metagenomics. PLoS Genet, 9（12）: e1003987.

Olsen GJ, Lane DJ, Giovannoni SJ, et al. 1986. Microbial ecology and evolution: a ribosomal RNA approach. Annu Rev Microbiol, 40（40）: 337-365.

Rodriguez–Brito B, Rohwer F, Edwards RA. 2006. An application of statistics to comparative metagenomics. BMC Bioinformatics, 7（1）: 162-165.

Roesch LF, Fulthorpe RR, Riva A, et al. 2007. Pyrosequencing enumerates and contrasts soil microbial diversity. ISME J, 1（4）: 283-290.

Shrestha PM, Kube M, Reinhardt R, et al. 2009. Transcriptional activity of paddy soil bacterial communities. Environ Microbiol, 11（4）: 960-970.

Stein JL, Mar sh TL, Wu KY, et al. 1996. Characterization of uncultivated prokaryotes: isolation and analysis of a 40-kilobase-pair genome fragment from a planktonic marine archaeon. J Bacteriol, 178（3）: 591-599.

Treusch AH, Kletzin A, Raddatz G, et al. 2010. Characterization of large-insert DNA libraries from soil for environmental genomic studies of Archaea. Environ Microbiol, 6（9）: 970-980.

Wu L, Wang J, Huang W, et al. 2015. Plant-microbe rhizosphere interactions mediated by Rehmannia glutinosa root exudates under consecutive monoculture. Sci Rep, 6: 19101.

下　篇

第十一章
药用模式生物研究

在生命科学中，为了揭示生命现象的一般规律，回答生命科学的基本问题而被广泛和深入研究的生物被称为模式生物（model organisms）。模式生物在当今生命科学和医学研究中发挥着重要作用，小鼠、斑马鱼和拟南芥等模式生物已被广泛应用于分子遗传学和发育生物学等多个生物学分支，发挥了巨大的作用。据统计在 *Nature*、*Science* 和 *Cell* 等高水平学术期刊上发表的有关生命过程和机制的研究中，80% 以上借助模式生物完成。

模式生物的概念起源于20世纪初叶（图 11-1）。1900 年 Correns（1900）和 De Vries（1900）分别重新发现和证实了孟德尔遗传规律，生物学家认为基因作用的本质可以通过突变分析进行研究。玉米、小鼠和黑腹果蝇因为在前期研究中积累了大量的突变品系而成为生物学家首选的实验材料，这些物种是最早的一批模式生物。随着相互关联的遗传和表型信息的积累，以及信息从 DNA 到细胞活动，直至发育等多个层面的整合，这些生物逐渐成为“高连通性”的模型，显示出模式生物研究策略的独特优势：从模式生物研究中获得的遗传规律和机制可以适用于相近物种，甚至整个生物界。20 世纪三四十年代，关于大肠杆菌、沙门氏杆菌及其噬菌体的研究打开了分子生物学的大门。当生物学家从分子水平上研究 DNA 复制、转录和翻译这些存在于整个生物界的基本生命过程时，需要一些更简单的模式生物，酿酒酵母、大肠杆菌、T 噬菌体等微生物成为这一时期的新晋模式生物，并一直沿用至今。

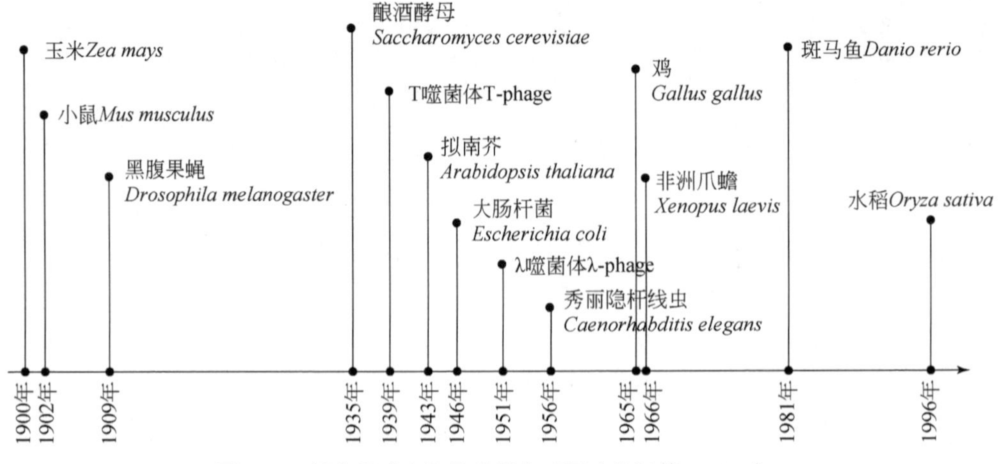

图 11-1　部分模式生物及其提出时间（徐江等　2014）

通过对模式微生物的研究，生物学家揭示了一些基本生物过程的分子机制或至少对这些机制有了框架性的认知。此后一批生物学家把研究的重心转移到更复杂，更高等的生物，相继出现了拟南芥和秀丽线虫等一批新的模式生物，对于小鼠和果蝇的研究也重新活跃起来。近年来随着基因组测序技术的不断进步和生命科学研究的进一步深入和细化，模式生物的范畴还在不断扩大（图 11-1），在一些特定的生物学分支中，针对不同研究方向和科学问题，出现了一些新的模式生物，如 20 世纪 80 年代起用于神经发育研究的模式动物——斑马鱼和最近兴起的用于抗盐研究的模式植物——盐芥（*Thellungiella halophila*）。

药用生物是对可用于疾病治疗的所有生物的统称。次生代谢产物是药用生物的主要有效成分，因此次生代谢产物的合成与调控机理的阐释是药用生物研究的核心问题。自然界中，已经发现数十万种次生代谢产物，但是它们都来源于有限的前体或模块，这些前体或模块的生源合成途径仅有 10 余种，这表明次生代谢途径具有一定的保守性。次生代谢是生物对外界环境信号的响应，研究发现，一定范围内这种响应机制也具有保守性，如高等植物中茉莉酸甲酯是很多次生代谢途径响应外界信号的共同信号分子。因此，从进化的角度看，不同生物之间次生代谢产物的合成与调控必然存在着共有的规律和机制，以模式生物为对象的研究策略可以在药用生物研究中发挥重要作用。

第一节　药用模式生物研究策略

药用生物研究还缺少成熟的模式生物研究体系，这也是药用生物研究与其他生物学领域相比还相对落后的一个重要原因。在未发现良好的药用模式生物的情况下，拟南芥、酿酒酵母等经典模式生物曾作为次生代谢的研究模型，但是由于缺乏特有的次生代谢产物富集器官（如腺毛）或者一些重要的药用活性次生代谢产物合成的关键酶，经典的模式生物在用于次生代谢产物合成和调控研究时受到极大的限制，亟待建立以药用生物为对象的模式生物研究系统，即药用模式生物研究系统。药用模式生物研究策略利用现代生命科学的新技术、新方法对药用生物次生代谢领域的一般规律进行研究和阐释，将带动药用生物研究的整体发展，推动药用生物研究进入生命科学前沿领域。

一、药用模式生物的选择

药用生物资源丰富，种类繁多，仅药用植物就超过 10000 种。如何从众多的药用生物中选择少数合适的物种作为模式生物，是药用模式生物研究的首要问题。药用模式生物的选择需要遵循一定的原则。

次生代谢产物是大多数药用生物药效的物质基础，因此药用模式生物应该具有代表性的药用活性成分及典型的次生代谢途径。按照合成的起始分子不同，次生代谢产物可以分为萜类、生物碱、脂肪酸和苯丙烷类等；合成途径主要包括丙二酸途径、莽草酸途径、甲羟戊酸途径、磷酸甲基赤藓糖醇途径、氨基酸途径等（图 11-2）。同一次生代谢产物可能由不同途径独立生成，也可能由多条途径共同合成。不同生物合成次生代谢产物的种类和能力不同，因此，针对不同途径有必要推选不同的药用模式生物。

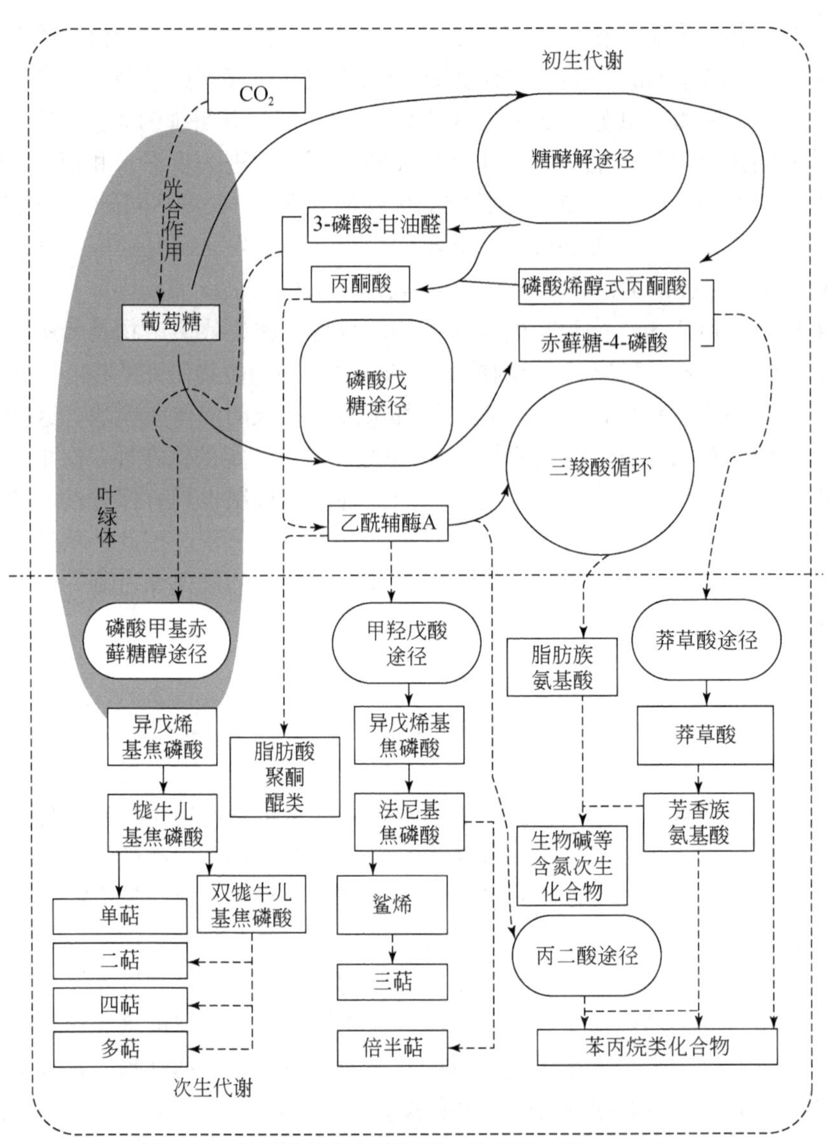

图 11-2 药用植物的主要代谢途径（徐江等 2014）

图中简要描述了药用植物及药用真菌的主要次生代谢途径。虚线表示中间有省略步骤

药用模式生物应该具有模式生物的共同特征。从模式生物的一般生物学属性上看，通常具有世代周期较短、子代多，表型稳定等特征。世代短可以节省实验观察周期，子代多有利于突变表型的发现。基因组序列是开展分子生物学研究的基础，因此，基因组相对较小，易于进行全基因组测序是目前新的模式生物筛选的一个重要标准。

与其他生命科学研究领域相比，药用生物研究还相对落后，因此良好的前期研究是药用模式生物筛选的一个考察因素。研究基础包括有效活性成分分析与制备、室内栽培、遗传转化、遗传信息等。室内培养有利于稳定生物的环境因素，遗传转化操作是基因功能验证的重要步骤。目前，多种药用生物已可室内栽培。丹参、灵芝、人参、地黄、长春花等药用生物的遗传转化体系已取得了初步的研究成果。对一些具有重要经济价值的药用生物已进行较为深入的遗传学研究。例如，抗疟活性化合物青蒿素的生源植物黄花蒿（*Artemisia annua*），目前已经建立了高密度遗传图谱，通过关联分析发现青蒿素高产关键酶脱氧木酮糖 -5- 磷酸还原异构酶与叶腋分支酶连锁。青蒿素前体－青蒿酸的生源合成途径清晰并可通过合成生物学大规模生产。随着测序技术的进步，一些药用生物的基因组逐渐被解析，如灵芝基因组精细图和丹参基因组框架图已完成。基因组的测序完成将极大地推进该物种的分子生物学研究，为其发挥模式作用奠定基础。

二、药用模式生物研究体系的建立

模式生物研究体系包括 4 个基本方面：第一，高精度的遗传信息；第二，高效的遗传转化体系；第三，高覆盖度的突变体库；第四，适合的次生代谢产物生产研究系统。本节就这四个方面对完善现有药用模式生物研究体系及建立新的模式药用生物研究体系的策略和技术进行简要阐述（图 11-3）。

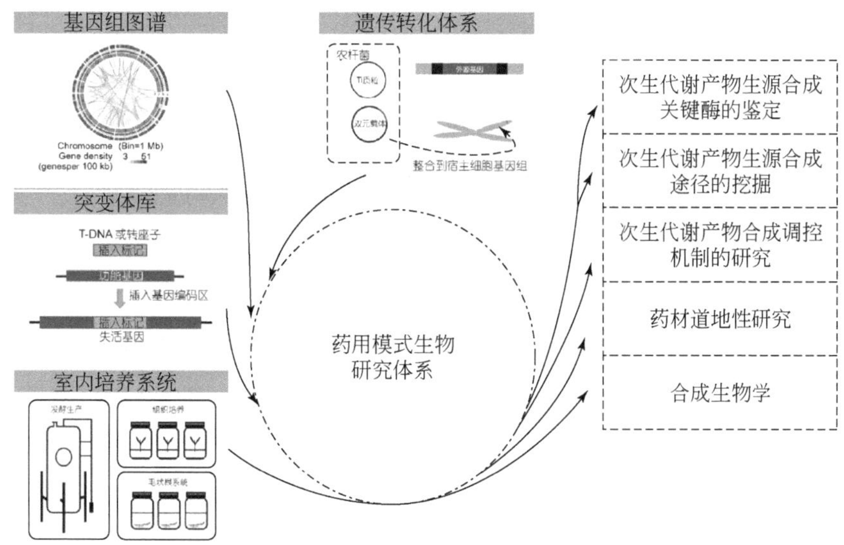

图 11-3　药用模式生物研究体系建立策略及应用方向（徐江等　2014）

模式物种的研究需要较清晰的遗传背景信息，最直接的方法就是全基因组图谱的绘制。基因组图谱绘制包括材料获取、遗传图谱或物理图谱构建、测序文库构建、序列测定、序列组装、基因注释和后期分析等。材料获取是基因组图谱绘制的第一步，纯合体是基因组测序的最优选择。单倍体加倍或者多代自交是纯合体获得的主要方式。获得单倍体的方法有花粉花药培养、基于种间杂交的染色体消除、诱导孤雌生殖等。《自然》杂志还报道了一种基于着丝粒改造的单倍体获得技术，为植物单倍体获取提供了新的思路（Ravi and Chan　2010）。遗传图谱和物理图谱可以辅助序列的拼接、定位以及大片段基因结构变异分析。当前高通量测序技术和光学图谱技术的应用有效地缩短了遗传图谱及物理图谱的建立周期。高通量测序技术也是当下基因组序列测定的主要技术，其中第二代测序技术通量高，第三代技术偏重序列的长度，多种测序平台和建库策略混合使用是目前基因组测序策略的主流。新测序技术的引入，海量数据的涌现对生物信息提出了更高的要求，序列拼接是很多基因组项目的瓶颈。主流的拼接程序主要基于图论，包括 de Bruijn 图和基于 OLC（overlaplayout- consensus）策略的重叠图。序列拼接、组装、定位需借助遗传图谱和物理图谱，有时也可参考近缘物种对组装完成的基因组图谱进行系统的准确性验证。

自 1972 年，Berg 实验室报道将噬菌体和大肠杆菌半乳糖操纵子插入到病毒 SV40 中以来，遗传转化技术已成为当前生物技术领域的重要组成部分，也是研究基因功能的重要手段。已报道的外源基因转化方法见表 11-1，其中农杆菌介导的遗传转化由于其受体类型多样、转化效率高、随机插入和转化子稳定等特点在植物和真菌转化中广泛使用。最近，也有一些新的转化方法出现，如叶绿体转化方法、人工微小染色体转化方法等。这些新的转化手段可以一次性转入多个基因，并避免插入位点导致的基因沉默，尤其适用于次生代谢途径的研究和改造。转化事件的检测借助于标记基因，包括选择标记基因和报告基因。很多标记基因兼具选择标记和报告两种功能。常用的选择标记基因主要有：抗生素抗性标记、抗代谢物标记、除草剂抗性标记、激素代谢标记、氨基酸代谢标记及糖代谢标记等。常用的报告基因有 β- 葡萄糖苷酸酶（β-glucuronidase，GUS）、萤火虫荧光素酶（luciferase，LUC）、绿色荧光蛋白（GFP）、花青素生物合成调节基因等。

表 11-1　常用原核 / 真核生物转化 / 转染方法（徐江等　2014）

方法名称	方法简述	优点	缺点	作用对象
农杆菌介导	农杆菌侵染植物伤口，T-DNA 插入植物基因组中	拷贝数低，转化效率高，稳定性高	受宿主范围限制	植物、真菌
PEG 介导	聚乙二醇（PEG）促进原生质体吸收外源质粒 DNA	不受宿主范围限制，操作简便	原生质体再生困难，转化率低	细菌、真菌、植物、动物
基因枪法	外源 DNA 吸附到金属颗粒表面，高压下轰击射进受体细胞	不受宿主范围限制，操作简便，可控性高	轰击细胞损伤较大，拷贝数高，会导致基因重排现象及转化后代不稳定	细菌、真菌、植物、动物
电激法	高压脉冲作用在原生质体膜上电激形成瞬间通道，将质粒 DNA 导入受体细胞中	不受宿主范围限制	原生质体再生困难，转化率低	细菌、真菌、植物、动物
超声法	低声强脉冲超声波造成细胞膜出现可逆小孔，外源 DNA 进入细胞	不受宿主范围限制，操作简便	损伤细胞，易使外源 DNA 分子发生断裂	细菌、真菌、植物、动物
显微注射法	将外源 DNA 直接注射到受体细胞质或细胞核中	转化效率高	操作困难，细胞不易固定，表达不稳定	细菌、真菌、植物、动物
花粉管通道法	授粉后，外源 DNA 经花粉管注入子房，转化入尚未分化的卵、合子或早期胚胎细胞	无需继代培养，操作简便	只适用开花植物，转化率低	植物
脂质体法	包含外源 DNA 的脂质体与原生质体融合	操作简便	原生质体再生困难，转化率低	细菌、真菌、植物、动物
叶绿体转化	基因枪法介导的叶绿体转化	不通过花粉传播，安全性高	缺少有效的选择标记基因，外源基因不稳定	植物
纳米基因载体转化法	外源基因吸附在纳米微粒表面或包埋于内部形成纳米基因复合物，与细胞表面受体结合，导入细胞	不受宿主范围限制，操作简便	应用较少，转化率低	细菌、真菌、植物、动物

观察功能缺失突变体的表型是一种研究基因功能的直接方式。早期，人工突变体主要由理化诱变方法，如化学诱变、电离辐射等生成。目前，插入突变是建立人工突变体库的主要方式。插入突变是将转移 DNA（transferred DNA，T-DNA）或转座子标签插入到受体基因组中，插入位点的基因功能受到抑制从而产生基因敲除突变体。T-DNA 标签突变是一种以农杆菌介导的遗传转化为基础的插入突变研究方法，利用根癌农杆菌的 Ti 质粒上可以整合到植物基因组中稳定表达的 T-DNA，将外源基因随机插入植物基因组中。在模式生物酿酒酵母、拟南芥及水稻中已建立了相对较为完善的 T-DNA 标签插入突变体库。转座子诱导的突变体库利用转座子激活子（activator，Ac）/ 分离（dissociation，Ds）系统，也是一种常用的建立突变体库的方法。通过对插入标签的分离可以确定插入位点在基因组中的位置，并通过表型鉴定相应基因功能。部分模式生物及其突变体库见表 11-2。

表 11-2　部分模式生物及其突变体库（徐江等　2014）

物种	数据库	网络地址	文献
大肠杆菌（*E.coli*）	CGSC	http：//cgsc.biology.yale.edu	Maloy et al. 2007
酿酒酵母（*S.cerevisiae*）	PhenoM	http：//phenom.ccbr.utoronto.ca	Jin et al. 2012
秀丽隐杆线虫（*C.elegans*）	NBRP：C.elegans	http：//www.shigen.nig.ac.jp/c.elegans/index.jsp	Takeshita et al. 2005
果蝇（*D.melanogaster*）	FlyBase	http：//flybase.org	Tweedie et al. 2009
小鼠（*M.musculus*）	PBmice	http：//idm.fudan.edu.cn/Pbmice	Sun et al. 2008
拟南芥（*A.thaliana*）	CSHL Trapper DB	http：//genetrap.cshl.org/TrPhenotypes.html	Springer et al. 1995
水稻（*O.sativa*）	Rice Mutant Database	http：//rmd.ncpgr.cn	Zhang et al. 2006

很多药用生物自身生长周期较长，活性成分也多在特定发育阶段或特定的部位富集，因此在药用模式生物研究中，选择恰当的发育阶段或合适的培养方式，建立优化的研究系统，使目的产物产量最优，也可有效稳定实验条件，缩短实验周期，降低实验背景噪声。发酵和毛状根培养是常用的次生代谢产物研究系统。灵芝中应用二阶段发酵法其三萜酸总含量可占到菌丝干重的 4%，单一化合物 7- 乙氧基灵芝酸 O（monomeric 7-ethyoxyl ganoderic acid O）的得率达到 1.5 g/100 g。毛状根作为生物反应器合成次生代谢产物在植物中应用广泛。野生型发根农杆菌诱导产生的毛状根中次生代谢产物明显提高，毛状根相比悬浮细胞培养具有生长快、易转化、稳定性高、次生代谢产物产量高等优势，在长春花、丹参、人参、黄芩、甘草等药用植物中已比较成熟，并且在毛状根基础上利用过表达、基因沉默等基因工程等手段来研究药用植物关键酶基因及转录因子功能等也受到广泛关注。

三、药用模式生物的应用

过表达、基因沉默、基因敲除等技术是模式生物研究基因功能的通用策略，在药用生物次生代谢产物关键基因的功能研究上有着巨大的应用潜力。

过表达是利用高活性的组成型启动子或特异型启动子，通过转化使目的基因获得高水平的表达量从而观察基因功能的方法。诱导型过表达可部分实现基因在时间、空间和数量上的可控制性，非诱导条件下，基因处于沉默状态，不会影响生物的正常功能，也不会导致多重效应。

基因沉默技术是通过人工合成与 DNA 或 RNA 互补的反义寡核苷酸来抑制目的基因的表达。它可在转录水平和翻译水平调节基因的表达。在转录水平上，反义寡核苷酸可与基因组目标区域形成三螺旋或 D 环抑制靶基因的表达；在翻译水平上，可与目标 mRNA 形成双链，诱导 RNaseH 降解目标 mRNA，阻滞 mRNA 的翻译。病毒介导的基因沉默技术（Virus-induced gene silencing，VIGS）是一种新的基因沉默技术，能够快速观察基因沉默效果且不需要稳定的转化体系。该方法可以同时干涉一个特定基因或者多个同源的基因。VIGS 的过程主要包括整合目的基因片段到病毒载体、侵染以及植物防御过程。近年来应用 VIGS 技术进行药用植物次生代谢产物调控的研究取得诸多重要成果，包括那可汀和甜菜红素的生物合成等。利用微小 RNA（microRNA，miRNA）进行的病毒介导的基因沉默（VIGS using miRNAs，MIR-VIGS）是 VIGS 的一个发展，是以病毒载体介导的人工 miRNA 进行基因沉默。该方法不同于传统的 VIGS 技术，它可以通过计算设计出人工 miRNA 用来调节靶标基因的表达量，从而达到基因沉默的目的。该技术也可用来研究物种中本身 miRNA 的功能。

基因敲除通过构建目标基因突变或缺失的同源序列，利用重组方法获得嵌合体，进一步通过交配获得突变纯合子。类转录激活因子效应物核酸酶（transcription activator-like effector nuclease，TALEN）技术是一种新的敲除技术。TALEN 技术通过表达一个重组核苷酸酶，在靶点识别结构域的作用下，识别靶点序列，发挥内切酶作用，由于在 DNA 双链修复中会引入错误，因而目标基因有一定的概率被失活，从而达到基因敲除的目的。目前，TALEN 技术已经在人及小鼠、斑马鱼、爪蟾、拟南芥、水稻等模式生物中广泛应用。

次生代谢生源合成途径的挖掘及形成机制在经典的模式生物研究中已取得阶段性成果。例如，燕麦素是三萜类衍生物，其合成关键酶为 β- 香树酯合酶。燕麦素及其衍生物由多步修饰完成，包括乙酰化、糖基化等。β- 香树酯合酶及相关修饰酶的编码基因在燕麦基因组中以基因簇的形式存在。Field 和 Osbourn（2008）发现拟南芥中去饱和 Thiliandiol 合成的关键酶 At5g47980 编码基因是燕麦 β- 香树酯合酶的近缘基因。去饱和 Thiliandiol 是拟南芥根特异表达的一种三萜化合物，其下游途径主要由三步反应完成。在拟南芥中，催化这三步反应的 3 个酶位于一个 30 kb 左右的区间内，成簇存在。尽管 At5g47980 与燕麦 β- 香树酯合酶近缘，去饱和 Thiliandiol 基因簇和燕麦素基因簇并非来自同一祖先，也不是水平转移的产物，因此，进化中的选择压力是这两个基因簇形成的原因。去饱和 Thiliandiol 基因簇的发现是利用模式生物研究策略发现和鉴定次生代谢产物生源合成途径的一个成功范例，同时它首次揭示了植物中以基因簇的形式合成次生代谢产物的产生机制。

药用生物次生代谢途径是一个复杂的动态过程，受到外界诱导因子的刺激和内在调控机制的影响。代谢调控机制包括转录因子层面的调控，也包括基因组甲基化、组蛋白修饰、非编码 RNA 等表观遗传学层面的调控。模式生物研究系统同样在次生代谢途径调控的研究中起到不可替代的作用。以拟南芥花青素的生物合成为例，通过突变体库筛查，发现转录因子 AtMYB113、AtMYB114、AtMYB75 和 AtMYB90 可激活苯丙烷合成途径，调控拟南芥中花青素的含量。miRNA 在花青素合成过程中也起着重要作用，如 miRNA156 可降解 SPL 转录本，稳定拟南芥中 MYB-bHLH-WD40 复合体从而促进花青素的合成。

药用模式生物研究系统也有助于中药材替代资源的开发。当前，我国经济高速发展，由此带来的城镇化规模迅速扩大，生态环境破坏严重，可用耕地持续紧缺，中药材的野生资源供给和人工生产都面临着巨大的压力。合成生物学为中药材短缺的问题提供一条可行的途径。基因元件的挖掘和标准化、合成途径的装配和底盘系统的优化是天然药物的合成生物学最关注的三个问题。当前合成生物学应用的大部分底盘系统都来源于模式生物，元件的标准化工作也基于相应的底盘系统展开。药用模式生物是很好的天然药物合成系统，次生代谢产物合成酶一般高效，合成过程中代谢流分配合理，在相同物质输入的前提下更易获得大量目的产物，在元件发掘、改造和适配性等方面对合成生物学具有重要的借鉴意义；药用模式生物遗传信息清晰，遗传操作方便，有条件进行系统的基因组简化和改造，且较其他生物而言，对自身高产的天然药物具有较强的耐受性，有机会为天然药物合成生物学提供新的底盘系统。药用模式生物研究体系和合成生物学的结合有利于天然药物的人工合成，为中药材提供替代资源。

药用模式生物研究策略利用现代生命科学的新技术、新方法对药用生物次生代谢领域的一般规律进行研究和阐释，有助于汇集中医药行业内不同地域和单位的研究力量，统一对中药研究方向的共同认识，完成对关键问题的重点突破，从而提升整个领域的研究水平。不可忽视的是，新技术新方法对研究策略影响巨大，在突破性的创新技术出现时，研究策略也会相应发生变化，药用模式生物研究策略也不例外。应该看到，现有的药用模式生物体系还不足以覆盖天然药物生源合成的全部问题，因此，新的药用模式生物也会继续涌现，不同物种的研究基础存在差别，具体到特定的物种，药用模式生物研究策略也会有所调整。在一段时间内，药用模式生物及其研究体系将是我国药用生物研究中新的学科生长点。

第二节　药用模式真菌——灵芝

灵芝（*Ganoderma lucidum*）为担子菌门大型真菌，是我国传统的名贵中药材，也是目前研究较为深入的药用生物之一。灵芝拥有模式生物的鲜明特征，如世代周期短、子代多、基因组小、易于在实验室内培养和繁殖、能够进行遗传转化、对人体和环境无害等。同时，灵芝编码多种次生代谢产物合成途径，并拥有复杂的次生代谢调控网络，是研究次生代谢的理想模式生物。染色体水平的灵芝基因组精细图的绘制完成为充分发挥灵芝的模式作用奠定了坚实的基础。

一、灵芝作为药用模式生物的特点与优势

灵芝为大型担子菌，在其有性生殖世代中经历了显著的形态变化。灵芝的生长发育主要包括 4 个阶段——担孢子、菌丝体、原基和子实体。灵芝的生长发育周期从担孢子萌发开始，首先形成单核的初级菌丝，继而初级菌丝融合形成双核的次级菌丝，融合的次级菌丝在基质表面扭结形成原基，原基发育形成成熟的子实体，子实体弹射新一代担孢子完成世代循环（图 11-4）。灵芝生命周期短，在人工栽培条件下 3 个月左右可以完成一个有性世代循环，每个子实体可以产生干重 100 g 以上的担孢子，子代多有利于发现产生遗传突变的个体。

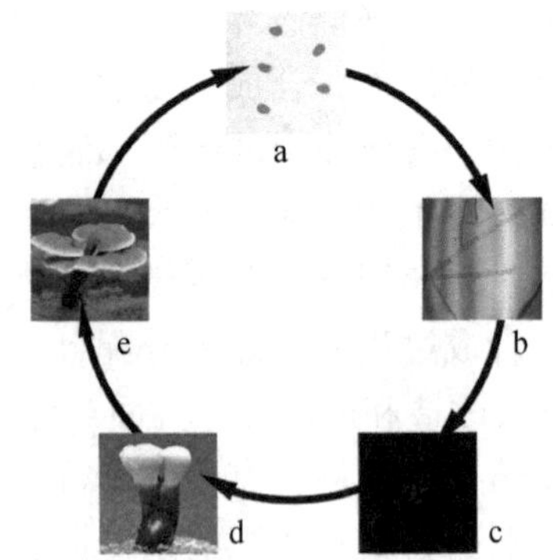

图 11-4 灵芝的生活史（孙超等 2013）

灵芝的有性世代经历了担孢子、单核菌丝、双核菌丝、原基和子实体等阶段。灵芝担孢子（a）萌发形成单核菌丝（b），不同配型的单核菌丝经过质配形成双核菌丝（c），图 c 中可见清晰的锁状结合，是双核菌丝的典型特征。双核菌丝可在培养基质表面积聚扭结形成原基（d），原基继而发育成为伞状子实体（e）。子实体的子实层存在担子，担子内发生核配和减数分裂，形成新一代担孢子完成世代循环。图 a 为 40× 光学显微镜观察结果，图 b、图 c 为 calfour white 染色后，激光共聚焦显微镜 100× 油镜观察结果

灵芝的形态建成是一个综合的发育过程。菌株受环境信号的诱导和自身发育的调节，经过一系列细胞间或细胞内信号转导事件，启动灵芝形态建成的决定基因。灵芝是典型的四极异宗真菌，灵芝初级菌丝的融合受两对交配型座位（A 和 B）的控制。座位 A 由一对包含同源异型结构域的转录因子组成，与线粒体介质蛋白（MIP）紧密连锁。灵芝交配型座位 B 包括 6 个费洛蒙编码基因和 7 个费洛蒙受体编码基因。座位 A 控制锁状结合的形成，座位 B 控制细胞核的迁移。灵芝发育受光信号的调控，不同光质和光强对灵芝的生长发育有显著影响。例如，灵芝菌丝在黑暗中生长速度最快，绿色光质照射下生长速度最慢，白光照射下灵芝菌丝生物量积累最高。灵芝菌丝的分化必需经过 400 ～ 500nm 的蓝光诱导。在原基期，当光照强度适度时，灵芝才可以形成正常的菌盖。对于子实体，经绿色光质处理的灵芝菌盖最厚，黄色光质处理的灵芝菌盖大但偏薄。原基期和子实体期的灵芝生长都表现出趋光性。从原基期起灵芝菌丝发生显著分化，根据形态和功能，可以分为生殖菌丝、骨架菌丝和联络菌丝。这一时期起，灵芝可观察到角质化的皮壳层和木栓化的菌肉层。皮壳层内有树脂质和色素积累，使灵芝表面具有漆状光泽并呈现各异的颜色。与酵母等低等真菌相比，灵芝发育过程中经历了显著的形态变化，使其可以在真菌发育和次生代谢相关性研究中发挥更大的作用。

易于在实验室内培养，并能够在实验室条件下完成生命周期是作为模式生物的一个必要条件。与灵芝栽培相比，菌丝发酵具有培养时间短、条件可控、质量稳定等优点。碳源、氮源、酸碱度、氧气、光照、机械应力、化学诱导剂等多种因素对灵芝菌丝发酵的影响已得到了广泛研究。目前，应用二阶段培养法，可获得高达 1.5g/100g 菌丝的单一化合物 7- 乙氧基灵芝酸 O。该化合物能作为灵芝酸 T 等 II 型灵芝酸的合成前体，有很高的应用价值。通过在培养基中加入外源 Ca^{2+}，可显著提高发酵菌丝总灵芝酸含量，进一步推测认为外源 Ca^{2+} 信号通过胞内钙调磷酸酶途径影响甲羟戊酸（MVA）途径中关键酶的表达，从而影响灵芝酸的合成。另外，直接增加 MVA 途径中关键酶的表达量也可以提高发酵菌丝中灵芝酸的含量。

由于灵芝有巨大的经济价值，野生灵芝难以满足商业和科研的需求，灵芝的人工栽培技术得到了广泛研究。在中国大部分地区都可以在温室或大棚内进行灵芝的人工栽培，椴木栽培和袋料栽培是最主流的两种灵芝栽培技术，包括超过 22 科 42 属 70 余种的木材都适合作为灵芝栽培的木料。由于温度、湿度、光照、二氧化碳和氧气浓度都是灵芝子实体形

成的重要条件，因此，在培养过程中需注意喷水、通气和照明的管理。Sanodiya 等（2009）提出了灵芝生产的标准条件，认为出芝前菌丝应在（30±2）℃黑暗中培养；原基培养时应保持（28±2）℃，湿度 95%，光照 800 lx，CO_2 浓度 1500 ppm（1 ppm=10^{-6}）；子实体期根据灵芝发育情况降低温度、湿度和 CO_2 浓度，照明条件保持不变。成熟的室内栽培技术对于构建突变体库和研究灵芝发育和形态建成的相关机制具有重要意义。

灵芝在中国被称为“仙草”，已有 2000 余年的应用历史。现代药理学研究表明灵芝具有提高免疫力、抗肿瘤、调节血糖血脂、延缓衰老等多种疗效。灵芝含有丰富的生物活性成分，目前已从灵芝中分离得到超过 400 种活性物质，包括多糖、蛋白质、氨基酸、萜类、甾醇类和生物碱等。通过对灵芝基因组的分析进一步证实，灵芝具有三萜、倍半萜、聚酮、非核糖体多肽等多条次生代谢合成途径。灵芝三萜是灵芝的主要活性成分，目前已从灵芝中分离得到了 150 多种，它们通过 MVA 途径合成，羊毛甾醇合酶（LSS）是合成灵芝酸环状骨架——羊毛甾醇的关键酶（图 11-5）。在 LSS 之前的合成途径中共有 11 种酶参与，在灵芝中，乙酰辅酶 A 乙酰基转移酶（AACT）和法尼基焦磷酸合酶（FPS）含有两个拷贝，其他酶都是由单基因编码的（表 11-3）。灵芝三萜是高度氧化的羊毛甾醇衍生物，因此推测有多个细胞色素 P450 单加氧酶（CYP450）参与了羊毛甾醇的修饰。灵芝含有 22 个倍半萜合酶，这些酶可以以 MVA 途径中的法尼基焦磷酸（FPP）为底物，催化形成环状的倍半萜产物。多糖是灵芝中另一类主要的活性物质，主要由水溶性的 1，3-β 和 1，6-β 糖苷组成。灵芝中含有两个 1，3-β 糖苷合酶和 7 个含有 SKN1 结构域的 β 糖苷生物合成相关蛋白，后者被认为在 1，6-β 糖苷合成中具有重要作用。此外，灵芝基因组还编码 1 个非核糖体多肽合酶、5 个聚酮合酶和 2 个拷贝的真菌免疫球蛋白 LZ-8，LZ-8 已被发现具有抗肿瘤活性和免疫调节活性。

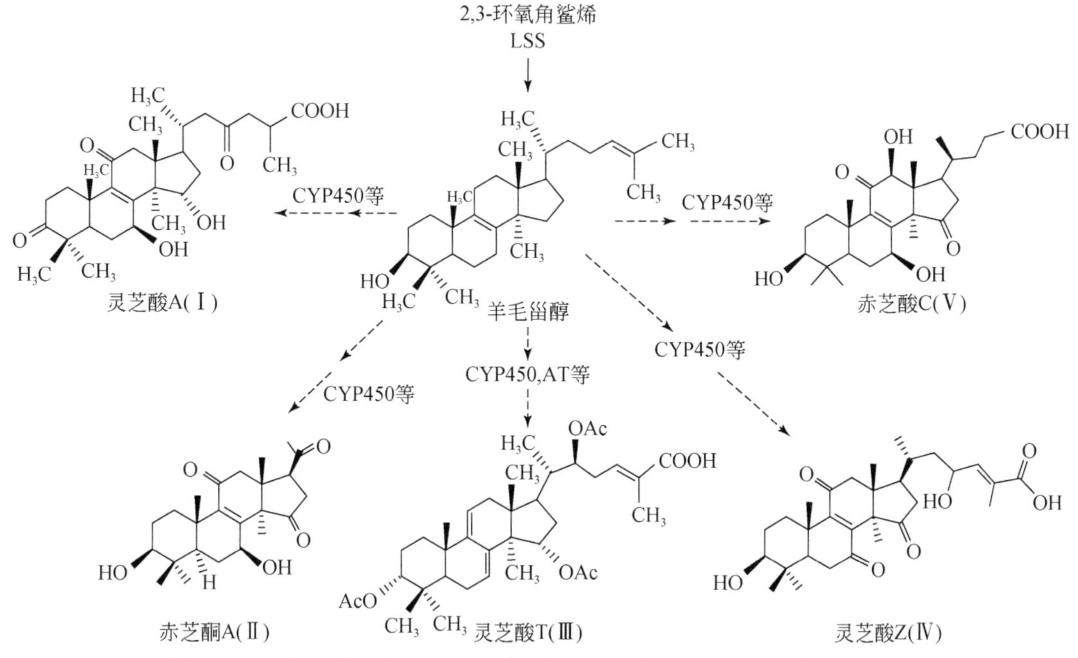

2,3-环氧角鲨烯 → LSS → 羊毛甾醇

CYP450等 → 灵芝酸A(Ⅰ)

CYP450等 → 赤芝酸C(Ⅴ)

CYP450等 → 赤芝酮A(Ⅱ)

CYP450,AT等 → 灵芝酸T(Ⅲ)

CYP450等 → 灵芝酸Z(Ⅳ)

图 11-5 灵芝三萜的主要类型及其可能的生物合成途径（孙超等 2013）

目前已发现的所有灵芝三萜都是由羊毛甾醇衍生而成的。图中显示了 5 种灵芝三萜的主要类型（Ⅰ～Ⅴ）的代表化合物及其可能的生物合成途径

AT. 乙酰基转移酶

表 11-3 灵芝三萜上游合成途径中的关键酶基因（孙超等 2013）

基因名称	缩写	基因发现方法	文献
乙酰辅酶 A 乙酰基转移酶	AACT1	基因组分析	Chen et al，2012
	AACT2	基因组分析	Chen et al，2012
3- 羟基 -3- 甲基戊二酸单酰辅酶 A 合酶	HMGS	基因组分析，同源基因克隆	Chen et al，2012；Ren et al，2013
3- 羟基 -3- 甲基戊二酸单酰辅酶 A 还原酶	HMGR	基因组分析，同源基因克隆	Chen et al，2012；Shang et al，2008
甲羟戊酸激酶	MK	基因组分析	Chen et al，2012
磷酸甲羟戊酸激酶	PMK	基因组分析	Chen et al，2012
焦磷酸甲羟戊酸脱羧酶	MVD	基因组分析，同源基因克隆	Chen et al，2012；Shi et al，2012
异戊烯基焦磷酸异构酶	IDI	基因组分析	Chen et al，2012
法尼基焦磷酸合酶	FPS1	基因组分析，同源基因克隆	Chen et al，2012；Ding et al，2008
	FPS2	基因组分析	Chen et al，2012
鲨烯合酶	SQS	基因组分析，同源基因克隆	Chen et al，2012；Zhao et al，2007
鲨烯环氧酶	SE	基因组分析	Chen et al，2012
羊毛甾醇合酶	LSS	基因组分析，同源基因克隆	Chen et al，2012；Shang et al，2010

在真菌中，同一条代谢途径的相关基因往往以基因簇（gene cluster）的形式存在。利用 antiSMASH 软件对灵芝全基因组进行扫描，共发现 17 个潜在的基因簇。在一些基因簇中，除了代谢途径相关的骨架合成酶和修饰酶外，有时还含有途径特异性的转录因子和参与次生代谢产物运输的转运子（transporter）。

灵芝编码 600 余个转录调控蛋白，其中包括途径特异性的调控蛋白，如锌指蛋白家族，广域调控蛋白 Velvet 蛋白家族和 LaeA 蛋白以及表观遗传修饰因子等，表明灵芝具有复杂的多级次生代谢调控网络。表观遗传修饰因子在次生代谢调控中也具有重要作用。在灵芝中发现了 33 个 GCN5 相关蛋白、15 个 PHD 相关蛋白、19 个 SET 相关蛋白和 8 个 HDAC 相关蛋白，这些蛋白是否参与了灵芝次生代谢调控还需要进一步研究。

基因组序列是模式生物更好发挥其模式作用的前提和保障，几乎所有模式生物都已完成或者正在进行全基因组的测序工作。陈士林等（2012）利用高通量测序技术对单倍体灵芝的基因组进行了测序，并利用光学图谱技术辅助基因组组装，获得了染色体水平的灵芝基因组精细图，并根据基因组解析结果首次提出将灵芝作为药用模式真菌。测序的灵芝基因组由 13 条染色体组成，全长 43.3 Mb，重复序列约占灵芝基因组的 8.15%，其中主要重复类型为长末端重复序列（LTR），约占灵芝基因组的 5.42%。灵芝基因组编码 16113 个预测蛋白，其中包括大量与次生代谢产物合成及其调控相关基因，及与木质素降解相关基因。灵芝基因组精细图的完成，为灵芝功能基因学研究和灵芝三萜等次生代谢产物的合成及调控研究奠定了基础。

简单重复序列（SSR）是遗传标记最丰富的来源之一，已被广泛应用于种群遗传学、系统发育学及遗传图谱绘制等研究领域。在灵芝基因组中共发现 2674 个 SSR 位点，相对丰度为 62 SSR/Mb，单碱基重复是其最丰富的类型。SSR 分布于所有基因组区域，非编码区比编码区更丰富。除三碱基和六碱基重复外，超过 50% 的其余种类的 SSR 均分布于基因间区。SSR 相对丰度最高的是内含子区（108 SSR/Mb），其次为基因间区（84 SSR/Mb）。684 个 SSR 分布于 588 个蛋白编码基因中，其中 81.4% 为三碱基或六碱基重复。在这些含有 SSR 的基因中有 28 个基因与生物活性化合物的合成相关，其中包括 1 个 HMGR 基因、3 个多糖合成相关基因及 24 个 CYP450 基因。

很多研究组已开展灵芝遗传转化的研究。Sun 等（2001）首次利用电击法，以灵芝原生质体为受体，*bar* 基因作为选择标记基因，成功将香菇 *GDP* 启动子驱动下的报告基因 *GUS* 和 *GFP* 基因转入灵芝。李刚等（2004）利用 PEG 介导法，以潮霉素抗性基因作为选择标记，将报告基因 *GUS* 转入灵芝原生质体，转化频率约为 5～6 个转化子 / 10^7 个原生质体。Shi 等（2012）用农杆菌介导侵染灵芝的原生质体，并用灵芝的内源 *GDP* 启动子驱动报告基因，以潮霉素为抗性标记基因，获得了转化灵芝。转化效率为 200 个转化子 /10^5 个原生质体。Xu 等（2012）利用突变的灵芝琥珀酸脱氢酶（succinate dehydrogenase，sdhB）基因作为选择标记基因，用除草剂萎锈灵（carboxin）作筛选压力，提高了转化灵芝的安全性。灵芝遗传体系的初步建立，为开展灵芝功能基因组学研究提供了有力技术支撑。

灵芝的功能基因组学研究主要集中在灵芝三萜合成途径相关酶的克隆和鉴定方面。在灵芝全基因组测序完成之前，灵芝三萜合成上游途径中编码 3- 羟基 -3- 甲基戊二酸单酰辅酶 A 合酶（HMGS）、3- 羟基 -3- 甲基戊二酸单酰辅酶 A 还原酶（HMGR）、5- 焦磷酸甲羟戊酸脱羧酶（MVD）、法尼基焦磷酸合酶（FPS）、鲨烯合酶（SQS）基因和羊毛甾醇合酶（LSS）的基因已通过同源基因扩增的方式进行了克隆和鉴定（表 11-3）。基因组测序完成为从超基因家族筛选参与灵芝三萜合成的修饰酶提供了条件。例如，灵芝中包含 219 个 CYP450 编码基因，分属于 42 个家族，其中 22 个 CYP450 编码基因是假基因，除 *CYP51* 已被克隆和鉴定外，大部分灵芝 *CYP450* 功能未知。根据与 LSS 的共表达分析，及与其他参与甾醇类物质修饰的真菌 *CYP450* 的进化分析，筛选出 16 个可能参与灵芝三萜合成的 *CYP450* 基因，这些 *CYP450* 的功能验证正在进行中。此外，Joo 等（2008）克隆了灵芝漆酶基因 *GLlac1*，该酶参与了灵芝对木质素的降解过程。随着灵芝基因组精细图的完成和灵芝转化体系的进一步完善，使得通过基因缺失和 RNAi 等反向遗传学技术研究和鉴定灵芝功能基因变得更具可行性，从而加速灵芝功能基因组学研究进程。

二、灵芝作为药用模式生物的应用前景与意义

灵芝是具有复杂形态建成和高度细胞分化的大型药用真菌，其主要活性成分灵芝三萜的含量随着灵芝的发育过程而发生明显改变，在菌丝阶段的含量很低，在原基期含量最高，而到子实体期灵芝三萜含量大约是原基期的 50%。此外，灵芝三萜的种类在灵芝发育过程中也存在显著变化，如菌丝阶段的灵芝三萜主要是 3α 取代灵芝酸，而在原基期和子实体期的灵芝三萜主要是 3β 取代和 3 位羰基取代的灵芝酸。令人感兴趣的是，催化 2，3- 环氧角鲨烯环化形成灵芝三萜骨架的 LSS 在灵芝发育过程中的表达变化与灵芝三萜含量的变化呈现高度的正相关性，这种关联进一步证明灵芝三萜合成相关基因的表达与灵芝发育存在协同作用，并受到严格调控。因此灵芝是研究高等担子菌发育与次生代谢协同作用的理想模式系统。

在担子菌中，发育与次生代谢相关性研究进展缓慢，对于真菌发育与次生代谢协同作用的知识主要来源于对子囊菌构巢曲霉（*Aspergillus nidulans*）的研究。在构巢曲霉中，LaeA 蛋白与 Velvet 蛋白家族的两个成员 VelB 和 VeA 形成三聚体，在真菌的发育和次生代谢调控中发挥着核心作用。已发现的 Velvet 家族成员共有 4 个，分别是 VeA、VelB、VosA 和 VelC。在灵芝中已经发现了 Velvet 蛋白家族所有成员和 LaeA 蛋白的同源基因，但是这些蛋白在灵芝生长发育和次生代谢调控中的作用还有待于进一步的研究。灵芝基因组精细图的完成和灵芝转化体系的建立，有助于利用反向遗传学策略鉴定这些调控蛋白在灵芝体内的功能，进而为揭示灵芝发育与次生代谢协同作用的分子机制奠定基础（图 11-6）。

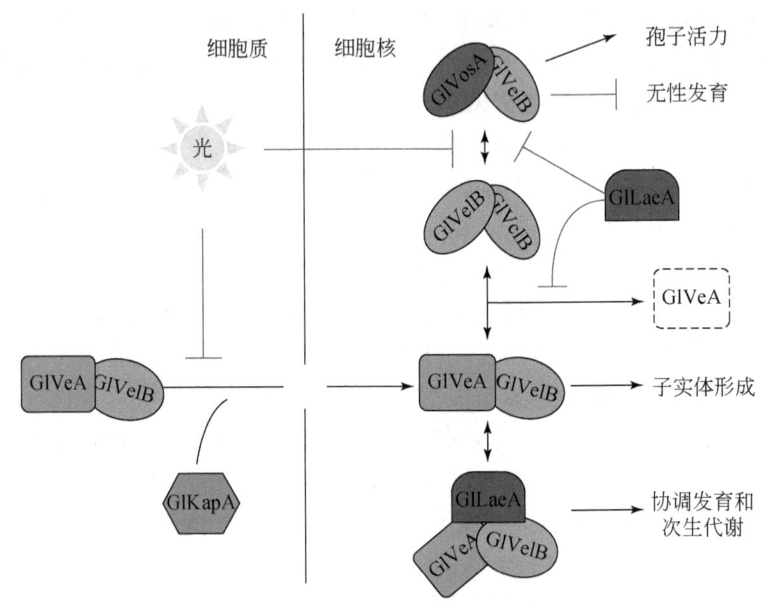

图 11-6 Velvet 蛋白在灵芝发育和次生代谢中可能的作用机制（孙超等 2013）

根据子囊菌中 Velvet 蛋白家族的研究结果和灵芝中发现的 Velvet 相关蛋白，孙超等（2013）提出了 Velvet 蛋白在灵芝发育和次生代谢中可能的作用机制，作为进一步研究的框架和蓝图。在暗培养时，VeA/VelB 二聚体在 KapA 蛋白的辅助下进入细胞核，光抑制这一进程。VeA/VelB 二聚体可以促进真菌的有性发育，也可与 LaeA 形成三聚体协调真菌次生代谢与发育。此外，VeA 降解后 VelB 可形成二聚体，VelB 进一步与 velvet 蛋白家族另一成员 VosA 形成二聚体抑制真菌的无性生长。LaeA 可抑制 VeA 的降解及 VosA/VelB 二聚体的形成。

次生代谢产物虽然种类繁多，但是其合成途径具有一定的保守性，通过有限的前体或模块合成。次生代谢产物多样性产生的主要来源包括：①参与次生代谢的酶有多个拷贝，不同拷贝的酶可以催化相同的底物产生不同的产物；②酶的产物专一性不强，即同一个酶可以催化相同的底物合成多个不同的产物；③酶的底物专一性不强，即同一个酶可以利用多种底物产生多个不同产物。

灵芝含有丰富的次生代谢产物，为次生代谢产物多样性的形成和演化研究提供了有利条件。例如，目前已从灵芝基因组中发现了20余种倍半萜合酶基因，推测骨架合成酶的多样性是灵芝倍半萜多样性产生的主要原因。根据对来源于 *Coprinus cinereus* 和 *Omphalotus olearius* 的倍半萜合酶研究发现，产物专一性差也是真菌倍半萜多样性产生的重要原因。灵芝含有150余种灵芝三萜，它们都是由共同的环状骨架羊毛甾醇修饰产生的，因此灵芝三萜的多样性主要是由于CYP450等修饰酶的种类和功能的多样性造成的。由于基因组重复、缺失和突变及基因水平转移等因素造成的次生代谢相关酶的种类和功能多样性是次生代谢产物多样性的遗传基础。近来次生代谢多样性的起源和演化研究正逐步成为国内外研究的热点。例如，Li等（2012）发现非种子植物 *Selaginella moellendorfii* 同时拥有种子植物和微生物类的萜类合酶，揭示植物萜类合酶可能具有多个进化起源。Nelson等（2011）更是提出了以CYP450为中心的植物代谢进化研究策略。由于真菌基因组较小，目前已测序真菌基因组的数量远大于植物，并且两者之间测序数量差距正在迅速扩大，真菌已积累了丰富的次生代谢相关基因资源，因此，与植物相比，真菌更适合用于对次生代谢的起源和进化的系统研究。

作为模式生物的灵芝将会受到更多研究者的关注，从而推动对灵芝自身的生理、生化及功能基因组学研究，为合成生物学研究提供丰富的调控元件和合成酶基因。此外，由于模式生物的遗传背景最为清晰，目前所有的底盘细胞都来源于模式生物。灵芝因含有丰富的药理活性成分而被誉为“治疗性真菌生物工厂”（therapeutic fungal biofactory），有可能通过基因组改造和删除使其成为高效合成某些次生代谢产物的底盘系统。

目前次生代谢产物生物合成相关研究进展缓慢，仅有紫杉醇、青蒿素等少数次生代谢途径得到了较为详尽的研究。灵芝次生代谢途径及其调控元件的解析也将为其他药用生物中合成生物学相关元件的发掘提供借鉴，丰富合成生物学的元件和模块库，解决目前天然药物合成生物学研究中相关元件极端匮乏的困境，为构建天然药物的生物合成技术平台奠定基础。利用该技术平台一方面可以大规模生物合成已有的天然药物，另外也可以通过重构和改造天然药物的生物合成途径，为创新性药物的研发提供新化合物。

三、灵芝药用模式生物体系的建立与展望

灵芝固有的生物学特征和较好的研究基础使其已具备成为药用模式生物的基本条件，但是要充分发挥灵芝的模式作用，还有赖于对灵芝自身生物学的进一步研究。灵芝基因组精细图的完成，为开展灵芝功能基因组学研究奠定了良好基础，灵芝遗传转化体系的进一步完善也将为定点突变、基因删除和突变体库构建等主流生物学技术的引入创造条件。此外，现有灵芝属分类体系还存在着较多争议，加之目前我国灵芝种质资源比较混乱，这给灵芝研究带来了许多困扰。因此建立灵芝模式生物的标准株并加以推广应用，是使灵芝药用模式生物研究走向标准化和规范化的重要步骤。

模式生物研究策略将会改变目前药用生物研究中研究对象分散凌乱的局面，整合领域的优势力量对药用模式生物进行重点研究，一方面可以揭示有关次生代谢的普遍规律，另一方面可以将先进的现代生命科学技术引入到药用生物研究中，提升该领域的整体研究水平。目前大多数药用生物来源于植物，因此，作为药用真菌的灵芝，其模式作用受到一定

的限制。此外，次生代谢产物种类繁多，针对不同类别的代谢途径可能需要不同的模式生物。因此，随着药用生物研究的逐步深入，将会需要更多的药用模式生物。模式生物研究策略已在多个生物学领域获得了令人瞩目的成绩，成熟的药用模式生物体系的建立将为药用生物研究注入新的活力，推动该领域研究进入一个高速发展阶段。

第三节　药用模式植物——丹参

国际传统药物学迫切需要借助现代生命科学研究的最新成果，加速建立药用模式生物研究体系，促进自身跨越式发展，满足国际国内市场对创新药物的需求。丹参作为最常用的中药之一，在治疗心脑血管疾病、抗氧化方面具有显著疗效，其药理活性成分基本清楚。丹参基原植物具有生命力强、世代周期短、组织培养和转基因技术成熟、基因组小、染色体数目少等特点，被认为是中药研究的理想模式生物。中药活性物质是许多化学药物的重要原料，目前三分之一以上的临床用药来源于药用植物提取物或其衍生物。阐明中药活性成分生源合成途径及其调控机制将为中药材栽培管理和质量控制提供理论基础，也将为创新性药物生产提供新的生物合成手段。但是由于缺乏有效的模式物种，中药材活性成分生源途径相关研究进展缓慢。丹参为唇形科鼠尾草属多年生草本植物，随着丹参全基因组框架图的完成，丹参酮等有效成分合成途径研究的逐步深入，丹参将在中药活性成分生物合成及其调控、生态环境因子对药用植物活性成分形成调控机制的研究等诸多方面发挥更加突出的模式作用。

一、丹参作为药用模式生物的特点与优势

丹参的主要活性成分包括脂溶性的二萜醌类化合物和水溶性的酚酸类化合物，已分离到 40 余个二萜醌类化合物（丹参酮类）和 20 余个酚酸类化合物（丹酚酸类）。前者主要存在于丹参根皮中，包括丹参酮 I、二氢丹参酮、隐丹参酮、丹参酮 IIA、丹参酮 IIB、异丹参酮等，具有橙黄色或橙红色的特征性颜色；后者包括丹酚酸 A、咖啡酸、丹酚酸 B、丹参素、原儿茶醛和迷迭香酸等。这两类化合物的生物合成途径研究均取得显著进展，多数合成相关的基因已被克隆鉴定（表 11-4）。Ge 等（2005）研究认为丹参酮类化合物合成上游途径为丙酮酸 / 磷酸甘油醛途径（DXP），同时受甲羟戊酸（MVA）途径的影响。从柯巴基焦磷酸合酶基因（*SmCPS*）开始进入丹参酮合成下游途径。近年来，中国多家科研院所相继克隆鉴定了丹参有效成分生物合成途径相关酶基因。王学勇等（2008）利用 cDNA 芯片获得的 EST 序列，结合 RACE 技术克隆了位于丹参酮合成的 DXP 途径中的 4-（5′- 二磷酸胞苷）-2-*C*- 甲基 -D- 赤藓醇激酶基因（*SmCMK*）。高伟等（2009）通过对 cDNA 芯片杂交的分析结果并结合相关实验获得受到激发子诱导的丹参柯巴基焦磷酸合酶基因（*SmCPS*）和类贝壳杉烯合酶基因（*SmKSL*）；并通过蛋白表达纯化和气质联用等多种实验手段发现，*SmCPS* 在丹参酮类化合物的合成途径中参与催化从牻牛儿基牻牛儿基焦磷酸（GGPP）到柯巴基焦磷酸（CPP）的反应过程，发现 SmKSL 催化 CPP 到中间产物次丹参酮二烯的反应过程及其立体化学反应。Wu 等（2009）从丹参毛状根中克隆了丹参酮类化合物生物合成

DXP 途径中的 DXR 酶基因（*SmDXR*）。Yan 等（2009）对丹参根部的 *SmDXR* 基因进行了分子鉴定和表达分析，克隆了可能影响丹参酮类化合物合成的羟甲基戊二酰辅酶 A 还原酶基因（*SmHMGR*），该基因在甲羟戊酸途径（MVA）中起重要作用。2005 年，丹参 3- 羟基 -3- 甲基戊二酸单酰辅酶 A 合酶（SmHMGS）的部分编码序列 535 bp 登录在 GenBank（登录号：DQ243700）。崔光红等（2010）克隆了丹参的乙酰辅酶 A 乙酰基转移酶基因（*SmAACT*）的全长并分析其 SNP 位点。杨滢等（2011）克隆丹参中的异戊烯焦磷酸异构酶基因（*SmIDI*）。表 11-4 总结了 GenBank 中登录的丹参酮类化合物生物合成相关基因。上述研究为揭示丹参活性成分的生物合成途径奠定基础。但从中间产物次丹参酮二烯到丹参酮类化合物的反应过程以及丹参酮类化合物相互转化的多个关键酶及基因仍未被鉴定。Zhou 等（2007）对编码 SmCPS、SmKSL、FPS 和 GGPPS 多种酶的基因进行操作，发现基因间融合表达及其融合顺序对产物产量有明显影响，二萜合酶基因 *SmCPS*、*SmKSL* 的反向融合表达顺序有利于终产物产量的提高，得到的最优工程菌株次丹参酮二烯产量达到 365mg/L，为进一步解析丹参酮合成途径提供实验证据。

表 11-4　克隆获得参与丹参酮类化合物生物合成相关基因（宋经元等　2013）

基因名称	缩写	GenBank 登录号
MEP/DXP 途径		
1- 去氧木糖 -5- 磷酸合酶	*SmDXS*	JN831116|JN831117||EU670744|FJ643618
1- 脱氧 -D- 木酮糖 -5- 磷酸还原异构酶	*SmDXR*	DQ991431| FJ476255|FJ768959
4-（5′- 二磷酸胞苷）-2-*C*- 甲基 -D- 赤藓醇激酶	*SmCMK*	EF534309
2- 甲基赤藓糖 -2，4- 环二磷酸合酶	*SmMCS*	JX233816
羟甲基丁烯基 -4- 磷酸合酶	*SmHDS*	JN831098
羟甲基丁烯基 -4- 磷酸还原酶	*SmHDR*	JN831099|JN831100|JX233817
异戊烯焦磷酸异构酶	*SmIDI*	EF635967| JN831106
MVP 途径		
乙酰辅酶 A 乙酰基转移酶	*SmAACT*	EF635969|JN831101
3- 羟基 -3- 甲基戊二酸单酰辅酶 A 合酶	*SmHMGS*	DQ243700|FJ785326
3- 羟基 -3- 甲基戊二酸单酰辅酶 A 还原酶	*SmHMGR*	EU680958| JN831102|JN831103|FJ747636 |GU367911|DQ243701
甲羟戊酸激酶	*SmMK*	JN831104
磷酸甲羟戊酸激酶	*SmPMK*	JN831095
5- 焦磷酸甲羟戊酸脱羧酶	*SmMDC*	JN831105
下游途径		
牻牛儿基牻牛儿基焦磷酸合酶	*SmGPPS*	FJ178784| JN831112|JN831113|JN831107
法尼基焦磷酸合酶	*SmFPS*	HQ687768
柯巴基焦磷酸合酶	*SmCPS*	EU003997|JN831120|JN831114|JN831121|JN831115
类贝壳杉烯合酶	*SmKSL*	EF635966|JN831119

酚酸类多是咖啡酸的衍生物，其中迷迭香酸是最丰富的咖啡酸二聚物。借鉴其他物种迷迭香酸类化合物的生物合成途径，丹酚酸类化合物生物合成途径包括苯丙氨酸支路和酪氨酸支路两条平行支路。在许多植物中，苯丙烷类代谢途径和酪氨酸代谢途径的多个关键酶基因及转录因子已被克隆，主要包括苯丙氨酸解氨酶基因（*PAL*）、肉桂酸 -4- 羟化酶基因（*C4H*）、酪氨酸氨基转移酶基因（*TAT*）、4- 香豆酰 -CoA- 连接酶基因（*4CL*）、羟苯丙酮酸还原酶基因（*HPPR*）、迷迭香酸合酶基因（*RAS*）等，为研究丹酚酸类化合物的生物合成途径提供依据。克隆鉴定参与丹酚酸类化合物生物合成的基因见表 11-5，主要包括两条丹参 *4CL* 基因（GenBank 登录号为 AY237163 和 AY237164）、*SmPAL* 基因、*SmC4H* 基因（GenBank 登录号为 DQ355979）、*SmTAT* 基因（GenBank 登录号为 DQ334606）、*SmHPPR* 基因（GenBank 登录号为 DQO99741）和 *SmHPPD* 基因（GenBank 登录号为 EF157837）。Xiao 等（2011）基于迷迭香酸的合成途径，通过基因工程手段，在丹参毛状根中生产迷迭香酸和紫草酸 B，为利用毛状根作为生物反应器大规模生产迷迭香酸和紫草酸 B 提供了有效方法。在后续工作中，有望进一步鉴定参与丹酚酸合成的其他关键基因，包括可能参与合成的 CYP450 基因等。

表 11-5 克隆获得参与丹酚酸类化合物生物合成相关基因（宋经元等 2013）

基因名称	缩写	GenBank 登录号
苯丙烷类代谢途径		
苯丙氨酸解氨酶基因	*SmPAL1*	EF462460|GQ249111|DQ408636
肉桂酸 -4- 羟化酶基因	*Sm C4H*	DQ355979|GQ896332|EF377337
4- 香豆酰 -CoA- 连接酶基因	*Sm4CL*	AY237163|AY237164|GU263826|EF458150 |EF458149
酪氨酸代谢途径		
酪氨酸氨基转移酶基因	*Sm TAT*	DQ334606|EF192320
羟苯丙酮酸还原酶基因	*Sm HPPR*	DQ099741|EF458148
对羟苯基丙酮酸双氧化酶	*SmHPPD*	EF157837
下游途径		
羟基化香豆酰转移酶	*SmHCT*	GU647199
迷迭香酸合酶	*SmRAS*	FJ906696

丹参生物技术研究一直备受关注，在冠瘿组织培养、毛状根培养及诱导条件优化、愈伤组织培养等研究方面均取得显著进展，为开展丹参遗传转化研究提供了良好基础。早期研究主要集中在利用农杆菌侵染丹参后获得毛状根，进一步检测毛状根的丹参酮含量。也有转基因植物性状研究报道，如张荫麟等（1997）比较了发根农杆菌和根癌农杆菌转化后的丹参再生植物的形态差异，发现用发根农杆菌转化的丹参具有节间缩短，植株矮化、地下部毛状须根发达。用根癌农杆菌转化后的丹参再生植物生长旺盛，地上部分较原植物高大，根系发达，根产量和丹参酮含量都高于原植物。Han 等（2007）将小麦中的胚胎发育晚期丰富蛋白（TaLEA1）用农杆菌介导的叶盘法转入丹参。通过将农杆菌与丹参的外植体共培养的方法，在 2 至 3 个月内能够获得转基因丹参苗。Lee（2008）首次构建了丹参的激活标签突变体库，并筛选出了丹参酮类化合物的含量显著提高的突变愈伤组织细胞系。张

蕾（2009）报道了用发根农杆菌介导牻牛儿基牻牛儿基焦磷酸合酶基因的 RNA 干扰载体转化丹参的研究结果，建立了发根农杆菌介导外源基因转化丹参的体系。以上研究显示丹参的遗传转化相对容易，转基因植物也较易获得，这一特点有利于丹参作为模式药用植物开展功能基因组研究和突变体库构建。

丹参药用模式植物转录组学和基因组学的研究进展较快。崔光红等（2007）报道了通过构建 cDNA 芯片来研究丹参根部转录表达谱的研究结果，共获得 4354 条表达序列标签（ESTs）。为发掘丹参活性成分合成的关键基因，李滢等（2010）完成了二年生丹参根的转录组 454 测序，获得了近 5 万条 ESTs，拼接获得 18 235 个转录本，其中 27 个转录本编码 15 个丹参酮生物合成关键酶，29 个转录本编码 11 个丹参酚酸生物合成关键酶。Hua 等（2011）利用 Solexa 测序方法完成了丹参不同生长发育时期及不同部位的转录组测序，共获得 56 774 个独立基因，其中 2 545 个独立基因被注释到各种代谢途径中，发现了参与苯丙烷类和萜类化合物生物合成途径的全部基因；同时还发现了 686 个转录因子，它们是拟南芥中转录因子的同源基因。该结果为进一步开展丹参功能基因研究奠定基础。

为了推动丹参药用模式植物研究，经流式细胞术检测，丹参基因组大小约为 610 Mb，丹参全基因组测序已经完成，拼接和生物信息学分析表明，丹参基因组框架图覆盖 92% 的基因组序列和 96% 的基因编码区。基于获得的丹参基因组框架图，发现了 40 个萜类化合物生物合成相关基因，其中 27 个是在丹参中首次发现的新基因。这 40 个基因分属于 19 个基因家族，编码异戊二烯途径相关酶，经茉莉酸甲酯（MeJA）处理发现多数基因均不同程度地受 MeJA 诱导上调表达，其中 20 个基因可能参与丹参酮的生物合成。此外，Feng 等（2011）用蛋白质组学方法寻找丹酚酸 B 作用的直接靶点蛋白和下游信号关联蛋白，显示表皮生长因子受体（EGFR）是丹酚酸 B 作用最可能的直接靶点蛋白，从 EGFR 到热激蛋白 27（HSP27）和 mitofilin 是最重要的信号级联反应，进一步借助生物信息学网络分析将靶点形成网络并进行验证。

二、丹参作为药用模式生物的应用前景与意义

药用植物有效成分多为次生代谢产物，而次生代谢产物的产量通常较低，即使近些年的许多研究表明多种诱导子的添加都能一定程度上提高药用植物中有效次生代谢产物的含量，但仍不能实现产业化生产。因此，如何有效提高药用植物生产次生代谢产物的能力一直是科研工作者们关注的焦点。现代生物技术的快速发展和广泛应用，为利用植物基因工程技术手段提高次生代谢产物含量开辟了新的途径。例如，将生物合成途径中的关键酶基因导入到药用植物中，获得转基因的毛状根或再生植株，进行大规模培养，在培养过程中结合诱导子添加等技术，可提高次生代谢产物含量并拓展其来源。通过深入研究次生代谢产物生物合成途径关键酶基因及相关调节因子的功能，可为提高次生代谢产物产量提供更有效手段。

对丹参脂溶性活性成分生物合成途径研究表明，丹参 1- 脱氧 -D- 木酮糖 -5 磷酸（DXP）途径中的第一步限速反应是由 DXS 催化的，在拟南芥、宽叶薰衣草和番茄中过量表达 DXS 基因，萜类物质含量明显提高，说明 DXS 可能是萜类代谢途径的重要调节基因。DXR 是 DXP 途径上的第二步催化酶，DXR 基因表达量升高后，丹参酮含量也提高，说明 DXR 可

能是丹参酮生物合成代谢调控的靶点。如前所述，借助丹参基因组框架图，已经发现了该途径所有关键酶的候选基因，通过进一步基因克隆和功能验证，将为人工重建合成途径奠定基础，从而实现定向控制所需活性成分的生产。在丹参基因组研究基础上，发现了水溶性活性成分生物合成途径所有关键酶的候选基因。丹参的遗传转化体系已经建立，因而有可能对丹参次生代谢途径关键酶影响终产物生产量等方面进行系统研究，为其他药用植物提高次生代谢产物产量的研究提供示范。

基于全基因组的非编码 RNA 研究将有利于阐明活性成分生产调控的分子机制，与生源途径关键酶基因一起作为合成生物学的生产元件和调节元件，变成即插即用的活性成分生产组件，将对传统药物或天然药物生产产生革命性影响。

中药材的分布和生产离不开一定的自然条件，因此中药材生产多受地域性限制，且产地与产量、质量有密切关系。古代医药学家经过长期使用、观察和比较，发现即使分布较广的药材，由于自然条件不同，各地所产药材其质量优劣不同。从生物学角度而言，道地药材的形成是药用植物基因型与环境之间相互作用的产物。药用植物的某些基因在特定环境下使药材具有某种性状、组织结构、有效成分含量及疗效。

以丹参为药用模式植物，利用其基因组精细图，分析、克隆和鉴定生长发育相关基因、抗性基因等，结合药材质量分析，研究光照、水分、温度、土壤、环境微生物等生态因子以及地质背景对药材质量的影响，有助于揭示中药道地性形成的生态机制。利用重测序和三代测序技术，可能揭示丹参质量形成的表观调控机制，为道地药材形成的表观遗传研究提供模式系统。上述研究将为阐明中药药性形成的关键环境因素，以及环境与基因相互作用提供范例（图 11-7）。

优良品种是生产优良中药材的物质基础，在整个中药材产业中具有举足轻重的地位，是当前中药材产业全面发展面临的重要课题。中药材良种选育除了和普通农作物一样观察产量、抗逆性等，还必须对整个生育期以药用成分为指标进行质量监控。在中药材育种工作中，根据药用植物种类，材料变异和优良程度，与改良性状的遗传特点及育种任务等相结合，灵活应用选育方法。药用植物次生代谢产物的合成需要许多酶参与，编码这些关键酶的基因遗传变异会直接影响药材的功效。此外，许多控制生长发育的基因遗传变异也间接影响药材成分和功效。因此，不同种质在基因和染色体水平上的丰富变异，必然导致不同种质在形态结构、生长发育、生理代谢等多个层次上产生丰富变异，这些变异直接或间接影响药材品质和药性。

三、丹参药用模式生物体系的建立与展望

模式植物基因组精细图是功能基因组学研究的重要基础，对确立丹参药用模式植物地位具有决定性作用。为了尽快获得丹参基因组精细图，需结合新一代测序技术，如第二代测序和第三代单分子测序，综合利用两者各自的优势：第二代测序可产生宏量测序质量较高的短序列，第三代测序的序列读长较长，两者可分别在基因组的序列校正和组装方面发挥各自优势，加速基因组精细图绘制进程。同时，仍需结合新一代测序技术，构建丹参的遗传图谱和 / 或物理图谱。遗传图谱和 / 或物理图谱除了可完善丹参基因组的组装外，还可为植物育种及品种选育提供理论指导。此外，分析丹参的叶绿体基因组、线粒体基因组，

可为分子鉴定标记基因的开发、研究丹参雄性不育的分子机制等提供理论依据。

构建和筛选突变体库是在模式植物中高通量研究基因功能的重要方法。构建突变体库可采用化学合成的方法或酶切的方法制备用于转化的混合小 RNA 库或短发卡状 RNA 文库（多用于动物细胞的转化），或利用 RNA 干涉方法，构建带有长双链发卡状 RNA 的二元载体转化植物获得突变体库。模式植物拟南芥、水稻等物种的大规模突变体库多是通过 T-DNA 插入构建获得的。目前，丹参的遗传转化体系已经建立，探索一种适合构建丹参突变体库的方法是高效获得丹参突变体库的前提条件之一。因此，RNA 干扰或 T-DNA 插入等方法均可尝试用于丹参突变体库的构建和筛选。利用突变体库可快速筛选与丹参活性成分合成与调控相关的功能基因，建立丹参酮和 / 或丹酚酸的合成代谢调控网络，为优良品种选育提供基础。此外，突变体还是优良种质的直接来源。

模式植物的功能基因组学研究可为解析植物的生长发育规律、抗病抗逆等特性的分子机制提供理论基础。丹参作为药用模式植物，其功能基因组学的研究有待进一步加强。结合新一代测序技术，综合利用基因组学、转录组学、生物信息学、蛋白组学等多学科理论和方法，全面开展丹参功能基因组学研究，主要方向包括丹参生长发育分子机制、丹参活性成分生物合成途径及其调控网络、丹参抗病抗逆分子机制以及丹参新品种选育等方面。详细解析丹参活性成分的生物合成途径将为开展利用合成生物学的方法生产丹参酮 / 丹酚酸等化合物的研究提供理论基础。

拓展阅读

一、长春花

长春花（*Catharanthus roseus*）为夹竹桃科（Apocynaceae）长春花属（*Catharanthus*）植物，可产生 130 余种具有生物活性的萜类吲哚生物碱（terpenoid indole alkaloids，TIAs），作为长春碱、长春新碱这两种抗癌药的唯一来源，其 TIA 生物合成的研究得到广泛关注。长春花具有生命力强、易于栽培、易于组织培养和转基因技术应用广泛等特点，同时含有种类繁多且结构各异的生物碱类次生代谢产物，是研究 TIAs 生物合成的模式植物。

长春花在国内外栽培比较普遍，我国主要在长江以南地区栽培，广东、广西、云南、海南、贵州、四川以及江浙等地均有分布。长春花生长周期短，抗热性强，耐干旱，对土壤要求不严格，开花期长。龚一富等（2005）用携带目的基因的改良发根农杆菌对长春花外植体进行遗传转化。结果表明，orca3 和 g10h 基因共转化的长春花毛状根中 TIA 含量显著提高。该遗传转化方法所获得毛状根系数量大、生物碱含量高、遗传稳定且所需时间短。通过发根农杆菌介导的长春花遗传转化体系已在长春花 TIA 代谢调控研究中得到广泛的应用。Carqueijeiro 等（2015）通过病毒诱导基因沉默（VIGS）的方法，有效地沉默八氢番茄红素脱氢酶，使长春花叶产生强烈的可再生的光褪色。这个转化方法也被用于沉默生物碱生物合成途径中的环烯醚萜苷氧化酶基因。

Murata 等（2006）首次构建了长春花 EST 数据库。从构建的长春花幼叶和根的 cDNA 文库中挑选出 9 824 个克隆，进行单向测序，经过聚类拼接后得到 5 023 条平均长度 592.73bp 的 EST 序列。Van Moerkercke 等（2013）基于 RNA-seq 数据，构建了一个长春花代谢途径数据库 CathaCyc（http：//www.cathacyc.org）。它包括了涵盖初级代谢和次生代谢的 390 个途径以及 1 347 个酶。Prakash 等（2015）使用 Illumina HiSeq1000 平台测序，构建了长春花叶片的小 RNA 文库。共获得 48 279 056 条 reads，其中大多数小 RNA 的长度介于 21～24 nt，主要包括 rRNA（60.49%）、tRNA（25.71%）、snRNA（1.75%）和 snoRNAs（6.07%）。目前长春花的转录组和蛋白质组资源已经非常丰富，这些信息大大加快了 TIA 生物合成相关基因的发现，通过获得全基因组序列可进一步揭示这些重要代谢产物的生产、调控和进化机制。利用全基因组鸟枪法测序技术，Kellner 等（2015）获得了长春花栽培品种 SunStorm TM Apricot 的基因组草图。使用 MAKER 注解软件包注释出 33 829 个基因，这些基因包括磷酸甲基赤藓糖醇（MEP）上游萜类生物合成、环烯醚萜生物合成、下游生物碱生物合成和两个已知的能够调节 TIA 生物合成的转录因子基因。长春花丰富的基因组资源为其成为研究 TIA 次生代谢产物的模式生物奠定了基础。

长春碱和长春新碱由单萜吲哚生物碱 TIA 前体长春质碱和文多灵转化而来。由水甘草碱生成文多灵的生物合成途径在分子和生化水平上已经得到了广泛的研究。Qu 等（2015）应用 VIGS 鉴别并克隆了细胞色素 P450 水甘草碱 3- 加氧酶（tabersonine-3-oxygenase，T3O）和水甘草碱 3- 还原酶（tabersonine-3-reductase，T3R）基因，在文多灵合成途径中，16- 甲氧基水甘草碱在 T3R 和 T3O 的协同作用下，转化成中间产物 16-甲氧基 -2，3- 二氢 -3- 羟基水甘草碱（16-methoxy-2，3-dihydro-3-hydroxytabersonine）。复合酶的生化检测表明最后产物的形成，只能是 T3O 和 T3R 的协同作用，因为 T3O 的反应产物是环氧化物，不能作为 T3R 的底物。T3O 和 T3R 的转录本在长春花数据库中被发现，它们优先在长春花的叶片表皮中表达，然后其反应产物由叶表皮转移到特定的叶肉异细胞和乳汁管细胞中去完成这些 TIA 的生物合成。

环烯醚萜途径是近年来才被全面阐明的单萜途径。它由香叶醇开始，在环烯醚萜合酶（iridoid synthase，IS）等 8 个酶的作用下，经过一系列的氧化、还原、糖基化生成裂环马钱子苷。IS 属于黄体酮 -5-β- 还原酶（progesterone -5-β-reductase，P5bR）家族。它可以还原 8- 羟基香叶醇生成环烯醚萜。Jennifer 等（2015）使用长春花转录组的数据库，鉴别出其他 5 个与 IS 序列高度类似并且进入 NCBI 数据库的 *P5bR* 基因。克隆并进行相关特征鉴别。CrP5bR 蛋白的相关特征鉴别表明除了 CrP5bR3，其他的 CrP5bR 蛋白可以还原黄体酮。其中的 3 个 CrP5bR1、CrP5bR2 和 CrP5bR4 可以还原 α，β- 不饱和羰基化合物，并且也能还原 IS 的底物 8- 羟基香叶醇。进一步通过蛋白质亚细胞定位，基因表达分析，原位杂交等分析表明，CrP5bR1、CrP5bR2 和 CrP5bR4 参与长春花中单萜类吲哚生物碱的生物合成。

Van Moerkercke 等（2015）通过对长春花的转录组分析，发现了调控环烯醚萜途径的转录因子 BIS1。它是 bHLH 转录因子家族 IVa 中的一员。BIS1 转录因子反式激活编码催化萜类前体 GPP 生成环烯醚萜马钱子苷酸所有酶的基因表达。相比于 ORCA3，BIS1

的过表达极大的促进了环烯醚萜和 TIA 在长春花悬浮细胞培养液的产生。因此，BIS1 是在长春花植物或培养液中产生 TIA 的一个代谢工具。

Van Moerkercke 等（2016）通过转录组数据分析，还鉴别了同是 bHLH 转录因子家族 Iva 中的 BIS2，它是一种优先在韧皮部实质细胞中表达的 bHLH 转录因子，反式激活环烯醚萜生物合成基因，并且能与 BIS1 形成异源二聚体。在烟草原生质体中，已证明 BIS2 可以反式激活 IS/P5βR5、GES、8HGO、G8O、7DLH 和 7DLGT 基因。长春花悬浮细胞中 BIS2 的过表达增加了 MEP 和环烯醚萜途径基因转录本的积累，对其他的 TIA 基因和萜类基因没有作用。转录分析表明 BIS2 的表达是可以循环扩增的，因为它受 BIS2 或 BIS1 的过表达诱导。相应的，虽然有 BIS1 的存在，长春花悬浮细胞中 BIS2 的沉默，仍会终止环烯醚萜途径基因的茉莉酸诱导的上调和接下来 TIA 的积累。这表明 BIS2 在长春花合成 TIA 中是必不可少的。

二、拟南芥

拟南芥（*Arabidopsis thaliana*）为十字花科二年生草本植物，又名鼠耳芥或阿拉伯芥。它是目前植物遗传和发育研究中最重要的模式植物，近 30 年来几乎所有植物分子生物学的重要发现均基于拟南芥的研究或由拟南芥验证，可以说，拟南芥就是植物研究中的小鼠和果蝇。Laibach 早在 1943 年就提出拟南芥具有成为模式植物的潜力，但其研究地位的上升还是在 1983 年拟南芥遗传图谱公布以后。1986 年，Meyerowitz 实验室才完成拟南芥中第一个基因的克隆，同年，Horsch 完成了 T-DNA 对拟南芥进行的遗传转化。而在此之前，玉米由于育种发达、遗传背景清晰、经济价值大而一直作为植物遗传和分子生物研究的首选模式生物，转座子这一重要的遗传机制就是在玉米上发现。但是由于玉米基因组大而复杂、世代周期长、植株体积大，间接阻碍了对其植物学的研究。拟南芥分子生物学上的研究进展无疑是植物学研究的重大机遇，之后植物分子生物学和遗传学的发展也验证了这一论断。

拟南芥个体小，在有限的空间内可实现批量种植，单株产种可达 10 000 粒以上。拟南芥具有双子叶植物的完整世代，其生命周期也经历细胞的分裂增殖、植株的生长发育、器官的分化以及个体的衰老死亡。拟南芥世代周期短，从种子萌发到收获只需要 6～8 周的时间，一年可完成 7～9 个世代数据，相较于其他植物，极大缩短了遗传研究的周期。拟南芥是第一个基因组被完整测序的植物，研究显示，拟南芥包含 5 条染色体，基因组大小约 125 Mb，约 25 000 个基因，与大部分有花植物基本一致。基因组序列的测定表明拟南芥具有植物生长发育的核心基因，彻底打消了人们对拟南芥是否可以作为模式生物的疑虑，奠定了拟南芥模式植物的研究地位。同时，拟南芥基因组研究证明植物和动物具有共同的真核祖先，拟南芥不仅可以作为一种模式植物，更是一种通用的模式生物。基因组测序将拟南芥抬进了“模式生物安理会”，成为“模式中的模式”。

拟南芥作为重要的模式生物，对其萜类合成酶系的研究最为广泛 Field 和 Osbourn（2008）利用燕麦皂苷基因的标记物来扫描拟南芥基因组，发现在拟南芥基因组中有 13 个包含氧鲨烯环化酶的基因簇，包括一个催化合成 thalianol 新基因簇，这个基因簇由 4

个在基因组上头尾紧密相连的基因构成，能够独立合成完整的thalianol，不需要其他基因的参与。过表达结果表明THAS、THAH和THAD负责thalianol合成途径的三步连续合成与修饰过程。在已有模式生物中通过基因组搜索发现并验证Thalianol成簇基因的发现是利用模式生物系统发现和鉴定次生代谢产物骨架合成途径的一个典型的成功案例。

此外，一批次生代谢产物修饰酶也被发现。CYP450是一类血红素蛋白家族，大部分CYP450蛋白都具有单加氧功能，是次生代谢产物的重要修饰酶，目前对CYP450的研究非常广泛。随着基因组测序进程的发展，已有超过1万条CYP450核酸序列得到了鉴别和注释，对CYP450进化和功能的阐释起到了很大的推动作用。据报道在拟南芥中发现有246个CYP450基因，其对苯丙烷类、萜类、生物碱类及植物激素的生物合成至关重要。

药用植物次生代谢途径是一个复杂的动态调控过程，既受到植物本身遗传背景、生长发育进程的调控，又受到生态环境、营养水平、养分形态及病虫害胁迫等各种诱发因子的刺激。目前对于其代谢调控机制的挖掘多集中在转录因子、基因组甲基化、非编码RNA抑制等分子生物学层面。目前，对于转录因子参与次生代谢途径的研究较为广泛，它可以特异性地结合靶基因的调控区域来调节转录速率。在模式生物拟南芥中，转录因子AtMYB113、AtMYB114、AtMYB75和AtMYB90可激活整个苯丙烷合成途径来调控营养组织中花青素的含量，MYB不仅可以独自执行调节功能，还可协同其他家族的转录因子共同作用，如与转录因子GL3、eGL3和TT8相互作用形成转录调节复合体MYB-bHLH-WD40激活花青素合成酶促进花青素的合成。非编码RNA，如microRNA在次级代谢产物的合成过程中也起着重要的作用，SPL转录因子家族蛋白SPL9作为负调控因子对MYB-bHLH-WD40复合体的激活作用及花青素合成酶的活性均具有抑制作用，而microRNA156可靶向SPL基因的mRNA，负调控转录因子SPL的表达从而促进花青素的合成。此外，基因组的甲基化对次生代谢产物的合成也能进行有效的调控。Liu等（2012）在探索OgCHS基因在两种不同文心兰中表现的不同表达模式对花青素合成的调控机制的研究中发现，查耳酮合酶基因5′上游启动子区域的甲基化可抑制花青素的合成。也有研究发现在拟南芥中利用特异性抑制剂阻断MVA途径和DXP/MEP途径中任意一条代谢途径后，异戊二烯类化合物合成所需的基本前体并不能够单纯的从另一途径中得到补偿。这些研究暗示着植物次生代谢调控机制具有多样性，而模式生物体系的建立及相应研究技术的应用有助于这些调控机制的解析。

在紫杉醇（taxol）的生物合成途径中，GGPP在taxadiene合酶（TXS）的作用下生成taxadiene，后者经过大约12步酶促反应最终合成紫杉醇。在拟南芥中组成型表达紫杉（*Taxus baccata*）TXS基因，转基因植株积累taxadiene的同时表现出生长迟缓和光合色素含量减少；采用诱导表达系统，用糖皮质激素处理后，taxadiene含量比组成型表达得到的转基因植株提高30倍。上游调控酶对taxadiene的产量也有影响，将组成性表达紫杉TXS基因的转基因拟南芥分别与组成型表达番茄HDR基因的转基因拟南芥及表达拟南芥DXS基因的转基因拟南芥杂交，其后代taxadiene的含量分别是组成型表达紫杉TXS基因的转基因拟南芥的13倍和6.5倍。

三、水稻

水稻（*Oryza sativa*）为禾本科一年生水生草本植物，种下主要分为籼稻和粳稻两个亚种。水稻不仅是重要的单子叶模式植物，也是最主要的粮食作物之一，养活了全世界超过50%的人口。鉴于水稻重要的经济价值，使其成为继拟南芥之后第二个完成全基因组测序的高等植物，基因组测序完成极大地推动了水稻的生物学研究，从而进一步巩固了水稻的模式植物地位。

水稻基因组测序计划始于1991年，首先由日本提出，我国于1992年正式宣布开展水稻基因组测序。1998年2月由日本和中国牵头的“国际水稻基因组测序计划”（International Rice Genome Sequencing Project，IRGSP）正式启动，该计划以粳稻“日本晴”作为测序对象。2001年，中国启动了对另一个主要亚种籼稻的基因组测序计划。2002年4月，北京华大基因研究中心和美国的Syngenta公司分别在*Science*杂志上发表籼稻品种9311和粳稻品种日本晴的全基因组工作框架图。2002年12月，IRGSP工作组在日本东京宣布粳稻基因组测序工作结束，“粳稻基因组草图”绘制完成。2005年8月，IRGSP工作组在*Nature*杂志上发表“粳稻基因组精细图”，标志着“国际水稻基因组测序计划”圆满完成，水稻成为第一个完成基因组测序的作物。组装的粳稻基因组大小约为370 Mb，编码37 544个非转座子相关蛋白基因。2016年，我国华中农业大学和美国亚利桑那大学亚利桑那基因组学研究所（AGI）合作在*PNAS*杂志上发布了两个籼稻品种的参考基因组序列。本研究选用两个籼稻品种珍汕97和明恢63进行全基因组测序，组装完成珍汕97基因组序列346.9 Mb，基因组覆盖率90.6%；明恢63基因组359.9 Mb，基因组覆盖率93.2%。两个基因组序列的准确率均在99.99%以上，是迄今为止公布的最高质量的作物基因组序列。

水稻转基因技术研究始于20世纪80年代末，3个不同的科研小组在1988年同时获得了转基因水稻再生植株，它们均是以水稻原生质体为转化对象，所用转化方法为电击法或PEG法。1991年，基因枪转化的方法在水稻中获得成功，随后成为水稻遗传转化的常用方法之一。Chan等（1993）首先采用农杆菌介导的方法获得了转基因水稻。Hiei等（1994）以成熟胚诱导的愈伤组织为转化对象，对农杆菌介导的粳稻遗传转化体系进行了系统的优化，使得粳稻整体转化效率大大提高。由于遗传背景的原因，籼稻转化在一段时间内一直存在障碍，因此，研究人员对农杆菌介导的籼稻遗传转化体系也进行了系统的摸索与优化，使得籼稻的转化效率也得到了一定程度的提高。目前水稻遗传转化的主流方法为农杆菌介导的遗传转化法，其优点为转化效率高、转化系统稳定、外源基因拷贝数较低、整合机制相对清楚、成本相对较低以及适合大规模工厂化操作。现有的水稻遗传转化平台基本上可以突破不同品种之间基因型的限制，但整体上来看粳稻转化体系依然优于籼稻转化体系。大规模突变体库是水稻功能基因组学研究的重要平台。目前全世界多个研究团队已构建了大规模的水稻突变体库，包括T-DNA插入突变体库、转座子突变体库、逆转座子突变体库，以及化学/辐射突变体库等。

作为模式生物，水稻也被用于次生代谢研究。例如，华中农业大学罗杰教授研究团队利用代谢组学方法研究了酰胺和类黄酮在水稻中生物合成。酚胺是一类广泛分布在植物界的次生代谢产物，在植物的生长，发育以及应对各种生物、非生物胁迫反应中发挥重要作用。利用自然群体和人工群体分析了不同水稻品种中酚胺类物质的含量、分布以及酚胺在水稻不同组织间的差异，进而利用全基因组关联分析（GWAS）和数量性状位点（QTL）分析鉴定了8个控制水稻酚胺合成的酰基转移酶基因，包括4个编码控制水稻芳香族酚胺的双功能酶。在此基础上，通过同源比对和底物特异性分析，鉴定了决定不同底物特异性的关键氨基酸序列；进而通过进化和生化分析，揭示了控制芳香族酚胺合成的酰基转移酶在单子叶特别是禾本科中特异性的保守进化。上述研究解析了水稻酚胺类自然变异遗传及生化基础，展示了通过多组学结合进行高效基因功能鉴定的新方法，为作物遗传改良实践提供了新资源和新思路。类黄酮是一类广泛分布在植物界的次生代谢产物，在植物的发育，花色的形成，植物微生物互作以及应对各种生物、非生物胁迫反应中发挥重要作用。Chen 等（2018）对在水稻自然群体中所检测的黄酮代谢组数据进行全基因组关联分析（GWAS），确定了4个控制氧糖基黄酮自然变异的位点。结合体外生化实验及对转基因植株的代谢谱分析，鉴定了包括两个主效基因：黄酮-5-氧糖基转移酶（F5GlcT）和黄酮-7-氧糖基转移酶（F7GlcT）基因在内的12个氧糖基转移酶基因，且上述两个主效基因分别通过改变转录及酶活力水平的等位变异控制不同水稻品种中5-氧糖基黄酮及7-氧糖基黄酮的含量。另外，F5GlcT 和 F7GlcT 强弱功能等位变异组合的分布与水稻品种在不同紫外强度下的地理分布显著相关，且其过量表达均能显著提高植株紫外耐受，证明 F5GlcT 和 F7GlcT 在水稻紫外耐受的自然变异中发挥重要作用。这些研究揭示了水稻氧糖基黄酮自然变异的生化基础及其在紫外耐受方面的作用，为作物遗传改良实践提供了新资源。

四、烟草

烟草（*Nicotiana tabacum*）为茄科一年生或有限多年生草本植物，是世界上广泛种植的重要经济作物，也是生命科学研究中应用最多的高等模式生物之一。烟草为异源四倍体（2*n*=4×=48），含24对染色体，基因组大小约4.5 Gb。一般认为烟草是由林烟草（*N. sylvestris*）和绒毛状烟草（*N. tomentosiformis*）种间杂交后染色体加倍产生的。林烟草和绒毛状烟草各含12对染色体，基因组大小约2.4 Gb。Sierro 等（2013）发表了林烟草和绒毛状烟草的全基因组测序结果，Sierro 等（2014）发表了3个烟草栽培品种的基因组序列。我国于2010年启动中国烟草基因组计划，目前已绘制完成了全球第一套烟草全基因组图谱，包含栽培烟草“红花大金元”、两个祖先种绒毛状烟草、林烟草全基因组序列图谱和物理图谱（3张序列图谱和3张物理图谱），“3 + 3”张图谱是世界第一套、也是唯一的一套烟草基因组图谱。其中普通烟草全基因组序列图谱是目前已知植物基因组序列图谱中基因组最大、组装质量最好的图谱。本氏烟（*N. benthamiana*）是烟草的一个近缘种，也常被用于植物分子生物学研究。本氏烟基因组草图已经公布，基因组大小约3.1 Gb。本氏烟是含19对染色体的二倍体。

烟草是最早开始组织培养和遗传转化研究的物种之一，遗传转化体系已经非常成熟，农杆菌介导的遗传转化体系是目前应该最广泛的体系。为了对烟草进行功能基因组学研究，多个研究团队进行了烟草突变体库的构建，其中我国已建成了世界上规模最大的烟草突变体库，累计获得19.4万份突变体种子。

烟草生物碱是烟草中的主要次生代谢产物，包括烟碱（尼古丁，nicotine）、降烟碱（nornicotine）、新烟草碱（anatabine）和假木贼碱（anabasine）。烟碱占烟草生物碱的

90% 左右，是最重要的一种生物碱。烟草中烟碱含量受多种因素影响，包括生态环境、栽培技术以及烟草品种等。烟碱主要在烟草根部合成，通过微管组织运输到叶片的叶肉，并储存于液泡内。腐胺（putrescine）在腐胺-*N*-甲基转移酶（putrescine-*N*-methyltransferase，PMT）的作用下催化合成烟碱，这也是植物中烟碱合成的主要途径。在此过程中腐胺通过 PMT 获得 1 个甲基后转化为 *N*-甲基腐胺（*N*-methyiputrescine），*N*-甲基腐胺在 *N*-甲基腐胺氧化酶（*N*-methylputrescine oxidase，MPO）催化下形成 4-甲氨基丁醚，随后与提供吡啶环部分的烟酸衍生物发生缩合反应形成烟碱。在合成过程中，PMT 是烟碱合成的关键酶，是调控烟碱合成代谢最重要的酶。

本氏烟常被用做代谢工程或合成生物学研究的底盘系统。例如，环烯醚萜途径是合成萜类吲哚生物碱中萜类部分的分支途径，在长春花中该途径的终点产物是裂环马钱子苷，从香叶醇到裂环马钱子苷包括一系列氧化、还原、糖基化和甲基化反应等。Miettinen 等（2014）从长春花中克隆和鉴定了环烯醚萜途径的最后 4 个未被鉴定的酶，完成该途径的完全解析。他们将环烯醚萜途径的 8 个酶在本氏烟中进行表达，但是仅检测到了中间产物 7-脱氧马钱子酸。当通过渗透注入琉蚁二醛、琉蚁三醛或 7-脱氧马钱子酸后，则可以产生裂环马钱子苷，这说明途径的后半部分也是有功能的。该研究为通过合成生物学方法合成有价值的环烯醚萜类和生物碱类化合物奠定了基础。此外，Lau 和 Sattely（2015）在受伤的桃儿七中发现了一些基因，它们能产生去氧鬼臼毒素，这是一种鬼臼毒素的前体，只有在植物受伤后才会产生。该团队将 29 种途径候选基因转入本氏烟中进行筛选。研究人员最终找到 6 个酶，其中的 2 个酶能将去氧鬼臼毒素转化成依托泊苷苷元，与依托泊苷相比仅仅少了一个二糖基。同时，该苷元是更好的依托泊苷前体，与鬼臼毒素相比，需要更少的步骤就可以半合成得到依托泊苷。加上之前已知的四个酶，研究人员构建了完整了依托泊苷苷元生物合成途径，并得到了基因改造的植株，可以生成依托泊苷苷元。

思考题

1. 什么是药用模式生物？药用模式生物具有哪些共同的特征？
2. 如何建立药用模式生物研究体系？
3. 常见药用模式生物有哪些？各有哪些特点和用途？

参考文献

陈浩，林拥军，张启发. 2009. 转基因水稻研究的回顾与展望. 科学通报，54（18）：2699-2717.

陈士林，孙永珍，徐江，等. 2010. 本草基因组计划研究策略. 药学学报，45（7）：807-812.

陈士林，朱孝轩，李春芳，等. 2012. 中药基因组学与合成生物学. 药学学报，47（8）：1070-1078.

崔光红，黄璐倚，唐晓晶，等. 2007. 丹参功能基因组学研究 I——cDNA 芯片的构建. 中国中药杂志，32（12）：1137-1141.

崔光红，王学勇，冯华，等. 2010. 丹参乙酰 CoA 酰基转移酶基因全长克隆和 SNP 分析. 药学学报，45（6）：785-790.

符德保，李燕，肖景华，等. 2016. 中国水稻基因组学研究历史及现状. 生命科学，28（10）：1113-1121.

高伟，崔光红，黄璐琦. 2009. 丹参次生代谢及其基因调控研究 // 中国植物学会药用植物及植物药专业委员会第八届全国药用植物及植物药学术研讨会论文集.

高志勇，谢恒星，王志平，等. 2016. 植物突变体库的作用及构建研究进展. 作物杂志，175（6）：16-19.

龚一富，孙小芬，唐克轩 . 2005. 生物碱生物合成的代谢调控（英文）. 中国生物工程杂志，（增刊）：289-396.
黄玉仙 . 2008. 药用植物毛状根培养与次生代谢产物的研究 . 海峡药学，20（8）：80-82.
贾艾敏，李立芹，程淑芬，等 . 2011. 烟草转基因工作的研究进展 . 安徽农业科学，3911：6336-6337，6452.
李超，史宏志，刘国顺 . 2007. 烟草烟碱转化及生物碱优化研究进展 . 河南农业科学，389（6）：14-17.
李刚，王强，刘秋云，等 . 2004. 利用 PEG 法建立药用真菌灵芝的转化系统 . 菌物学报，23（2）：255-261.
李滢，孙超，罗红梅，等 . 2010. 基于高通量测序 454 GS FLX 的丹参转录组学研究 . 药学学报，45（4）：524-529.
林志彬 . 2007. 灵芝的现代研究（第三版）. 北京：北京大学医学出版社：25-198.
刘晓蓓，吴赓，张芊，等 . 2010. 烟草突变体库的创建策略及其应用 . 中国农业科技导报，12（6）：28-35.
卢懿，侯世祥，陈彤 . 2003. 长春花抗癌成分长春新碱研究的进展 . 中国中药杂志，（11）：13-16.
吕靖，蒿若超，张文英，等 . 2012. 烟草转基因研究进展 . 黑龙江农业科学，217（7）：148-152.
宋经元，罗红梅，李春芳，等 . 2013. 丹参药用模式植物研究探讨 . 药学学报，48（7）：1099-1106.
孙超，胡鸢雷，徐江，等 . 2013. 灵芝：一种研究天然药物合成的模式真菌 . 中国科学：生命科学，43（5）：1-10.
王威威，席飞虎，杨少峰，等 . 2016. 烟草烟碱合成代谢调控研究进展 . 亚热带农业研究，12（1）：62-67.
王学勇，崔光红，黄璐琦，等 . 2008. 丹参 4-（5Y- 二磷酸胞苷）-2-C- 甲基 -D- 赤藓醇激酶的 cDNA 全长克隆及其诱导表达分析 . 药学学报，2008，43（12）：1251.
肖景华，吴昌银，袁猛，等 . 2015. 中国水稻功能基因组研究进展与展望 . 科学通报，60（18）：1711-1723.
徐江，孙超，徐志超，等 . 2014. 药用模式生物研究策略 . 科学通报，59（9）：733-742.
许亮，卢向阳，田云 . 2003. 后基因组时代基因功能分析的策略 . 中国生物工程杂志，23（8）：29-34.
杨滢，周露，化文平，等 . 2011. 丹参异戊烯焦磷酸异构酶基因（SmIPI）的生物信息学及表达分析 . 植物生理学报，47（11）：1086-1090.
叶荣建，林拥军 . 2016. 水稻转基因技术及新品种培育 . 生命科学，28（10）：1268-1278.
余世洲，张磊，张洁，等 . 2015. 烟属物种基因组研究进展 . 基因组学与应用生物学，34（7）：1541-1548.
张蕾 . 2009. 丹参牻牛儿基牻牛儿基焦磷酸合酶基因的克隆与功能研究博士学位论文 . 北京：中国人民解放军军事医学科学院 .
张欣，付亚萍，周君莉，等 . 2014. 水稻规模化转基因技术体系构建与应用 . 中国农业科学，47（21）：4141-4154.
张荫麟，宋经元，祁建军，等 . 1997. 农杆菌转化后丹参植株再生 . 中国中药杂志，22（5）：274-275.
朱作言 . 2006. 模式生物研究 . 生命科学，18（5）：419.
Ai JG，Gao SL. 2003. Induction and identification of autotetraploid of *Salvia miltiorrhiza* Bunge and determination of effective constituents in autotetraploid. Pharm Biotechnol，10（6）：372-376.
Bayram O，Krappmann S，Ni M，et al. 2008. VelBA/VeA/LaeA complex coordinates light signal with fungal development and secondary metabolism. Science，320（5882）：1504-1506.
Bombarely A，Rosli HG，Vrebalov J，et al. 2012. A draft genome sequence of *Nicotiana benthamiana* to enhance molecular plant-microbe biology research. Mol Plant Microbe In，25（12）：1523-1530.
Buchholz F，Kittler R，Slabicki M，et al. 2006. Enzymatically prepared RNAi libraries. Nat Methods，3（9）：696-700.
Canel C，Lopes-Cardoso MI，Whitmer S，et al. 1998. Effects of over-expression of strictosidine synthase and tryptophan decarboxylase on alkaloid production by cell cultures of *Catharanthus roseus*. Planta，205（3）：414-419.
Carqueijeiro I，Masini E，Foureau E，et al. 2015. Virus-induced gene silencing in *Catharanthus roseus* by biolistic inoculation of tobacco rattle virus vectors. Plants Biology，17（6）：1242-1246.
Chan MT，Chang HH，Ho SL，et al. 1993. *Agrobacterium* mediated production of transgenic rice plants expressing a chimeric α-amylase promoter/β-gluxcuronidase gene. Plant Mol Biol，22（3）：491-506.
Chatel G，Montiel G，Pre M，et al. 2003. CrMYCI，a *Catharanthus roseus* elicitor-and jasmonate-responsive bHLH transcription factorthat binds the G-box element of the strictosidine synthase gene promoter. J. Exp Bot，54（392）：2587-2588.
Chen H，Yuan JP，Chen F，et al. 1997. Tanshinone production in Ti-transformed *Salvia miltiorrhiza* cell suspension cultures. J Biotechnol，58（3）：147-156.

Chen SL, Sun YZ, Xu J, et al. 2010. Strategies of the study on herb genome program. Acta Pharm Sin, 45（7）: 807-812.

Chen SL, Xu J, Liu C, et al. 2012. Genome sequence of the model medicinal mushroom *Ganoderma lucidum*. Nat Commun, 3（2）: 913.

Chen W, Gao Y, Xie W, et al. 2014. Genome-wide association analyses provide genetic and biochemical insights into natural variation in rice metabolism. Nat Genet, 46（7）: 714-721.

Chen W, Wang W, Peng M, et al. 2016. Comparative and parallel genome-wide association studies for metabolic and agronomic traits in cereals. Nat Commun, 7: 12767.

Collu G, Unver N, Peltenburg-Looman AM, et al. 2001. Geraniol 10-hydroxylase, a cytochrome P450 enzyme involved in trpenoid indole alkaloid biosynthesis. FEBS Lett, 508（2）: 215-220.

Correns C. 1900. G Mendels' Regel über das Verhalten der Nachkommenschaft der Rassenbastarde. Berichte der Deutschen Botanischen Gesellschaft, 18: 158-168.

Cui G, Huang L, Tang X, et al. 2007. Functional genomics studies of *Salvia miltiorrhiza* I establish cDNA microarray of *S. miltiorrhiza*. China J Chin Materia Med, 32（12）: 1137-1141.

Davis RH. 2004. The age of model organisms. Nat Rev Genet, 5（1）: 69-76.

De Vries H. 1900. Das Spaltungsgesetz der Bastarde. Berichte der Deutschen Botanischen Gesellschaft, 18（3）: 83-90.

Ding YX, Ou-Yang X, Shang CH, et al. 2008. Molecular cloning, characterization, and differential expression of a farnesyl-diphosphate synthase gene from the basidiomycetous fungus *Ganoderma lucidum*. Biosci Biotechnol Biochem, 72（6）: 1571-1579.

Eid J, Fehr A, Gray J, et al. 2009. Real-time DNA sequencing from single polymerase molecules. Science, 323（5910）: 133-138.

Enfissi EM, Fraser PD, Lois LM, et al. 2005. Metabolic engineering of the mevalonate and non-mevalonate isopentenyl diphosphate-forming pathways for the production of health-promoting isoprenoids in tomato. Plant Biotechnol J, 3（1）: 17-27.

Estevez JM, Cantero A, Reindl A, et al. 2001. l-deoxy-D-xylulose-5-phosphate synthase, a limiting enzyme for plastidic isoprenoid biosynthesis in plants. J Biol Chem, 276（25）: 22901-22909.

Facchini PJ, De Luca V. 2008. Opium poppy and Madagascar periwinkle: model non-model systems to investigate alkaloid biosynthesis in plants. Plant J, 54（4）: 763-784.

Feng LX, Jing CJ, Tang KL, et al. 2011. Clarifying the signal network of salvianolic acid B using proteomic assay andbioinformatic analysis. Proteomics, 11（8）: 1473-1485.

Field B, Osbourn AE. 2008. Metabolic diversification--independent assembly of operon-like gene clusters in different plants. Science, 320（5875）: 543-547.

Fields S, Johnston M. 2005. Whither model organism research. Science, 307（5717）: 1885-1886.

Ge X, Wu J. 2005. Induction and potentiation of diterpenoid tanshinone accumulation in *Salvia miltiorrhiza* hairy roots by beta-aminobutyric acid. Appl Microbiol Biotechnol, 68（2）: 183-188.

Geerlings A, Hallard D, Caballero AM, et al. 1999. Alkaloid production by a *Cinchona officinalis* 'Ledgeriana' hairy root culture containing constitutive expression constructs of tryptophan decarboxylase and strictosidine synthase cDNAs from *Catharanthus roseus*. Plant Cell Rep, 19（2）: 191-196.

Goff SA, Ricke D, Lan TH, et al. 2002. A draft sequence of the rice genome（*Oryza sativa* L. ssp. japonica）. Science, 296（5565）: 79-92.

Gong YF, Liao ZH, Pi Y, et al. 2005. Engineering terpenoid indole alkaloids bio synthetic pathway in *Catharanthus roseus* hairy root cultures by overexpressing the geraniol 10-hydroxylase gene. J Shanghai Jiao Tong Univ, Joural of sharghai Jiaotong university,（s1）: 8-13+25.

Han LM, Yu JN, Ju WF. 2007. Salt and drought tolerance of transgenic *Salvia miltiorrhiza* bunge with the TaLEAl gene. J Plant Physiol Mol Biol, 33（2）: 109-114.

Hiei Y, Ohta S, Komari T, et al. 1994. Efficient transformation ofrice（*Oryza sativa* L.）mediated by *Agrobacterium* and sequence analysis of the boundaries of the T-DNA. Plant J，6（2）：271-282.

Hu ZB，Alfermann AW. 1993. Diterpenoid production in hairy root culture of *Salvia miltiorrhiza*. Phytochemistry，32（3）：699-703.

Hua W，Zhang Y，Song J，et al. 2011. *De novo* transcriptome sequencing in *Salvia miltiorrhiza* to identify genes involved in the biosynthesis of active ingredients. Genomics，98（4）：272-279.

International rice genome sequencing project. 2005. The map-based sequence of the rice genome. Nature，436：793-800.

Jennifer M，Jacob P，Karel M，et al. 2015. Iridoid synthase activity is common among the plant progesterone 5b-reductase family. Mol Plant，8（1）：136-152.

Jin K，Li J，Vizeacoumar FS，et al. 2012. PhenoM：A database of morphological phenotypes caused by mutation of essential genes in *Saccharomyces cerevisiae*. Nucleic Acids Res，40：D687-D694.

Joo SS，Ryu IW，Park JK，et al. 2008. Molecular cloning and expression of a laccase from *Ganoderma lucidum* and its antioxidative properties. Mol Cells，25（1）：112-118.

Joyce AR，Palsson BO. 2006. The model organism as a system：integrating ‘omics ’ data sets. Nat Rev Mol Cell Biol，7（3）：198-210.

Kellner F，Kim J，Clawijo BJ，et al. 2015. Genome-guided investigation of plant natural product biosynthesis. Plant J，82（4）：680-692.

Lau W，Sattely ES. 2015. Six enzymes from mayapple that complete the biosynthetic pathway to the etoposide aglycone. Science，349（6253）：1224-1228.

Lee CY，Agrawal DC，Wang CS，et al. 2008. T-DNA activation tagging as a tool to isolate *Salvia miltiorrhiza* transgenic lines for higher yields of Tanshinones. Planta Med，74（7）：780-786.

Li CY，Leopold AL，Sander GW，et al. 2013. The ORCA2 transcription factor plays a key role in regulation of the terpenoid indole alkaloid pathway. BMC Plant Biol，13：155.

Li G，Köllner TG，Yin Y，et al. 2012. Nonseed plant *Selaginella moellendorfii* has both seed plant and microbial types of terpene synthases. Proc Natl Acad Sci USA. 109（36）：14711-14715.

Li Y，Sun C，Luo HM，et al. 2010. Transcriptome characterization or *Salvia miltiorrhiza* using 454 GS FLX. Acta Pharm Sin，45（4）：524-529.

Lichtenthaler HK. 1999. The l-deoxy-D-xylulose-5-phosphate pathway of isoprenoid biosynthesis in plants. Annu Rev Plant Physiol Plant Mol Biol，50：47-65.

Liu XJ，Chuang YN，Chiou CY，et al. 2012. Methylation effect on chalcone synthase gene expression determines anthocyanin pigmentation in floral tissues of two *Oncidium orchid* cultivars. Planta，236（2）：401-409.

Lois LM，Rodriguez-Concepcion M，Gallego F，et al. 2000. Carotenoid biosynthesis during tomato fruit development：regulatory role of 1-deoxy-D-xylulose 5-phosphate synthase. Plant J，22（6）：503-513.

Ma Y，Yuan L，Wu B，et al. 2012. Genome-wide identification and characterization of novel genes involved in terpenoid biosynthesis in *Salvia miltiorrhiza*. J Exp Bot，63（7）：2809-2823.

Maloy SR，Hughes KT. 2007. Strain collections and genetic nomenclature. Methods Enzymol，421：3-8.

McKnight TD，Roessner CA，Devagupta R，et al. 1990. Nucleotide sequence of a cDNA encoding the vacuolar protein strictosidinesynthase from *Catharanthus roseus*. Nucleic Acids Res，18（16）：4939.

Meijer AH，De Wall A，Verpoorte R，et al. 1993. Purification of the cytochrome P-450 enzyme geraniol-10-hydroxylase from cell cultures of *Catharanthus roseus*. J Chromatogr，653：237-249.

Meijer AH，Lopes Cardoso MI，Voskuilen JTH，et al. 1993. Isolation and characterization of a cDNA clone from *Catharanthus roseus* encoding NADPH：cytochrome P-450 reductase，an enzyme essential for reactions catalysed by cytochrome P-450 monoxygenase. in plane. Plant J，4（1）：47-60.

Menke FL，Champion A，Kijne JW，et al. 1999. A novel jasmonate and elicitor-responsive element in the periwinkle secondary metabolite biosynthetic gene str interacts with a jasmonate-and elicitor-inducible AP2-domain transcription factor，ORCA2. EMBO，

18（16）：4455-4463.

Miettinen K，Dong L，Navrot N，et al. 2014. The seco-iridoid pathway from *Catharanthus roseus*. Nat Commun，7（5）：3606.

Munoz-Bertomeu J，Arrillaga I，Ros R，et al. 2006. Up-regulation of l-deoxy-D-xylulose-5-phosphate synthase enhances production of essential oils in transgenic spike lavender. Plant Physiol，142（3）：890-900.

Murata J，Bienzle D，Brandle JE，et al. 2006. Expressed sequence tags from Madagascar periwinkle（*Catharanthus roseus*）. FEBS Lett，580（18）：4501-4507.

Nelson D，Werck-Reichhart D. 2011. A P450-centric view of plant evolution. Plant J，66（1）：194–211.

Peebles CA，Hughes EH，Shanks JV，et al. 2009. Transcriptional response of the terpenoid indole alkaloid pathway to the over-expression of ORCA3 along with jasmonic acid elicitation of *Catharanthus roseus* hairy roots over time. Metab Eng，11（2）：76-86.

Peng M，Gao Y，Chen W，et al. 2016. Evolutionarily distinct BAHD N-acyltransferases are responsible for natural variation of aromatic amine conjugates in rice. Plant Cell，28（7）：1533-1550.

Peng M，Shahzad R，Gul A，et al. 2017. Differentially evolved glucosyltransferases determine natural variation of rice flavone accumulation and UV-tolerance. Nat Commun，8（1）：1975.

Prakash P，Ghosliya D，Gupta V. 2015. Identification of conserved and novel MicroRNAs in *Catharanthus roseus* by deep sequencing and computational prediction of their potential targets. Gene，554（2）：181-195.

Qi X，Bakht S，Leggett M，et al. 2004. A gene cluster for secondary metabolism in oat：implications for the evolution of metabolic diversity in plants. Proc Natl Acad Sci USA，101（21）：8233-8238.

Qu Y，Easson ML，Froese J，et al. 2015. Completion of the seven-step pathway from tabersonine to the anticancer drug precursor vindoline and its assembly in yeast. Proc Natl Acad Sci U S A. 112（19）：6224-6229.

Raver D，Herbomel P，Patton EE，et al. 2003. The zebrafish as a model organism to study development of the immune system. Adv Immunol，81：253-330.

Ravi M，Chan SWL. 2010. Haploid plants produced by centromere-mediated genome slimination. Nature，464（7288）：615-618.

Ren A，Ouyang X，Shi L，et al. 2013. Molecular characterization and expression analysis of GlHMGS，a gene encoding hydroxymethylglutaryl-CoA synthase from *Ganoderma lucidum*（Ling-zhi）in ganoderic acid biosynthesis pathway. World J Microbiol Biotechnol，29（3）：523-531.

Sanodiya BS，Thakur GS，Baghel RK，et al. 2009. *Ganoderma lucidum*：a potent pharmacological macrofungus. Curr Pharm Biotechnol. 10（8）：717-742

Shang CH，Shi L，Ren A，et al. 2010. Molecular cloning，characterization，and differential expression of a lanosterol synthase gene from *Ganoderma lucidum*. Biosci Biotechnol Biochem，74（4）：974-978.

Shang CH，Zhu F，Li N，et al. 2008. Cloning and characterization of a gene encoding HMG-CoA reductase from *Ganoderma lucidum* and its functional identification in yeast. Biosci Biotechnol Biochem，72（5）：1333-1339.

Shi L，Fang X，Li M，et al. 2012. Development of a simple and efficient transformation system for the basidiomycetous medicinal fungus *Ganoderma lucidum*. World J Microbiol Biotechnol，28（1）：283-291.

Shi L，Qin L，Xu Y，et al. 2012. Molecular cloning，characterization，and function analysis of a mevalonate pyrophosphate decarboxylase gene from *Ganoderma lucidum*. Mol Biol Rep，39（5）：6149-6159.

Shimamoto K，Kyozuka J. 2002. Rice as a model for comparative genomics of plants. Annu Rev Plant Biol，53：399-419.

Sidorov VA，Kasten D，Pang SZ，et al. 1999. Stable chloroplast transformation in potato：use of green fluorescent protein as a plastid marker. Plant J，19（2）：209-216.

Sierro N，Battey JND，Ouadi S，et al. 2013. Reference genomes and transcriptomes of *Nicotiana sylvestris* and *Nicotiana tomentosiformis*. Genome Biol，14（6）：60-77.

Sierro N，Battey JND，Ouadi S，et al. 2014. The tobacco genome sequence and its comparison with those of tomatoand potato. Nat Commun，5（5）：3833-3841.

Song J，Zhang Y，Qi J. 1998. Biotechnology of *Salvia miltiorrhiza*. Nat Prod Res Develop，11：86-89.

Song JY, Qi JJ, Lei HT, et al. 2000. Effect of *Armillaria mellea* elicitor on accumulation of tanshinones in crown gall cultures of *Salvia miltiorrhiza*. Acta Botanica Sinica, 42（3）：316-320.

Springer PS, McCombie WR, Sundaresan V, et al. 1995. Gene trap tagging of PROLIFERA, an essential MCM2-3-5-like gene in Arabidopsis. Science, 268（5212）：877-880.

St-Pierre B, Vazquez-Flota FA, De Luca V. 1999. Multicellular compartmentation of *Catharanthus roseus* alkaloid biosynthesis predicts intercellular translocation of a pathway intermediate. Plant Cell, 11（5）：887-900.

Sun L, Cai H, Xu W, et al. 2001. Efficient transformation of the medicinal mushroom *Ganoderma lucidum*. Plant Mol Biol Rep, 19(4): 383-384.

Sun LV, Jin K, Liu Y, et al. 2008. PBmice：An integrated database system of piggyBac （PB） insertional mutations and their characterizations in mice. Nucleic Acids Res, 36（Suppl 1）：D729-D734.

Takeshita H, Sawa H. 2005. Asymmetric cortical and nuclear localizations of WRM-1/beta-catenin during asymmetric cell division in *C. elegans*. Genes Dev, 19（15）：1743-1748.

Tissier A. 2012. Glandular trichomes：what comes after expressed sequence tags. Plant J, 70（1）：51-68.

Toriyama K, Arimotoa Y, Uchimiyaa H, et al. 1988. Transgenic rice plants after direct gene transfer into protoplasts. Nat Biotechnol, 6（9）：1072-1074.

Tweedie S, Ashburner M, Falls K, et al. 2009. FlyBase: Enhancing *Drosophila* Gene Ontology annotations. Nucleic Acids Res, 37（Suppl 1）：D555-D559.

Van Der Fits L, Memelink J. 2000. ORCA3, a jasmonate-responsive transcriptional regulator of plant primary and secondary metabolism. Science, 289（5477）：295-297.

Van Der Fits L, Zhang H, Menke FL, et al. 2000. A *Cathananthus roseus* BPF-1 homologue interacts with an elicitor-responsive region of the secondary metabolite biosynthetic gene Str and is induced by elicitor via a JA-independent signal transduction pathway. Plant Mol Biol. 44（5）：675-685.

Van Moerkercke A, Fabris M, Pollier J, et al. 2013. CathaCyc, a metabolic pathway database built from *Catharanthus roseus* RNA-Seq data. Plant Cell Physiol. 54（5）：673-685.

Van Moerkercke A, Steensma P, Gariboldi I, et al. 2016. The basic helix-loop-helix transcription factor BIS2 is essential for monoterpenoid indole alkaloid production in the medicinal plant *Catharanthus roseus*. Plant J, 88（1）：3-12.

Van Moerkercke A, Steensma P, Schweizer F, et al. 2015. The bHLH transcription factor BIS1 controls the iridoid branch of the monoterpenoid indole alkaloid pathway in *Catharanthus roseus*. Proc Natl Acad Sci U S A, 112（26）：8130-8135.

Van Verk MC, Pappaioannou D, Neeleman L, et al. 2008. A Novel WRKY transcription factor is required for induction of PR-la gene expression by salicylic acid and bacterial elicitors. Plant Physiol, 146（4）：1983-1995.

Wang N, Long T, Yao W, et al. 2013. Mutant resources for the functional analysis of the rice genome. Mol Plant, 6（3）：596-604.

Wang QH, Chen AH, Zhang BL. 2009. *Salvia miltiorrhiza*：a traditional Chinese medicine research model organism. Acta Chin Med Pharm, 37（4）：1-3.

Wesley SV, Helliwell CA, Smith NA, et al. 2001. Construct design for efficient, effective and high-throughput gene silencing in plants. Plant J, 27（6）：581-590.

Williams RB, Henrikson JC, Hoover AR, et al. 2008. Epigenetic remodeling of the fungal secondary metabolome. Org Biomol Chem, 6（11）：1895-1897.

Wu SJ, Shi M, Wu JY. 2009. Cloning and characterization of the 1-deoxy-D-xylulose 5-phosphate reductoisomerase gene for diterpenoid tanshinone biosynthesis in *Salvia miltiorrhiza*（Chinese sage）hairy roots. Biotechnol. Appl. Biochem, 52（1）：89-95.

Xiao Y, Zhang L, Gao S, et al. 2011. The c4h, tat, hppr and hppd genes prompted engineering of rosmarinic acid biosynthetic pathway in *Salvia miltiorrhiza* hairy root cultures. PLoS One, 6（12）：e29713.

Xu JW, Xu YN, Zhong JJ. 2012. Enhancement of ganoderic acid accumulation by overexpression of an N-terminally truncated 3-hydroxy-3-methylglutaryl coenzyme a reductase gene in the basidiomycete *Ganoderma lucidum*. Appl Environ Microbiol, 78(22):

7968-7976.

Yan Q，Hu Z，Wu J. 2006. Influence of biotic and abiotic elicitors on production of tanshinones in *Salvia miltiorrhiza* hairy root culture. Chin Tradit Herb Drugs，37（2）：262-265.

Yan XM，Zhang L，Wang J，et al. 2009. Molecular characterization and expression of 1-deoxy-d-xylulose 5-phosphate reductoisomerase（DXR）gene from *Salvia miltiorrhiza*. Acta Physiol Plant，31（5）：1015.

Yan YP，Wang ZZ. 2007. Genetic transformation of the medicinal plant *Salvia miltiorrhiza* by *Agrobacterium tumefaciens*-mediated method. Plant Cell Tiss Organ Cult，88（2）：175-184.

Yu J，Hu S，Wang J，et al. 2002. A draft sequence of the ricegenome（*Oryza sativa* L. ssp. indica）. Science，296（5565）：79-92.

Zhang H，Hedhili S，Montiel G，et al. 2011. The basic helix-loop-helix transcription factor CrMYC2 controls the jasmonate-responsive expression of the ORCA genes that regulate alkaloid biosynthesis in *Catharanthus roseus*. Plant J，67（1）：61-71.

Zhang HM，Yang H，Rech EL. 1988. Transgenic rice plants produced by electroporation-mediated plasmid uptake into protoplasts. Plant Cell Rep，7（6）：379-384.

Zhang J，Chen LL，Xing F，et al. 2016. Extensive sequence divergence between the reference genomes of two elite indica rice varieties Zhenshan 97 and Minghui 63. Proc Natl Acad Sci U S A. 113（35）：E5163-171.

Zhang J, Li C, Wu C, et al. 2006. RMD: A rice mutant database for functional analysis of the rice genome. Nucleic Acids Res, 34（Suppl 1）：D745-D748.

Zhang L，Cheng YY，Qi XQ，et al. 2009. *Agrobacterium rhizogenes*-mediated transformation of *Salvia miltiorrhiza* Bunge against the RNAi vectors of geranylgeranyl pyrophosphate synthase 1 gene. Lett Biotechnol，55（55）：2768-2773.

Zhang W，Wu R. 1988 Efficient regeneration of transgenic plants from rice protoplasts and correctly regulatedexpression of the foreign gene in the plants. Theor Appl Genet，1988，76（6）：835-840.

Zhang Y，Song J，Qi J，et al. 1997. The plant regeneration of *Salvia miltiorrhiza* Bge. transformed by *Agrobacterium*. China J Chin Materia Med，22（5）：274-276.

Zhao MW，Liang WQ，Zhang DB，et al. 2007. Cloning and characterization of squalene synthase （SQS） gene from *Ganoderma lucidum*. J Microbiol Biotechnol，17（7）：1106-1112.

Zhou W，Yao J，Qian Z，et al. 2007. To optimize the inducement condition of root hairs of *Salvia miltiorrhiza* Bunge. J Shanghai Normal Univ（Nat Sciences），36（2）：93-98.

第十二章
中药合成生物学研究

合成生物学（synthetic biology）是一门以工程学思想为指导，对天然生物系统进行重新设计与改造，并设计与构建新的标准化的生物元件、组件与系统的新兴学科。它是生物化学、分子与细胞生物学、系统生物学等与工程学、数学、计算机科学等相融合的交叉学科，并在医药、能源、环境等领域取得了令人瞩目的成果。中药合成生物学是在基因组学研究的基础上，对药用天然产物生物合成相关元器件进行挖掘和表征，借助工程学原理对其进行设计和标准化，通过在底盘系统中装配与集成重建人工生物合成途径和代谢网络，从而实现药用活性成分的定向、高效合成的一门学科。其重在解决天然药物研发和生产制造中的一系列重大科学问题。该学科的设立和发展将提升我国天然来源创新性药物的研发能力和医药产业的国际核心竞争力。

天然产物在药物的发现和研制中发挥着重要作用，以天然产物为基础研制和开发新药一直是化学界和生物医药界重点关注的领域。1981 ～ 2014 年批准上市的 1562 个药物中约有 50% 与天然产物有关；1940 ～ 2014 年，国际上共有 175 个小分子药物被批准用于癌症治疗，其中有 85 个（约 49%）来源于天然产物或其衍生物。但是大多数天然产物在原物种中含量低，化学提取成本高且会对资源环境造成破坏。有些天然产物由于含有多个手性中心或结构而不稳定，化学全合成难度极大。因此，传统的天然提取或者人工化学合成的方法难以满足现代科研和新药研发的需求，中药合成生物学将是解决这一矛盾的有效途径。

中药合成生物学是近几年兴起并进入一个快速发展时期的交叉学科。其中最具代表性的工作是加州大学伯克利分校 Jay Keasling 研究团队利用合成生物学的策略，实现了中草药植物黄花蒿（*Artemisia annua*）中青蒿素前体青蒿酸的异源生物合成，并进一步通过化学半合成转化，实现了青蒿素的全合成。在此工作的启发下，一些中药的功效成分如人参皂苷、紫杉醇前体紫杉烷、丹参素 A、天麻素、灯盏花素等都陆续实现在微生物系统中生物合成。随着测序技术的高速发展及功能基因的不断挖掘，未来通过合成生物学的策略将实现更多中药功效成分的发酵生产，同时通过系统优化，进一步提高异源体系中发酵生产中药功效成分也是未来研究的重点方向。

目前人们对于药用植物中天然产物生物合成途径以及微生物代谢调控的认知还有限。通过设计、重构目标化合物的高效生物合成途径，借助改造后宿主的大部分或全部基础代谢，利用发酵生产目标化合物的“半合成生物学”，可以有效地弥补有机合成化学在复杂天然产物类药物生产方面的不足，为来源稀缺的复杂天然产物类药物的发现和开发提供持续、稳定、经济的原料供给。这一阶段中，所利用的宿主微生物的主要代谢途径及合成的成分有：①乙酸 - 丙二酸途径（acetate-malonate pathway，AA-MA 途径），这一途径可产生脂肪酸类、酚类、蒽酮类等化合物；②甲羟戊酸途径（mevalonic acid pathway，MVA 途径），主要生成萜类、甾类化合物；③莽草酸途径（shikimic acid pathway），苯丙素类、香豆素类等芳香类化合物由此途径产生，由莽草酸经桂皮酸再到苯丙素类化合物的合成途径也被称为桂皮酸途径；④氨基酸途径（amino acid pathway），是青霉素、头孢菌素以及大多数生物碱类化合物的生物合成途径；⑤复合途径，许多次级代谢产物都是由上述 4 种代谢途径复合而成的，如吲哚生物碱由氨基酸和甲羟戊酸途径合成。

中药合成生物学的目标是根据化合物的结构需要，在工程学思想的指导下，根据化学原理，完全通过设计并构建新的生物合成元件或组件（parts）和设备（devices），进而从头设计并构建新的生物合成途径（pathway）和系统（systems），并在改造好的高效微生物宿主中实现单一目标化合物的生物全合成。

中药合成生物学首先是要实现在底盘细胞（如大肠杆菌、酵母、枯草芽孢杆菌）中创建中药功效成分的合成途径，实现底盘细胞生产中药功效成分。同时，由于基因元件来源多为植物来源，其在微生物体内蛋白表达普遍较低，再加上底盘细胞自身复杂的代谢流，因此需进一步通过整个体系的优化，提高目标功效成分的发酵浓度。

中药功效成分可以通过多种途径获得，如直接从药源植物中提取，这也是现今中药功效成分获取的主要方法；此外，还有化学合成、半化学合成以及一些其他方法，然而这些方法都有很大的局限性，亟需一种高效、简便的方法来满足中药功效成分的工业化生产以及市场的大规模需求。合成生物学方法利用微生物易于培养、不受环境影响且生长周期短、生产系统规范、反应条件温和易于控制，产物成分较为单一、易于分离和提取以及环境友好等特点，成功解决了药物活性成分来源稀缺、化学合成困难、以及造价高等一系列问题，为中药功效成分的工业化生产以及可持续利用提供了一个新的可行性方法。虽然合成生物学起步较晚，但发展迅猛，各种高效、简便的生物学技术也相继诞生，如高通量测序技术、不同尺度的 DNA 合成组装技术以及一些文库如启动子文库、核糖开关文库等，都极大地推动了该方法的发展。通过合成生物学技术，利用微生物发酵来进行中药功效成分的异源合成已经取得的一系列成果，如青蒿素、人参皂苷、丹参酮等生物学合成，尤其是青蒿素的生物合成方面更是显示出了其在中药功效成分合成方面的巨大潜力和优势。随着合成生物学的发展，通过对工程菌株中代谢合成途径的设计、重构和优化，能够为中药功效成分的工业化生产提供一套稳定、持久、经济、高效的合成途径。

第一节　中药合成生物学体系创建

中药合成生物学的目的是将复杂的自然生物代谢系统改造为简单的、可控的模块或零件，经计算机辅助设计对其进行模拟预测，从而构建出由天然或非天然的功能元件或模块组成的生物系统，实现生物系统在各领域的模块化应用。

中药合成生物学的研究思路：首先，对目标中药植物进行基因组或功能基因组研究，在组学基础上对目标成分的合成途径进行挖掘和解析，获得合成目标成分的所有基因元件；

之后，将元件组成的合成途径组装入底盘菌株，通过菌株体系的优化，提高目的产物发酵浓度，进而工业化生产中药功效成分。基因元件的挖掘，除了通过常规解析目标成分所在物种的代谢途径外，也常利用定制合成的策略，即通过在数据库中寻找其他物种中具备相同催化功能的基因元件，并通过酶工程改造策略来提高其催化活性，可以在目的产物源植物的生物合成途径未被解析情况下，打破物种界限，通过新设计反应，建立全新的人工代谢途径，实现目的产物的定制生物合成。

中药合成生物学的核心研究方法：是通过对目的产物的合成元件进行合理设计，构建并组装于大肠杆菌或者酵母等底盘微生物中，同时对底盘细胞代谢流进行优化调控，使其流向目标成分合成方向，提高发酵生产目的产物浓度，其核心方法即底盘细胞的基因编辑，其中主要包括基因表达、基因组装和基因删除。基因表达可以质粒形式表达蛋白，也可将外源基因整合到染色体上进行表达，质粒有高拷贝质粒也有低拷贝质粒，可以选择不同的质粒控制蛋白的表达水平高低，操作灵活，适合实验室操作，但长时间发酵传代质粒容易丢失，因此工业化生产主要以染色体整合的基因表达方式为主。基因删除主要是基于同源重组交换原理，删除掉基因的编码框，以达到抑制基因表达的目的。

一、中药功效成分合成路径的创建

目前，中药功效成分的合成途径构建可以分为两种模式，第一种模式是对原代谢途径的直接转移、重构和工程化。在充分了解目标天然代谢产物代谢途径的基础上，最低限度的改变生物中固有的代谢途径，新构建的代谢途径与原物种中代谢途径基本一致，这是中药功效成分代谢途径重构的主要研究模式；另一种模式是根据目的产物或其合成过程中的中间体的化学结构，对其代谢途径进行重设计、筛选、组装和程序化。采用这种模式构建的代谢途径可能与原底盘细胞中固有的代谢途径相差比较大，这种模式的构建是建立在丰富的元件库基础上，不需要对代谢途径有深入的了解。

1. 原代谢途径的直接转移

这种模式对新代谢途径的构建可分为 3 种方式。

第一种方式是将不同来源的、与目的产物合成有关的基因元件整合到底盘细胞中，利用底盘生物的初生和次生代谢所提供的前体物质，通过异源基因的表达将其转化为目的产物。这种基于基因工程基础上的构建方式是目前最为简单的构建方式，被广泛的应用到了不同的底盘细胞中去，但它的目的主要是对所设计的代谢途径在不同底盘细胞中重构的可行性进行检验。

第二种代谢方式也是基于底盘细胞固有的中间体供应机制，在第一种方式的基础上，导入中药功效成分生物合成模块和底物调控模块，通过调节底物合成量来提高目的产物的合成量。例如，Martin 等（2003）在构建产紫穗槐 -4，11- 二烯的大肠杆菌工程菌株时，除了导入必需的紫穗槐 -4，11- 二烯合酶（*ADS*）基因之外，还导入了 3 个含 1- 脱氧 -D- 木酮糖 -5- 磷酸（DXP）途径中的限速酶基因的模块，使紫穗槐 -4，11- 二烯产量为原来的 3.6 倍；Ro 等通过抑制鲨烯合酶编码基因 *ERG9* 的表达减少 FPP 流向角鲨烯，使紫穗槐 -4，11- 二烯产量提高了 2 倍。

第三种方式是在第一、第二两种方式基础上，同时导入底物合成模块、底物调控模块以及中药功效成分生物合成模块，这种方式可以不依赖于底盘细胞的底物供应，既可以在无底物供应的情况下完成目的产物或其前体物质的合成，还可以同时利用底盘细胞供应的前体以及新引入的底物供应途径提供的底物进行目的产物及其中间体的合成。最经典的是Keasling 实验小组在构建的产紫穗槐 -4，11- 二烯的大肠杆菌中，将来自于酿酒酵母的甲羟戊酸合成模块（底物调控模块）、FPP 合成模块（底物合成模块）以及紫穗槐 -4，11- 二烯合成模块（中药功效成分生物合成模块）这 3 个模块同时导入底盘菌株中，成功构建了产青蒿素前体物质紫穗槐 -4，11- 二烯的工程菌株，后经优化操作，紫穗槐 -4，11- 二烯产量达 27.4 g/L。上述 3 个模块都是由可拆卸的即插即用元件组成，这将众多复杂的生物合成途径变成了可以随时拆卸的工程化生物系统。Ajikumar 等（2010）利用代谢工程多元模块法，以产异戊烯焦磷酸 IPP 为节点，将紫杉醇生物合成途径分为 2 个模块，即 IPP 的内源性 MEP 途径的上游模块和合成异源萜类化合物途径的下游模块。将下游模块导入底盘细胞中并过表达上游模块，经最后优化后，紫杉醇二烯合成量最高达 1.02 g/L。

2. 中药功效成分的新合成路径创建

这种模式是基于对所需合成的目的产物或其中间体的化学结构了解比较清楚的情况下，在底盘细胞中对中药功效成分或中间体的合成路径进行重新设计，然后根据这条路径从基因数据库中筛选出与目的产物合成有关联的酶基因，将这些酶基因导入受体细胞，在底盘细胞中进行组装和表达，从而构建出一条全新的、与原物种中的合成路径相差很大的合成路径。采用这种模式构建的代谢途径与原底盘细胞中固有的代谢途径相差比较大，需基于深厚的化学和生物功底，但不需要对代谢途径有深入的了解。Bai 等（2014）将酵母中的丙酮酸脱羧酶 ARO10、内源性 ADHs、来自红景天的糖基转移酶 UGT73B6 导入 *E. Coli* 中，第一次成功地在大肠杆菌中合成了红景天苷。随后经过一系列的优化操作，红景天苷最高产量达 56.9 mg/L，为红景天苷合成提供了一个操作简单、经济高效的获取方法。

二、对中药功效成分合成路径计算机模拟设计

选定要生产的目的产物时，需首先确定该产物的最优合成途径。新一代测序技术和生物信息学分析技术的发展，为合成路径的发现提供了新的选择，即参考代谢流分布，设计一些启发式的假设（如菌体最大生长量、产物最大合成量等），进行通量平衡（FBA）和最小代谢调整（MOMA）等计算机模拟分析（in silico analysis），通过各种各样的细胞代谢模型对细胞代谢进行系统的模拟操作，利用计算机模拟出最高的物质产出（流平衡分析），确定最优的合成途径。目前，化学计量的基因组尺度代谢模型是最常用的一种模型，它能够对整体代谢网络及对如何将中央路径引入到其他细胞的新陈代谢中进行预测分析。

最早、最简单的化学计量模型（基因尺度或非基因尺度）是发现产品的最大理论产量和最高产量中代谢的流量分布。这些方法已经取得了巨大成功，如二氢青蒿酸的生产。Alper 等（2005）通过应用 MOMA 方法，鉴定并通过实验证实了缺失 7 个基因的 *E. coli* JE660 菌株中番茄红素的合成量显著提高（比原菌株高约 40%），成功完成了 *E.coli* 中能够改善番茄红素合成的靶基因位点的预测及鉴定工作；2011 年，Song 等 2008 年利用基因组规模代谢网络和流量平衡分析，确定 2 个氨基酸和 4 个维生素作为必要化合物补充到培养基中，

提高了曼琥珀酸的产量(比原培养基中提高15%)。Sun等(2014)提出了一种基于约束条件，通过计算机模拟生物可达到的最佳反应速率，基于模拟结果，确定能够改善萜类物质代谢流的基因位点，并进行基因编辑，使得紫穗槐二烯的产率比野生型增加8～10倍。

第二节 中药合成生物学体系优化策略

中药涉及的次生代谢途径十分复杂，大多数药用活性成分的生物合成途径仍不清晰，已成为阻碍中药合成生物学发展的主要瓶颈。随着本草基因组学研究的逐步深入，将极大地加快次生代谢途径的解析进程，为中药合成生物学研究奠定坚实的前期基础。经过30余年的发展，遗传操作和转化技术已非常成熟。将特定次生代谢途径中的所有基因导入酵母或大肠杆菌等微生物中，实现某种中药活性成分合成途径的重建，并不存在技术困难。但是，由于宿主对密码子的偏好性、不同合成元件之间可能的低匹配性以及宿主本身生理调控机制的影响等原因，将导致基因表达量不高或蛋白产物无活性，进而引起目标次生代谢产物无法合成或产量低下，甚至造成大量有毒中间产物的积累。目的产物的产量达到工业化生产水平依然是一项非常富有挑战性的任务。本节提出了天然产物合成生物学体系的优化策略（图12-1）：综合运用单个元件、外源代谢途径、底盘系统和发酵条件的优化技术，对宿主细胞进行改造，人工精确调控外源基因，实现多基因的联合协同表达，使生物合成系统最优化，目的产物的产量最大化，为天然药物的研发提供新的先导化合物。

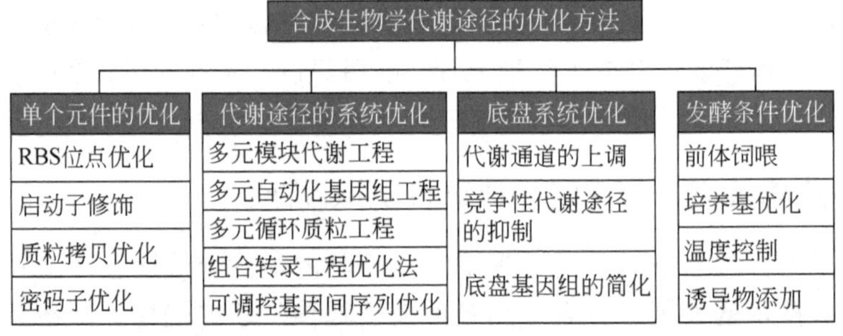

图12-1 合成生物学代谢途径的优化策略（Awan et al. 2016）

一、单个元件的优化

合成生物学中的元件包括RBS序列、复制起始位点、启动子、终止子、功能蛋白等。单个元件的微调能有效改善基因线路的性能、增加途径中酶基因的表达量和生化反应的效率。

1.RBS位点优化

核糖体结合位点（ribosome-binding site，RBS位点）是调节翻译强度的重要元件，人工设计的RBS文库可以方便地通过引物设计和PCR扩增来实现与特定基因的连接，从而在翻译水平上对基因的表达强度进行调节。可以通过RBS计算器（RBS calculator）或者RBS设计器（RBS designer）对RBS文库的范围和强度进行预测。目前，许多研究者已经成功地应用RBS文库来增加异源代谢途径目的产物的产量。

2. 启动子修饰

启动子是结构基因上游起始转录的一段序列。启动子结构会影响其本身与 RNA 聚合酶的亲和力，从而影响该启动子对基因的转录效率。启动子的强度决定了结构基因的转录强度。对启动子进行修饰（如对启动子进行突变、改变启动子序列的长度或使用强启动子）可以调控途径中酶基因的表达效率。Redding-Johanson 等（2011）的实验表明，使用强启动子能增加甲羟戊酸激酶（*MK*）和磷酸甲羟戊酸激酶的表达活性，进而提高工程菌中紫穗槐 -4，11- 二烯（AD）的产量。Anthony 等（2009）通过优化启动子的长度来平衡甲羟戊酸激酶和紫穗槐 -4，11- 二烯合酶（*ADS*）基因的表达，使抗癌药物的前体紫穗槐 -4，11- 二烯的产量提高了 5 倍。

3. 质粒的拷贝数优化

增加基因的拷贝数是调节异源基因在底盘系统中表达最常用工具之一。将基因克隆到多拷贝的表达质粒上，增加基因的拷贝数能使基因获得高水平表达，但会给细胞带来更大的生理负担，所以质粒拷贝数不是越高越好。Jawed 等（2016）在大肠杆菌中建立了丁酸的生物合成途径，他们发现质粒的拷贝数能对丁酸的产量产生影响，使用中等拷贝数的质粒能取得最好的效果，使丁酸的产量达到 1.5 g/L。

4. 密码子优化

采用宿主偏爱的密码子，减少或避免使用稀有密码子是提高途径中基因异源表达水平的重要手段。Kong 等（2009）通过连续重叠 PCR 的方法，合成了完全由酿酒酵母偏爱的密码子编码的 *ADS* 基因，含有该基因的酵母工程菌产生的 AD 产量比对照组提高了 10 ～ 20 倍。优化途径酶基因的密码子可以有效改善其表达水平。Xia 等（2016）通过优化关键酶基因 *PinD6* 的密码子，使长链多不饱和脂肪酸在酿酒酵母中的产量提高了 20 倍。

二、代谢途径的系统优化

对生物合成途径单一元件的修饰在一定程度上能提高目的产物的产量，但局部的改善往往导致中间产物的积累，增加细胞负担，甚至可能会对细胞产生生长抑制毒性，不利于目标产物的获得。因此，通过对代谢途径的系统优化提高目的产物的含量，是中药合成生物的重要方面，其主要包括以下几个方面：

1. 多元模块代谢工程

多元模块代谢工程（multiple module metabolic engineering，MMME）是将整个代谢途径分为不同的模块，再通过系统地改造各个模块的复制起始位点、启动子或 RBS 序列来协调不同模块的表达强度，只需少数模块的组合，就可以在大范围内优化代谢通路。Wu 等（2013）将松属素合成途径分为 4 个模块，通过改变每个模块的质粒拷贝数，限制了毒性物质肉桂酰辅酶 A 的积累，使松属素的产量达到 40.02 mg/L。Liu 等在枯草芽孢杆菌中构建了 *N*- 乙酰氨基葡糖（GlcNAc）合成途径，并把整个途径分为 3 个模块：异源的 *N*- 乙酰氨基葡糖合成模块、*N*- 乙酰氨基葡糖醣酵解模块和肽聚糖合成模块。通过调控小 RNA 来抑制 *N*- 乙酰氨基葡糖醣酵解和肽聚糖的合成，通过同时平衡 3 个模块中内源和外源基因的表达，使 *N*- 乙酰氨基葡糖的产量达到 36.35 g/L。

2. 多元自动化基因组工程

多元自动化基因组工程（multiplex automated genome engineering，MAGE）是一种高通量修饰基因组的工具，能用目标序列同时替换基因组中多个位点。人工设计的寡核苷酸双末端均带有与基因组插入位点同源的序列，中间区域含有需要替换的 DNA 片段，在宿主 DNA 复制过程中，在 λ 噬菌体 Red 重组酶介导下进行高效同源重组。由于 MAGE 通过启动子替换或者核糖体结合位点序列替换这两种方式调节基因的表达，所以寡核苷酸链中间区域含有启动子序列或核糖体结合位点序列。MAGE 能同时调节途径中多个基因（>20 个）的表达。Sharan 等（2009）利用不同的 T7 启动子来替换吲哚合成途径中的 12 个基因的启动子，最优菌株中靛蓝的产量比原始菌株提高 4 倍。Wang 等（2009）利用不同的 RBS 序列替换番茄红素合成途径中 20 个基因的原始 RBS 序列，找到了最优组合，使番茄红素的产量提高了 5 倍。

3. 多元循环质粒工程

与多元自动化基因组工程类似，多元循环质粒工程（multiplex iterative plasmid engineering，MIPE）也是利用寡核苷酸介导的 λ 噬菌体 Red 重组酶的同源重组，将携带多个基因的质粒和针对不同基因设计的多个寡核苷酸共同转化进入宿主细胞，用寡核苷酸目的片段替换质粒上的相应区域，使质粒产生点突变。该法与限制性内切核酸酶切介导的共选择（restriction digestion mediated co-selection，RD CoS）策略相结合，每个循环用一个限制性内切核酸酶切位点作为共选择标记用于质粒多个循环的筛选。Li 等（2013）运用 MIPE 对核黄素的生物合成途径中 5 个基因进行了组合优化，首先从大肠杆菌基因组中克隆出这 5 个基因，并连接到质粒的同一个操纵子中。然后将含有不同的核糖体结合位点的寡核苷酸混合物、携带基因的质粒与用于筛选的寡核苷酸共转化大肠杆菌，质粒上核糖体结合位点区域经同源重组发生突变，经过 3 轮循环后，产生了 1×10^7 种组合，最后将核黄素的产量提高了 2.67 倍。

4. 组合转录工程优化法

在真核微生物中（如酿酒酵母），运用启动子工程能对途径中的基因进行转录水平的优化，通常使用随机突变的方法来得到一系列不同强度的启动子。组合转录工程优化法（customized optimization of metabolic pathways by combinatorial transcriptional engineering，COMPACTER）应用于代谢通路的组合优化，能同时调节多个酶的表达水平。该技术通过将不同强度的启动子与不同代谢通路的基因进行组合，再用高通量的筛选方法来构建和筛选出最高效的代谢通路，由此实现对代谢通路中多个基因表达强度的组合优化。COMPACTER 技术已经应用到酵母木糖利用途径的 3 个酶和纤维二糖利用途径中 2 个酶的优化，使工程菌株中纤维二糖的消耗加速了 2.1 倍，并且使乙醇的产量增加 2.3 倍。

5. 优化可调控基因间区序列

通过可调控基因间区序列（tunable intregenic regions，TIGR）能在一个操纵子内对多个基因表达强度同时进行调节，且在原核生物和真核生物中都适用。TIGRs 由多种控制元件组成，包括：mRNA 二级结构、核糖核酸酶断裂位点和 RBS 隔离序列等。Pfleger 等（2006）在大肠杆菌中对甲羟戊酸途径中 3 个基因（*atoB*、*HMGS*、*tHMGR*）构建 TIGR 文库，优化多种控制元件，使甲羟戊酸的产量提高了 7 倍。采用 TIGR 法人工设计操纵子，能影响

mRNA 的稳定性或翻译起始效率，并消除不同基因的干扰，不需要多个启动子就能在转录后水平同时对多个基因的表达强度进行调节。

三、底盘系统优化

一些常见的模式微生物，如大肠杆菌、酿酒酵母、枯草芽胞杆菌等是近年来被广泛使用的异源合成底盘细胞。它们均具备作为一个优良底盘细胞所需的特征，如生长快速、易于基因工程操作、适合大规模培养、工业化控制简便等。底盘细胞的初生或次生代谢产物能为天然产物的异源生物合成提供前体，优化底盘系统能增加目标代谢途径的底物供应，促进途径通量的重新分配，增加天然产物的产量。

1. 代谢通路的上调

除了增加外源基因的表达量外，使宿主内源基因的表达上调也能促进产物的生物合成。Fatma 等（2016）通过计算机软件分析，在大肠杆菌中选出可能参与长链脂肪醛转化为脂肪醇的 35 个内源性酶。研究发现删除 *YbbO* 基因会使脂肪醇的含量下降 90%，证实该基因在脂肪醇合成中具有重要作用。通过优化 *YbbO* 基因的表达，使长链脂肪醇的产量达到 169mg/L，此外，通过调节脂肪酸和磷脂的生物合成使脂肪醇的产量进一步增加 60%。通过调节途径中的转录因子也能使代谢通路上调，Santos 等（2012）使用全转录工程法（global transcription machinery engineering，gTME），对 rpoA 和 rpoD 转录因子进行突变，使酪氨酸的产量达到 13.8 g/L。

2. 竞争性代谢途径的下调或抑制

下调或阻断竞争性代谢支路能够限制或减少流入竞争代谢途径中的底物供应，从而维持重要前体或中间产物在底盘细胞中的含量。通过基因敲除或使用弱启动子来抑制或下调竞争代谢途径以获得更多的前体，促进途径通量的重新分配。Paradise 等（2008）通过启动子替换来抑制竞争性甾体合成途径中的 *ERG9* 基因表达，减少进入甾体生物合成途径中的 FPP 代谢流，从而使进入青蒿酸生物合成途径的 FPP 流量增加，进而增加了目的产物 AD 和青蒿酸的产量。Westfall 等（2012）采用多种策略来提高丙二酰辅酶 A 在大肠杆菌中的含量，例如过表达乙酰辅酶 A 合酶基因和抑制竞争途径，消除丙二酰辅酶 A 降解途径，最终使丙二酰辅酶 A 在胞内的产量提高了 15 倍。在脂肪酸生产菌株中，敲除 *ADH1* 基因使脂肪酸的产量增加了 1.9 倍；敲除细胞质中的 *ADH1s* 基因使乙酰辅酶 A 增加了 2 倍，以乙酰辅酶 A 作为前体的正丁醇产量增加了约 4 倍。有时同一个前体可能同时作为不同次生代谢途径中的底物用于不同产物的合成，如缬氨霉素和菌丝霉素合成途径竞争一个共同的前体物质 2-酮异戊酸，通过使菌丝霉素合成的基因簇和相关基因失活，缬氨霉素的产量比野生型菌株提高了 4 倍。

3. 底盘基因组的简化

理想的底盘细胞应该具有最小化基因组，即维持细胞的生长繁殖所必须的最少基因（必需基因）。基因组的适当精简将为重要天然产物的异源生物合成提供理想的底盘细胞。基因组的简化可使细胞代谢途径得以优化，不仅能改善细胞对底物、能量的利用效率，更好地耐受引入的各种酶和代谢产物的代谢负担；还能更好地保持外源基因网络，大大提高细胞生理性能的预测性和可控性。采用 CRISPR-Cas9 技术、多元自动化基因组工程、基于位点特异性重组酶的同源重组等基因组编辑技术，能在基因组范围内对任意的多个位点进行同步修饰，实现底盘细胞的改造。Lieder 等（2015）对恶臭假单胞菌进行了基因组的简化，删除了宿主中与鞭毛运动性有关的基因等非必需基因后，菌株的生物量比原始菌株提高40%。

四、发酵条件优化

除了对代谢途径自身进行优化外，发酵条件对异源宿主中目的产物及其前体的产量也有很大影响。即使天然产物工程菌的性能优良，如果缺乏合理的发酵工艺也难以发挥出更大潜力。通过前体饲喂、培养基优化、温度控制和诱导物添加等方式均能有效增加菌株中目的产物的产量。

1. 前体饲喂

前体饲喂是提高目的产物产量的最有效方法之一。前体或中间产物的有效供应是天然产物的合成和生产的先决条件，前体的增加对于次生代谢产物的积累有促进作用，通过中间产物的添加，降低中间产物合成的能量消耗，从而促进代谢流向目的产物。Dhakal 等（2016）在诺卡氏菌中重构了阿根诺卡菌素途径，通过饲喂前体物质脯氨酸与葡萄糖并调节饲喂时间，阿根诺卡菌素的产量达到 84.9 mg/L，与没有饲喂前体的菌株相比，增加了 24 倍。

2. 培养基优化

目前发酵产品的大规模工业化生产多采用液体培养基进行深层发酵。使用的培养基必须满足微生物生长、繁殖的需要，有利于微生物大量合成有机物。培养基成分对工程菌发酵具有重大影响，不同的生物合成途径采用不同的碳源进行发酵，常用的碳源有葡萄糖、木糖、甘油和酵母提取物等。Westfall 等（2012）研究发现，将乙醇和葡萄糖作为培养基的混合碳源时，发酵产生的紫穗槐 -4，11- 二烯产量显著增加，而将碳源变成半乳糖时，发酵产物中的青蒿酸产量上升明显。

3. 温度控制

每种微生物都有最适生长温度。对于某种特定的微生物而言，只能在一定的温度范围内生长，微生物的不同生理活动也需要在不同的温度条件下进行，所以发酵速度、生长速率和代谢产物积累的最适温度往往不同。例如，乳酸链球菌在 40℃时发酵速度最快，在 34℃时繁殖速度最快，25 ～ 30℃时细胞产量最高。所以，研究不同微生物在生长或积累代谢产物阶段时的最适温度，对于用变温发酵来提高发酵生产效率具有重要意义。

4. 诱导物添加

诱导物的种类、浓度和诱导起始时机、诱导时间均能影响产物的产量。因此，兼顾工程菌生理状态和增殖能力选择适当的诱导时机、诱导物用量和诱导时间，能够有效增加工程菌中外源途径蛋白的表达，提高目的产物的产量。Sassi 等（2016）利用解脂耶氏酵母作为细胞工厂生产重组蛋白，油酸能作用于诱导型启动子 pLIP2 控制基因的表达，把油酸与葡萄糖的混合物（3 ∶ 2）添加到培养基中，重组蛋白的产量增加了 10 倍。

天然产物多具有复杂的生物合成途径，有的甚至需要几十步酶催化反应，目前人们对于天然产物的生物合成途径及相关酶催化反应的理解已经有了长足进步，然而还远没有达到自主设计的要求。天然产物合成生物学研究虽然取得了较大进展，但是天然产物中的很多结构单元依靠现有生物化学知识人们还无法推测其生物合成途径。因此，对含有独特化学结构和具有生物活性的天然产物进行生物合成方面的研究，将在很大程度上为合成生物学提供知识、材料和方法。如通过基因的克隆与鉴定增加对于天然产物生物合成酶学机制的理解；通过基因组和转录组方面为合成生物学提供必要的元器件等。

在充分认识、理解天然产物的生物合成机制后，通过在发酵友好、高效的微生物中设计、构建目标化合物的生物合成途径，经系统地调控和优化重组微生物，进而通过发酵来生产来源稀缺的天然药物、前体或新化合物。表 12-1 总结了近年来在天然产物合成生物学体系优化研究领域的主要进展。在体系优化过程中，一个途径取得最大产量的方法可能在另一个途径并不适用，找到正确的优化方法是增加产量的关键。可选择一种高效的优化技术也可将不同技术相结合以取得产量最大化，为大规模工业化生产奠定基础。

表 12-1　天然产物合成生物学体系的优化研究进展

类别	方法	天然产物	代谢产物	异源宿主	增加的产量	参考文献
单个元件的优化	RBS 计算器	脂肪酸	脂肪酸	大肠杆菌	1.46 倍	Xu et al. 2013
	替换启动子	紫穗槐-4,11-二烯	萜类化合物	大肠杆菌	5 倍	Anthony et al. 2009
	质粒拷贝数优化	丁酸	有机酸	大肠杆菌	—	Jawed et al. 2016
	密码子优化	长链多不饱和脂肪酸	脂肪酸	酿酒酵母	20 倍	Xia et al. 2016
代谢途径的系统优化	多元模块代谢工程	β-胡萝卜素	色素	大肠杆菌	8.31 倍	Zhao et al. 2013
	多元模块代谢工程	*N*-乙酰氨基葡糖	多糖	枯草芽孢杆菌	3.8 倍	Liu et al. 2014
	多元模块代谢工程	延胡索酸盐	有机酸盐	酿酒酵母	5.87 倍	Chen et al. 2016
	多元模块代谢工程	松属素	黄酮类化合物	大肠杆菌	10 倍	Wu et al. 2013
	多元自动化基因组工程	番茄红素	类异戊二烯	大肠杆菌	5 倍	Wang et al. 2012
	多元自动化基因组工程	靛蓝	色素	大肠杆菌	4 倍	Sharan et al. 2009
	多元循环质粒工程	核黄素	维生素	大肠杆菌	2.67 倍	Li et al. 2013
	组合转录工程优化法	乙醇	乙醇	酿酒酵母	2.3 倍	Sharan et al. 2009
	优化可调控基因间序列	甲羟戊酸	脂肪酸	大肠杆菌	7 倍	Pfleger et al. 2006
底盘系统优化	代谢通路的上调	番茄红素	类异戊二烯	大肠杆菌	8 倍	Rodríguez-Villalón et al. 2008
	代谢通路的上调	番茄红素	类异戊二烯	大肠杆菌	6 倍	Zhou et al. 2013
	删除竞争途径	缬氨霉素	抗生素	链霉菌	4 倍	Li et al. 2015
	删除竞争途径	脂肪酸	脂肪酸	酿酒酵母	1.9 倍	Cheigh et al. 2002
	删除途径特异性调节剂	制霉菌素 A1	抗生素	不吸水链霉菌	2.1 倍	Pfleger et al. 2006
发酵条件的优化	前体饲喂	阿根诺卡菌素	抗生素	诺卡氏菌	24 倍	Dhakal et al. 2016
	前体饲喂	蓝藻素	色素	大肠杆菌	—	Du et al. 2016
	培养基优化	紫穗槐-4,11-二烯	萜类化合物	酿酒酵母	—	Westfall et al. 2012
	诱导物添加	重组蛋白	蛋白质	解脂耶氏酵母	10 倍	Sassi et al. 2016

第三节 萜类合成生物学

萜类化合物种类繁多、结构多样。一些重要天然药物，如紫杉醇和青蒿素等，都属于萜类化合物。这些重要的萜类物质在植物中往往含量低微、分离纯化困难。同时由于化学结构复杂，一般难以进行化学全合成。因此利用合成生物学方法生产这些重要的萜类化合物已成为目前研究的热点。

酿酒酵母通过 MVA 途径来生产麦角甾醇，其 MVA 途径的代谢比较活跃，可以产生多种内源性萜类合成的前体物质，包括二萜前体 GGPP、三萜前体鲨烯或 FPP 等，因此酿酒酵母常被用做萜类合成的底盘系统。为了增加终产物的产量，常需要对底盘系统进行进一步改造，促进细胞中代谢流向萜类物质的前体，增加前体物质的含量，主要策略有：①过表达截短的 *tHMGR* 增加 MVA 通路中 IPP 的代谢流；②过表达 *upc2.1* 等位基因上调 MVA 途径酶的表达量；③过表达内生性 FPP 合酶基因（ERG20），GGPP 合成酶（*BTS1*），和/或异源的双功能 GGPP 合酶基因，从而加大 FPP 或 GGPP 的代谢流。

青蒿素由于较少的生物合成步骤和巨大的商业价值成为萜类合成生物学研究的首选化合物。Keasling 在青蒿素的生物合成研究领域开展了一系列开创性工作，成功实现了青蒿素的半生物合成和半化学合成的工业化生产。天然产物的合成生物学研究往往受制于对原物种代谢途径的解析。由于目前对青蒿素合成的最后步骤缺乏了解，目前还无法实现青蒿素的全生物合成。对于生物合成途径知识更为匮乏的紫杉醇、人参皂苷、丹参酮以及甘草次酸等萜类化合物，它们的合成生物学研究主要集中在一些重要中间产物的生物合成方面。具体案例研究如下：

一、青蒿素（artemisinin）

黄花蒿是目前青蒿素的主要提取来源，每年全世界对青蒿素的需求都在增加，而野生黄花蒿中青蒿素含量多低于 1.0%，从黄花蒿中提取青蒿素成本较高。随着参与青蒿素生物合成的各种酶的编码基因不断得到克隆，通过转基因手段在植物体内促进其生物合成或在微生物中重建其代谢途径的工作取得了较大进展。

因为大肠杆菌、酵母等遗传背景清楚，生长速度快，通常作为生产天然产物功效成分的底盘菌株细胞。由于对青蒿素的直接前体物质这个问题解析不是很清楚，因此现今对青蒿素的生物合成主要是生物-化学组合的合成方式，即先在酵母等底盘细胞中实现青蒿酸的合成，随后将生物合成得到的青蒿酸通过简单的化学催化合成青蒿素。从青蒿素的生物合成途径中看，从乙酰辅酶 A 到 FPP 的上游途径在黄花蒿、大肠杆菌和酵母中都存在。从 FPP 分别经过 *ADS*、*CYP71AV1* 等基因的催化生成青蒿酸。因此青蒿素合成并提高其产量的策略可以分为两个方面：①底盘细胞中 FPP 上游途径的改造，包括过表达关键酶基因以及抑制代谢旁路即节流与减排的方法，使得代谢流最大限度地流向 FPP 的方向，进而流向青蒿酸合成的途径；②通过黄花蒿基因在底盘细胞内的组装和底盘细胞的适配，以达到青蒿酸产量最大化。

2003 年 Keasling 实验室将密码子优化后的青蒿 *ADS* 基因导入大肠杆菌中，通过结合来自酵母的 MVA 途径的相关基因导入大肠杆菌，首次合成了青蒿素的关键前体物质紫穗槐二烯，通过发酵优化，其产量达到了 0.5 g/L。尽管通过后期进一步限制氮源和碳源发酵策略优化，紫穗槐二烯的产量达到了 25 g/L，但是因为 P450 基因在大肠杆菌体内表达的受限，上下游代谢流的不匹配，使得团队将青蒿酸的合成从大肠杆菌转移到酵母菌株上来。2006 年，成功鉴定了催化紫穗槐二烯到青蒿酸的关键 P450 基因 *CYP71AV1*，基因功能显示该酶催化紫穗槐 -4，11- 二烯的三步氧化，生成青蒿酸。将 *ADS* 基因连同鉴定的 *CYP71AV1* 和 *CPR* 基因同时在酵母中进行表达，成功构建了第一株产青蒿酸的酵母菌株。尽管青蒿酸的产量仍旧比较低，但是这一工作具有开创性的意义。2008 年 Covello 研究小组发现 DBR2 在青蒿的腺毛组织中表达量很大，克隆该基因其功能催化显示这一基因对于青蒿醛这一底物具有很高的活性。在酵母中将 *DBR2* 基因连同 *ADS*、*CYP71AV1* 和 *CPR* 基因一起导入后，在酵母菌株中产生二氢青蒿酸。Tsuruta 等（2009）用金黄色葡萄球菌的 *HMGR* 替换酿酒酵母来源的 *tHMG1*，同时提出了限制性氮源和碳源的补料策略，结果产出 27.4 g/L 的紫穗槐二烯。*HMGR* 是酿酒酵母的异戊二烯代谢途径的一个限速酶，对其进行过表达能够促进紫穗槐二烯的合成。Donald 等（1997）将截短了的 HMGR1 基因（*tHMGR*）导入酿酒酵母中，增加了 *HMGR1* 的表达量从而使角鲨烯的合成量大大提高。由于角鲨烯合酶（*ERG9*）促使 FPP 流向角鲨烯，相对抑制了青蒿素的合成，因此，Ro 等（2006）通过抑制 *ERG9* 的表达减少 FPP 流向角鲨烯，使紫穗槐 -4，11- 二烯量提高了 2 倍。Pitera 等研究通过增加 *HMGR* 和 *ERG20* 基因的拷贝数，提高了青蒿二烯的产量。Davies 等（2000）发现 UPC2 是酵母细胞一个重要转录因子，调控固醇生物合成，对其进行过表达，能够提高紫穗槐 -4，11- 二烯的产量。除了增加通往青蒿素生物合成的代谢流，提高青蒿素的贮存能力也是解决青蒿素产量问题的一个有效途径。2013 年 Keasling 团队研究发现，相比 *UPC2* 基因，*CYB5* 基因能有效促进青蒿醇到青蒿醛的反应，而通过对青蒿腺毛转录组数据的分析，鉴定了 *ADH1* 和 *ALDH1*，分别为催化青蒿醇到青蒿醛的基因和青蒿醛形成催化青蒿酸的基因，这两个基因在酵母体内的表达，大大降低了青蒿酸中间产物青蒿醇和青蒿醛的产量，大幅度提高了终产物青蒿酸的产量，结合过表达上游 MVA 的所有基因包括 *ERG10*、*ERG13*、*tHMG*、*ERG12*、*ERG8*、 *ERG19*、*IDI* 和 *ERG20*，同时通过启动子的替换将 *ERG9* 基因表达强度进行弱化以减少代谢流向三萜途径，青蒿酸合成途径的下游基因包括 *ADS*、*CYP71AV1*、*CYB5*、*ADH1* 和 *ALDH1* 等基因在酵母体内进行表达。这些菌株改造结合优化的发酵策略，酵母产青蒿酸的产量达到了 25g/L，初步达到了工业化水平。

青蒿素的合成生物学是目前利用微生物合成天然产物药物成功的典范。Keasling 团队构建的产青蒿酸的酵母菌株，发酵得到 25g/L 的青蒿酸，之后经过四步化学反应合成了青蒿素。经测算，其在 100 m^3 发酵车间年产青蒿素可达到 35t，相当于我国数万公顷耕地的种植产量。该项研究将微生物合成青蒿素产业化进程大大向前推进了一步。相对于传统的提取方式，青蒿素生物合成策略摆脱了对资源的依赖，使用酵母进行发酵即可进行青蒿素的工业化生产；减少了土地的使用，也不受环境气候等影响；使用酵母等微生物发酵生产青蒿素，具备周期短，一周发酵即可结束获得产品，相对于黄花蒿一年的种植周期，生物合成青蒿素的生产周期大大缩短。青蒿素生物合成的工业化必将带来青蒿素生产方式的彻底变革。同时，采用酵母发酵产青蒿素，目的产物含量高且单一，大大降低了后期分离纯化的成本。

二、紫杉醇（taxol）

紫杉醇是一种紫杉烷二萜类化合物，基本骨架为三环二萜。作为抗癌药物，紫杉醇的分子结构非常复杂，有 11 个立体中心和一个 17 碳的四环骨架结构。紫杉醇属于次生代谢产物，合成量少，从短叶红豆杉树皮中仅能获得 500 mg/kg 的产量，远不能满足临床需求。由于紫杉醇的合成路线复杂，而且反应条件难以控制，合成率低，因此后续的研究多集中于紫杉醇的半合成法：首先从紫杉枝叶里提取出紫杉烷类中间产物，如 10- 去乙酰巴卡亭 III（10-deacetylbaccatin III，10-DAB）和巴卡亭 III（baccatin III），然后再经过化学合成得到紫杉醇。该方法获得的紫杉醇纯度高、成本低、合成技术已比较纯熟，是工业化生产紫杉醇的主要方法。但是，紫杉醇的生产仍受限于其来源植物。红豆杉是国家重点保护野生植物，从其来源植物中大量提取会对红豆杉的生长造成严重威胁，且产量低，不适合大规模生产。利用合成生物学技术，通过微生物来合成紫杉醇的前体巴卡亭 III，再进行半合成紫杉醇是目前应用最具有前景一种方法，有望解决市场上紫杉醇价格昂贵、供不应求的现状，并且对于濒危药用植物红豆杉的保护具有重要意义。

随着紫杉醇代谢途径的逐步阐明，紫杉醇生物合成途经的一些步骤已经被转化到大肠杆菌、酿酒酵母等异源表达系统中，制备获得了不同的紫杉醇中间体，如紫杉烯和 5α - 羟基紫杉烯。

紫杉烯是紫杉醇合成途径中的一个重要中间产物，许多学者在大肠杆菌中对其进行了合成生物学研究。Huang 等（2001）将 DXP 合酶、IPP 异构酶、GGPP 合酶以及紫杉烯合酶等基因在大肠杆菌中共表达，以异戊二烯焦磷酸为原料进行发酵，首次通过工程菌株获得了紫杉醇合成途径中的重要中间体紫杉烯，产量达到 1.3 mg/L。紫杉烯在工程菌株中的成功合成表明在微生物中通过组合不同的紫杉醇生物合成相关基因来获得目的产物方法是可行的。Ajikumar 等（2010）在大肠杆菌中使用多元模块代谢工程（multiple module metabolic engineering，MMME），以 IPP 为节点，将紫杉醇生物合成途径分为 2 个模块，即产 IPP 的内源性 MEP 途径的上游模块和合成异源萜类化合物途径的下游模块，如图 12-2 所示。上游模块包括 MEP 途径的 4 个关键酶基因，即 *dxs*、*idi*、*ispD* 和 *ispF*。下游模块包括紫杉醇代谢途径中的 2 个基因：GGPP 合酶基因和紫杉二烯合成酶基因。首先，将下游模块导入底盘细胞，上游代谢模块的 4 个基因由操纵子（dxs-idi-ispDF）控制过表达，然后，利用改变质粒拷贝数和启动子强度的方法调节下游模块 2 个基因的表达强度。通过上下游模块的平衡使整个代谢途径达到最优化，使大肠杆菌中紫杉烯达到近 1.0 g/L 的产量，这是目前紫杉烯最高的产量。他们也进行了紫杉烯下一步的转化，利用 T5αH 使 5α- 羟基紫杉烯的产量达到 58 mg/L。近来，Biggs 等（2016）通过优化细胞色素 P450 酶在大肠杆菌中的表达，使总的氧化紫杉烷类产量达到 570 mg/L。

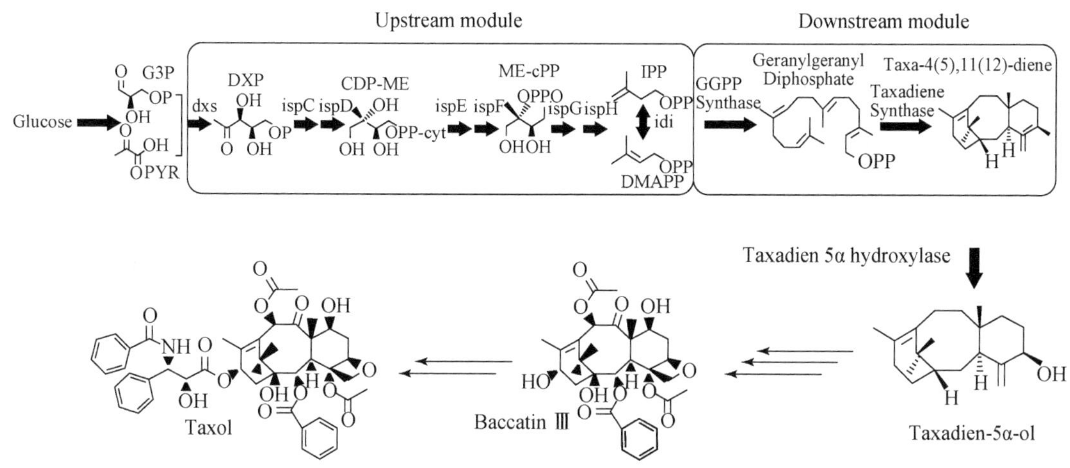

图 12-2　大肠杆菌产紫杉醇路径示意图（Ajikumar et al.　2010）

由于大肠杆菌是原核生物，本身不编码 CYP450 及其还原酶，并缺少完整的内膜系统，CYP450 不能定位表达；而酵母菌可以产生有功能的 CYP450，并具有完整的细胞内膜系统，能够表达有活性的与紫杉醇生物合成相关的 CYP450，因此，酿酒酵母更适合作为紫杉醇异源合成的底盘系统。P450 介导的氧化反应是紫衫烯合成巴卡亭 III 的必需反应，因此，酵母成为表达紫杉醇中间产物的另一个选择。Dejong 等（2006）将紫杉醇合成途经中从 IPP 到 taxa-4（20），11（12）-diene-5α-acetoxy-10β-ol 的 5 个基因导入酿酒酵母，它们分别为 *GGPPS* 基因，*TS* 基因、*T5αH* 基因、*TAT* 基因和 *T10βH* 基因。然而，只有紫杉二烯的产量达到 mg/L 的级别，5α- 羟基紫杉烯的产量仅有 25 ng/mL，5α- 羟基紫杉烯下游反应产物 taxa-4（20），11（12）-diene-5α-yl acetate 和 taxa-4（20），11（12）-diene-5α-acetoxy-10β-ol 均没有检测到。细胞色素 P450 酶 T5αH 介导的第一步氢化反应是限速步骤。Rontein 等在酵母菌中构建了紫杉烯 5α- 羟基化酶、细胞色素 P450 还原酶融合基因，获得的工程菌能够进行第一步氧化反应。Engels 等（2008）将密码子优化的荆江红豆杉的 *TS* 基因、HMG-CoA 还原酶基因、*UPC2-1* 转录因子基因和噬酸热硫化叶菌的 GGPP 合成酶基因导入酿酒酵母来生产紫杉醇的中间产物紫杉二烯。UPC2-1 是酵母调节甾醇生物合成的一个通用转录因子，通过加入 UPC2-1，可以促进酵母细胞在有氧生长条件下吸收利用甾醇，降低甾醇的生物合成与构建的紫杉烯合成途径的竞争。采用噬酸热硫化叶菌的 GGPP 合成酶基因也是为了避免和甾体化合物合成竞争。工程菌中紫杉二烯的产量达到 8.7 mg/L，同时还有未被 TS 催化合成紫杉烯的前体物质牻牛儿基牻牛儿醇（geranylgeraniol）33.1 mg/L，表明紫杉烯的产量能进一步提高。Zhou 等（2015）通过大肠 - 酵母共培养技术实现了紫杉醇的微生物合成。在酿酒酵母 BY4700 中表达 *5αCYP* 和 *CPR* 的融合基因，催化紫杉醇合成过程中的第一个氧化反应；然后将培养基中的碳源由葡萄糖替换为木糖以解决共培养过程中乙醇对菌体及目的产物的抑制作用；增加酵母接种量，将上述构建的酵母菌株中的融合基因 *5αCYP-CPR* 启动子替换为 UAS-GPDp，在大肠杆菌中过表达 *pta* 和 *ackA*，并敲除 *atpFH* 和 *ACS* 基因以增加含氧紫杉烷类的合成量；最后将更换强启动子的 *ATA* 基因和融合了一个 CYP 还原酶的 *10βCYP* 基因在上述构建好的酵母菌株中进行共表达，最终含氧紫杉烷类合成量为 33 mg/L。

三、人参皂苷（ginsenosides）

人参皂苷属于三萜皂苷类化合物，是人参及西洋参的主要活性成分，具有抗肿瘤、抗炎、抗氧化作用。人参皂苷有很多种，但不同的人参皂苷具有不同药理活性，在人参属植物中的含量也各不相同。例如，人参中含量较高的 Rb_1 和 Rg_1 具有抗衰老活性，而稀有人参皂苷如 Rg_1、Rb_1、Rg_3 和 Rh_2 具有抗肿瘤活性等。稀有人参皂苷通常具有较好的药理活性，其中真正的有效成分是苷元，且其抗肿瘤活性会随着糖基数目的增加而逐渐减弱。

随着人参皂苷的生物合成路径的解析和相关酶基因的克隆及鉴定，应用工程菌株合成人参皂苷取得巨大成功。Dai 等（2013）将人参来源的达玛二烯合成酶基因（*PgDDS*），原人参二醇合成酶基因（*CYP716A47*）和拟南芥（*A. thaliana*）来源的 *ATR1* 基因，导入酵母菌株中，并对相关基因 *tHMG1*、*ERG20*、*ERG9* 和 *ERG1* 等进行了系统调控，同时对相关密码子进行优化，成功构建出了产原人参二醇的工程菌株。原人参二醇的产量达到 1.2 g/L，较原始出发菌株产量提高了 262 倍，在酵母中实现了从葡萄糖起始合成人参皂苷重要前体物质原人参二醇。通过构建可以同时生产原人参二醇、原人参三醇以及齐墩果酸的酵母菌株，发酵产量可以生产 17.2 mg/L 的原人参二醇、15.9 mg/L 的人参三醇和 21.4 mg/L 的齐墩果酸，实现利用酵母细胞同时生产多种人参功效成分。

2014 年，Zhou 等成功克隆出了 *UGTPg1* 基因，该基因可以催化原人参二醇合成人参皂苷 CK 这一物质，CK 被证实是人参皂苷进入血液中起功效的活性成分。在鉴定这一基因后，该团队在酵母细胞中组装了人参皂苷 CK 合成途径的基因，最终利用酵母细胞成功生产人参皂苷 CK。基于人参的转录组数据，鉴定了编码 *UGTPg45* 和 *UGTPg29* 这两个糖基转移酶的基因。UGTPg45 在原人参二醇的三号碳位的羟基上加入葡萄糖，形成人参皂苷 Rh_2, UGTPg29 进一步催化人参皂苷 Rh_2 形成人参皂苷 Rg_3。验证此 2 个基因的催化功能后，在酵母细胞中组装原人参二醇合成基因以及 *UGTPg45* 和 *UGTPg29*，最终成功构建了产人参皂苷 Rh_2 和 Rg_3 的酵母菌株。尽管目的产物的生产浓度还比较低，都在 umol/g DCW 的水平，但是这些工作为昂贵的单一人参皂苷生物合成提供了坚实基础。2017 年，冯雁等通过突变可催化原人参二醇生成人参皂苷 Rh_2 的酵母来源的 UGT51，获得高催化活性突变，通过酵母组装发酵产生 300mg/L 人参皂苷 Rh2。

第四节　生物碱合成生物学

生物碱是存在于自然界（主要为植物）中的一类含氮的碱性有机化合物。富含生物碱类的植物广泛用于古代及现代医学中，而部分药用植物生长缓慢、栽培困难及生物碱含量低。具有简单结构的生物碱较容易化学合成，但一些含有多个手性中心的复杂生物碱则很难用化学方法合成，如单萜类吲哚生物碱（monoterpenoid indole alkaloids，MIA）长春花碱和长春新碱、苄基异喹啉类（benzylisoquinoline alkaloids，BIA）吗啡生物碱和诺斯卡品。

部分生物碱具有重要的生物活性，如长春碱、阿片类生物碱和诺斯卡品等。由于化学提取和合成困难，因而成为生物碱合成生物学研究的热点化合物。与青蒿素相对简单的合成途径不同，复杂生物碱的合成途径极长，往往包含数十个酶促反应。长春碱和长春新碱为双吲哚生物碱，其合成途径中的许多基因尚未被克隆和鉴定。因此，目前针对该生物合成途径的合成生物学研究主要集中于重要中间产物的异源生物合成研究。例如，在酿酒酵母和烟草中合成异胡豆苷，在酿酒酵母中合成文朵灵。这些重要中间产物的成功合成为长春碱的合成生物学研究提供了新思路，即将整个代谢途径合理分段，分别构建异胡豆苷、文多灵、长春质碱和长春碱各自的生物合成系统，异胡豆苷生物合成系统可以为文朵灵和长春质碱的合成提供底物，而文朵灵和长春质碱合成系统可以为长春碱的合成提供底物，从而实现长春碱的从头生物合成。

目前，在同一个底盘系统中重建长代谢途径实现目的产物的合成，对于天然产物合成生物学研究依然是个巨大的挑战。Smolke 团队在酿酒酵母重建了包含 20 多个催化步骤的阿片类生物碱合成途径，该研究被认为是合成生物学发展历史上的壮举之一，但是目前在酵母中合成生物碱的方法还远远达不到产业化生产要求。酵母合成阿片类药物的产量需提高 10 万倍才能进行工业生产，因此通过对合成生物学体系进行优化提高目的产物的转化效率和产量是生物碱合成生物学研究需要重点攻克的难题之一。具体案例研究分析如下：

一、长春花碱

长春碱（vinblastine）和长春新碱（vincristine）是应用最为广泛的 2 种天然植物抗肿瘤药物，广泛应用于何杰金氏病、急性淋巴细胞型白血病、恶性淋巴肿瘤等疾病的治疗。夹竹桃科植物长春花是长春碱和长春新碱的唯一植物来源，含量极其微少，难以满足临床需求。采用植物细胞生产吲哚萜类生物碱（terpenoidIndoleAlkaloid，TIA）最大的限制是生长缓慢，采用微生物来异源合成 TIA 可以解决这一问题，并且能获得更高的产量，对分泌到培养基中的目的产物分离纯化也相对容易。然而，长春花中 TIA 的生物合成途径很复杂，要实现微生物异源合成 TIA，要求途径中所有基因都被鉴定，并且在微生物中有足够的前体供应和无毒性产物的积累，目前，已有学者完成长春花部分途径的构建，完成了 3α（*S*）- 异胡豆苷（3α（*S*）-strictosidine）、cathenamine、文朵灵的异源合成。

3α（*S*）- 异胡豆苷是长春花 TIA 生物合成中一个重要的中间产物，是形成多种 TIA 的关键前体物质，因此异胡豆苷的重构对于高产 TIA 是首要步骤。Geerlings 等将 *STR* 和 *SGD* 基因共同导入酿酒酵母细胞，通过前体饲喂色胺和裂环马钱子苷，经过两步反应，首次实现了 3α（*S*）- 异胡豆苷（主要产物）和 cathenamine 在酿酒酵母中的生产。裂环马钱子苷相对昂贵，故可以使用雪果忍冬（*Symphoricarpus albus*）的提取物来提供裂环马钱子苷（含有 1% 裂环马钱子苷）、碳源和氮源；色胺相对廉价，故直接添加到培养基中。研究发现 STR 在胞内和胞外均有活性，SGD 只在细胞内检测到，通过饲喂色胺和裂环马钱子苷，转基因酵母培养基中异胡豆苷产量在 3 天内达到 2 g/L，胞内 3α（*S*）- 异胡豆苷也被检测到，但是含量相对较低，这是由于酵母细胞对底物色胺和裂环马钱子苷的通透性低，对酵母细胞做通透化处理后，SGD 能将裂环马钱子苷完全水解为 cathenamine。cathenamine 是许多单萜吲哚类生物碱的重要来源，如阿玛碱。2015 年，Brown 等（2015）在酵母中成功重构了 3α（*S*）- 异胡豆苷合成途径，如图 12-3 所示利用 hydroxymethyl-glutaryl-CoA 与色氨酸为前体物质实现了 3α（*S*）- 异胡豆苷的合成。在酿酒酵母中引入了 TIA 途径相关的基因，它们分别为：*tHMGR*，*IDI1*，*GES*、*G8H*，*GOR*，*ISY*，*IO*，*7-DLGT*，*7-DLH*，*LAMT*，*SLS*，*STR*，*TDC*，*ADH2*，*ADH1* 和 *ALDH1*。为了增强途径酶基因的表达水平，额外引入了 7 个基因：*MAF1*，*gGPPS2*，*mFPS144*、*SAM2*，*ZWF1*，*CPR* 和 *CYB5*；为了减少途径中间产物的消耗，删除了 3 个基因：*ATF1*、*OYE2* 和 *ERG20*。尽管 3α（*S*）- 异胡豆苷的产量很低（0.5 mg/L），但是实现 3α（*S*）- 异胡豆苷在酵母中的从头合成为接下来下游 TIA 的合成奠定了坚实基础。

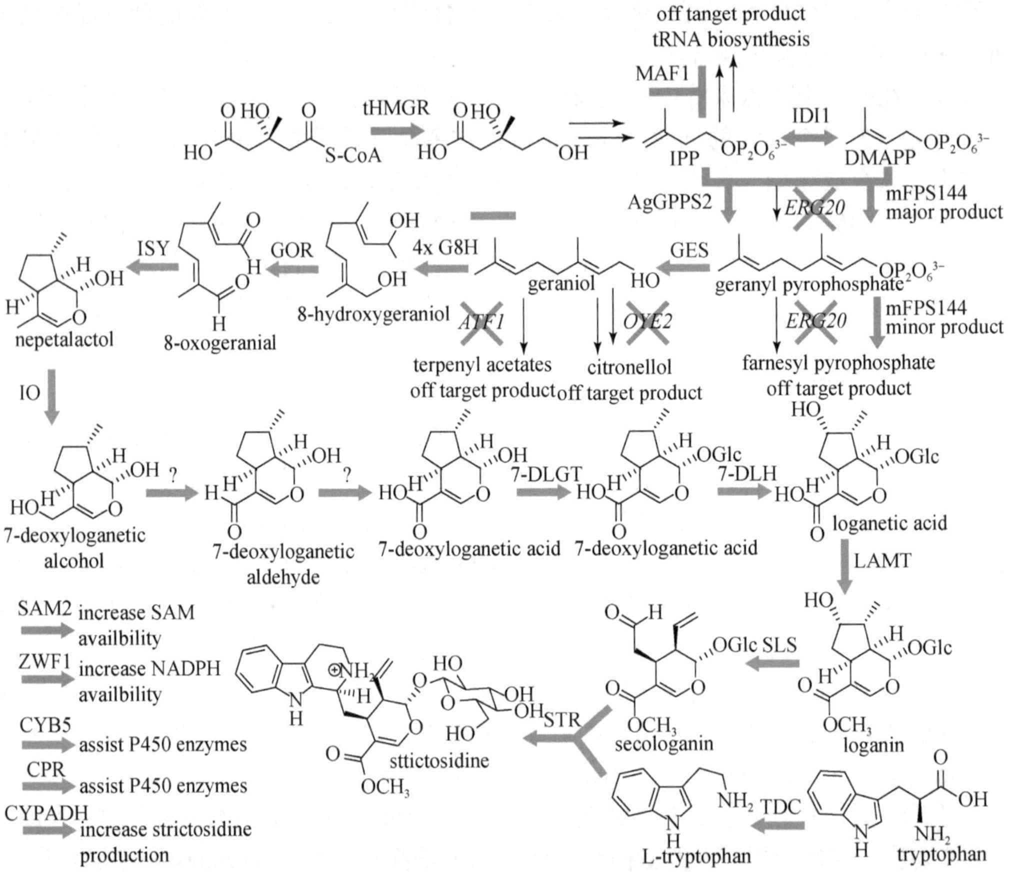

图 12-3　酵母菌株产 3α（*S*）- 异胡豆苷示意图（Brown et al.　2015）

长春质碱的生物合成途径并不完全清晰，而文朵灵的生物合成路径解析较为深入，常利用水甘草碱进行文朵灵的合成。文朵灵途径中从 16-methoxytabersonine 到 16-methoxy-2, 3-dihydro-3-hydroxytabersonine 的步骤是文朵灵途径中唯一未知的反应，随着 *T3O*（tabersonine-3-oxygenase）和 *T3R*（taber-sonine-3-reductase）基因的鉴定，Qu 等完成了从水甘草碱到文朵灵的 7 个基因（*T16H*，*16OMT*，*D4H*，*DAT*，*NMT*，*T3O* 和 *T3R*）途径在酵母的组装，实现了在酵母中生产抗癌药物前体文朵灵，产量达到 2 mg/（g·dwt）。研究发现 *T3O* 和 *T3R* 基因优先在叶片表皮细胞中表达，随后运到专门的叶肉细胞和乳汁管细胞中完成 TIA 的生物合成。

将长春花中的基因转入其他植物，也能实现生物碱或其前体的合成。例如，Hallard 等将长春花中的 *TDC* 和 *STR* 基因分别转入烟草细胞和诺丽细胞，通过 *TDC* 和 *STR* 基因过表达，将 3α（*S*）- 异胡豆苷的产量分别增加到 5.3 mg/L 和 21.2 mg/L。Chavadej 等将长春花 *TDC*

基因转入甘蓝型油菜，转基因植物成熟的种子减少了吲哚类硫苷的产生，增强了经济学价值。Miettinen 等鉴定了长春花马钱子苷途径中的 4 个酶（8-HGO、IO、7-DLGT 和 7-DLH），证明了香叶醇通过 4 个不同的细胞色素 P450 酶、2 个不同的氧化还原酶、1 个葡萄糖转移酶和 1 个甲基转移酶的连续反应转化为裂环马钱子苷。结合 *TDC* 与 *STR* 酶，在异源植物烟草中重构了整个 MIA 途径，实现重要前体 3α（*S*）- 异胡豆苷的合成。

二、阿片类生物碱（opioids）

用酵母合成阿片类药物是美国 *Science* 杂志评选的 2015 年十大科学突破之一。阿片类生物碱是从罂粟中提取出的一类苄基异喹啉类生物碱（benzylisoquinoline alkaloids，BIAs），主要包括吗啡、可待因、二氢吗啡、二氢可待因和氧可酮等，能缓解疼痛、使人产生欣快感，西方国家的临床上常用的镇痛药物，世界卫生组织将其归类于基础药物。近年来，科学家已经通过基因改造大肠杆菌或酵母系统生产植物源的天然产物，如苄基异喹啉类生物碱的中间产物在大肠杆菌和酵母中的合成。2008 年，Smolke 研究团队成功地构建出可有效利用酪氨酸生产 *S*- 牛心果碱（*S*-reticuline）的酿酒酵母工程菌株。在天然植物宿主罂粟中，BIA 生物合成的第一步是多巴胺和 4- 羟基苯乙酸的聚合反应合成 *S*-norcoclaurine；随后 *S*-norcoclaurine 经历一系列的甲基化反应合成 *S*- 牛心果碱，包括 6-OMT（6-*O*-methyltransferase）、CNMT（coclaurine-*N*-methyltranferase）、4′-OMT（3′-hydroxy-*N*-methylcoclaurine-4′-*O*-methyltransferase）以及 CYP80B1。Smolke 等将 6-OMT、CNMT 和 4′-OMT 转入酵母中并添加 *R*，*S*- 全去甲劳丹碱作为底物，成功合成 *R*，*S*- 牛心果碱，并优化酵母表达系统。牛心果碱是 BIAs（血根碱、小檗碱、原阿片碱、吗啡）代谢合成中重要的中间产物。血根碱和小檗碱分支的合成通过 BBE 催化牛心果碱氧化合成 *S*- 金黄紫堇碱，在 SMT 的甲基化作用下合成 *S*- 四氢非洲防己碱，在 CYP719A1 的羟基化作用下催化合成 *S*- 四氢小檗碱。将 BBE、SMT 和 CYP719A1 转入合成牛心果碱的酵母系统中成功合成 *S*- 四氢小檗碱的合成；将来源于人的 CYP2D6 转入合成牛心果碱的酵母系统中产生吗啡中间产物沙罗泰里啶，此反应酶促效率较低。2014 年，Smolke 研究团队在酵母中成功编辑下游蒂巴因合成吗啡的合成途径，在罂粟中，从蒂巴因合成吗啡需要三步酶的催化反应，分别为 T6ODM、CODM 和 COR。为了优化酵母表达系统，Thodey（2014）优化 T6ODM、CODM 和 COR1.3 的密码子偏好性，将酵母启动子及终止子组装到 YAC 载体转入酵母中，外源添加蒂巴因成功获得吗啡，但其含量较低。通过添加 2- 氧化戊二酸及优化各基因的拷贝数，吗啡产量可达 5.2mg/L。此外，将恶臭假单胞菌 M10 的吗啡脱氢酶 morA 和吗啡酮还原酶 morB 转入酵母系统中，成功获得半合成的阿片类药物，包括 51mg/L 的氢可酮、70mg/L 的氧可酮、1mg/L 的二氢吗啡酮。Martin 等（2016）在酵母中构建催化 *R*- 牛心果碱合成吗啡生物碱的合成途径，在外源添加 *R*- 牛心果碱后成功在酵母中合成吗啡；将罂粟中分离出的沙罗泰里啶合酶 PsSAS、沙罗泰里啶还原酶 PsSAR 和沙罗泰里啶乙酰基转移酶 PsSAT 转入酵母系统中并优化 pH 条件成功合成蒂巴因；随后将催化蒂巴因合成吗啡的 T6ODM，CODM 和 COR 转入此酵母系统；最终获得可待因和吗啡。2016 年，随着罂粟中催化 *S*- 牛心果碱生成 *R*- 牛心果碱的酶 DRS-DDR 被鉴定，Smolke 团队将来自于动植物、微生物等

21 个蒂巴因合成的酶及 23 个氢可酮合成的酶分别转入酵母系统中成功将糖转化为蒂巴因和氢可酮。酵母中合成阿片类药物展示了合成生物学将复杂的代谢途径转移到微生物的发展。由于转入的基因数量过多，阿片类化合物蒂巴因和氢可酮的产量还达不到工业化生产的需求，因此后续对酵母系统的优化仍需要进一步突破。

三、诺斯卡品（Noscapine）

自 2012 年罂粟中参与诺斯卡品生物合成的基因簇被发现以来，此途径中一系列的体外酶促反应陆续发表。除了催化罂粟壳碱（narcotoline）合成诺斯卡品的酶仍未鉴定外，诺斯卡品的生物合成途径基本解析清楚。为了克服诺斯卡品生物合成途径中的中间产物及其衍生物的难以获得的不利因素，Li 等（2016）在酵母系统（*Saccharomyces cerevisiae*）中重构了一条诺斯卡品的生物合成途径，该途径不同于罂粟体内的合成路线。基于诺斯卡品生物合成基因簇的研究结果，研究确认 PSMT1 和 CYP719A21 催化斯氏紫堇碱（*S*-scoulerine）合成四氢小檗碱（*S*-canadine）；PNMT 甲基转移酶催化四氢小檗碱合成甲基四氢小檗碱（*N*-methylcanadine）；CYP82Y1 羟基化甲基四氢小檗碱合成 1- 羟基 -*N*- 甲基四氢小檗碱（1-hydroxy-*N*-methylcanadine）。该团队之前在酵母中已经成功合成四氢小檗碱并优化合成系统，此研究将 PsTNMT、CYP82Y1 以及 AtCPR 转入酵母体系成功获得 1- 羟基 -*N*- 甲基四氢小檗碱，并通过优化 CYP82Y1 的活性提高 1- 羟基 -*N*- 甲基四氢小檗碱的转化效率达 39%。与罂粟体内合成路线不同，CYP82Y1 催化 1- 羟基 -*N*- 甲基四氢小檗碱合成 1，13 二羟基 -*N*- 甲基四氢小檗碱（1，13-dihydroxy-*N*-methylcanadine）；PsAT1 催化其合成 1- 羟基 -13- 乙酰基 -*N*- 甲基四氢小檗碱（1-hydroxy-13-*O*-acetyl-*N*-methylcanadine）；CYP82X1 羟基化及自发反应合成 4′-*O*-desmethyl-3-*O*-acetylpapaveroxine。在此基础上将 CYP82Y1、PsAT1 和 CYP82X1 转入合成 1- 羟基 -*N*- 甲基四氢小檗碱的酵母体系中，优化启动子后成功合成出 4′-*O*-desmethyl-3-*O*-acetylpapaveroxine。体外酶促反应发现，PsCXE1 催化 4′-*O*-methylated 3-*O*-acetylpapaveroxine 合成 narcotinehemiacetal；PsCXE1 和 PsSDR1 能够顺序催化 4′-O-desmethyl-3-*O*-acetylpapaveroxine 合成罂粟壳碱（narcotoline）。在合成 4′-*O*-desmethylated 3-*O*-acetylpapaveroxine 的酵母中表达 PsCXE1 和 PsSDR1，成功获得罂粟壳碱产物。之前的研究证实 PsMT2 是催化罂粟壳碱合成诺斯卡品的甲基转移酶，基因簇上另一个甲基转移酶 PsMT3 对罂粟壳碱无催化活性，然而将 PsMT2 转入合成罂粟壳碱的酵母系统后，并未发现诺斯卡品的合成；同样地，将 PsMT3 转入此酵母体系时，也未发现诺斯卡品。有报道指出，植物甲基转移酶在发挥功能时以二聚体状态存在。在大肠杆菌中共表达及单独表达 PsMT2 和 PsMT3，研究发现 PsMT2/PsMT3 蛋白复合体能够催化罂粟壳碱合成诺斯卡品，而单独的 PsMT2 或者 PsMT3 蛋白无催化活性。该团队将 PsMT2 和 PsMT3 同时转入合成罂粟壳碱的酵母，成功获得诺斯卡品。有趣的是，罂粟体内的天然底物为 *S*- 四氢小檗碱，而在构建的酵母体系中添加 *S*- 四氢小檗碱或 *R*- 四氢小檗碱时，均发现诺斯卡品的合成，只是 *R*- 四氢小檗碱为底物时的诺斯卡品得率较低。基于合成生物学的理念，诺斯卡品生物合成途径在酵母体系中的重构解决诺斯卡品在罂粟中含量低、化学难以合成的问题，其工业化生产值得期待。

第五节　黄酮合成生物学

黄酮类化合物是广泛存在于食用或药用植物中的一类苯丙素类化合物，具有多种药理活性。随着黄酮类化合物生物合成途径相关基因的挖掘及鉴定，使得黄酮类化合物的合成生物学研究日趋活跃，目前已有包括槲皮苷、柚皮素、松属素、儿茶素、金雀异黄酮、非瑟酮、无色花青素等多种黄酮类化合物实现了异源生物合成。

柚皮素和松属素属于二氢黄酮，是许多其他黄酮类化合物的共同前体，因此，对于柚皮素和松属素的异源生物合成研究较多，已有许多研究表明通过合成生物学方法可以在大肠杆菌或酿酒酵母中将香豆酸、苯丙氨酸或肉桂酸等前体转化为柚皮素和松属素。但是苯丙氨酸和肉桂酸等前体物质价格昂贵，限制了这些研究的工业化应用。Santos和Wu等（2012）的研究实现了在大肠杆菌中以廉价的葡萄糖为底物成功合成出柚皮素或松属素，在黄酮合成生物学工业化应用的道路上迈进了一大步。目前黄酮类化合物的异源合成产量普遍较低，利用日新月异的合成生物学技术系统优化底盘和代谢途径，大幅提高目的产物的产量是目前黄酮合成生物学研究的首要目标。

一、灯盏花素（breviscapine）

灯盏花在云南地区民间被用于治疗瘫痪等疾病。灯盏花素具有扩张脑血管的作用，可用于治疗缺血性脑血管疾病，如脑血栓以及由脑栓塞、脑溢血等所致后遗症瘫痪患者。由于临床应用效果显著，1995年灯盏花素制剂被列为全国中医医院急诊科治疗心脑血管疾病的必备中成药。2005年，纯度更高、安全性更好的灯盏花素注射液获得国家药监局审批。目前，该类药品市场价值已接近50亿元。

基于灯盏花的基因组和转录组信息，Liu等（2018）筛选到灯盏花素合成途径中的关键基因（CYP450酶EbF6H和糖基转移酶EbF7GAT），并在酿酒酵母底盘中构建灯盏花素合成的细胞工厂，如图12-4所示通过代谢工程改造与发酵工艺优化，在5L发酵罐中灯盏乙素和灯盏甲素含量分别达到108 mg/L和183 mg/L，具有较高产业化价值。

二、柚皮素（naringenin）

柚皮素为二氢黄酮类化合物，具有多种药理活性，包括抗癌、抗炎、抗菌、解痉和利胆等，在临床上柚皮素已被用于细菌感染、镇静、抗癌等方面的治疗。酪氨酸是柚皮素的主要前体物质，其在酪氨酸解氨酶（TAL）的作用下能转化为香豆酸，香豆酸在香豆酰-COA连接酶（4CL）的作用下转化为香豆酰-COA，得到的香豆酰-COA再与三分子的丙二酰-COA在查耳酮合酶（CHS）的作用下生成柚皮素查耳酮，柚皮素查耳酮最后在查耳酮异构酶（CHI）的作用下转化为柚皮素。

Santos等（2012）将来源于类球红细菌的*Rg*TAL、有高效催化活性的*Sc*4CL和*Ph*CHS及经密码子优化的*Ms*CHI一起构建到表达载体，以产酪氨酸的大肠杆菌为底盘细胞，在含葡萄糖的MOPS培养基上生产出了柚皮素29 mg/L。丙二酰-CoA是黄酮类化合物生物合成的重要底物之一，但因其在微生物中合成较少，使其成为黄酮类化合物合成生物学研究的一个瓶颈。在该研究中采用了 2 种策略来提高丙二酰 -CoA 的供应。策略一：构建一条丙二酸盐同化途径增加丙二酰 -CoA 的供应；策略二：添加脂肪酸途径的抑制剂浅蓝菌素用于抑制竞争支路，限制丙二酰 -CoA 向脂肪酸转化。通过以上两个途径的改造，柚皮素的产量分别增加了 59% 和 190%，最终使柚皮素的产量达到了 84 mg/L。

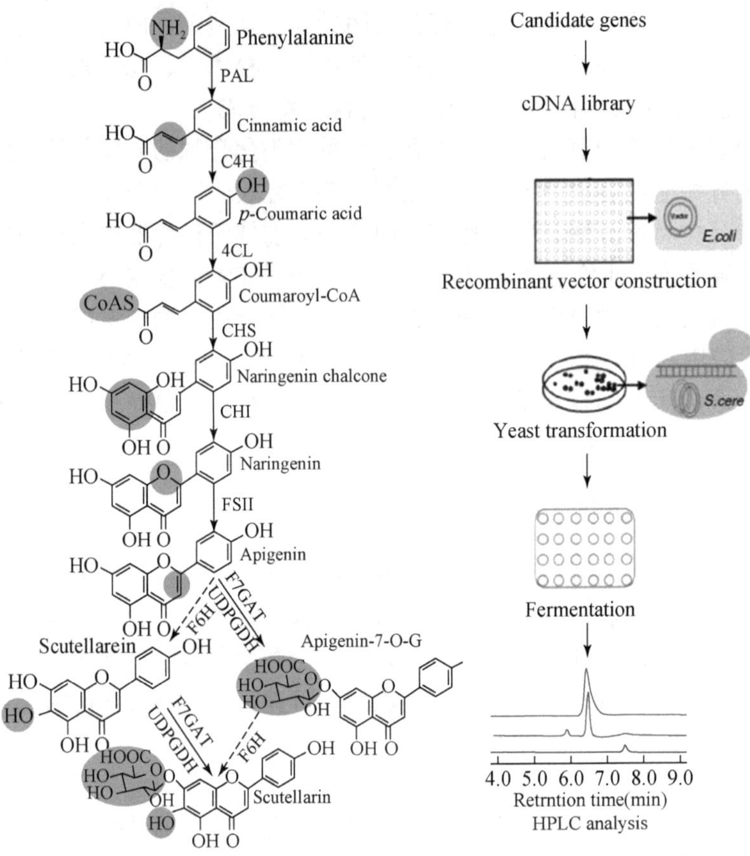

图 12-4 灯盏花素合成途径关键基因鉴定（Liu et al. 2018）

三、儿茶素（catechin）

儿茶素是茶树中的主要次生代谢产物，为黄烷醇类化合物，具有抗癌、防治心血管疾病、抗菌、延缓衰老等多种功效，是医药、生物以及食品的研究热点之一。目前儿茶素主要是通过苯丙烷代谢途径和类黄酮分支途径得到。

基于儿茶素的生物合成路径已被阐述，儿茶素的微生物合成方法为儿茶素的生产提供了捷径，将儿茶素合成路径中的关键酶基因导入适宜的微生物底盘细胞中，利用微生物发酵来合成目的产物。目前主要的研究工作集中在儿茶素合成基因的物种选择以及底盘细胞优化这两个方面。Zhang 等（2013）通过在大肠杆菌中构建 TAL^{syn}，$4CL^{syn}$ 和 *Coum3H* 组成的生物合成途径，能产 106 mg/L 的咖啡酸，将融合蛋白 *F3'H* 和 *CPR* 同 *TAL*，*4CL*，*CHS* 和 *CHI*，在大肠杆菌中共表达，以酪氨酸为底物进行发酵，能生产 107mg/L 的圣草酚。Chemler 等（2010）通过一系列的研究对儿茶素的微生物合成进行优化，2007 年该小组将一个包含 *Pc4CL*、*MsCHI*、*PhCHS*，*MdF3H*、*AaDFR* 和 *DuLAR* 基因的基因簇在

BL21star ™（DE3）里共表达，在该研究中能以 0.5 mmol/L 咖啡酸合成（0.0887 ± 0.004）mg/L 的儿茶酸或由 0.5 mmol/L 香豆酸合成（0.0427 ± 0.003）mg/L 的阿福豆素。为了改善儿茶素的代谢通量，该研究小组将整个通路分为两个模块单独优化，最终在该工程菌中能以 0.1 mmol/L 的圣草酚合成儿茶素（8.8027 ± 0.179）mg/L 或以 0.2 mmol/L 的柚苷配基合成阿福豆素（0.7397 ± 0.056）mg/L。2010 年，该小组发现一个突变菌株 BLΔpgiΔppc，该菌株在好氧条件下能提高 NADPH 活性。当在该菌株中表达 *AaDFR* 和 *DuLAR* 时，儿茶素的产量能增加到（41.87 ± 0.6）mg/L。在此基础上，该小组又利用 ePathBrick 系统来对大肠杆菌中儿茶素的合成路径进行了优化。在该研究中，运用高拷贝的 ePathBrick 大肠杆菌载体 pETM6，将来自不同物种的 3 个 F3H 基因、3 个 DFR 基因和 2 个 LAR 基因进行自由组合，形成了 18 个不同组合途径，通过实验确定来自野茶树（*Camellia sinensis*）的 *F3H*、来自花烛（*Anthurium andraeanum*）或野茶树（*C. sinensis*）或草莓（*Fragaria ananass*）的 *DFR* 和来自 *Desmodium uncinatum* 的 LAR 基因的组合中二氢槲皮素和儿茶素的产量最高，随后通过增加 DFR^{syn} 和 LAR^{syn} 基因拷贝数，使得菌株能产生（374.6 ± 43.6）mg/L 的儿茶素，通过不同改造最终在该大肠杆菌工程菌株合成儿茶素的产量高达（910.97 ± 61.3）mg/L。

四、松属素（pinocembrin）

松属素是黄酮类化合物合成途径中的一个重要分支点，其通过羟基化、糖基化、烷基化、还原及氧化等反应能生成高良姜黄素、白杨素及二氢黄酮等多种黄酮类化合物，松属素与柚皮素的合成途径大致相同，不同之处在于松属素的酚酸 -CoA 是肉桂酰 -CoA 而不是香豆酰 -CoA，肉桂酰 -CoA 与三分子丙二酰 -CoA 在 CHS 的作用下转化为松属素查耳酮，随后在 CHI 的催化下生成松属素。

Wu 等（2013）利用合成生物学手段首次将葡萄糖转化为松属素。为实现二氢黄酮的从头合成，该研究小组在大肠杆菌中构建了 4 个功能模块：模块一含内源性 3- 脱氧 -D- 阿拉伯庚酮糖酸 -7- 磷酸合酶基因 aroFwt 和抗反馈抑制的突变的预苯酸脱水酶基因 pheAfbr 将葡萄糖转化为苯丙氨酸；模块二含基因 PAL 和 4CL，将苯丙氨酸转化为肉桂酰 -CoA；模块三含基因三叶草根瘤菌丙二酰 -CoA 合酶 matB 和丙二酸盐载体蛋白 matC，增加丙二酰 -CoA 的供应；模块四含基因 CHS 和 CHI，将肉桂酰 -CoA 和丙二酰 -CoA 转化为松属素。对这 4 个模块进行优化调节最终使得松属素的产量达到 40.02 mg/L。Cao 等（2016）通过在大肠杆菌中过表达脂肪酸合成途径中的基因 β- 酮乙基 -ACP 合酶 III（FabH）和 β- 酮乙基 -ACP 合酶 II（FabF）使得大肠杆菌中丙二酰 -COA 的表达量分别增加了 1.4 倍和 1.6 倍，使得松属素的产量分别增加了 10.6 倍和 31.8 倍，该实验结果表明过表达 FabF 能提高丙二酰 -CoA 和松属素的产量。随后，该研究小组在过表达 FabF 的菌株中加入了浅蓝菌素使松属素的产量最终由 25.8 mg/L 增加到 29.9 mg/L。

五、非瑟酮（fiestin）

非瑟酮是黄酮类化合物之一，在许多水果和蔬菜，如草莓、苹果、柿子、葡萄、洋葱、黄瓜中均有发现，含量为 2 ～ 160μg/g。非瑟酮具有抗衰老、抗炎、抗癌和抗病毒等药理活性。在神经保护、提高记忆力、治疗阿尔茨海默病以及防止 1 型糖尿病并发症等方面也具有功效。植物中的芳香族氨基酸 L- 酪氨酸和 L- 苯丙氨酸是酚类化合物的前体。L- 酪氨酸作为前体合成香豆酸后被 *TAL* 和 *4CL* 转化为香豆酰 -CoA。其后可以通过 *CHS* 将一分子香豆酰 -CoA 和三分子丙二酰 -CoA 转化为柚苷配基查耳酮，然后被 *CHI* 异构化为柚苷元，之后经过 *F3H*、*FLS*、*F30H* 和 *CPR* 等基因催化生成槲皮素。

非瑟酮与槲皮素相似的结构，Stahlhut 等（2015）推测非瑟酮可能通过一个类似于槲皮素生物合成途径进行合成，因此提出一个新颖的在大肠杆菌中以 L- 酪氨酸为前体合成非瑟酮的生物合成途径。如图 12-5 所示在该途径中酚酰 -CoA 在 *CHS* 及 *CHR* 的催化下生成异甘草素，然后在 *CHI* 的作用下转化为甘草素，甘草素在 *F3H* 的作用下转化为 garbanzol，该化合物与二羟基山奈酚具有相似的结构，最后 garbanzol 在黄酮单氧化酶（FMO）和细胞 P450 还原酶（CPR）的作用下转化为非瑟酮，该途径中以 O_2、NADPH 和 α-KG 作为辅助因子。这是首次利用大肠杆菌将芳香族氨基酸转化为非瑟酮。该研究中构建的工程菌株产生了 12.5 mg/L 的香豆酸和 0.3 mg/L 非瑟酮。尽管产量达不到工业化水平，但是仍然显示了合成生物学的潜力。在目的产物合成途径未知的情况下，通过化学结构推断和已有基因元件的理性组装，在工程菌株中成功合成了目的产物。

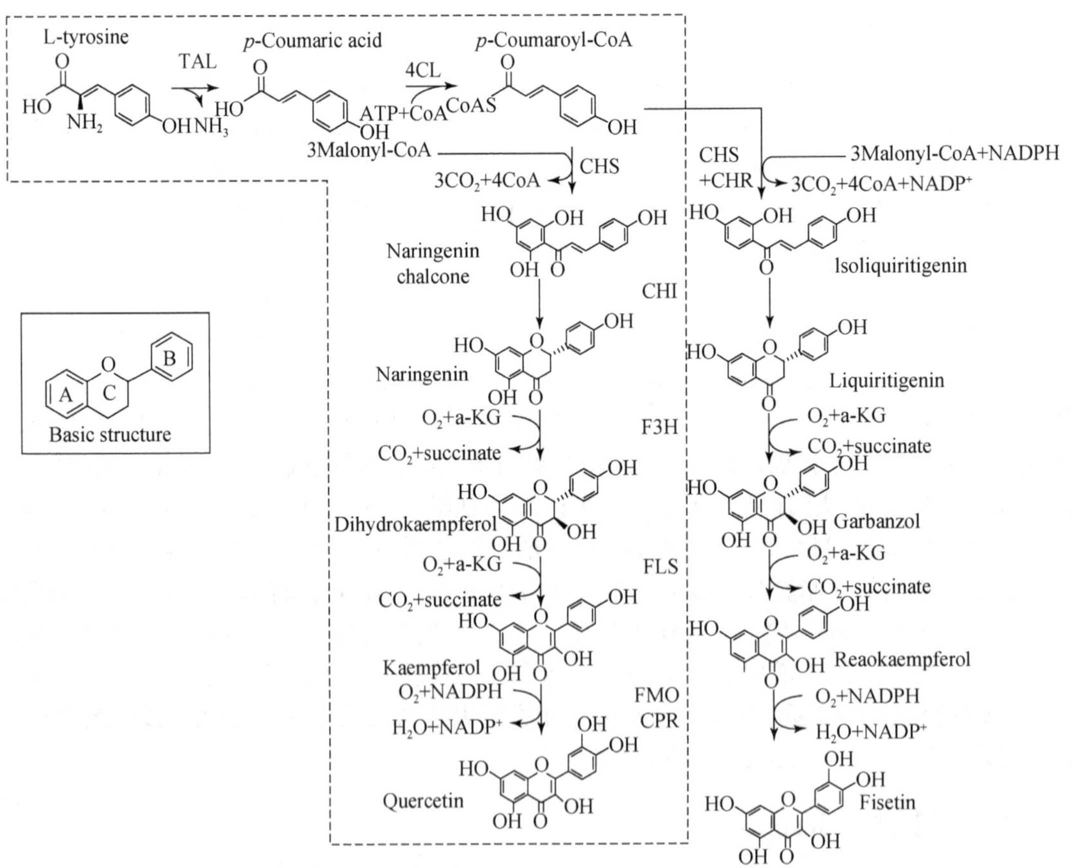

图 12-5 大肠杆菌产槲皮素和黄酮类成分 fiestin 途径示意图
（Stahlhut et al. 2015）

思考题

1. 中药合成生物学的概念、研究思路和研究方法。
2. 中药合成生物学的途径创建策略。
3. 中药合成生物学的优化策略主要分为几个方面？

参考文献

陈坚，周胜虎，吴俊俊，等 . 2015. 微生物合成黄酮类化合物的研究进展 . 食品科学技术学报，33（1）：1-5.

陈士林，朱孝轩，李春芳，等 . 2012. 中药基因组学与合成生物学 . 药学学报，（8）：1070-1078.

程绍玲，杨迎花．2005．银杏叶活性成分提取研究进展．林产化工通讯，39（1）：34-37.

程水源，陈昆松，刘卫红，等 . 2003. 植物苯丙氨酸解氨酶（PAL）基因的表达调控与研究展望 . 果树学报，20（5）：351-357.

董彩军，李锋．2010. 黄酮类化合物研究进展．农产品加工，199（2）：65-69.

董英，徐斌，林琳，等 . 2005. 葛根的化学成分研究 . 食物与机械，21（6）：85-89.

高伟 . 2008. 丹参酮类化合物生物合成相关酶基因克隆及功能研究 . 北京：中国中医科学院 .

郭瑞霞，李鹭，李力更，等．2013. 天然药物化学史话：银杏内酯．中草药，3（6）：641-645.

何佳珂，于洋，陈西敬，等．2010. 黄酮类化合物的药物代谢研究进展．中国中药杂志，35（21）：2789-2794.

康亚兰，裴瑾，蔡文龙，等 . 2014. 药用植物黄酮类化合物代谢合成途径及相关功能基因的研究进展 . 中草药，45（9）：1336-1341.

雷静，许锋，王晓辉，等．2016. 银杏 4 —香豆酸辅酶 A 连接酶基因的克隆与序列分析 . 长江大学学报，13（15）：42-48.

雷桅，税晓容，胡侃 . 2014. 黄芩苷生物合成途径与生物技术研究进展．北方园艺，22：185-189.

梁立兴．1993. 中国当代银杏大全．北京：北京农业大学出版社 .

吴继洲．2008．天然药物化学．北京：中国医药科技出版社．

徐轶尔，李秋红，杨菲菲 . 2010. 中药葛根的药理药效研究 . 吉林中医药，30（11）：993-994.

Ajikumar PK，Xiao WH，Tyo KEJ，et al. 2010. Isoprenoid pathway optimization for Taxol precursor overproduction in *Escherichia coli*. Science，330（6000）：70-74.

Almagro L，Gutierrez J，Pedreño MA，et al. 2014. Synergistic and additive influence of cyclodextrins and methyl jasmonate on the expression of the terpenoid indole alkaloid pathway genes and metabolites in *Catharanthus roseus* cell cultures. Plant Cell Tiss Organ Cult. 119（3）：543-551.

Alper H，Jin YS，Moxley JF. 2005. Identifying gene targets for the metabolic engineering of lycopene biosynthesis in *Escherichia coli*. Metab Eng，7（3）：155-164.

Anthony JR，Anthony LC，Nowroozi F. 2009. Optimization of the mevalonate-based isoprenoid biosynthetic pathway in *Escherichia coli* for production of the anti-malarial drug precursor amorpha-4，11-diene. Metab Eng，11（1）：13-19.

Awan AR，Shaw WM，Ellis T. 2016. Biosynthesis of therapeutic natural products using synthetic biology. Adv Drug Deliv Rev，105（Pt A）：96-106.

Bai YF，Bi HP，Zhang YB，et al. 2014. Production of salidroside in metabolically engineered *Escherichia coli* 4，6640 DOI：10.1038/Srepo6640.

Biggs BW，Lim CG，Sagliani K，et al. 2016. Overcoming heterologous protein interdependency to optimize P450-mediated Taxol precursor synthesis in *Escherichia coli*. Proc Natl Acad Sci U S A. 113（12）：3209-3214.

Bohlmann J，Keeling CI. 2008. Terpenoid biomaterials. Plant J，54（4）：656-669.

Brown S，Clastre M，Courdavault V，et al. 2015. De novo production of the plant-derived alkaloid strictosidine in yeast. Proc Natl Acad Sci U S A，112（11）：3205-3210.

Cao WJ, Ma WC, Zhang BW, et al. 2016. Improved pinocembrin production in *Escherichia coli* by engineering fatty acid synthesis. J Ind Microbiol Biotechnol, 43（4）: 557.

Chavadej S, Brisson N, McNeil JN. 1994. Redirection of tryptophan leads to production of low indole glucosinolate canola. Proc. Natl Acad Sci USA, 91（6）: 2166-2170.

Cheigh CI, Choi HJ, Park H, et al. 2002. Influence of growth conditions on the production of a nisin-like bacteriocin by *Lactococcuslactissubsp. lactis* A164 isolated from kimchi. J Biotechnol, 95（3）: 225-235.

Chemler JA, Fowler ZL, McHugh KP, et al. 2010. Improving NADPH availability for natural product biosynthesis in *Escherichia coli* by metabolic engineering. Metab Eng, 12（2）: 96-104.

Chemler JA, Lock LT, Koffas MAG, et al. 2007. Standardized biosynthesis of flavan-3-ols with effects on pancreatic beta-cell insulin secretion. Appl Microbiol Biotechnol, 77（4）: 797-807.

Chen G, Yang M, Nong S, et al. 2013. Microbial transformation of 20（S）-protopanaxadiol by Absidia corymbifera. Cytotoxic activity of the metabolites against human prostate cancer cells. Fitoterapia, 84（1）: 6-10.

Chen X, Facchini PJ. 2014. Short-chain dehydrogenase/reductase catalyzing the final step of noscapine biosynthesis is localized to laticifers in opium poppy. Plant J, 77（2）: 173-184.

Chen X, Zhu P, Liu L. 2016. Modular optimization of multi-gene pathways for fumarate production. Metab Eng, 33: 76-85.

Cheng H, Li LL, Cheng S, et al. 2011. Molecular cloning and function assay of a chalcone isomerase gene（GbCHI）from *Ginkgo biloba*. Plant Cell Rep, 30: 49-62.

Cheng H, Li LL, Cheng SY, et al. 2013. Molecular cloning and characterization of three genes encoding dihydroflavonol-4-reductase from ginkgo biloba in anthocyanin biosynthetic pathway. PLoS one, 8（8）: e72017.

Cheng LQ, Kim MK, Lee JW, et al. 2006. Conversion of major ginsenoside Rb1 to ginsenoside F2 by Caulobacter leidyia. Biotechnol Lett, 28（14）: 1121-1127.

Christianson DW. 2008. Unearthing the roots of the terpenome. Curr Opin Chem Biol, 12（2）: 141-150.

Christine N, Santos, Mattheos K, et al. 2011. Optimization of a heterologous pathway for the production of flavonoids from glucose. Metab Eng, 13（4）: 392-400.

Dai Z, Liu Y, Huang L, et al. 2012. Production of miltiradiene by metabolically engineered *Saccharomyces cerevisiae*. Biotechnol Bioeng, 109（11）: 2845-2853.

Dai Z, Liu Y, Zhang X, et al. 2013. Metabolic engineering of *Saccharomyces cerevisiae* for production of ginsenosides. Metab Eng, 20（5）: 146-156.

Dai Z, Wang B, Liu Y, et al. 2014. Producing aglycons of ginsenosides in bakers' yeast. Sci Rep, 4（3698）: 3698-3673.

Dang T, Facchini PJ. 2012. Characterization of three O-methyltransferases involved in noscapine biosynthesis in opium poppy. Plant Physiol, 159（2）: 618-631.

Dang T, Facchini PJ. 2014. CYP82Y1 is N-methylcanadine 1-hydroxylase. a key noscapine biosynthetic enzyme in opium poppy. J Biol Chem, 289（4）: 2013-2026.

Davies EM, Croteau R. 2000. Cyclization enzymes in the biosynthesis of monoterpenes, sesquiterpenes, and diterpenes. Biosynthesis. Berlin, Hei delberg: Springer, Berlin, Heidelberg: 53-95.

Dejong JM, Liu Y, Bollon AP, et al. 2006. Genetic engineering of taxol biosynthetic genes in *Saccharomyces cerevisiae*. Biotechnol Bioeng, 93（2）: 212.

Dhakal D, Chaudhary AK, Yi JS, et al. 2016. Enhanced production of nargenicin A1 and creation of a novel derivative using a synthetic biology platform. Appl Microbiol Biotechnol, 100（23）: 1-15.

Donald KA, Hampton RY, Fritz IB. 1997. Effects of overproduction of the catalytic domain of 3-hydroxy-3-methylglutaryl coenzyme A reductase on squalene synthesis in *Saccharomyces cerevisiae*. Appl Environ Microbiol, 63（9）: 3341-3344.

Dong AL, Cui YJ, Guo HZ, et al. 2001. Microbiological transformation of ginsenoside Rg1. J Chin Pharm Sci, 10（3）: 115-118.

Du J, Li L, Zhou S. 2016. Enhanced cyanophycin production by *Escherichia coli* overexpressing the heterologous cphA gene from a deep sea metagenomic library. J Biosci Bioeng, 123（2）.

Engels B, Dahm P, Jennewein S. 2008. Metabolic engineering of taxadiene biosynthesis in yeast as a first step towards Taxol（Paclitaxel）production . Metab Eng, 10（3-4）: 201.

Fatma Z, Jawed K, Mattam AJ, et al. 2016. Identification of long chain specific aldehyde reductase and its use in enhanced fatty alcoholproduction in *E. coli*. Metab Eng, 37: 35-45.

Galanie S, Thodey K, Trenchard I J, et al. 2015. Complete biosynthesis of opioids in yeast. Science, 349（6252）: 1095-1100.

Gao W, Hillwig ML, Huang L, et al. 2009. A functional genomics approach to tanshinone biosynthesis provides stereochemical insights. Org Lett, 11（22）: 5170-5173.

Geerlings A, Redondo FJ, Contin A, et al. 2001. Biotransformation of tryptamine and secologanin into plant terpenoid indole alkaloids by transgenic yeast. Appl Microbiol Biotechnol, 56: 420-424.

Gershenzon J, Dudareva N. 2007. The function of terpene natural products in the natural world. Nat Chem Biol, 3（7）: 408-414.

Gong YF, Liao ZH, Pi Y, et al. 2005. Engineering terpenoid indole alkaloids biosynthetic pathway in *Catharanthus roseus* hairy root cultures by overexpressing the geraniol 10-hydroxylase gene. J Shanghai Jiaotong Uni, S1: 8-13.

Graham IA, Besser K, Blumer S, et al. 2010. The genetic map of Artemisia annua L. identifies loci affecting yield of the antimalarial drug artemisinin . Science, 327（5963）: 328-331.

Guo J, Ma X, Cai Y, et al. 2015. Cytochrome P450 promiscuity leads to a bifurcating biosynthetic pathway for tanshinones. New Phytol, 210（2）: 525-534.

Guo J, Zhou YJ, Hillwig ML, et al. 2013. CYP76AH1 catalyzes turnover of miltiradiene in tanshinones biosynthesis and enables heterologous production of ferruginol in yeast. Proc Natl Acad Sci U S A, 110（29）: 12108-12113.

Hallard D, van der Heijden R, Verpoorte R, et al. 1997. Suspension cultured transgenic cells of Nicotiana tabacum expressing tryptophan decarboxylase and strictosidine synthase cDNAs from Catharanthus roseus produce strictosidine upon feeding of secologanin. Plant Cell Rep, 17（1）: 50-34.

Hampton R, Dimster-Denk D, Rine J. 1996. The biology of HMG-CoA reductase: the pros of contra-regulation . Trends Biochem Sci, 21（4）: 140-145.

Haniadka R, Popouri S, Palatty PL, et al. 2012. Medicinal plants as antiemetics in the treatment of cancer: a review. Integr Cancer Ther, 11（1）: 18-28.

Hawkins KM, Smolke CD. 2008. Production of benzylisoquinoline alkaloids in *Saccharomyces cerevisiae*. Nat Chem Biol, 4（9）: 564-573.

Holton RA, Somoza C, Kim HB, et al. 1994. First total synthesis of taxol. 1. Functionalization of the B ring. Physiol Chem Phys Med NMR, 34（2）: 103-117.

Holton T A, Cornish E C. 1995. Genetics and biochemistry of anthocyanin biosynthesis. Plant Cell, 7（7）: 1071-1083.

Huang Q, Roessner CA, Croteau R, et al. 2001. *Engineering Escherichia* coli for the synthesis of taxadiene, a key intermediate in the biosynthesis of taxol. Bioorg Med Chem, 9（9）: 2237-2242.

Hughes EH, Hong SB, Gibson SI, et al. 2004. Metabolic engineering of the indole pathway in *Catharanthus roseus* hairy roots and increased accumulation of tryptamine and serpentine. Metab Eng, 6（4）: 268-276.

Jacobs DI, Snoeijer W, Hallard D, et al. 2004. The Catharanthus alkaloids: pharmacognosy and biotechnology. Curr Med Chem, 11（5）: 607-628.

Jae Hyung Lim, Sang Woo Seo, Se Yeon Kim, et al. 2013. Model-driven rebalancing of the intracellular redox state for optimization of a heterologous n-butanol pathway in *Escherichia coli*. Metab Eng, 20（5）: 56-62.

Jawed K, Mattam AJ, Fatma Z, et al. 2016. Engineered production of short chain fatty acid in *Escherichia coli* using fatty acid synthesis pathway. PLoS One, 11（7）: e0160035.

Kong JQ, Wang W, Wang LN. 2009. The improvement of amorpha-4, 11-diene production by a yeast-conform variant. J Appl Microbiol, 106（3）: 941-951.

Kutney JP, Boulet CA, Choi LSL, et al. 1988. Alkaloid production in *Catharanthus roseus*（L. ）G. Don cell cultures. XV：Synthesis of bisindole alkaloids by use of immobilized enzyme systems. Heterocycles, 27（3）：621-628.

Li J, Li ZB, Li CF, et al. 2014. Molecular cloning and characterization of an isoflavone 7-O-glucosyltransferase from *Pueraria lobate*. Plant Cell Rep, 33（7）：1173-1181.

Li JX, Fang X, Zhao Q, et al. 2013. Rational engineering of plasticity residues of sesquiterpene synthases from Artemisia annua：product specificity and catalytic efficiency. Biochem J, 451（3）：417-426.

Li XR, Tian GQ, Shen HJ, et al. 2015. Metabolic engineering of *Escherichia coli* to produce zeaxanthin. J Ind Microbiol Biotechnol, 42（4）：627-636.

Li Y, Gu Q, Lin Z, et al. 2013. Multiplex iterative plasmid engineering for combinatorial optimization of metabolic pathways and diversification of protein coding sequences. ACS Synth Biol, 2（11）：651-661.

Li Y, Smolke CD. 2016. Engineering biosynthesis of the anticancer alkaloid noscapine in yeast. Nat Commun, 7：12137.

Li ZB, Li CF, Li J, et al. 2014. Molecular cloning and functional characterization of two divergent 4-coumarate：coenzyme a ligases from kudzu（Pueraria lobata）. Biol. Pharm. Bull, 37（1）：113-122.

Lieder S, Nikel PI, de Lorenzo V, et al. 2015. Genome reduction boosts heterologous gene expression in Pseudomonas putida. Microb Cell Fact, 14（1）：1-14.

Lindah AL, Olsson ME, Mercke P, et al. 2006. Production of the artemisinin precursor amorpha-4, 11-diene by engineered *Saccharomyces cerevisiae*. Biotechnol Lett, 28（8）：571-580.

Liu X, Cheng J, Zhang G, et al. 2018. Engineering yeast for the production of breviscapine by genomic analysis and synthetic biology approaches. Nat Commun, 9：448-458.

Liu Y, Zhu Y, Li J, et al. 2014. Modular pathway engineering of *Bacillus subtilis* for improved N-acetylglucosamine production. Metab Eng, 23（5）：42-52.

Martin VJJ, Pitera DJ, Withers ST, et al. 2003. Engineering a mevalonate pathway in *Escherichia coli* for production of terpenoids. Nat Biotechnol, 21（7）：796-802.

Miettinen K, Dong L, Navrot N, et al. 2014. The seco-iridoid pathway from *Catharanthus roseus*. Nat Commun, 5：3606.

Misra A, Conway M F, Johnnie J. 2013. Metabolic analyses elucidate non-trivial gene targets for amplifying dihydroartemisinic acid production in yeast. Frontiers in microbial, 4（1）：200-214.

Muluye RA, Bian Y, Alemu PN. 2014. Anti-inflammatory and Antimicrobial Effects of Heat-Clearing Chinese Herbs：A Current Review. J Tradit Complement Med, 4（2）：93-98.

Nakagawa A, Matsumura E, Koyanagi T, et al. 2016. Total biosynthesis of opiates by stepwise fermentation using engineered *Escherichia coli*. Nat Commun, 7（9）：179-181.

Nicolaou KC, Yang Z, Liu JJ, et al. 1994. Total synthesis of taxol . Nature, 367（6464）：630-634.

Paddon CJ, Westfall PJ, Pitera DJ, et al. 2013. High-level semi-synthetic production of the potent antimalarial artemisinin. Nature, 496（7496）：528-532.

Paradise EM, Kirby J, Chan R, et al. 2008. Redirection of flux through the FPP branch-point in *Saccharomyces cerevisiae* by down-regulating squalene synthase. Biotechnol Bioeng, 100（2）：371-378.

Pfleger BF, Pitera DJ, Smolke CD, et al. 2006. Combinatorial engineering of intergenic regions in operons tunes expression of multiple genes. Nat Biotechnol, 24（8）：1027-1032.

Pitera DJ, Paddon CJ, Newman JD, et al. 2007. Balancing a heterologous mevalonate pathway for improved isoprenoid production in *Escherichia coli*. Metab Eng, 9（2）：193-207.

Qu Y, Easson MLAE, Froese J, et al. 2015. Completion of the seven-step pathway from tabersonine to the anticancer drug precursor vindoline and its assembly in yeast. Proc Natl Acad Sci U S A, 112（19）：6224-6229.

Redding-Johanson AM, Batth TS, Chan R, et al. 2011. Targeted proteomics for metabolic pathway optimization：application to terpene production. Metab Eng, 13（2）：194-203.

Ro DK, Paradise EM, Ouellet M, et al. 2006. Production of the antimalarial drug precursor artemisinic acid in engineered yeast. Nature, 440（7086）: 940-943.

Rodríguez-Villalón A, Pérez-Gil J, Rodríguez-Concepción M. 2008. Carotenoid accumulation in bacteria with enhanced supply of isoprenoid precursors by upregulation of exogenous or endogenous pathways. J Biotechnol, 135（1）: 78-84.

Rontein D, Onillon S, Herbette G, et al. 2008. CYP725A4 from yew catalyzes complex structural rearrangement of taxa-4（5）, 11（12）-diene into the cyclic ether 5（12）-oxa-3（11）-cyclotaxane. J Biol Chem, 283（10）: 6067-6075.

Santos CN, Xiao W, Stephanopoulos G. 2012. Rational, combinatorial, and genomic approaches for engineering L-tyrosine production in *Escherichia coli*. Proc Natl Acad Sci U S A, 109（34）: 13538-13543.

Sassi H, Delvigne F, Kar T, et al. 2016. Deciphering how LIP2 and POX2 promoters can optimally regulate recombinant protein production in the yeast *Yarrowia lipolytica*. Microb Cell Fact, 15（1）: 159.

Sharan SK, Thomason LC, Kuznetsov SG, et al. 2009. Recombineering: a homologous recombination-based method of genetic engineering. Nat Protoc, 4（2）: 206-223.

Shen G, Pang YZ, Wu WS, et al. 2006. Cloning and characterization of a flavanone 3-hydroxylase gene from ginkgo biloba. Biosci Rep, 26（1）: 19-29.

Shen GA, Pang YZ, Wu WS, et al. 2006. Isolation and characterization of a putative anthocyanidin reductase gene from Ginkgo biloba. J Plant Physiol, 163（2）: 224-227.

Singh ND, Kumar S, Daniell H. 2015. Expression of β - glucosidase increases trichome density and artemisinin content in transgenic *Artemisia annua* plants . Plant Biotechnol J, 14（3）: 1034-1045.

Song H, Kim TY, Choi BK. 2008. Development of chemically defined medium for *Mannheimia succiniciproducens* based on its genome sequence. Appl Microbiol Biotechnol, 79（2）: 263-272.

Stahlhut SG, Siedler S, Malla S, et al. 2015. Assembly of a novel biosynthetic pathway for production of the plant flavonoid fisetin in *Escherichia coli*. Metab Eng, 31: 84-93.

Stich K, Eidenberger T, Wurst F, et al. 1992. Enzymatic convention of dihydroflavovonols to flavan-3, 4-diols using flower extracts of Dianthus caryophyllus L.（Carnation）. Planta, 187（1）: 103-108.

Sun Z, Meng H, Li J, et al. 2014. Identification of novel knockout targets for improving terpenoids biosynthesis in *Saccharomyces cerevisiae*. PloS one, 9（11）: e112615-e112620.

Terai YS, Fujii I, Byun SH, et al . 1996. Cloning of chalcone-flavanone isomerasecDNA from Pueraria lobata and its overexpression in *Escherichia coli*. Protein Exprespurif, 8（2）: 183-190.

Teris A, Van B, Gerrit P. 1997. Preparative isolation and separation procedure for Ginkgolides A B C J and Bilobalide. JNat Prod, 60(7): 375-378.

Thodey K, Galanie S, Smolke CD. 2014. A microbial biomanufacturing platform for natural and semisynthetic opioids. Nat Chem Biol, 10（10）: 837-844.

Tsuruta H, Paddon CJ, Eng D. 2009. High-level production of amorpha-4, 11-diene, a precursor of the antimalarial agent artemisinin, in *Escherichia coli*. PLoS One, 4（2）: e4489-e4501.

Van Beilen JB, Poirier Y. 2007. Establishment of new crops for the production of natural rubber. Trends Biotechnol, 25（11）: 522-529.

Venisetty RK, Ciddi V. 2003. Application of microbial biotransformation for the new drug discovery using natural drugs as substrates. Curr Pharm Biotechnol, 4（3）: 153-167.

Vranová E, Coman D, Gruissem W. 2012. Structure and dynamics of the isoprenoid pathway network. Mol Plant, 5（2）: 318-333.

Wang HH, Isaacs FJ, Carr PA, et al. 2009. Programming cells by multiplex genome engineering and accelerated evolution. Nature, 400（7257）: 894-898.

Wang HH, Kim H, Cong L, et al. 2012. Genome-scale promoter engineering by coselection MAGE. Nat Methods, 9（6）: 591-593.

Wang P, Wei Y, Fan Y, et al. 2015. Production of bioactive ginsenosides Rh2 and Rg3 by metabolically engineered yeasts. Metab

Eng，29：97-105.

Wang X，Fan RY，Li J，et al. 2016. Molecular cloning and functional characterization of a novel（Iso）flavone40，7-O-diglucoside Glucosyltransferase from Pueraria lobate. Frontiers in Plant Sci，7（387）：1-11.

Wani MC，Taylor HL，Wall ME，et al. 1971. Plant antitumor agents. VI. Isolation and structure of taxol，a novel antileukemic and antitumor agent from *Taxus brevifolia*. J Am Chem Soc，93（9）：2325-2327.

Westfall PJ，Pitera DJ，Lenihan JR，et al. 2012. Production of amorphadiene in yeast，and its conversion to dihydroartemisinic acid，precursor to the antimalarial agent artemisinin. Proc Natl Acad Sci USA，109（3）：655-656.

Winzer T，Gazda V，He Z，et al. 2012. A Papaver somniferum 10-gene cluster for synthesis of the anticancer alkaloid noscapine. Science. 336（6089）：1704-1708.

Wu J，Du G，Zhou J，et al. 2013. Metabolic engineering of *Escherichia coli* for（2S）-pinocembrin production from glucose by a modular metabolic strategy. Metab Eng，16（1）：48-55.

Wu X，Zhang H，Salmani JM，et al. 2016. Advances of wogonin，an extract from Scutellaria baicalensis，for the treatment of multiple tumors. Onco Targets Ther，9：2935-2943.

Xia F，Li X，Li X，et al. 2016. Elevation of the yields of very long chain polyunsaturated fatty acids via minimal codon optimization of two key biosynthetic enzymes. PLoS One，11（7）：e0158103.

Xu P，Gu Q，Wang W，et al. 2013. Modular optimization of multi-gene pathways for fatty acids production in *E. coli*. Nat Commun，4（1）：1409.

Yi JS，Kim MS，Kim SJ，et al. 2015. Effects of sucrose，phosphate，and calcium carbonate on the production of Pikromycin from *Streptomyces venezuelae*. J Microbiol Biotechnol，25（4）：496-502.

Yuan J，Ching CB. 2015. Dynamic control of ERG9 expression for improved amorpha-4，11-diene production in *Saccharomyces cerevisiae*. Microb Cell Fact，14（1）：1-10.

Zhan Y，Liu H，Wu Y，et al. 2015. Biotransformation of artemisinin by *Aspergillusniger*. Appl Microbiol Biotechnol，99（8）：3443-3446.

Zhang H，Stephanopoulos G. 2013. Engineering *E. coli* for caffeic acid biosynthesis from renewable sugars. Appl Microbiol Biotechnol，97（8）：3333-3341.

Zhang Y，Teoh KH，Reed DW，et al. 2008. The molecular cloning of artemisinic aldehyde Δ11（13）reductase and its role in glandular trichome-dependent biosynthesis of artemisinin in *Artemisia annua*. J Biol Chem，283（31）：21501-21508.

Zhao J，Li Q，Sun T，et al. 2013. Engineering central metabolic modules of *Escherichia coli* for improving β-carotene production. Metab Eng，17（17）：42-50.

Zhao S，Jones JA，Lachance DM，et al. 2015. Improvement of catechin production in *Escherichia coli* through combinatorial metabolic engineering. Metab Eng，28：43-53.

Zhou K，Qiao K，Edgar S，et al. 2015. Distributing a metabolic pathway among a microbial consortium enhances production of natural products. Nat Biotechnol，33（4）：377-383.

Zhou Y，Nambou K，Wei L，et al. 2013. Lycopene production in recombinant strains of *Escherichia coli* is improved by knockout of the central carbon metabolism gene coding for glucose-6-phosphate dehydrogenase. Biotechnol Lett，35（12）：2137-2145.

Zhu S，Wu J，Du G，et al. 2014. Efficient synthesis of eriodictyol from L-tyrosine in Escherichia coli. Appl Environ Microbiol，80（10）：3072-3080.

Zhuang Y，Yang G，Chen X，et al. 2017. Biosynthesis of plant-derived ginsenoside Rh2 in yeast via repurposing a key promiscuous microbial enzyme. Metab Eng，42：25-32.

第十三章 药用植物分子育种研究

第一节　药用植物分子育种原理与方法

一、概念

分子育种是在经典遗传学和分子生物学等理论指导下，将现代生物技术手段应用到传统育种方法中，实现表型和基因型选择的有机结合，培育优良新品种的育种方法（Wan 2007，马小军和莫长明　2017）。分子育种主要包含分子标记辅助育种、基因工程育种和分子设计育种。分子标记辅助育种是利用分子标记与控制目的性状的基因紧密连锁的特点，通过检测分子标记来快速、准确、高效检测目的基因是否存在，达到快速选择目标性状植株的目的。基因工程育种是通过基因工程技术将外来或人工合成的 DNA 或 RNA 分子导入受体材料，使后代获得某些特性的育种方法。分子设计育种通过各种技术的集成与整合，在田间试验之前利用计算机对育种过程中的遗传因素和环境因素对生长发育的影响进行模拟、筛选和优化，提出最佳的符合育种目标的基因型组合以及亲本选配策略，以提高育种过程的预见性和育种效率。

药用植物分子育种过程结合了分子生物学、生物技术和植物育种技术等手段以提高选择效率，加快育种进程，促进药用植物新品种的培育。药用植物基因组及转录组序列信息提供了大量的 SSR 和 SNP 等分子标记，有利于高密度遗传图谱和物理图谱的构建，进而加速了分子标记与优良性状之间的连锁研究，提高了育种效率。药用植物基因型数据和表现型数据结合分析，同时对多个性状进行选择和有效设计，可实现药用植物分子标记辅助育种。

二、原理与方法

药用植物育种伴随着药用植物种植发展起来，与农作物注重产量和营养的目标不同，药用植物育种不仅注重入药部位的产量，更注重有效成分（次生代谢物）的种类和含量即内在品质。药用植物的传统育种包括利用自然变异或杂交直接选择目标表型植株，包括系统选育、杂交育种、诱变育种、单倍体育种、多倍体育种等。但是由于药用植物杂合度高、生长周期长、育种目标多样性等原因，加上遗传基础研究薄弱，使得传统育种方式效率较低。随着测序成本的降低和多组学的发展，药用植物基因组、转录组、基因芯片数据库大量涌现，为开展药用植物分子育种提供了基础条件。首先分子标记的开发难度降低，各种药用植物的遗传图谱、物理图谱相继构建，为药用植物分子育种提供了理论基础；其次多种药用植物次生代谢物的药理作用被阐明，其生物合成机制逐渐被揭示，为定向提高药用植物有效成分的分子设计育种带来希望。

1. 药用植物分子标记辅助选择

药用植物结构基因组主要是研究基因组的序列图谱、遗传图谱和物理图谱，即通过遗传作图和核苷酸测序确定基因在染色体上的位置和顺序。结构基因组学研究主要依赖于数量性状位点定位（quantitative trait loci mapping，QTL）及 DNA 测序技术。QTL 定位利用不同表型和基因型的个体，根据染色体上的遗传标记，将与某一个表型相关的基因定位到染色体的特定遗传位点，绘制遗传图谱，按其研究群体亲缘性分为基于亲缘群体的 QTL 和基于自然群体的 QTL（Anderson et al. 2011）。利用这些与药用植物重要性状紧密连锁的 QTL 位点开发的分子标记可用于下一步的育种选择，为培育药用植物新品种提高选择效率、加快育种进程。

（1）基于亲缘群体的 QTL

遗传图谱是指以遗传标记（已知性状的基因或特定 DNA 序列）间重组频率为基础的染色体或基因位点的相对位置线性排列图。遗传图谱的构建是基因组研究中的重要环节，是基因定位与克隆乃至分子设计育种的基础。构建一张高密度的遗传图谱有助于利用与重要基因紧密连锁的分子标记进行辅助育种，有助于数量性状位点的研究、有效快速定位目的基因、建立细胞遗传图以及比较基因组学研究等。

遗传图谱构建的主要步骤包括：①遗传标记的选择；②根据遗传材料之间的多态性确定亲本组合，建立作图群体；③群体中不同植株或品系标记基因型的分析；④标记间连锁群与标记位点的确定；⑤农艺性状调查和整理；⑥利用相关软件进行农艺性状的 QTL 分析。

分子标记是进行 QTL 的基础，随着大量全基因组、转录组数据的发表，获得物种大量特异性的 SSR 标记成为可能，为药用植物建立初步的遗传图谱奠定了重要基础，但是筛选到该类型合适标记并实现大田应用需要周期较长。目前测序技术的提高和测序成本的降低，极大加速了利用高通量测序开发海量 SNP 标记来构建高密度、超高密度遗传图谱的进程。但大多数药用植物生长周期长、栽培历史短、遗传背景复杂、基因高度杂合，建立药用植物的遗传图谱困难较大。药用植物大多数为异花授粉，很难在短时间内获得纯系，也就很难获得像作物研究中所用的 F_2 代、重组自交系等群体类型。现阶段药用植物构建作图群体多采用拟测交原理建立 F_1 群体，即利用两个杂交种的 F_1 代个体作为构图群体。拟测交的原理是将 1 ：1 分离类型视为双测交分离群体，从而可以根据杂合位点的来源构建双亲的遗传图谱。也有少数研究利用杂合基因型品种的自交变异后代作为作图群体进行 QTL 分析。

（2）基于自然群体的基因组关联分析

基因组学研究对杂种优势和表观遗传学的解析有巨大的潜力，最终可以了解一个群体中所有位点等位基因分离的相关知识，进而在计算机上对基因型进行设计，并实施全基因组选择（管延安等 2008）。全基因组战略是一个在全基因组水平上开展植物分子育种所需功能工具和方法的集合。该策略包括所有种质登记完整基因组序列、重要等位基因的分子标记、不同目标性状的高精度表型系统（在多种环境中测量），以及相关环境因子对基因、基因型和全株性能的影响（Xu et al. 2012）。全基因组策略的最终目标是为了得到基

因型 / 基因、等位基因或单倍型、连锁不平衡区（LD）的最佳组合，优化后的基因网络和特定基因组区域将被应用于所需表型的分子育种生产。该方法结合基因型数据和表型数据，同时对多个性状进行选择，有效提高了选择效率。全基因组策略便于通过汇集有关基因型的所有相关信息以及表型和环境进行有效设计，实现分子标记辅助育种。

在药用植物分子育种研究中，通过对抗逆或高产优质相关表型的植物进行分析，可得到药用植物相关基因的目标位点。罗昕（2015）利用下一代测序技术开发高密度单核苷酸多态性（SNP）标记用于全基因组关联分析，寻找遗传变异与性状的关联位点，为玉米遗传育种提供丰富的候选关联 SNP 标记及基因。 RAD-seq 能够发掘大量的 DNA 分子标记，用于标记辅助选择分析。Barchi 等（2011）将 RAD-seq 应用于茄子（*Solanum melongena*）的 SNP 标记开发，鉴定出约 10 000 个 SNP 和约 1000 个插入缺失标记（InDel），SNP 和 InDel 频率分别为 0.8/kb 和 0.07/kb。Yuan 等（2014）通过构建缺水环境下黄芩的根和叶的 cDNA 文库，共获得 6491 个 EST 和 659 个 Unigene，并预测了与黄芩活性成分相关的 78 个功能性 SSR，为研究黄芩分子遗传学和功能基因组的研究提供支撑。基于简化基因组测序技术对不同品系芝麻及其杂交子代进行了测序，检测到了 1000 余个 SNP 位点，构建了芝麻高密度遗传图谱以及与产量相关的数量性状位点，为研究芝麻重要农艺性状提供坚实基础，有助于改善芝麻的产量及为其分子育种提供基础（Wu et al. 2014）。基因组及转录组海量的数据为药用植物育种提供了大量的 SSR 及 SNP 位点，通过与农艺性状的关联分析，加快选育进程。

（3）基因芯片与药用植物分子育种

药用植物参考基因组的完成为其基因芯片的开发奠定了重要基础，进而为大基因组物种的重测序提供了可能，也为开发等位基因变异奠定了基础。基因芯片（genechip）是一种高通量、快速、平行核酸序列测定及定量分析技术，工作原理与经典的核酸分子杂交方法一致，将许多特定的寡核苷酸片段或基因片段作为探针，有规律的排列固定于玻片、硅片、陶瓷等固相支持介质上，然后与待测的标记核酸样品按碱基配对原理进行杂交，在经过一定的检测系统对杂交信号进行检测，并配以计算机系统对每一个杂交信号进行数据分析和处理，从而迅速得出所要的信息（Ramsay 1998，马立人和蒋中华 2000，方宣钧等 2000）。

基因芯片技术在植物研究中广泛应用于特异性基因和新基因的检测、基因表达水平检测、基因突变及多态性分析、基因组测序等，该技术将大大促进植物育种科学的发展并促进植物新品种的产生（于风池 2009）。其基本步骤为首先构建植物基因组文库或 cDNA 文库，在此基础上，利用已有的 DNA（RNA）探针与之杂交，即可获得各种用途的目的基因（Kranis et al. 2013）。将这些目的基因与 QTL 定位结果进行结合分析，可以发现差异表达基因，这些基因可能是进一步寻找经济性状主基因的首选基因（Huang et al. 2015）。另外，基因芯片技术可大规模检测和分析 DNA 的突变及多态性，这些研究对检测与防治植物病害、探究分子突变与环境的关系、促进植物育种和新品种的产生有积极意义（洪丽亚和黄儒珠 2002）。因此，基因芯片的研制成功，将加快新型农产品开发和新型农药除草剂的筛选，为优质、高产、多抗作物育种提供有效手段（李喜焕等 2003）。

药用植物基因芯片的开发过程（图 13-1）：首先，依据参考基因组序列或通过 RAD-seq、BSA-seq、QTL、eQTL 等策略进行基因挖掘，发现优良的等位变异，开发功能标记。对目标 SNP 位点或其他重要候选位点进行筛选，设计并评估 SNP 探针，根据探针位点评估情况，进行再次筛选和过滤，确定最终位点列表，开发芯片。其次，提取待测植物样品的基因组 DNA，设计引物进行扩增反应，采用生物素进行末端标记，染色、扫描，进行实验。最后，通过数据预处理、群体分层评估、位点注释等流程，得到 SNP 分型结果，进而指导药用植物新品种的选育。

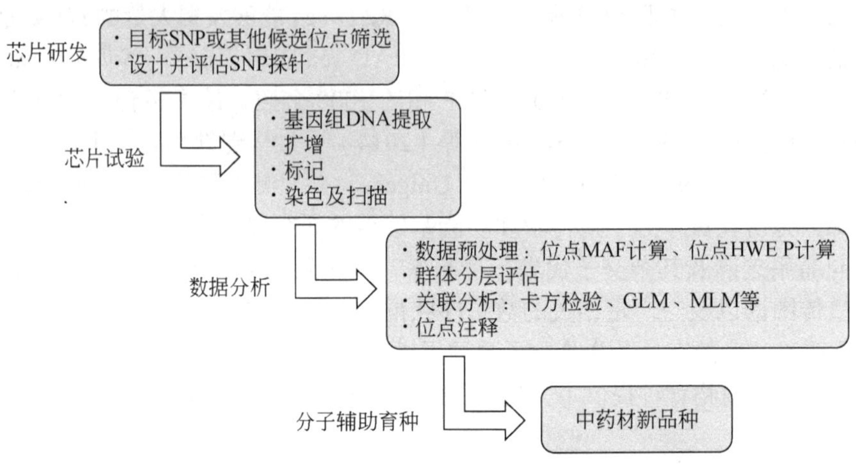

图 13-1 基因芯片技术辅助药用植物新品种选育流程

（4）转录组数据分析与分子标记的开发

转录组学主要用于研究生物体 RNA 水平的基因表达。随着高通量测序技术的快速发展和测序成本的降低，通过新一代高通量技术进行转录组测序可产生海量数据。利用转录组数据开发 SSR 标记提高了遗传多样性和分子标记辅助育种研究的准确性。首先，序列信息提供大量的 SNP、SSR 等标记，大大提高了分子标记发现的效率及准确性。其次，序列信息有利于高密度遗传图谱的构建，从而加速分子标记与优良性状之间的连锁研究。

2. 药用植物基因工程及分子设计育种

基因工程育种和分子设计育种技术主要应用于单体化合物天然药物来源植物（如紫杉醇的基原红豆杉属植物）的快速育种。根据药政法规，该技术尚不能应用于中药材基原植物的育种。

（1）药用植物基因工程育种

利用农作物广泛使用的基因工程技术（如农杆菌遗传转化技术）对药用植物进行种质改良，易于操作、利用前景广阔。随着测序成本的降低，已经陆续在药用植物开展了转录组、全基因组测序，大量数据提供了有效的植物遗传信息资源，为发掘植物抗逆及参与有效成分合成途径的新基因提供了许多线索和启示。随着新基因的不断发现和分离，新的基因不断被注释，众多基因的功能将进一步明确，转基因药用植物育种的研究条件将更加丰富，大大提高天然产物产量，同时培育具有抗性的药用植物新品种，也为利用药用植物作为合成生物学底盘系统奠定了基础。

植物基因工程已形成了成熟的实验流程，且新方法、新技术不断涌现，如 CRISPR/

Cas9 基因编辑技术在植物基因工程育种中的应用。更为关键的是借助各组学数据，挖掘和解析药用植物药效成分合成的关键基因数量迅速增加，药用植物转基因育种进展速度很快。随着药用植物基因工程技术的快速发展，在提高药用植物抗逆性、有效成分含量、改善药材品质等方面的研究也越来越多。但转基因药用植物的安全性，药用价值是否改变等尚存争议，因此建立一套适用于转基因药用植物的安全性评价体系和判断标准，有利于促进基因工程技术在药用植物育种研究中的应用（王珊等　2016）。

（2）药用植物分子设计育种

分子设计育种是以生物信息学为平台，以基因组学和蛋白组学数据库为基础，综合植物育种学流程中的植物遗传、生理生化和生物统计等学科的有用信息，根据具体植物的育种目标和生长环境，先设计最佳方案，然后开展植物育种试验的分子育种方法。与常规育种方法相比，分子设计育种的优势在于这种方法是基于对关键基因或 QTL 功能的认识而开展，并采用了高效的基因转移途径，基因转移和表型鉴定更加精确、育种周期缩短；分子设计育种要先在计算机上模拟实施方案，考虑的因素更多、更周全，更能满足育种的需要；此外分子设计育种要利用分子生物学方法对所选用的亲本组合、选择途径等进行有效选择，从而大大降低田间试验的工作量，可以极大地提高育种效率。基于以上原因，分子设计育种显得更加高效、精准。

分子设计育种的核心是基于对关键基因或 QTL 功能的认识，利用分子标记辅助选择技术、TILLING 技术（targeting indueed local lesions in genome，基因组定位缺失突变）和转基因技术创制优异种质资源（设计元件），根据预先设定的育种目标，选择合适的设计元件，实现多基因组装育种。

根据分子设计育种的基本条件，要开展某一目标作物的分子设计育种，需要高密度的分子遗传图谱、高效的分子标记检测技术、定位一些重要基因 /QTL 并了解其确切的功能等基本条件。目前对药用植物来说，为进行分子设计育种进行的基础研究逐渐增多。例如，我国开始对一些单体化合物天然药物来源植物进行了高密度遗传连锁图谱的构建和重要基因的定位，并在开展与品质、产量、农艺性状相关联的分子标记研究迅速增多，重要药用植物的基因组测序的完成，大量转录组结合代谢组分析为挖掘药效成分合成途径关键基因以及进行的功能验证等研究，为药用单体化合物来源植物分子设计育种的实施奠定了重要基础。

分子设计育种是一个综合性的新兴研究领域，将对未来植物育种理论和技术发展产生深远影响。因此，我们应该把握机遇，充分利用植物基因组学、转录组、代谢组、蛋白质组数据和生物信息学等前沿学科的重大成就，积极开展分子设计育种的技术平台建设，实现分子设计育种的目标，将会大幅度提高天然药物来源植物育种的理论和技术水平，带动传统育种向高效、定向化发展。

第二节　优质高产药用植物分子育种

优质高产药用植物分子育种主要参考作物基因组辅助育种。通过挖掘群体中等位基因分离的相关信息进行设计育种，可辅助优质高产药用植物的选育。Wu 等（2014）在完成芝麻基因组测序的基础上，筛选来自 29 个国家 705 份芝麻资源进行全基因组重测序，发掘出 500 余万个单核苷酸多态性（SNP），构建了芝麻高密度单倍型图谱，将芝麻资源分化为南、北方两个生态类型；对与油脂和产量相关的 56 个重要农艺性状进行全基因关联分析获得关联位点 549 个、候选基因 46 个（Wu et al. 2014）。作物基因组研究成功揭示了多种代谢途径相关基因，为农艺性状提供了分子标记。Zhang 等（2005）成功地使用判别分析（discriminant analysis）方法在 218 份水稻自交系中进行 SSR 标记与多个农艺性状的全基因组关联分析。Agrama 等（2007）使用 123 个 SSR 标记对 103 份水稻进行标记 - 性状关联分析，鉴定出与产量性状相关联的位点，其中一些位点与以前 QTL 定位结果一致。Yan 等（2009）使用 108 个 SSR 标记和 1 个 Indel 标记对 90 份水稻组成的微核心群体进行关联分析，鉴定出 22 个产量相关 SSR 标记位点及 34 个位点与柱头和小穗性状关联，其中与多个性状关联的标记可用于柱头性状的改良。Wen 等（2009）使用位于 7 号染色体上的 84 个 SSR 和 InDel 以及其他染色体上的 48 个 SSR 标记，对主要来自中国的 170 份水稻材料的抽穗期、株高、穗长进行关联分析，研究发现每个性状在 7 号染色体上都检测出 1 ～ 3 个显著关联的标记位点，有些位点为多次重复检测。每个植株或后代“图解基因型”的构建，可获知哪些染色体片段由哪些亲本传递，减少大规模的田间试验。通过参考作物基因组辅助育种，优质高产药用植物分子育种的研究取得了快速进展。

一、遗传图谱辅助青蒿素高含量黄花蒿新品种培育

针对疟疾进行青蒿素联合疗法（artemisinin-based combination therapy，ACT）的主要成分是青蒿素。随着青蒿素及其衍生物新适应证的开发，将来对于青蒿素的需求量会显著增加。加强资源收集整理，加大新品种培育和规范化种植推广力度，深入研究青蒿素合成机制，实现青蒿素优质原料高效制备是目前迫切需要解决的首要问题（陈士林等 2017）。

Graham 等（2010）基于转录组及田间表型数据，通过构建遗传图谱识别影响黄花蒿产量的位点。黄花蒿植株表型的变异出现在 Artemis 的 F_1 代谱系中，符合高水平的遗传变异。在 F_1 代群体中，青蒿素含量为 0.93 ～ 20.65 μg/mg dw，叶片面积为 508.76 ～ 4696.08 mm^2，腺毛密度为 4.89 ～ 19.11 mm^{-2}，植株鲜重的范围为 160 ～ 4440 g。14 个表型特征影响青蒿素的产量，而且这些表型特征具有中等或较高水平的遗传性（0.41 ～ 0.62）。此外，Graham 等发现与青蒿素浓度相关的 QTL 分别为 LG1、LG4 及 LG9（“来自于亲本 C4”）。在开发标记位点用于育种的同时，Graham 等（2010）检测了 23 000 株植株的青蒿素含量，这些植株是黄花蒿的 F_1 代种子经甲基磺酸乙酯诱变后于温室培养 12 周的 F_2 代、F_3 代。结果发现经诱变后的材料大约每 4.5 Mb 有一个突变，其变异频率小于 Artemis 中的每 1/104 碱基对的 SNP 多态性。该方法能够识别携带有益变异的个体（来源于甲基磺酸乙酯诱变处理），同时也能识别遗传背景获得提升的个体（由于自然变异而导致有益等位基因分离的个体）。Graham 等（2010）也检测高产 F_2 代植株中青蒿素的含量：尽管 F_2 代的植株杂合性较低，但其青蒿素含量比 UK08 F_1 代群体植株的含量高。另外，Graham 等（2010）验证了基于田间试验获得与青蒿素含量相关的 QTL 在温室培育的高产植株中高效表达。同时发现，大量分离畸变有利于有益的等位基因（“来自于亲本 C4 的”LG1 且与青蒿素产量相关的 QTL）。这些数据证实了 QTL 及其对青蒿素产量的影响（图 13-2），同时也证

明了基因型对于温室及田间培育的黄花蒿材料具有极大影响。Ting 等（2013）对青蒿素高含量植株和低含量植株中决定青蒿素合成路径的关键基因 *CYP71AV1*、*DBR2* 和 *ALDH1* 进行比较，发现这三个基因在高含量和低含量的植株中都存在，而且 DBR2 酶和 ALDH1 酶的活性在两个不同化学型植株中没有明显差异。但是 CYP71AV1 酶的结构在两个不同化学型植株中存在明显差异导致活性差异显著，低含量和高含量植株中的 CYP71AV1 酶分别命名为 AMOLAP 和 AMOHAP。AMOLAP 酶 N 端多了 7 个氨基酸。采用绿色荧光蛋白 GFP 标记显示 AMOLAP 和 AMOHAP 酶都位于细胞内质网上，但是 AMOHAP 酶的稳定性更差（图 13-3）。本氏烟草瞬时表达结果表明，AMOLAP 酶活性高于 AMOHAP 酶。因此，*CYP71AV1* 的表达和青蒿素代谢分支路径中的其他基因结合，会导致不同化学型的产生。谭何新等（2017）及 Tang 等（2014）在黄花蒿中克隆并研究了直接或间接参与青蒿素合成或调控青蒿素合成的基因，如青蒿合成路径关键酶基因 *ADS*、*FPS*、*CYP71AV1* 和 *ALDH1* 等，竞争性支路关键酶 *SQS* 基因，以及一些重要调控因子 TAR1、AaMYB106、AaORA、

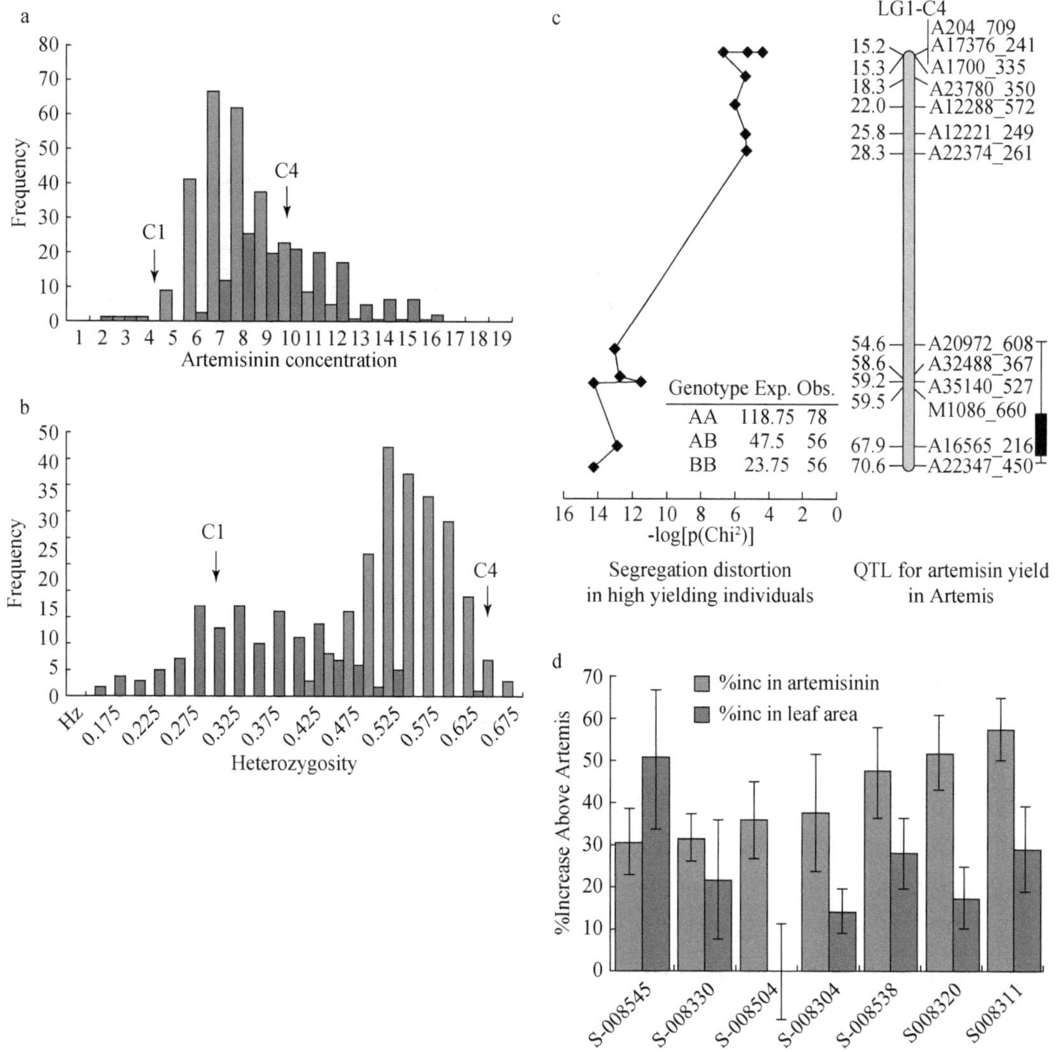

图 13-2 黄花蒿高产株的遗传分析（Graham et al. 2010）

AaERF1 和 AaERF2 等，这些将作为分子育种的靶标，通过对单个或多个基因的操作来培育更优质高产的黄花蒿。刘华等（2011）目前已获得 3 种高青蒿素含量的转基因黄花蒿品系 SQS159、GFH13 和 ANF176。

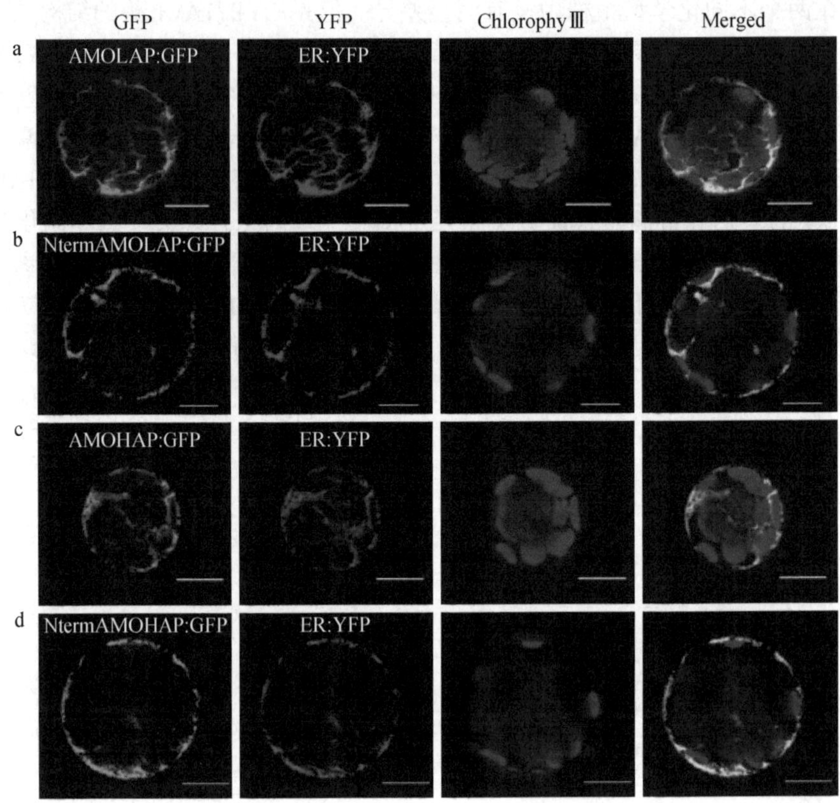

彩图请扫码

图 13-3　AMOLAP 酶和 AMOHAP 酶的亚细胞定位（Ting et al.　2013）

二、丹参分子育种

长期以来，丹参育种主要以引种和选种为主，表型选择的盲目性大、效率低，加之环境对表型性状的影响，丹参的遗传改良进程缓慢、育种水平较低。药效成分含量是丹参等中药材育种重要的品质筛选性状，为多基因控制的数量性状。提高药效成分含量是丹参品种改良的主要目标之一。可以利用遗传图谱对这些重要性状的基因进行定位，而筛选合适的遗传标记构建高密度的遗传图谱显得尤为关键。高通量测序技术作为药用植物功能基因组研究的重要手段，在丹参功能基因的发现中发挥了重要作用，这些基因的发现为丹参酮和丹酚酸类化合物生物合成研究奠定了基础。丹参转录组的测序（李滢等　2010），以及丹参全基因组测序的完成（Xu et al.　2016），使得从基因组水平上高效筛选遗传标记成为可能。宗成堃（2015）、郭林林（2016）利用丹参基因组和转录组的数据，开发了大量基因组 SSR 和 ETS-SSR，并利用这些标记构建了丹参遗传连锁图谱；Liu 等（2016）利用简化基因组测序技术（SLAF-Seq）开发了大量 SNP 标记，构建了丹参首张高密度连锁图。在此基础上对丹参主要药效成分（丹参酮 II A、丹酚酸 B）含量和丹参根部主要形态性状进行 QTL 定位及效应分析，应用于高丹酚酸含量丹参优良品种选育，大大提高了选择的效率和精准性，在丹参良种选育过程中将发挥重要作用。

宗成堃（2015）选用山东农业大学农学院前期筛选得到的两个丹参品系，母本为 ZH74 品系（根中脂溶性有效成分含量较低，但根冠幅大、根粗壮高产，叶披针形浅绿色、属于大叶长型，花浅紫色），父本为 BH18 品系（根中脂溶性有效成分含量高、根条多且细，其叶卵圆形、叶色深绿色，属于中型叶，花白色，开花晚）。以两个品系杂交所得到的 F_1 子代 94 株无性系作为作图群体。通过丹参基因组及转录组数据分析获得 200 对基因组 SSR，根据相关文献报道合成 208 对 EST-SSR 引物，通过构建丹参的 cDNA 文库，经引物设计得到 520 对 EST-SSR 引物，共计 928 对 SSR 引物用于丹参遗传图谱构建。将 SSR 标记以及辅助的 SRAP 和 ISSR 标记数据，导入 Joinmap4.0 作图软件中，选择 LOD=5.0 作为合适的标记连锁群，去除发生偏分离的 33 个标记后，对丹参 F_1 代植株的 94 株作图群体的 138 个标记进行了遗传连锁分析，在不改变图谱基本结构的前提下，将 33 个偏分离标记中的 12 个标记添加到图中，最终构建了一张 150 个标记的丹参遗传连锁图谱（图 13-4），其中包含了 102 个 SSR 标记、46 个 SRAP 标记和 2 个 ISSR 标记，分属 8 个连锁群和 3 个连锁对。遗传图谱覆盖丹参基因组全长 527.7 cm，标记间平均图距 3.5 cm，8 个连锁群长度为 26.4 ～ 131.6 cm。

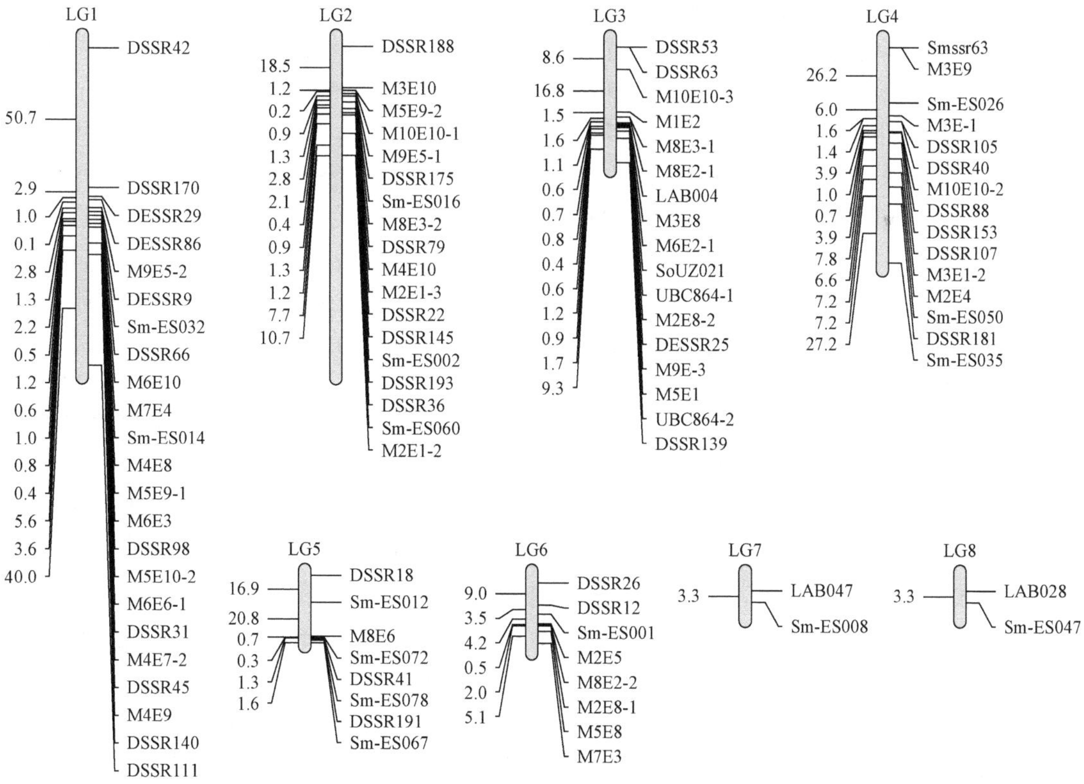

图 13-4　丹参遗传连锁图（宗成堃　2015）

利用构建的丹参遗传图谱，对丹参 6 个根部性状进行区间作图分析，LOD 值为 2.5，共检测到与这些表型性状相关的 19 个 QTL 位点，可解释表型变异的 18.3% ～ 28.1%。其中控制丹酚酸 B 的 QTL 位点最多，为 8 个。在这 6 个根部性状中，所有 QTL 位点可解释表型变异均大于 10%，最大为 28.1%，位于第 2 连锁群上控制根直径的 QTL-GZJ-1，LOD 值为 4.2。丹参 F_1 代作图群体亲本 BH18 与 ZH74 表型性状差异较大，且在群体中个体间的主要药效成分含量、根长和根直径等 6 个表型性状呈单峰正态分布，可以确定这些性状属于多基因控制的数量性状，均适于 QTL 分析。丹酚酸 B 与根条数均呈显著正相关，相关系数为 0.34，表明根条数可作为筛选丹酚酸 B 的辅助性状（宗成堃　2015）。

丹参酮 II A 和丹酚酸 B 均是丹参重要的品质性状，直接影响丹参的药效成分含量。通过区间作图法对丹参的 6 个根部性状分析可知，与这些根部性状相关联的 QTL 位点对目标性状的变异解释率均较高，表明这些根部性状均是由多基因控制的数量性状，而环境条件的影响和微效多基因的累加作用导致这些性状的连续变异。丹参酮 IIA 和丹酚酸 B 相关 QTL 位点主要集中在第 4 连锁群上。根长、根直径和根条数作为丹参根部主要表型性状，其相关 QTL 主要集中在第 2 连锁群上（宗成堃　2015）。在丹参育种中，根据与这些性状紧密连锁的 QTL 位点，对其遗传特点进行多年连续记录和动态分析，从而加强对数量性状遗传的掌握能力，极大地提高数量性状优良基因型选择的预见性和精确性，可有效地提高丹参良种选育的效率。

此外，郭林林（2016）利用测序技术开发 6000 余个丹参基因组 SSR 标记，构建了一张基于 SSR 的连锁图谱，该图谱全长 400.1 cm，111 个标记 8 个连锁群。刘甜（2016）利用 SLAF-seq 技术，构建了基于 SNP 的首个丹参超高密度遗传连锁图谱，测序共得到 155.96 M 原始数据，包含 155958181 条测序序列。通过信息分析，共得到 151 035 个 SLAF 标签，其中多态性的 SLAF 标签 64022 个，多态率为 41.60%，亲本平均测序深度为 83.43×；子代平均测序深度 10.36×。标记的五个分离类型（ab×cd，ef×eg，hk×hk，lm×lm，nn×np）被用于遗传图谱构建，共有 23890 个 SLAFs（比率为 15.82%）。通过筛选去除质量低、缺少亲本信息、严重偏分离和其他不适合构建图谱的标记，最终共有 5164 个 SLAF 标记连锁到图谱上。该图谱含有 8 个连锁群，总图距 1516.43 cM，平均图距 0.29 cM，覆盖率为 99.83% 的高密度丹参遗传连锁图谱。父本图中的标记数为 2966，母本图中的标记数为 3038，中性图包含 5164 个 SLAFs（7554 个 SNP）。最大的连锁群是 LG8，有 830 个标记，覆盖 297.25 cM，相邻标记间最大距离为 0.36 cM。LG1 是最密的连锁群，包括 559 个标记，相邻标记间的平均距离为 0.24cM。最小的连锁群是 LG1，含有 478 个标记，长度 130.64 cM，相邻标记间的平均距离为 0.27 cM。亲本图谱中的最大的连锁群与中性图相同，都是 LG8，其中雄性图中有 468 个标记，覆盖 297.244 cM，雌性图中，有 511 个标记，覆盖 293.022 cM。然而，最小的连锁群却不同，雄性图中为 LG1（107.028 cM），雌性图中为 LG7（115.325 cM）（Liu et al.　2016），这些图谱为丹参产量和品质尤其是药效成分含量的提高奠定了重要基础。

关于丹参的抗虫性研究，陈尘等（2018）报道利用 RNAi 技术获得 *COI1* 株系（iCOI1）。抗虫性检测结果显示，与对照相比 iCOI1 株系叶片损伤指数上升，对昆虫咬噬耐受性减弱；同时，抗性相关基因 *WKRY70* 和 *NPR1* 的表达量在 iCOI1 株系中显著降低。进一步检测 iCOI1 株系中主要次生代谢产物合成与积累情况，结果表明 iCOI1 株系中迷迭香酸、丹酚酸 B、隐丹参酮及丹参酮 IIA 的含量较野生型显著降低，其生源合成途径中的关键酶基因 *C4H*、

RAS、*HCT*、*HMGR*、*GGPPS*、*CPS*、*KSL* 和 *CYP76AH1* 的表达量较野生型显著下调，且与 *COI1* 沉默呈显著正相关，表明丹参 *COI1* 基因参与调控丹参抗虫性及主要次生代谢产物合成和积累过程，为丹参抗性研究和次生代谢过程调控提供理论依据，也为优质高产药用植物品种选育奠定了基础。

三、紫苏分子育种研究

沈奇等（2017）采用二代测序获得紫苏新品种中研肥苏 1 号的特征性 SNP 标记开发。通过构建全基因组小片段文库进行高通量测序，与参考基因组序列比对，利用贝叶斯统计模型检测出测序个体基因组中每个碱基位点最大可能性的基因型，组装出该个体基因组的一致序列。根据已有的基因集对检测到的变异进行注释，通过与重测序样品数据集比对分析，筛选获得紫苏新品种特异 SNP 标记，确定为该品种 SNP 图谱。结合新品种筛选植物学及农艺学性状，最后确定反映该品种的特征性 SNP 标记。根据确定的新品种特征性 SNP 图谱信息，采用 TaqMan SNP 基因分型方法进行对目标材料进行筛选。各品种选择不低于 20 个单株进行品种特征性、一致性及纯合度检测。筛选获得单株进行扩繁，形成紫苏新品种。

紫苏为一年生自花授粉植物，在前期广泛进行资源收集和材料种植的基础上，从田间筛选出 1 株产量优势的突变单株。在此基础上，采用连续 5 代的系统选育法，对产量，抗性及品质进行强化选择，并结合分子标记辅助鉴定，最终形成紫苏新品种中研肥苏 1 号。该品种叶色背面紫色、花色粉白、籽粒灰白。该品种特点为株型高大（最高近 3 m），可叶籽双收，稳产高产，含油量高，分枝集中，抗逆性强。中研肥苏 1 号叶中紫苏烯及柠檬醛质量分数分别为 54.39% 和 5.08%，可做绿肥使用。对于中研肥苏 1 号，采用高通量测序，共获得 34.597 G 数据量，对基因组覆盖度达 95.21%。与参考基因组比较，中研肥苏 1 号的特征性纯合 SNP 位点为 992609 个，纯合的 Indel 位点为 416089 个。获得 1367 个特异的 SNP 标记，确定为中研肥苏 1 号特征性的 SNP 位点，可作为该品种分子标记图谱。根据变异基因的农艺学功能，最后筛选 30 个非同义突变 SNPs 标记作为中研肥苏 1 号特征性 SNP 标记。

中研肥苏 1 号区域试验表现为紫苏籽平均亩产为 95.11 kg（1 亩≈ 667m^2），比对照增产 27.07%。平均生育期 / 全生育期与对照相当，为 169 天。含油量为 43.51%，比对照高 9.39%。叶丰产，每亩可采收约 520 kg 干叶及 200 kg 紫苏梗。该品种与原亲本材料比较，单株有效穗数增加 83.8 个，主穗长增加 12.5 cm，单株有效粒数增加 26.4 穗。籽粒含油量提高 11.06%。对中研肥苏 1 号的 13 个指标的特异性评价如下：叶色正绿色，背面紫色，花色粉白色，籽粒灰白色，与对照差异显著。其生育期和株高与对照相当。一次有效分枝数，单株有效穗数，主穗长，主穗有效粒数，千粒重等产量构成因素显著高于对照。中研肥苏 1 号增产明显，品质优良，特征性显著（图 13-5）。对中研肥苏 1 号 7 个指标的一致性评价，及对 4 个区域实验点的稳定性分析，一致性高，稳定性良好。中研肥苏 1 号品种特征为叶籽两用，丰产、高抗、耐瘠，可做绿肥使用，鉴定编号为京品鉴药 2016054。采用分子标记辅助鉴定的方法，通过分子检测，快速、准确的捕获目标标记，确定品种性状。高通量测序获得大量可用的遗传标记，可有效筛选获得特征性标记。该方法的应用加快新品种选育的进程，尤其对药用植物特征特性的鉴定及一致性稳定性有较高贡献度。

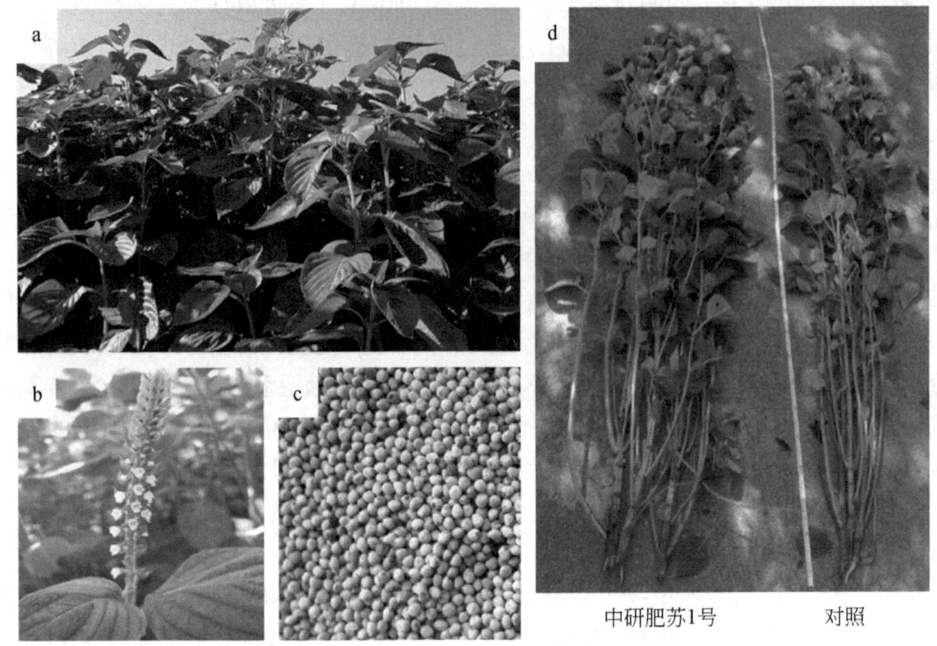

图 13-5 中研肥苏 1 号品种特征

a 植物学性状；b 花序性状；c 籽粒性状；d 新品种与对照比较

第三节 抗逆药用植物分子育种

抗逆性是药用植物优良品种选育的重要目标之一。药用植物在生长过程中易遭受病害、虫害、草害、干旱等一系列的逆境胁迫，导致产量和品质下降。而作为治疗疾病的特殊商品，近年来中药材质量受到极大关注，为了抵御病、虫、草害的发生，各种杀菌剂、杀虫剂的大量使用导致中药材农药残留超标，已成为我国中药产品进入国际市场的一大障碍。各种人为的抗逆干预需要耗费大量的劳动力和物力成本，降低中药材生产者的积极性和收益。因此，选育抗逆性强的药用植物品种，减少农药的使用，对提高中药材品质、保障中药材质量可靠具有重要意义。目前，基于基因组的药用植物抗逆品种选育处于起步阶段，选育目标主要以抗病害为主，林小涵（2011）采用高通量测序技术对银杏叶的转录组进行测序，获得多个编码与抗病防御相关的基因，为银杏抗病品种的培育奠定了基础。董林林等（2017）采用简化基因组测序技术，快速筛选鉴定抗病株的特异 SNP 位点，用于三七抗病品种的选育。刘臣（2014）基于全基因组信息，辅助矮化、高抗品种的选育。随着新一代测序技术的广泛应用，更多药用植物基因组信息得到解析，加之人们对药用植物抗逆品种优势的认识进一步提升，可以预见，将有更多以抗逆性为主要选育目标的品种选育付诸实践。本节以三七及蓖麻抗病品种选育为案例，阐述基因组辅助抗逆药用植物品种选育。

一、简化基因组辅助三七 SNP 位点开发

系统选育是三七遗传改良的方式之一，也是三七前期育种的重要手段。孙玉琴等（2003）对三七植株性状差异进行了研究比较，为三七育种工作提供了依据。通过对三七不同变异类型中皂苷含量的比较分析，发现紫根、复叶柄平展型、长形根、宽叶 4 种变异类型的三七皂苷含量较高，因此可以将紫根、复叶柄平展型、长形根、宽叶 4 种类型作为三七品种选育的目标。通过系统选育的方法获得抗病群体，采用 RAD-seq（restriction-site associated DNA sequencing）技术筛选抗病株的 SNP 位点，辅助三七新品种选育，有效缩短了育种年限。

SNP 位点分析：采用 RAD-seq 技术筛选抗病植株特异的 SNP 位点，阐述其特异性。分别采取抗病群体及对照农家品种各 30 株，其中以农家品种为对照，采用 HiSeqPE150 测序，有效数据用于分析寻找 SNP 标记。测序流程为：利用多种限制性内切核酸酶对该物种 DNA 分别进行酶切，根据酶切实验的结果选择合适的酶进行后续实验；质检合格的 DNA 样品，采用 RAD 建库方式构建长度为 300 ～ 500 bp 的 pair-end 文库；Illumina HiSeq PE150 测序，有效数据用于分析寻找海量 SNP 标记。

首先，对每个样品中的 RAD-tag 进行比对归类，按照每类 Tag 的深度信息由大到小进行排序，得到每个个体的 RAD-tag 频数表。每个样品的 RAD-tag 内部进行比对得到样品内部的杂合位点信息。不同样品之间的 RAD-tag 进行互相比对，寻找个体之间单碱基差异信息。综合考虑每个个体 RAD-tag 的频数表信息和比对信息，过滤掉可能来自重复区域的结果，从而得到高可信度的群体 SNP 标记基因分型结果。其中性状关联的算法参照广义线性模型（general linear model，GLM）。

调查结果表明，二年生及三年生三七主要病害类型为根腐病。常规栽培种及抗病群体，二年生三七根腐病的发病率分别为 3.4% 及 1.9%，三年生三七该病的发病率为 11.4% 及 4.2%（图 13-6）。与对照相比，抗性群体二年生三七及三年生三七根腐病的发病率显著下降了 43.6% 和 62.9%。结果表明，抗病群体二年生三七及三年生三七表现出显著的抗病性。

a

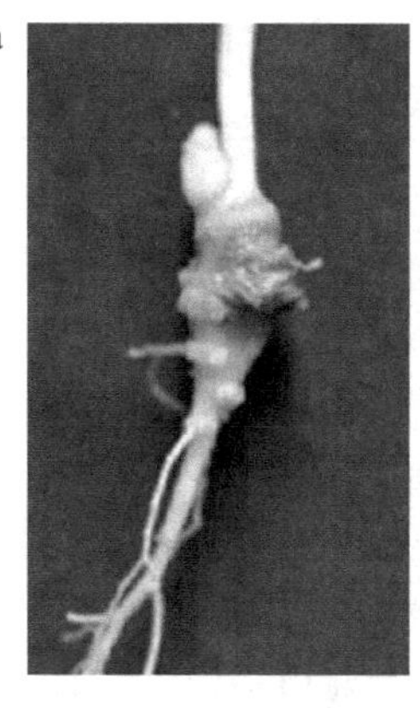

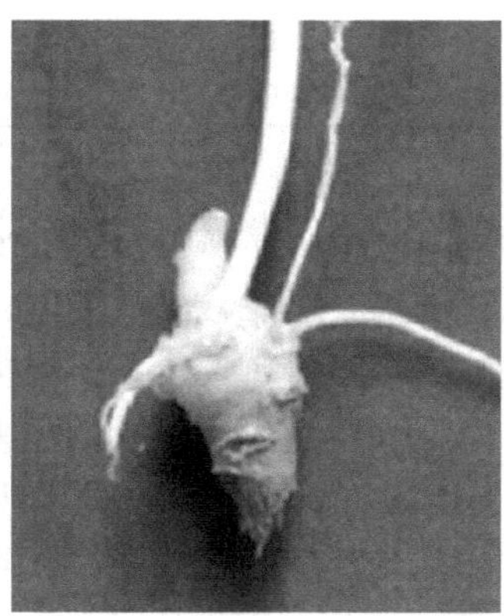

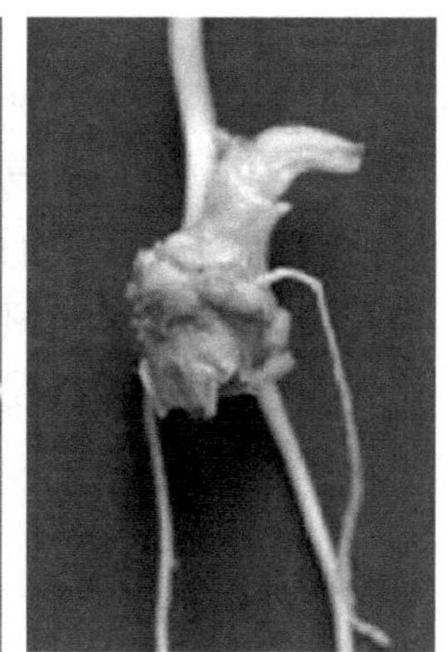

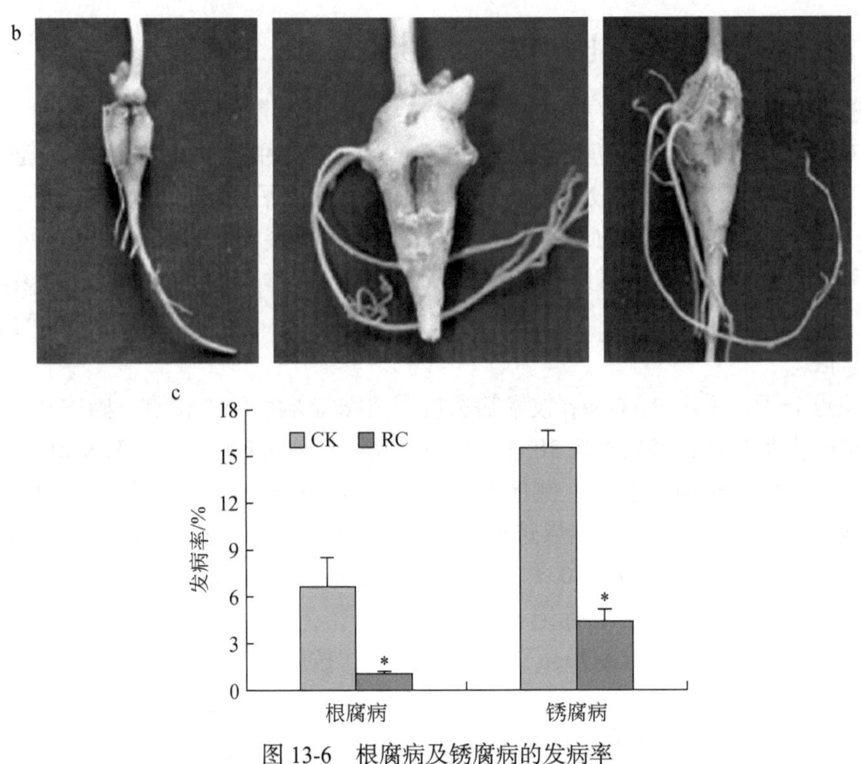

图 13-6 根腐病及锈腐病的发病率

a. 三七根腐病；b. 三七锈腐病；c. 发病率

CK 及 RC 分别表示常规栽培种及抗性种（n=30）；* 表示抗性种与常规栽培种之间差异显著

抗病植株的 SNP 位点：结合 SNP 数据和表型数据，使用 tassel V5.2 进行性状关联分析，抗病植物具有 12 个特异的 SNP 位点（极显著 LOD>3）。常规栽培种中 12 个 SNP 位点为 TT、GG、AT、AA、AG、CT、CC、CT、GG、GG、CC 和 GT。抗病种中 12 个 SNP 位点分别为 AT、AG、CC/CG、AG、AG、CG、CC、AC、TT、AG、AC 和 TT（表 13-1）。

表 13-1 对照株与抗病株的差异 SNP 位点

样本	665486	509355	519688	497540	307837	519888	153548	435169	433930	440571	440632	443525
CK	TT	GG	GG	AT	AA	AG	CT	CC	G	GG	CC	GT
RC	AT	AG	CC/CG	AG	AG	CG	CC	AC	TT	AG	AC	TT

注：CK 及 RC 分别表示常规栽培种及抗性种（n=30）。

通过系统选育筛选出三七的抗病群体，并利用 RAD-seq 技术确定三七抗病群体的特异 SNP 位点，第三代群体表型表现一致性、稳定性及特异性，已具备新品种登记的要求。该研究选育的三七抗病品种对根腐病表现显著抗性，该抗逆优质三七品种的种植可有效减少农药的使用量，减轻环境污染，降低农残对人体健康的危害，促进并保障三七产业的可持续发展。

RAD-seq 技术是在第二代测序基础上发展起来的一项基于全基因组酶切位点的简化基因组测序技术，该技术流程简单，不受有无基因组的限制，即可获得数以万计的多态性标记。通过高通量测序及信息分析，快速鉴定高标准性的变异标记（SNP），已广泛应用于分子育种、系统进化、种质资源鉴定等领域。依据该技术确定的三七抗病株特异 SNP 位点，建立筛选抗病品种的遗传标记辅助系统选育，可有效缩短育种年限。采用 DNA 标记辅助育种结合系统选育技术，选育首个三七抗病新品种“苗乡抗七 1 号”（董林林等　2017）。系统评价其种子、种苗、块根对根腐病致病菌 *Fusarum oxysporum* 的抗性。结果表明，与常规栽培种相比，接种 7 天，抗病品种种子病情指数下降 52. 0%；接种 25 天，抗病品种种苗死苗率和块根病情指数分别下降 72. 1% 和 62. 4%；此外，接种后抗病品种种子及种苗生长抑制率下降。“苗乡抗七 1 号”种子、种苗、块根对根腐病表现显著的抗性，该品种的抗性评价将为新品种的推广提供依据，保障三七无公害栽培的顺利开展（陈中坚等　2017）。

二、基于全基因组辅助蓖麻高抗品种选育

在植物表型性状中，理想的株型有利于植株充分利用光能，大幅度提高光合作用效率，增加生物量合成，是实现高产的重要途径之一。株高性状是株型改良的主要内容，蓖麻(*Castor bean*）是中药蓖麻子的植物来源，株高与其抗倒伏性、抗逆性、光合强度及蓖麻子产量密切相关。矮秆蓖麻品种抗倒伏性好、经济系数高，便于合理密植和机械化操作，能够大幅度提高单产和种植效益。

刘臣（2014）基于蓖麻的全基因组序列信息，高效筛选 SSR 重复序列设计引物，以 SSR 为主要标记构建高密度遗传图谱，定位蓖麻株高相关的 QTL 应用于矮化品种的选育，大大提高了选择效率。通过对 24 份蓖麻骨干亲本基于表型和分子标记数据的亲缘关系分析确定最终的亲本材料。以 YF1 为父本、YC1 和 YC2 为母本（YC1 和 YC2 均为稳定雌性系）创建 2 个 F_2 群体。3 个亲本均为经单株连续多代自交培育的稳定自交系，用 50 对随机分布的 SSR 标记检测三亲本均显示单一条带，且双亲在表型上具有较大差异，满足遗传图谱构建对亲本的要求。SSR 引物设计基于蓖麻全基因组序列进行，蓖麻的全基因组序列（WGS）由 TIGR（http：//castorbean.jcvi.org/downloads_plip）网站下载获得，包含了 25 828 条 Scalfold 序列，文件大小为 340M。用 SSR 在线搜索软件 SSRFinder（http：//www.fresnostate.edu/SSRfinder/）搜索重复序列。引物设计采用 PrimerPremier6.0，长度为 18 ～ 22 bp，GC 含量为 40% ～ 60%，Tm 值为（55.0 ± 5）℃，产物长度为 100 ～ 500 bp。采用获得的 SSR 对 F_2 群体进行标记，290 个 SSR 多态性标记并结合 1 个 ISSR 标记和 3 个形态标记共计 294 个标记用于遗传图谱构建。以 LOD 值为 4 并在标记最大距离为 30 cm 条件下进行遗传连锁分析，创建了一张蓖麻遗传图谱，该图包含 231 个标记、19 个连锁群，覆盖了 2751.3 cm 的遗传距离，标记间平均间距 11.91 cm。株高性状的定位采用 QTL Network 2.0 软件。在 YC2 × YF1 组合 F_2 群体（群体 1）中共检测到 5 个株高 QTL，解释了 45.9% 的总变异，其中加、显和上位性 3 种效应的贡献率分别占总贡献率的 64.79%、5.66% 和 29.48%。YC1 × YF1 组合 F_2 群体（群体 2）中检测到 3 个株高 QTL，解释了 26% 的总变异，3 种效应的贡献率分别占总贡献率的 69.77%、0% 和 30.03%。两个群体中每个性状检测到的 QTL 数目及位置有较大差异，但实际上，QTL 尤其是主效 QTL 的数目、效应和作用方式有较高的一致性。两群体中各有 1 个株高主效 QTL、1 个主穗位高主效 QTL（群体 1 共有 2 个主效 QTL）和 1 个主茎节长主效 QTL，它们的位置、效应、作用方式都很接近（表 13-2）。

表 13-2 YC1×YF1、YC2×YF1 组合 F_2 群体的株高性状 QTL 定位结果（刘臣，2014）

群体（F_2）	QTL	标记区间	标记位置	QTL 位置	置信区间
YC1×YF1	PH3-1	RCM1088-RCM1001	9.8 ～ 21.8	17.8	10.8 ～ 21.8
	PH4-1	RCM383-RCM323	48.8 ～ 58.2	48.8	45.8 ～ 51.8
	PH7-1	RCM868-RCM711	38.1 ～ 42.3	41.1	38.1 ～ 42.1
YC2×YF1	PHI-1	RCM134-259R/Mel7	26.0 ～ 43.8	41.0	33.0 ～ 47.8
	PH7-1	RCM219-RCM313	0 ～ 22.8	1.0	0 ～ 18.0
	PH8-1	RCM872-RCM226	33.0 ～ 55.7	46.0	31.0 ～ 48.0
	PH9-1	RCM579S-RCM182	242.7 ～ 263.1	242.7	237.5 ～ 250.7
	PH11-1	RCM51h-RCM51	0 ～ 5.1	5.0	4.0 ～ 5.0

提高选择效率的关键在于抓住主基因（或主效基因）。蓖麻株高、主穗位高、主茎节长都有 1 ～ 2 个主效 QTL，而且大多以加性效应为主。虽然主穗位高的遗传组分中，显性效应和上位性效应也占较大比例，增加了遗传的复杂性，对选择效果有一定影响，但主茎节长遗传组分中主效 QTL 的加性效应占绝对优势。用早期表达的、较为稳定的主茎节长对晚期表达的、更加易变的株高做出选择，有利于提高育种效率。主茎节数与株高不相关，与主茎节长呈负相关。这一结论有助于破解两大育种难题，一是矮秆与单株产量的矛盾。试验结果显示，后代群体的遗传倾向是少节数和长节间，反映出自然选择的深刻烙印。较多的主茎节数往往与大穗、强生长势、叶片多、叶片厚、不早衰、宿根性等特点相联系，但它也往往与高秆、晚熟甚至光周期敏感性相伴，解决这一矛盾的途径一是缩短主茎节间。二是育种的方向和有效手段问题，多主茎节数和短主茎节间应该是主攻方向，缩短主茎节间是矮化育种的突破口。QTL 间的“一因多效”和连锁是株高、主穗位高和主茎节长之间高度相关的遗传基础，加性效应是株高、主穗位高和主茎节长的主要遗传组分，互作效应是主茎节数和主茎茎粗的主要遗传组分。建议育种上将主穗位高和主茎节长作为株高早期选择和预测的间接指标，并将多节数和短节间作为高产育种的主攻方向。

思考题

1. 简述分子育种的定义。
2. 结合研究案例，阐述优质高产药用植物分子育种方法。
3. 以三七为例说明抗逆药用植物分子育种的流程。

参考文献

陈尘，曹晓燕，化文平，等 . 2018. 基于丹参基因组的 *COI1* 基因抗虫与次生代谢调控功能研究 . 中国科学生命科学，48（4）：399-411.

陈士林，董林林，郭巧生，等 . 2018. 中药材无公害精细栽培体系研究 . 中国中药杂志，43（8）：1517-1528.

陈士林，向丽，李琳，等 . 2017. 青蒿素原料生产与资源再生全球战略研究 . 科学通报 . 62（18）：1982-1996.

陈中坚，马小涵，董林林，等 . 2017. 药用植物 DNA 标记辅助育种（三）：三七新品种——“苗乡抗七 1 号”的抗病性评价 . 中国中药杂志，42（11）：2046-2051.

董林林，陈中坚，王勇，等 . 2017. 药用植物 DNA 标记辅助育种（一）：三七抗病品种选育研究 . 中国中药杂志，42（1）：56-62.

方宣钧，吴为人，唐纪良 . 2000. 作物 DNA 标记辅助育种 . 北京：科学出版社 .

管延安，杨延兵，张华文，等 . 2008. 基因组学辅助作物改良研究进展 . 山东农业科学，（1）29-34.

郭林林 . 2016. 丹参基因组 SSR 标记的开发及其在连锁图谱构建的应用 . 泰安：山东农业大学硕士学位论文 .

洪丽亚，黄儒珠 . 2002. 基因芯片技术及其在植物上的应用 . 生物技术通报，（4）：30-33.

李喜焕，王省芬，穆国俊 . 2003. 基因芯片技术及其在植物育种上的应用 . 河北农业科学，7（2）：44-48.

李滢，罗红梅，孙超，等 . 2010. 基于高通量测序 454 GSFLX 的丹参转录组学研究 . 药学学报，45（4）：524-529.

林小涵 . 2011. 银杏和木兰属植物的转录组、叶绿体基因组及其相关研究 . 北京：北京协和医学院博士学位论文 .

刘臣 . 2014. 蓖麻遗传图谱构建及株高性状的 QTL 定位分析 . 湛江：广东海洋大学硕士学位论文 .

刘华，蒋玲曦，王金斌，等 . 2011. 转基因青蒿与其野生型的生长和抗逆性比较 . 核农学报，25（2）：253-258.

刘甜 . 2016. 利用 SLAF-seq 技术构建高密度丹参连锁图谱 . 泰安：山东农业大学硕士学位论文 .

罗昕 . 2015. 基于下一代测序的玉米高通量 SNP 开发及关联分析 . 武汉：华中农业大学硕士学位论文 .

马立人，蒋中华 . 2000. 生物芯片 . 北京：化学工业出版社 .

马小军，莫长明 . 2017. 药用植物分子育种展望 . 中国中药杂志，42（11）：2021-2031.

沈奇，张栋，孙伟，等 . 2017. 药用植物 DNA 标记辅助育种（Ⅱ）丰产紫苏新品种 SNP 辅助鉴定及育种研究 . 中国中药杂志，42（9）：1668-1672.

孙玉琴，陈中坚，李一果，等 . 2003. 三七的植株性状差异观察 . 现代中药研究与实践，17：16-17.

谭何新，肖玲，周正，等 . 2017. 青蒿素生物合成分子机制及调控研究进展 . 中国中药杂志，42（1）：10-19.

王珊，刘湘丹，周日宝，等 . 2016. 基因工程技术在药用植物育种研究中的应用 . 中南药学，14（3）：286-289.

于风池 . 2009. 基因芯片技术及其植物研究中的研究 . 中国农学通报，25（6）：64-65.

宗成堃 . 2015. 丹参遗传连锁图谱构建及 QTL 分析 . 泰安：山东农业大学硕士学位论文 .

Agrama HA，Eizenga GC，Yan W. 2007. Association mapping of yield and its components in rice cultivars. Mol Breeding，4（19）：341-356.

Anderson DJ，Gnanasambandam A，Mills E，et al. 2011. Synthesis of short-chain-length/ medium-chain length polyhydroxyalkanoate（PHA）copolymers in peroxisomes of transgenic sugarcane plants. Tropical Plant Biol，（3-4）：170-184.

Barchi L，Lanteri S，Portis E，et al. 2011. Identification of SNP and SSR markers in eggplant using RAD tag sequencing. BMC Genomics，12（1）：304-312.

Graham I A，Besser K，Blumer S，et al. 2010. The genetic map of *Artemisia annua* L. identifies loci affecting yield of the antimalarial drug artemisinin. Science，327：328-331.

Huang CW，LinYT，Ding ST，et al. 2015. Efficient SNP discovery by combining microarray and Lab-on-a-chip data for animal breeding and selection. Microarrays，4：（4）570-595.

Kranis A，Gheyas AA，Boschiero C，et al. 2013. Development of a high density 600k SNP genotyping array for chicken. BMC Genomic，14（1）：59.

Liu T，Guo LL，PanYL，et al. 2016. Construction of the first high-density genetic linkage map of *Salvia miltiorrhiza* using specific length amplified fragment（SLAF）sequencing. Sci Rep，6：24070.

Ramsay R. 1998. DNAchips：state-of-the-art. Nature Biotechnology，16（1）：40-44.

Tan H，Xiao L，Gao S，et al. 2015. Trichome and artemisinin regulator 1 is required for trichome development and artemisinin biosynthesis in *Artemisia annua*. Mol. Plant，8（9）：1396-1411.

Tang K，Shen Q，Yan T，et al. 2014. Transgenic approach to increase artemisinin content in *Artemisia annua* L. Plant Cell Reports，33（4）：605.

Ting HM，Wang B，Rydén AM，et al. 2013. The metabolite chemotype of *Nicotiana benthamiana* transiently expressing artemisinin biosynthetic pathway genes is a function of *CYP71AV1* type and relative gene dosage. New Phytologist，199（2）：352-366.

Wan J. 2007. Present status and prospect of molecular breeding in rice. Rev China Agric Sci Tech，9（2）：1-9.

Wen W，Mei H，Feng F，et al. 2009. Population structure and association mapping on chromosome 7 using adiverse panel of

Chinesegermplasm of rice（*Oryza sativa* L.）. Theor Appl Genet，119（3）：459-470.

Wu K，Liu HY，Yang MM，et al. 2014. High-density genetic map construction and QTLs analysis of grain yield-related traits in Sesame（*Sesamum indicum* L.）based on RAD-Seq technology. BMC Plant Biology，14（1）：274.

Xu H，Song J，Luo H，et al. 2016. Analysis of the genome sequence of the medicinal plant *Salvia miltiorrhiza*. Mol Plant，9（6）：949-952.

Xu Y，Lu Y，Xie C，et al. 2012. Whole-genome strategies for marker-assisted plant breeding. Mol Breeding，29（4）：833-854.

Yan WG，Li Y，Agrama HA，et al. 2009. Association mapping of stigma and spikelet characteristics in rice（*Oryzasativa* L.）. Mol Breeding，24（3）：277-292.

Yuan Y，Long P，Jiang C，et al. 2014. Development and characterization of simple sequence repeat（SSR）markers based on a full length cDNA library of *Scutellaria baicalensis*. Genomics，105（1）：61-67.

Zhang N，Xu Y，Akash M，et al. 2005. Identification of candidate markers associated with agronomic traits in rice using discriminant analysis. Theor Appl Genet，110（4）：721-729.

第十四章 中药分子鉴定

中药鉴定方法随着人类对天然药物认识和利用的发展逐渐积累和完善，是用药安全的重要保障。中药鉴定方法的发展体现在历代医药学典籍中，并借鉴西方生药学鉴定技术，逐步形成了中药鉴定学的基原、性状、显微和理化四大鉴定方法体系。中药鉴定依据能够良好表征药材特殊性或特征性的性状，有效而准确地区别药材，特别是易混品和伪品。因此，方法的有效性、准确性、便捷性和实用性是鉴定技术发展的目标，而新技术、新方法的引进和应用则是实现上述目标的重要途径，最终实现鉴定方法的客观性、数字化和网络化。

传统鉴定方法主要依据性状特征差异进行鉴定，由于性状特征易受环境饰变影响，因此对鉴定者的知识背景和实践经验有较高的要求。随着分子生物学技术的日趋成熟，可以实现从 DNA 分子水平检测生物遗传多样性并对其进行分类与鉴定。中药分子鉴定技术是应用 DNA 分子标记技术鉴定中药原植（动）物及其药材和饮片的方法，其依靠生物个体、居群或物种基因组中具有差异特征的 DNA 片段来鉴定，不受环境饰变影响及经验限制，在中药材鉴定上具有一定优势。分子生物学技术的迅猛发展促进了 DNA 分子标记技术的诞生、发展和在中药鉴定中的应用。中药分子鉴定形成了基于分子杂交信号、PCR 扩增指纹、核酸序列分析等鉴定技术体系，其中代表性的技术包括 RFLP（restriction fragment length polymorphisms）、RAPD（random amplification polymorphic DNA）和 DNA 条形码（DNA barcoding）技术。其中基于序列分析的 DNA 条形码技术是目前影响较大、应用较广泛的中药分子鉴定技术。

第一节　DNA 条形码鉴定

DNA 条形码技术（DNA barcoding）是利用基因组中一段公认的标准短序列来进行物种鉴定的分子诊断技术，成为近年来生物分类和鉴定的研究热点，在物种鉴定方面显示了广阔的应用前景。

每个物种的 DNA 序列都是唯一的，DNA 序列上每个位点都有 A、T、G、C 四种碱基的选择，15 bp 的 DNA 序列就有 4^{15} 种编码，从理论上来讲可以编码地球上的所有物种。理想的 DNA 条形码应当符合以下标准：①具有足够的变异性以区分不同的物种，同时具有相对的保守性。即作为 DNA 条形码的序列必须是种间差异比较大，便于进行种与种的区分，而种内差异尽量小，从而使种间和种内变异有一个很明晰的界限；②标准的短片段，即该序列在绝大多分类群中都存在，且序列足够短，便于一个反应就可完成测序工作，且便于 DNA 提取和 PCR 扩增，尤其是对存在 DNA 降解的材料（如保存年代已久的腊叶标本等）；③序列两端相对保守，便于通用引物的设计（陈士林 2015，陈士林等 2012）。

动物是最早进行 DNA 条形码研究的类群，线粒体基因组中一段长度约 650 bp 的基因 *COI*（或 *cox1*）被加拿大动物学家 Paul Hebert 选作动物 DNA 条形码（Hebert et al. 2003a，2003b），因为 *COI* 在能够保证足够变异的同时又很容易被通用引物扩增，其 DNA 序列本身很少存在插入和缺失。同时，它还拥有蛋白质编码基因所共有的特征，即密码子第 3 位碱基不受自然选择压力的影响，可以自由变异。目前，*COI* 作为动物的核心条形码已经得到公认，也是动物类中药材的首选 DNA 条形码。但在植物类中药材 DNA 的研究中发现，线粒体基因组序列进化速率慢、变异性小，不适合作为植物的通用 DNA 条形码，因此核基因组序列和叶绿体基因组序列成为研究筛选对象。2009 年，国际条形码协会植物工作组建议将 *rbc*L+*mat*K 组合作为植物通用条形码（CBOL Plant Working Group，2009）。2009 年 11 月，在墨西哥召开的第三届国际条形码大会上，与会代表一致认为应对 ITS/ITS2 和 *psb*A-*trn*H 序列进行进一步评估。2010 年，Chen 等（2010）和 Yao 等（2010）通过研究提出将 ITS2 作为植物标准 DNA 条形码序列。随后，中国 DNA 条形码植物工作组的研究进一步验证了 ITS2 的鉴定能力，建议将 ITS2 作为 ITS 序列的有效补充，ITS/ITS2 应成为种子植物的核心条形码（China Plant BOL Group，2011）。

DNA 条形码鉴定技术具有以下优势：①通用性，只需选用一个或少数几个基因片段即可对绝大部分物种进行准确鉴定；②鉴定过程更加快速，可以在短时间内鉴定大量样本；③重复性和稳定性高；④实验过程标准、操作简单，更易实现物种鉴定自动化；⑤可通过互联网和信息平台对现有物种序列信息进行集中统一管理，并可实现共享；⑥可有效缓解分类鉴定人才缺乏的现状（陈士林 2012，2015；陈士林等 2012）。近年来，DNA 条形码技术在中药鉴定中已经得到成功应用，在中药基原植物及药材鉴定等方面均取得了突出成绩，加快了中药鉴定标准化的进程。

根据中药材种植及入药特性，本节分别对药用动植物及药材 DNA 条形码鉴定、中成药 DNA 条形码鉴定和种子种苗 DNA 条形码鉴定进行阐述。

一、药用动植物及药材 DNA 条形码鉴定

由于药用动植物形态多样，加之不同产地和环境对其形态、理化等特征的影响，即使专业的鉴定与分类人员也难以将如此众多的物种进行准确鉴定。早期利用 DNA 序列进行的药用动植物鉴定，通常是针对特定物种选择不同的 DNA 序列进行研究，结果缺乏通用性。DNA 条形码的提出，运用标准的 DNA 序列进行研究对中药鉴定学具有重要意义。为解决中药行业重大科技问题，保证中药临床应用安全、准确、有效，Chen 等（2010）比较了 7 个候选 DNA 条形码（*psb*A-*trn*H，*mat*K，*rbc*L，*rpo*C1，*ycf5*，ITS2，ITS），筛选的标准包括 PCR 扩增效率、种内 / 种间遗传变异及 barcoding gap。通过对 7 个门 753 个属 4800 个物种 6600 余个样品的 ITS2 序列鉴定能力进行分析，显示 ITS2 在物种水

平的鉴定效率高达 92.7%。因此，Chen 等建议将 ITS2 作为药用植物标准 DNA 条形码，同时建议 ITS2 可作为新的通用条形码用于鉴定更广泛的植物类群。Yao 等（2010）进一步研究表明 ITS2 在大于 5 万份植物样本和大于 1 万份动物样本中具有较强的鉴定能力。2011 年，中国 DNA 条形码植物工作组对来自 75 科 141 属 1757 物种 6286 样本的 *mat*K、*rbc*L、ITS 和 *psb*A-*trn*H 进行研究，建议 ITS/ITS2 应成为种子植物的核心条形码（China Plant BOL Group，2011）。

陈士林团队在大样本量中药材研究基础上，出版了《中国药典中药材 DNA 条形码标准序列》和《中药 DNA 条形码分子鉴定》，建立了中药材 DNA 条形码分子鉴定体系。该体系包括以 ITS2+*psb*A-*trn*H 为主体的植物类药材 DNA 条形码鉴定体系和 *CO*I+ITS2 的动物类药材 DNA 条形码鉴定体系，同时建立了中药材 DNA 条形码分子鉴定网络查询系统和中药材 DNA 条形码分子鉴定标准操作流程（陈士林等　2012）。该体系已被纳入 2010 年版和 2015 年版《中国药典》，为中药材建立了"基因身份证"，从基因层面解决中草药与混伪品的物种识别问题，推动中药材鉴定迈入了规模化、标准化基因鉴定时代。

DNA 条形码数据库不仅是存储样品信息和 DNA 条形码序列的工具，而且是 DNA 条形码研究和物种鉴定分析的生物信息学平台，对推进中药鉴定方法通用化、标准化和国际化具有重要作用。陈士林团队在研究基础上建立了中药材 DNA 条形码鉴定系统，核心数据库涵盖了《中国药典》（2010 年版，2015 年版）收录的几乎所有动物、植物药材及常见混伪品，并包含了《韩国药典》、《日本药局方》、《印度药典》、《欧洲药典》和《美国药典》所记录的几乎所有的草药药材（Chen et al. 2014），扩展数据库中涵盖的物种达数十万种，序列上百万条。对中药材 DNA 条形码鉴定感兴趣的单位和个人，均可通过 www.tcmbarcode.cn 进行自由访问。物种鉴定模块用于实施 DNA 条形码序列鉴定，可用于鉴定的序列包括 ITS2、*psb*A-*trn*H 和 *CO*I。药用动植物及药材 DNA 条形码鉴定具体研究案例介绍如下。

1. 含马兜铃酸类药材及其混用品 DNA 条形码鉴定

Wu 等（2015）对含马兜铃酸类药材及其混用品进行 DNA 条形码鉴定研究，系统收集了马兜铃科植物及混用的物种 289 份，隶属于 13 科 24 属 79 个物种，其中马兜铃科的四个属（马兜铃属、细辛属、马蹄香属、线果兜铃属）46 个物种共有 158 份样品，其易混淆物种隶属于 12 科 20 属 33 个物种共 131 份样品。此外，还从 GenBank 中下载了细辛属 13 个物种的 15 条 ITS2 序列和非马兜铃科混用物种的 6 条 ITS2 序列和 4 条 *psb*A-*trn*H 序列。从收集的 289 份样品中得到了 282 条 ITS2 序列和 185 条 *psb*A-*trn*H 序列。DNA 条形码技术研究结果表明，使用 BLAST1、最近距离法在属级水平鉴定马兜铃科和非马兜铃科混用物种的鉴定效率为 100%。在 NJ（neighbor-joining）树中（图 14-1），马兜铃科植物聚为一支，非马兜铃科混用物种聚为另一支。因此，以 ITS2 为主，*psb*A-*trn*H 为辅的 DNA 条形码技术能快速准确的鉴别马兜铃科及其非马兜铃科混用物种。

2. 基于 *CO*I 条形码的角甲类动物药鉴定

角甲类动物药以动物的角或甲为入药部位，这类动物药物多为皮肤衍化物组织，且多为名贵药材。然而，随着对动物药需求量的增大，野生药用动物资源急剧减少。商品药材品种混乱，掺伪施假现象严重。部分动物药为骨化样品，DNA 降解严重，提取难度较大。

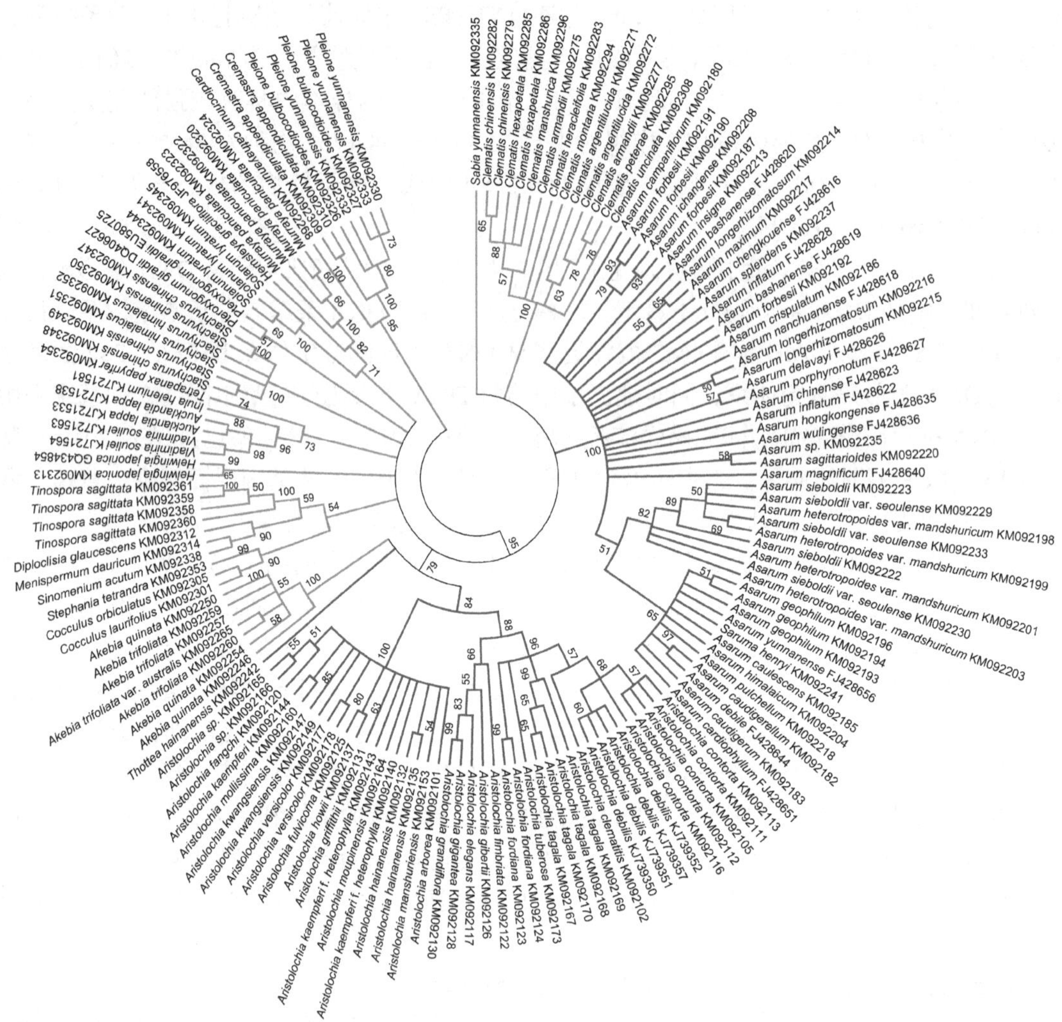

图 14-1 基于 ITS2 序列的物种单倍型构建的含马兜铃酸类药材及其混用品 NJ 树（Wu et al. 2015）

Luo 等（2013）对角甲类动物药进行了 DNA 条形码鉴定研究。采用 DNAout 试剂盒提取角甲类动物药样品 DNA，对 4 个亚科 72 种动物药样品（含混淆品）的线粒体 *CO*I 序列进行 PCR 扩增和测序（图 14-2），比较各序列扩增和测序效率、种内和种间变异。结果显示，72 个样品均成功进行了 PCR 扩增和测序；*CO*I 序列长度为 477 bp，其中 156 个位点具有多态性，核苷酸变异 Pi 值为 10.9%。种内和种间的遗传变异均值分别为 0.4% 和 15.8%，种内最大 K2P 距离均小于种间距离。NJ 聚类结果显示，马鹿、梅花鹿、黄麂、羚羊角、山羊角、鳖甲等各聚为一支，野生与家养来源样品能有效区分。此外，对来源于 GenBank 数据库中 313 个相关的 *CO*I 序列进行整理和 BLAST 分析，评估并验证了其鉴定能力，为角甲类动物药的真伪鉴别和濒危物种监管提供了有力支持。

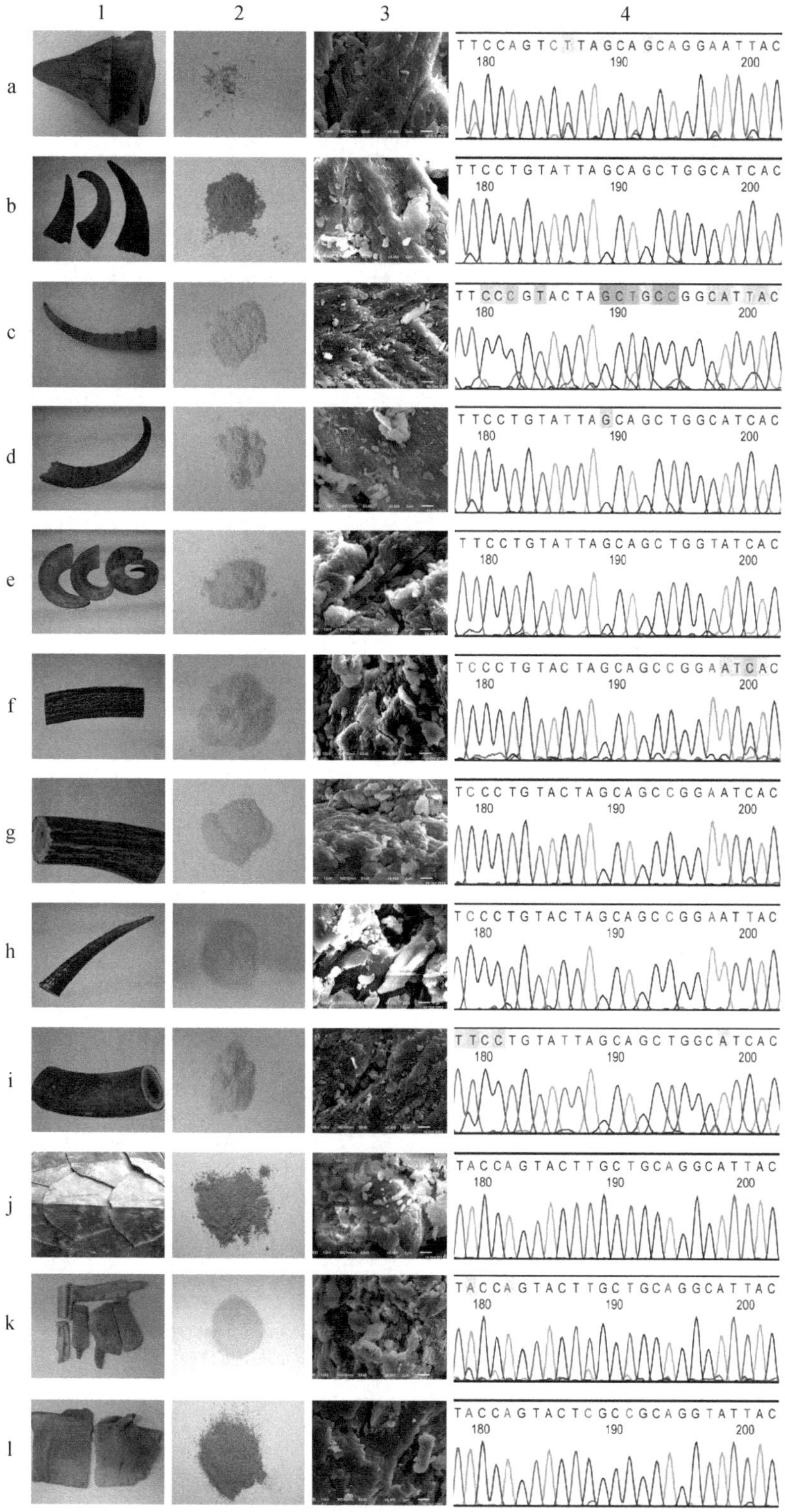

图 14-2　样品信息（Luo et al.　2013）

a . 犀牛角；b . 水牛角；c. 黄羊角；d . 山羊角；e. 绵羊角；f. 马鹿角；g. 梅花鹿角；h. 麋鹿角；i . 黄麂角；j . 玳瑁；k . 中华鳖甲；l . 龟甲

1. 角甲类动物药；2. 动物药粉末；3. 超微粉扫描电镜图；4. 测序峰图

彩图请扫码

拓展阅读

一、红景天药材DNA条形码分子鉴定

Xin等（2015）开展了红景天药材DNA条形码分子鉴定研究。2010年版《中国药典》规定红景天药材的唯一基原是大花红景天［*Rhodiola crenulata*（Hook. f. et Thoms.）H. Ohba］，由于红景天药材市场价格增长迅速，有多种同属植物的根在市场上充当红景天药材出售。基于红景天属10种植物共82份实验样本ITS2序列构建大花红景天及其同属近缘物种DNA条形码数据库。从全国各地购买红景天饮片样本共计100份，其中89%来自药店，11%来自医院，全部样本在购买时所标示的药材名称均为"红景天"。应用该数据库对100份购自药店及医院的红景天饮片进行鉴定，90%的红景天饮片能够获得可用于分析的条形码序列，比对结果显示仅有40%的供试样本ITS2序列与大花红景天相似度最高，38.9%与齿叶红景天（*R. serrata*）相似度最高，余者为红景天属其他物种（图14-3）。研究表明市售红景天饮片基原物种来源复杂，目前市售红景天饮片最常见的物种是大花红景天和齿叶红景天。中药材DNA条形码分子鉴定法可对中药材流通市场进行有效监控。

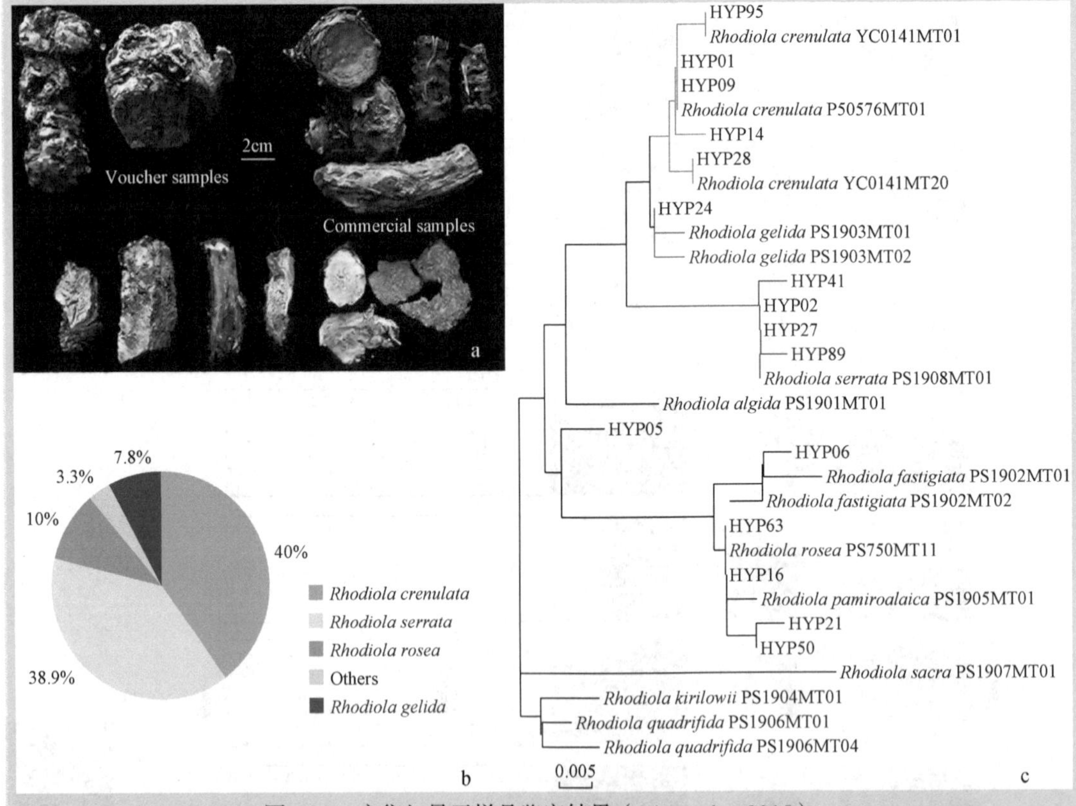

图14-3 市售红景天样品鉴定结果（Xin et al. 2015）

a 红景天凭证样品及商品药材图片；b 红景天商品药材检测结果；c 基于ITS2序列单倍型构建的凭证样品与商品药材NJ树

二、超微破壁饮片DNA条形码鉴定

超微粉碎技术是近20年发展起来的一项新技术，通过机械或流体动力的方法可将中

药材细胞打碎，提高细胞内外有效成分的溶出率。中药超微饮片是指采用超微粉碎技术将中药原药材粉碎成 75 μm 以下的超微粉，再采用现代制粒技术制成的颗粒型饮片。中药破壁饮片是指将植物类中药原药材破壁粉碎至 90% 粒径小于 45 μm（300 目以上）的粉体，加水或不同浓度的乙醇粘合成型，制成 30 ～ 100 目的原饮片全成分的均匀干燥颗粒状饮片。因为超微饮片和破壁饮片已完全失去了传统中药饮片的鉴别特征，形态、显微、理化等传统鉴别手段难以鉴别出破壁饮片及超微饮片的真伪，其鉴别与监管已成为制约超微饮片与破壁饮片产业的瓶颈问题之一。

向丽等（2015）对中药超微和破壁饮片进行了 DNA 条形码鉴定研究，选用 ITS2 序列作为 DNA 条形码对全草类、根及根茎类、叶类、花类、果实类和种子类的 31 种代表性中药（28 个物种）的原药材、超微饮片及破壁饮片共 93 份样品进行研究（图 14-4），验证 DNA 条形码技术对中药超微饮片和破壁饮片质量追溯的可靠性。结果表明 93 份样品均能提取 DNA，PCR 扩增及测序后均能得到高质量的 ITS2 序列。31 种中药在中药材 DNA 条形码鉴定系统和 GenBank 数据库中均能 BLAST 比对到正确的标准序列；各物种的最大种内遗传距离均小于最小种间遗传距离；NJ 树中 28 个物种的 93 条 ITS2 序列都与各自标准序列聚为一支。因此，基于 ITS2 序列的 DNA 条形码技术可准确、有效地鉴定原药材、超微饮片和破壁饮片，为中药超微饮片和破壁饮片生产过程质量追溯及产品市场监管提供有力保障。

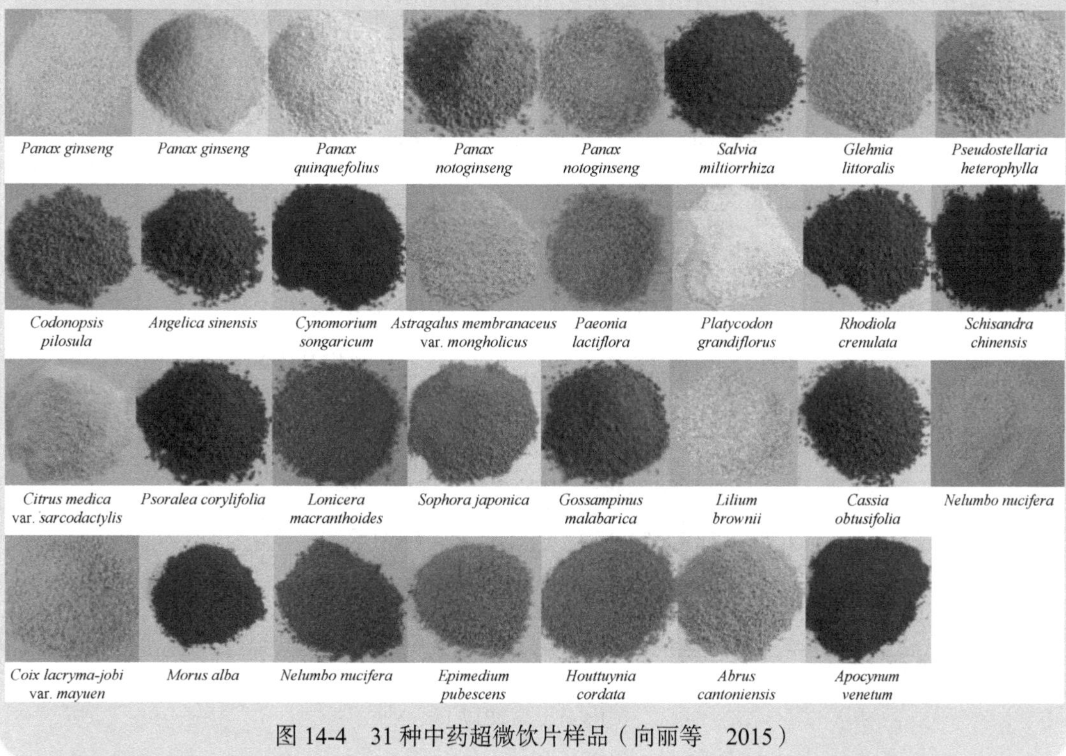

图 14-4 31 种中药超微饮片样品（向丽等 2015）

二、中成药 DNA 条形码鉴定

由于中成药本身的特殊性，如化学成分复杂、溶解性差别较大、指标成分含量较低等，给其多组分的提取以及同时分离测定带来了一定的困难。传统的化学方法（色谱），仅能从化学层面上体现出中成药中包含的化学成分，但对于无特征性化学物质的药用成分及污染物无法进行追溯，且存在相同化学成分也可能存在其他物种的替代品，目前还没有一个较完善的方法可以溯源中成药的基原物种组成。在生物混合体系研究方面，基于高通量测序技术的 metabarcoding 研究方法是目前认识、分析其结构和功能最有效、最重要的方法之一。Metabarcoding 研究方法的对象多为微生物群落，但同样适用于任何一个生物混合体系。对于中成药的物种评价，从本质上可追溯其生物成分。因此，将第二代和第三代测序技术与中药制剂研究相结合，探索中成药质量评价新方法的研究报道越来越多。具体研究案例介绍如下。

1. 基于 SMRT 测序和 DNA 条形码技术的中成药益母丸质量评价研究

Jia 等（2017）选取 2015 年版《中国药典》收载中成药益母丸为研究对象，基于自制对照样品利用 SMRT 测序技术和 DNA 条形码技术建立中成药益母丸质量评价新方法，保证方法的重复性、灵敏度和准确性；同时将该方法应用于市售不同批次的益母丸样品，验证方法的适用性。采用 PacBio RSII 测序平台进行测序，利用环状一致性测序（circular-consensus sequencing，CCS）策略分析数据，确保鉴定结果的准确性，共获得 3703 条 ITS2 序列和 4810 条 *psb*A-*trn*H 序列（图 14-5）。基于 K2P 模型的遗传距离分析显示 SMRT 测序获得序列变异位点存在随机性特征。基于 ITS2 和 *psb*A-*trn*H 列均能检测到处方规定物种和存在的杂质物种，表明联合 SMRT 测序技术和 DNA 条形码技术的方法可成功应用于中成药益母丸的物种组成分析，为中成药益母丸的质量评价提供科学基础。

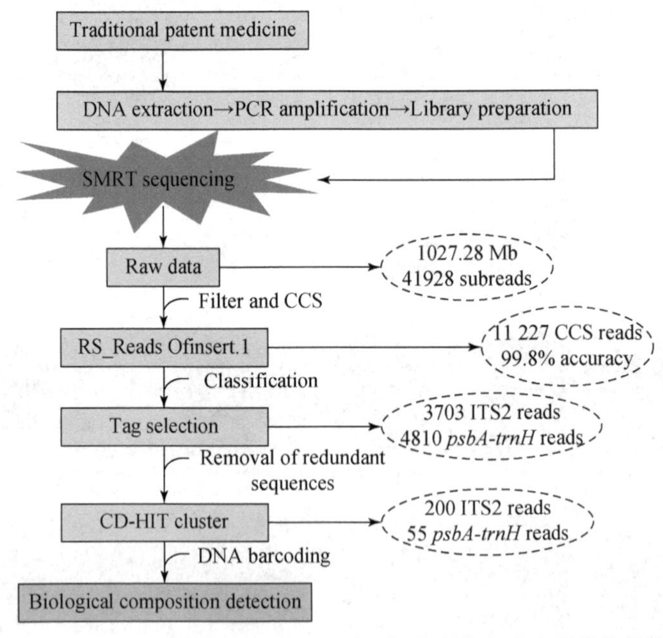

图 14-5 基于 SMRT 测序技术的益母丸质量评价研究实验流程及获得数据
（Jia et al. 2017）

2. 基于高通量测序的中药合法性和安全性研究

中药成分若包含一些濒危、贸易限制的动植物，则可能违反濒危野生动植物物种国际贸易公约（CITES）。Coghlan 等（2012）通过 454 焦磷酸测序技术对 15 种不同剂型的中药，包括散剂、片剂、胶囊剂、胆片和草药茶等进行测序，选用叶绿体 *trn*L 基因（p 环）和线粒体 16S 核糖体 RNA 基因，共获得超过 49000 个扩增子序列。结果表明第二代测序技术是在基因层面检测成分复杂中药的有效方法。将所得 DNA 序列与参考数据库进行比对后显示含有来自 68 个不同科属的植物，部分具有潜在的毒性，如麻黄属、细辛属等。同样，动物药中包含一些渐危、濒危甚至极度濒危的种属，如亚洲黑熊、赛加羚羊（表 14-1）。部分中药样品中检测出含有一些极少在产品包装上标识的牛科、鹿科和蟾蜍科动物的 DNA。该研究表明采用第二代测序技术进行深度测序是检测中药产品的有效方法，植物相关数据库的完善有助于检测中药制品的合法性和安全性。

表 14-1　高通量测序鉴定中药样品中包括的动物种属（Coghlan et al.　2012）

Sample ID	Number of DNA sequences（excluding *Homo*）	*Ursus thibetanus*（Bear）#	*Saiga tatarica*（Saiga antelope）#	*Bufo*（Asiatic Toad）	*Capra*（Goat）	*Ovis*（Sheep）	*Cervus elephas*（Deer）	*Bubalus*（Buffalo）	*Bos taurus*（Cow）
TCM-001	48						√*		√*
TCM-003	59				√*	√*			
TCM-006	124			√*				√	
TCM-011	24		√*		√*	√*			
TCM-015	29	√*							
TCM-016	32			√*					
TCM-021	52			√*				√*	
TCM-024	98	√*							
TCM-027	73	√*							

* 表示 BLAST 序列相似性达 98%；# 表示该物种列入 CITES 公约。

3. 基于高通量测序技术的六味地黄丸基原物种鉴定

Cheng 等（2014）基于高通量测序技术对六味地黄丸基原物种进行了鉴定研究。实验中以按照 2010 年版《中国药典》自制六味地黄丸为对照品，选用 ITS2 和 *trn*L 片段，对包括市售六味地黄丸处方药和可能污染的药材在内的所有物种序列进行高通量测序，并进行系统发育分析。

将 30 份六味地黄丸样品的 ITS2 和 *trn*L 片段进行 454 高通量测序，共得到约 8 万条序列，其中包括 47206 条 ITS2 序列和 29739 条 *trn*L 序列。为了消除可能的杂质物种和污染物种对分析的影响，设置以下阈值参数：在数据库中，弃去匹配数目少于 3 条目标序列的 ITS2 序列和仅能匹配到 1 条目标序列的 *trn*L 列。最终，每份六味地黄丸样品平均得到了 1566 条 ITS2 序列和 988 条 *trn*L 列，每份样品可平均检测到 2.4 个处方物种和 0.4 个杂质物 *trn*L 序列，以及 3 个处方物种和 1.8 个杂质物种 ITS2 序列。

拓展阅读

一、基于分子身份证方法鉴定西洋参及其产品

“分子身份证”是指一段极短的物种特异 DNA 序列。Liu 等（2016）基于分子身

份证方法进行了西洋参及其产品的鉴定研究。通过对94份西洋参、人参样品的ITS2序列及283条同属物种及近似物种的ITS2序列分析，发现了两个西洋参种内特异的SNP位点，并基于这两个SNP位点建立了西洋参的分子身份证：atcactcctt tgcgggagtc gaggcgg。通过数据分析发现，该身份证在西洋参种内完全保守，且仅存在于西洋参物种DNA序列中。基于西洋参分子身份证序列，设计不同扩增长度的引物，对西洋参蒸煮物及24个批次的标有西洋参成分的中成药样品进行PCR扩增检测，成功地扩增到了目的条带并测序。应用ITS2通用引物未能扩增到目的条带，表明ITS2序列并不适用于鉴定经热处理的实验材料（图14-6）。在中成药的实验结果中发现，5个批次中成药标注有人参但只检测到西洋参。人参和西洋参在此分子身份证区有2个SNP位点，可以用于混合粉末的鉴定，在此SNP位点存在测序双峰可以说明中成药中混有西洋参和人参两个物种。该研究中2个批次含人参的中成药样品中混有西洋参，其他17个批次中成药的标签成分和实验结果一致。分子身份证技术可以拓宽DNA条形码技术在中成药鉴定中的应用范围。

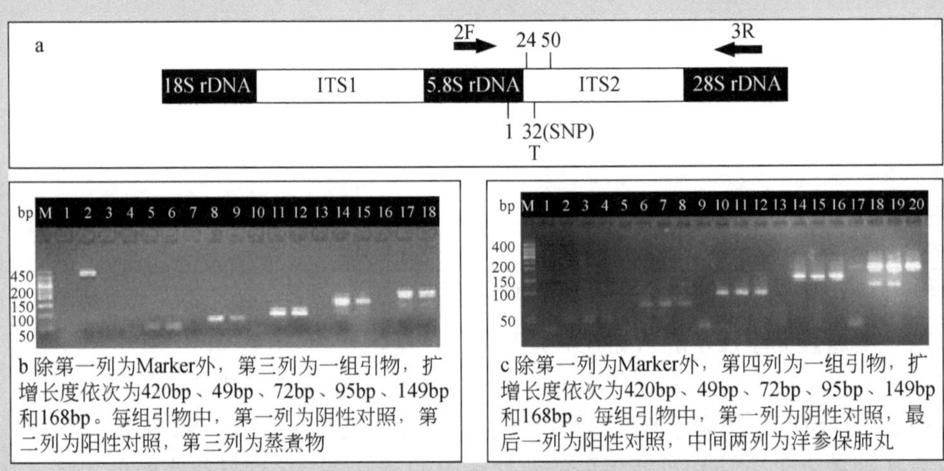

图14-6 基于分子身份证方法鉴定西洋参及其产品（Liu et al. 2016）

a 西洋参分子身份证序列位置示意图；b 西洋参蒸煮物扩增结果图；c 洋参保肺丸扩增结果图

二、基于ITS2序列的川贝母中成药鉴定

高梓童等（2018）利用高通量测序与单克隆相结合的方法对川贝母中成药进行鉴定研究。首先建立了包含贝母属与川贝母混伪品共208条ITS2序列的数据库，确保ITS2序列可以准确将正品川贝母与混淆品如浙贝母、伊贝母、平贝母、轮叶贝母以及土贝母进行区分。收集了市售20份川贝母中成药，其中包含蛇胆川贝胶囊，川贝末胶囊和蛇胆川贝散。扩增其ITS2序列，对PCR产物进行克隆测序，对测序结果进行BLAST比对。单克隆数据结果表明，15份蛇胆川贝胶囊中3份含有平贝母，10份含有伊贝母及14份含有黄花贝母等非标签成分，4份川贝末胶囊中有2份检测到川贝母，2份检测到平贝母，但同时有3份检测到黄花贝母；1份蛇胆川贝散中仅检测到伊贝母与黄花贝母。3份蛇胆川贝胶囊进行高通量测序（Hiseq2500）后均检测到了平贝母、伊贝母和裕民贝母，均未

检测到药典规定的任何一个川贝母基原物种。将数据库标准序列与克隆和高通量测序的单倍型一起构建了NJ系统发育树（图14-7），其聚类分析结果表明川贝母及其基原物种与伊贝母、平贝母亲缘关系较远，可以进行准确区分。研究表明，基于单克隆和第二代测序辅助的方法可以准确对川贝母中成药进行物种鉴定。

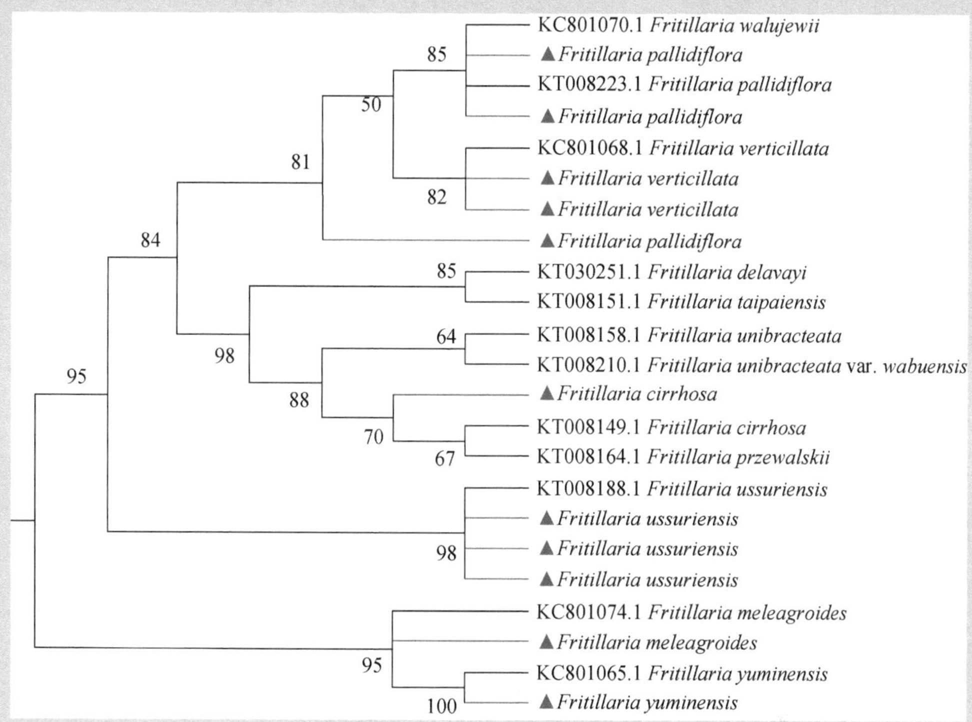

图14-7 基于混合测序ITS2序列与数据库序列NJ树（高梓童等 2018）

标▲序列为实验序列，其他序列为数据库序列

三、基于DNA metabarcoding技术的如意金黄散处方成分鉴定研究

中药传统散剂如意金黄散为外科常用药，含天花粉、姜黄、大黄、黄柏、白芷、陈皮、甘草、苍术、厚朴、生天南星等10味药材，其中生天南星为禁止非法上市经营的28种有毒中药材之一。石林春等（2018）选取如意金黄散为研究对象，收集如意金黄散处方成分药材及其混伪品样品161份，从已发表文献中下载密切相关物种序列154条，构建"如意金黄散DNA条形码鉴定数据库"，该数据库包含10属119个物种。收集不同批次的如意金黄散样品3份，使用全自动核酸提取仪进行DNA提取。PCR扩增使用ITS2短引物MS2F：5'-GAGTCTTTGAACGCAAGTTG-3'和MS2R：5'-TCCTCCGCTTATTGATATG-3'，引物合成时在引物5'端添加MID标签。使用Illumina HiSeq平台完成高通量测序。结果表明如意金黄散处方成分所含10味药材，厚朴由于所选条形码序列扩增失败无法检测到。天花粉、姜黄、大黄、黄柏、白芷、陈皮、甘草、苍术等8味药材可检测到，天南星药材未检测到（表14-2）。天花粉、姜黄、大黄、黄柏、白芷、陈皮、甘草等7味药材的基原物种与2015版《中国药典》规定相符。除检测到苍术药材的正品基原物种外，还检测到

苍术药材的主要伪品朝鲜苍术。天南星药材主要替代品虎掌也被检测到（表 14-2）。

表 14-2　如意金黄散处方成分药材鉴定结果（石林春等　2018）

	药材名	植物名	拉丁名	JHS001	JHS002	JHS003
正品	白芷	白芷	*Angelica dahurica*	√	√	√
	白芷	杭白芷	*A. dahurica* var. *formosana*	√	√	√
	苍术	苍术	*Atractylodes lancea*	√	√	√
	陈皮	橘	*Citrus reticulata*	√	√	√
	大黄	药用大黄	*Rheum officinale*	√	√	√
	大黄	掌叶大黄	*R. palmatum*	√	√	√
	大黄	唐古特大黄	*R. tanguticum*	√	√	√
	甘草	光果甘草	*Glycyrrhiza glabra*	√	√	√
	甘草	胀果甘草	*G. inflata*	√	√	√
	甘草	甘草	*G. uralensis*	√	√	√
	厚朴	厚朴	*Magnolia officinalis*	×	×	×
	厚朴	凹叶厚朴	*M. officinalis* var. *biloba*	×	×	×
	黄柏	黄皮树	*Phellodendron chinense*	√	√	√
	姜黄	姜黄	*Curcuma longa*	√	√	√
	天花粉	栝楼	*Trichosanthes kirilowii*	√	√	√
	天花粉	双边栝楼	*T. rosthornii*	√	√	√
	天南星	东北天南星	*Arisaema amurense*	×	×	×
	天南星	天南星	*A. erubescens*	×	×	×
	天南星	异叶天南星	*A. heterophyllum*	×	×	×
混伪品	苍术混伪品	朝鲜苍术	*Atractylodes koreana*	√	√	√
	天南星混伪品	虎掌	*Pinellia pedatisecta*	√	√	√

注：√. 表示可检测到该物种序列；×. 表示未检测到该物种序列。

四、基于 DNA metabarcoding 及 SMRT 测序技术的九味羌活丸基原研究

Xin 等（2018）以中成药九味羌活丸为研究对象，基于 DNA metabarcoding 和 SMRT 测序技术检测其生物物种组成，以建立基于 DNA metabarcoding 及 SMRT 测序技术的九味羌活丸基原研究新方法（图 14-8）。依照 2015 年版《中国药典》制成中成药九味羌活丸对照样品两份，其中一份加入与处方中用量最少的药材等比例的人参样品作为阳性对照。分别提取上述两份样品的基因组 DNA，PCR 扩增其 ITS2 和 *psb*A-*trn*H 序列，扩增产物纯化后进行 SMRT 测序。此外，自不同药店购买三批次九味羌活丸市售样品，采用与对照样品完全相同的方法提取基因组 DNA、扩增相应 DNA 条形码序列并测序。SMRT 测序共获得 518.6 MB 数据，基于 CCS 策略获得 ITS2 和 *psb*A-*trn*H 序列 CCS reads 分别为 5416 条和 4342 条。所得结果在中药材 DNA 条形码鉴定系统（www.tcmbarcode.cn）中进行物种判定。比对结果显示阳性对照药材人参能够被检出，表明该方法具有良好的灵敏度；两份中成药对照样品检出物种一致，且与 Sanger 测序结果相符，表明该方法准确性及重复性良好。因此，该方法能够作为现有传统草药产品质量控制方法的有效补充。SMRT 测序的随机错误并不影响该方法对传统草药产品处方中规定物种及混伪品 /

污染物的物种鉴定能力。该方法有望成为传统草药产品生物物种组成监测的有效工具。

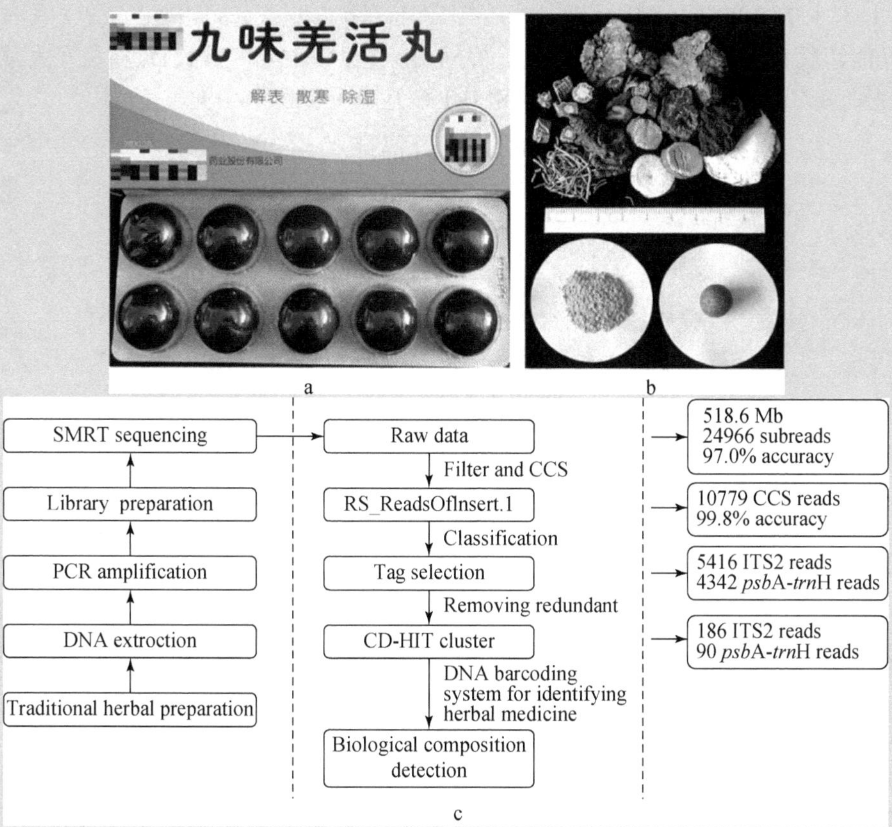

a

b

SMRT sequencing
Library preparation
PCR amplification
DNA extroction
Traditional herbal preparation
Raw data
Filter and CCS
RS_ReadsOfInsert.1
Classification
Tag selection
Removing redundant
CD-HIT cluster
DNA barcoding system for identifying herbal medicine
Biological composition detection
518.6 Mb
24966 subreads
97.0% accuracy
10779 CCS reads
99.8% accuracy
5416 ITS2 reads
4342 *psb*A-*trn*H reads
186 ITS2 reads
90 *psb*A-*trn*H reads

c

图 14-8　传统草药产品生物监测体系

a 九味羌活丸市售样品；b 九味羌活丸对照样品；c 基于 DNA metabarcoding 及 SMRT 测序技术的传统草药产品生物监测体系标准操作流程

五、基于 SMRT 测序技术和 PCR- 变性梯度凝胶电泳等方法综合评价当归补血方

PCR- 变性梯度凝胶电泳（PCR-DGGE）是一种基因突变检测技术。DGGE 技术的原理是基于部分解链的 DNA 分子在含有线性梯度变性剂的聚丙烯酰胺凝胶中的电泳行为。在理想的情况下，DGGE 甚至可以分辨只有单个碱基差异的两个不同 DNA 片段，被用于基因的突变检测。Zheng 等（2017）基于 SMRT 测序、PCR- 变性梯度凝胶电泳和多种化学方法对当归补血方的质量进行综合评价。首先通过实验条件的优化建立了一个基于 PCR-DGGE 分析中药混合物组成物种的方法，考察了包括 ITS2、*psb*A-*trn*H、*trn*L 和 16S rRNA 片段的适用性，同时进行了 PCR 条件、凝胶条件和电泳条件的优化。结果显示候选片段中只有 ITS2 和 *trn*L 能够同时在 PCR 扩增和 DGGE 分析中得到较好的应用。用上述建立的方法检测当归补血方（DBF），可以发现黄芪与当归两条独立的 DNA 条带，说明本研究建立的 PCR-DGGE 法具有较好的可行性。随后利用 SMRT 测序技术对当归补血方进行组成物种鉴定。采用带独特设计标签的 ITS2 和 *psb*A-*trn*H 两个片段成功对三个当归补血方样品进行扩增，纯化回收 DNA 后形成一个测序样品文库，接着利用 PacBio RS II 平台对该文库

进行 SMRT 测序。测序后得到 22374 条 subreads，共计 9348991 nt，平均长度 417 bp。其中 ITS2 片段总共有 6489 条 CCS reads，分别有 5861 条和 626 条 reads 被鉴定为黄芪和当归；*psb*A-*trn*H 片段总共有 6151 条 CCS reads，分别有 4710 条和 438 条 reads 被鉴定为黄芪和当归。同时进行了克隆测序验证，结果与 SMRT 测序一致（图 14-9）。

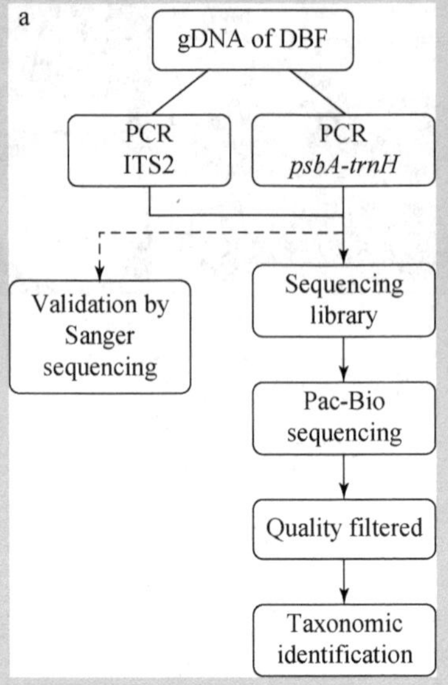

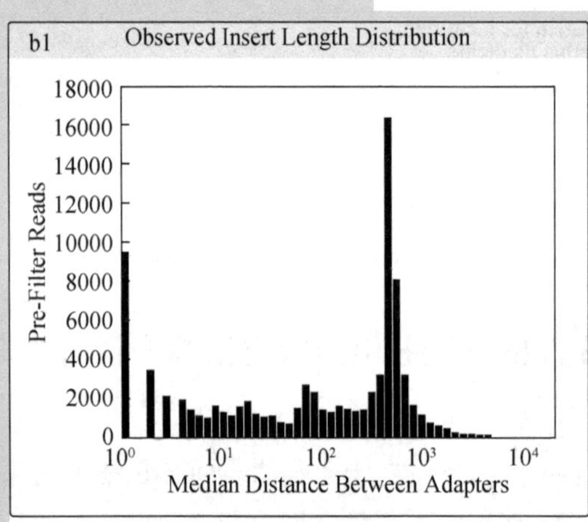

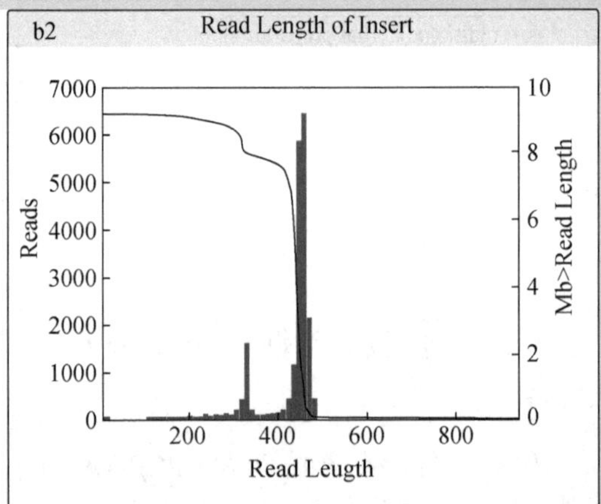

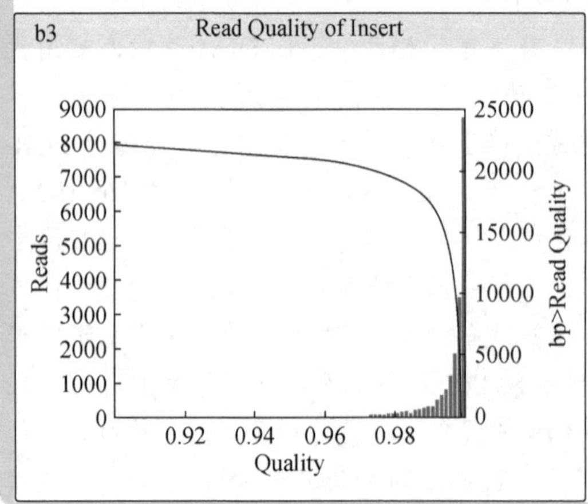

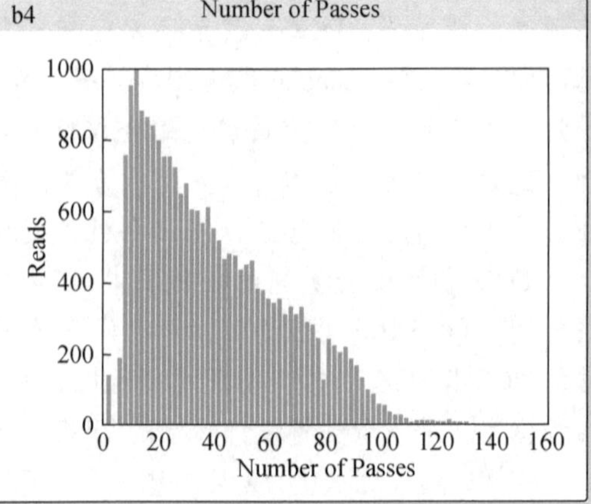

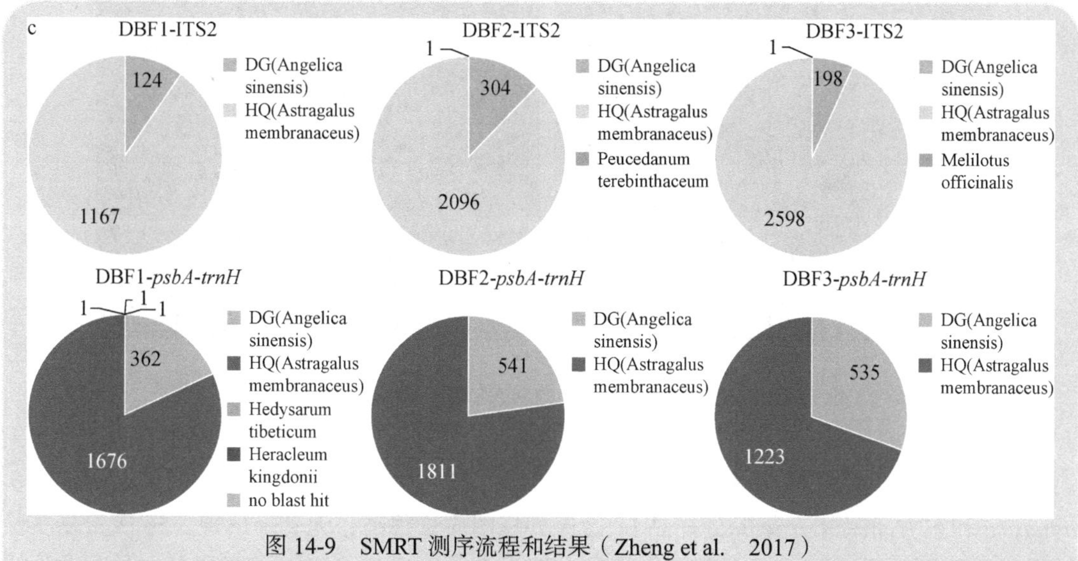

图 14-9　SMRT 测序流程和结果（Zheng et al.　2017）

a SMRT 测序流程；b1 reads 过滤前读长分布；b2 reads 过滤后读长分布；b3 reads 质量统计数据；b4 通过数量；c DBF 组成物种分析结果

三、种子种苗 DNA 条形码鉴定

种子种苗是中药材生产的源头，选择正确种源是保障临床安全与疗效的基本前提，而在实际栽培生产中种子种苗品种混杂现象严重。例如，由于种子供求量不足，导致不良商家将牛膝混入川牛膝种子中，致使药材品种混乱。半夏种茎中经常夹杂天南星、虎掌的种茎，外观形态差异较小，肉眼识别难度很大，待植株长到一定高度才能辨别。由于外形相似，一些细小种子，如车前子、藿香、菟丝子、沙苑子、地肤子等经常被混淆。有些近缘或外形比较相似的物种，如商陆、垂序商陆种子和水红花子较难区分。牡荆种子由于外观与黄荆和蔓荆的种子相似，易出现混伪现象。牡丹和芍药均为毛茛科植物，种子外形较难区分，在实际生产中带来困扰。传统形态学鉴定方法在种质表观形态差别较小的情况下，鉴定难度较大，易出现偏差。而从基因层面进行研究，比较 DNA 序列上的差异，不受样品形态限制，减少了主观因素影响，使鉴定结果更加准确。具体研究案例如下。

张娜娜等（2016）对来自全国不同产地泽泻种子样品进行 ITS2 序列鉴定。广义上的泽泻商品药材包括泽泻（*Alisma plantago-aquatica*）和东方泽泻（*Alisma orientale*）两个物种，并未进行明确区分。泽泻 *A. plantago-aquatica* 和东方泽泻 *A. orientale* 二者的成熟种子外观差别甚小，人工很难区分，在日常生产应用中极易出现品种混杂现象。形态观察显示，单粒种子两侧扁，先端钝圆，表面灰黄色，长约为 2 mm，宽约 1 mm，背部有 1 ～ 2 浅沟，与文献描述一致。如图 14-10 所示，泽泻 *A. plantago-aquatica* 和东方泽泻 *A. orientale* 种子形态差异较小，且体积微小，肉眼辨别难度很大。采用 DNA 条形码对所收集种子的研究结果显示全部样品共分为两个物种，四川产 20 份样本为泽泻 *A. plantago-aquatica*，其他 36 份样本均为《中国药典》规定的基原物种东方泽泻 *A. orientale*。

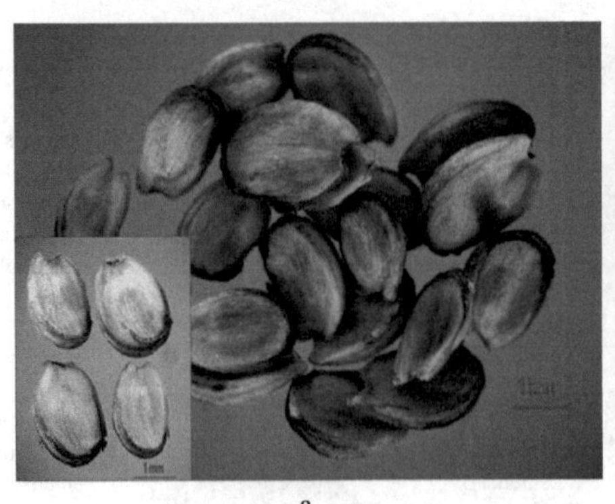

a

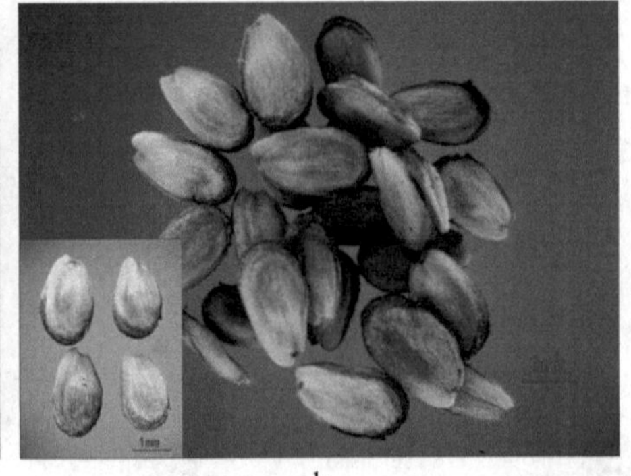

b

图 14-10 体式显微镜下种子的形态特征（张娜娜等 2016）

a 泽泻种子；b 东方泽泻种子

DNA 样品为来自约 20 粒种子的混合模板，经 PCR 扩增后测序，泽泻 *A. plantago-aquatica* 和东方泽泻 *A. orientale* 样品 ITS2 序列峰图质量很高，无套峰出现。56 次重复实验结果显示峰图效果一致，标志着两个物种内部无变异，遗传稳定。泽泻和东方泽泻种子样本 ITS2 序列长度均为 311 bp，GC 含量均为 56.9%。两个物种序列在第 165 位碱基处存在 A-T 变异，来自四川产区的泽泻 *A. plantago-aquatica* 样本序列表现为 T，其他产区东方泽泻 *A. orientale* 测定结果为 A。基于 K2P 模型计算遗传距离，东方泽泻 *A. orientale* 种内平均 K2P 距离为 0，泽泻 *A. plantago-aquatica* 种内平均 K2P 距离为 0，种间遗传距离为 0.0032，成功区分两个物种。此结果也验证了尽管 DNA 提取所用材料为 20 粒种子的混合样品，测序峰图质量仍然很好。

第二节 超级条形码鉴定

基于核酸序列分析的DNA条形码技术是目前影响较大、应用较广泛的DNA鉴定技术，其作为中药材鉴定方法的有效性已经得到公认。然而由于物种数量繁多、进化历史复杂、基因组高变异性和高复杂性，以及广泛存在的近缘类群间杂交事件，使序列长度和信息位点有限的 DNA 条形码在近缘类群间的应用方面存在一定局限性，特别是植物群体。随着测序技术和生物信息学技术的快速发展，完成叶绿体基因组、线粒体基因组及全基因组测序的物种已越来越多，应用叶绿体基因组和线粒体基因组作为超级条形码序列进行复杂进化关系物种的鉴定研究也越来越多。本节主要就叶绿体基因组在中药鉴定方面的研究进行阐述。

叶绿体基因组在植物中广泛存在，长度为 110 ～ 160 kb，与 DNA 条形码相比具有更强的分辨力。叶绿体基因早期应用于物种进化研究，利用单个基因或基因间隔区的核苷酸多态性进行系统发育分析，后来发展为对多个基因进行叠加分析，然而多个基因的联合分析仍然不能解决某些科属间的分类及进化关系问题。随着测序技术的发展，叶绿体全基因组序列日益增多，林小涵等（2010）和 Li 等（2015）提出了将叶绿体全基因组序列或部分特异性变异片段作为物种鉴定“超级条形码”（super barcode），即通过叶绿体全基因组序列或部分特异性序列的比较对植物物种进行快速和准确的鉴定，以解决近缘物种分子鉴定的难题。具体研究案例如下。

一、基于叶绿体基因组的薯蓣属物种鉴定

薯蓣属（*Dioscorea* L.）我国约有 49 种，主产西南和东南部。Sun 等（2012）应用 *mat*K，*rbc*L 和 *psb*A-*trn*H 对薯蓣属 38 个种、7 个变种和 1 个亚种共 138 份样品进行研究，结果显示目前已有的条形码序列对薯蓣属的鉴定效率并不理想。马双姣等（2018）对薯蓣和叉蕊薯蓣叶绿体基因组进行了研究。薯蓣和叉蕊薯蓣叶绿体基因组总长度分别为 152963 bp 和 153870 bp，均包含两个反向重复区（IRs）、一个大单拷贝区（LSC）和一个小单拷贝区（SSC）四部分。薯蓣和叉蕊薯蓣均含有 125 个基因，其中包含 87 个蛋白编码基因、30 个 tRNA 和 8 个 rRNA。Wu 等（2016）和 Zhou 等（2016）分别对穿龙薯蓣和盾叶薯蓣叶绿体基因组进行了研究。基于薯蓣属 7 条叶绿体基因组序列及从 GenBank 下载的 13 条单子叶植物叶绿体基因组构建 ML 树（图 14-11），结果表明单子叶植物与真双子叶植物各自单独聚为一支，支持率为 100%。*Amborella* 作为被子植物的早期分支，在 ML 树中单独聚为一支，是其他被子植物的姐妹群，表现出单系性。在单子叶植物这一支中，薯蓣科与 Cyclanthaceae 和无叶莲科亲缘关系更近。系统发育上显示薯蓣科七个物种聚为一支，且薯蓣与 *D. rotundata* 聚为一支，表明薯蓣和 *D. rotundata* 亲缘关系较近，薯蓣科七个种之间彼此能够区分开。叶绿体基因组序列为薯蓣属植物的分子鉴定提供了新方法，可作为薯蓣属植物鉴定的超级条形码序列。

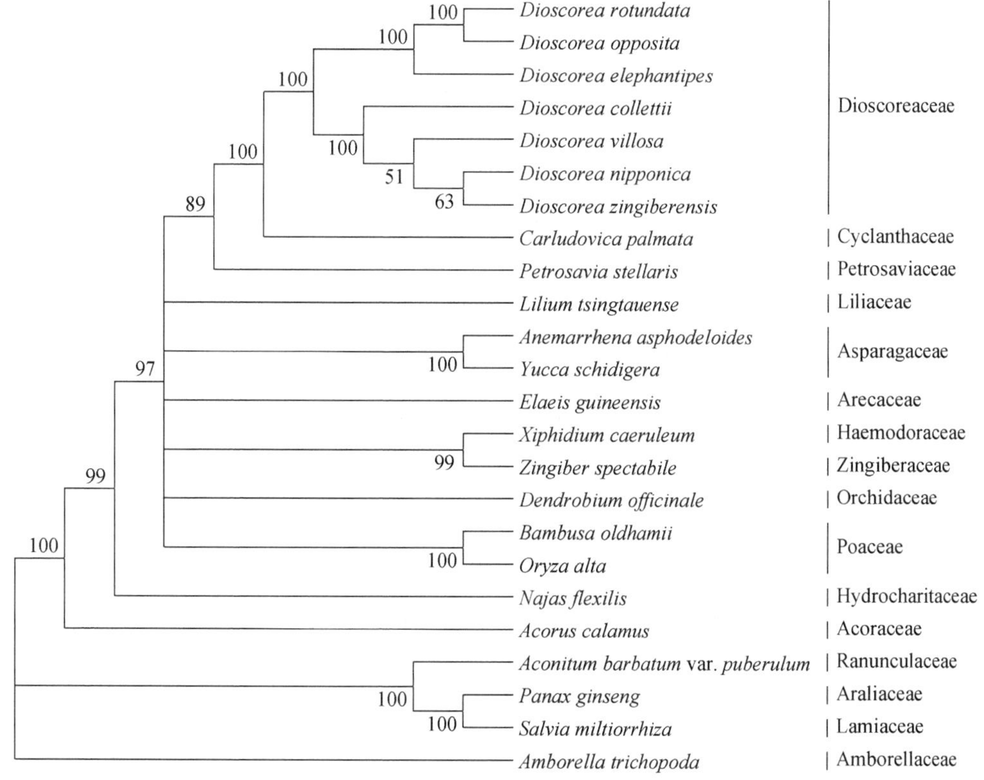

图 14-11　基于叶绿体基因组构建的薯蓣科和其他植物的 ML 树（马双姣等　2018）

二、荷花玉兰叶绿体基因组及其进化分析

李西文等（2012）对荷花玉兰叶绿体基因组进行了研究。荷花玉兰叶绿体基因组全长为 159623 bp，IR 大小为 26563 bp，被 IR 区分割的大、小单拷贝区长度分别为 87757 bp 和 18740 bp。成功注释了 129 个基因，包括 37 个 tRNA 基因，8 个 rRNA 基因和 84 个蛋白编码基因，7 个 tRNA 和所有 rRNA 位于 IR 区。荷花玉兰叶绿体基因组全序列的 GC 含量为 39.3%。通过与厚朴（*Magnolia officinalis*）、广西木兰（*M. kwangsiensis*）、北美鹅掌楸等进行基因组比较，发现荷花玉兰叶绿体基因组的大小、数目及 GC 含量等与其他木兰科物种类似，这一结果体现了木兰科物种进化缓慢的特点。基于 30 个物种叶绿体全基因组的 66 个共有蛋白编码基因构建了 ML 和 MP 进化树（图 14-12），分析数据共包括 52896 个核苷酸位点，去掉空位（gap）后含 47786 个位点。Modeltest 分析显示，最佳建树模型为 GTR+I+G。ML 树 27 个节点的支持度中≥ 90% 的有 26 个，其中 19 个为 100%，而 MP 树 26 个节点中≥ 90% 的有 23 个，≥ 100% 的有 16 个。ML 和 MP 进化分析结果显示，木兰属与北美鹅掌楸属构成姐妹类群，也是整个早期被子植物中分化较晚的分支。木兰亚纲 4 目间的 ML 分析显示，Magnoliales+Laurales 与 Piperales+Canellales 呈姐妹分支，这与 Jansen 等（2007）及 Cai 等（2006）研究中阐述的结果一致。同时，叶绿体基因组数据构建的进化树以较高的自展值支持单子叶植物和真双子叶植物为姐妹群关系，这一

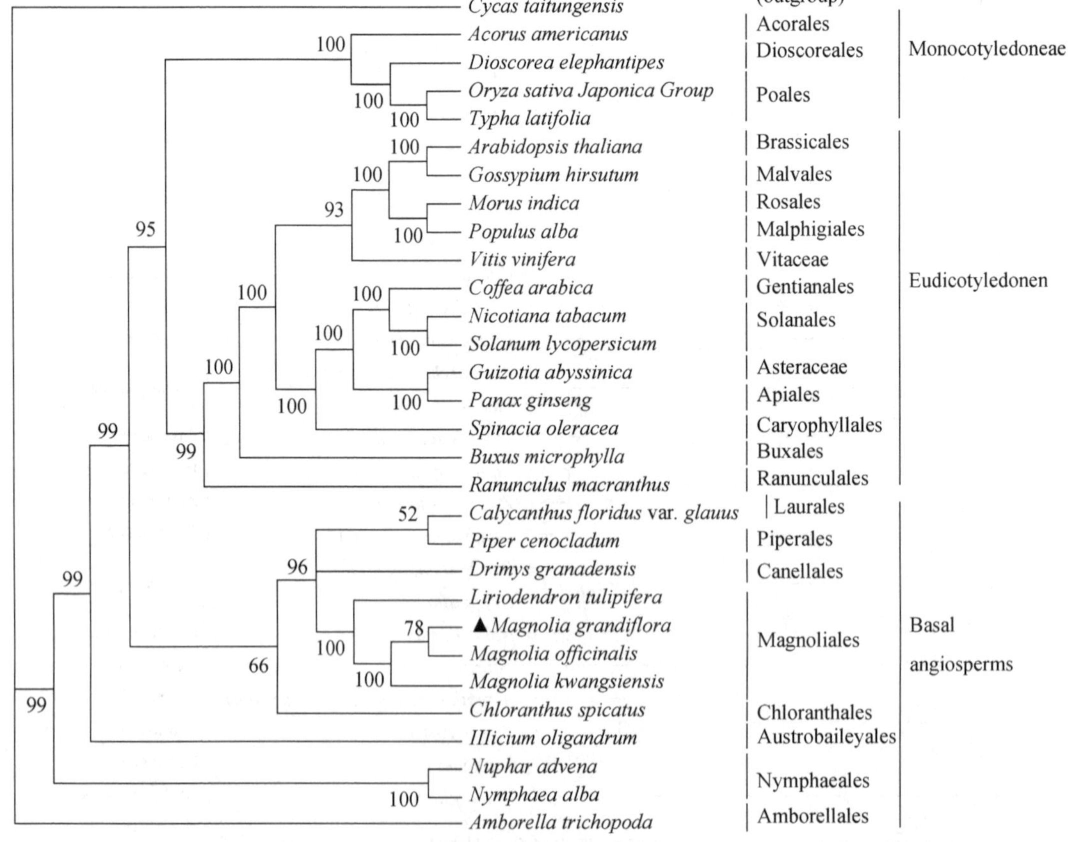

图 14-12　基于 30 个物种 66 个共有蛋白质编码基因的 MP 系统进化树（李西文等　2012）

大的分支又与金粟兰目（Chloranthales）植物和木兰类植物组成的基部被子植物分支成姐妹群关系，此结果与 Moore 等（2010）及 Jansen 等（2007）的研究结果相同。与 ML 树不同的是，MP 进化树中 Laurales+Piperales 与 Canellales 及 Magnoliales 分别成姐妹关系，但 Laurales 与 Piperales 间的支持率较低，仅有 52%。尽管有较多针对木兰科的系统发育研究，但均采用单基因或基因间区进行分析，节点的支持率较低。叶绿体基因序列在木兰科中进化缓慢，单基因或基因间区序列的平行演化在木兰科几个属间发生频率非常低，只适用于木兰科高等级（属以上）的系统研究，低分类水平的研究仍需要借助叶绿体基因组序列进行分析。

三、菊属物种叶绿体基因组分子鉴定

Xia 等（2015）进行了菊花等菊属物种叶绿体基因组分子鉴定研究，以野菊（*Dendranthema indicum*）、神农香菊（*D. indicum* var. *aromaticum*）和菊花（*D. morifolium*）为研究对象，从野生物种基因的保守性和稳定性出发，选择 3 个不同的野菊种群（江苏、河南、浙江）进行叶绿体基因组研究。并选取菊科不同属 4 个物种的叶绿体基因组序列，以木兰科紫玉兰（*Magnolia liliflora*）叶绿体基因组序列作为外类群，考察菊科物种间的系统进化关系，以及叶绿体基因组对菊科种间和种内样本间的鉴定效率。

基于上述 8 个物种 10 个样本的 53 个共有基因构建的 MP 树（图 14-13）和 ML 树拓扑结构基本一致，结果表明叶绿体基因组序列可以成功区分菊科各个不同的物种，对菊科近缘种菊花和野菊也能有效区分，且野菊的 3 个不同野生种群聚成一支。

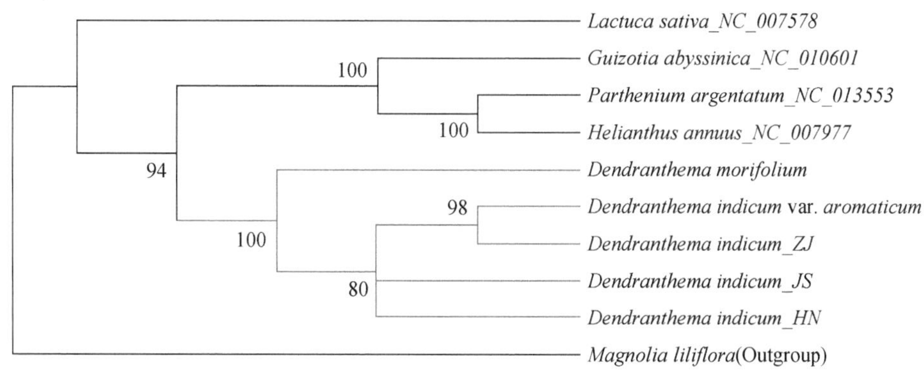

图 14-13 菊科 9 个样本 MP 树图（Xia et al. 2015）

第三节 其他分子鉴定技术

基于分子杂交信号和 PCR 扩增指纹分析的技术体系也在中药分子鉴定中发挥了重要作用。由于实验的重复性和稳定性问题，基于 PCR 指纹分析技术应用逐渐较少。基于分子杂交的中药鉴定研究主要包括 DNA 微阵列和 RFLP 技术。DNA 微阵列（DNA 芯片）是将不同中药的特异性基因片段作为探针，固定在支持物上制成芯片，通过待测药材的 DNA 与基因芯片上的基因片段发生互补结合，从而实现该中药的鉴定。DNA 芯片技术具有高效、快速、

准确的优势，但由于芯片制作、检测仪器设备较昂贵，过程复杂，因此在中药材的鉴别应用方面受限。RFLP 依据序列差异并产生特定的限制性核酸内切酶酶切位点，从而导致酶切片段长度的变化或片段数量的增减来进行鉴定。因该方法所需 DNA 的量较大，对 DNA 的质量要求较高，限制了其广泛应用。在 RFLP 技术的基础上通过保留酶切方法、简化杂交技术建立了 PCR-RFLP 技术。该技术被应用于川贝母等药材鉴别，并被 2015 年版《中国药典》收录为川贝母药材的分子鉴定方法。

近年来，随着分子生物学技术的不断发展和改进，新技术不断涌现，如在 PCR 技术基础上发展的环介导等温扩增（loop-mediated isothermal amplification，LAMP）技术和高分辨率熔解曲线（high resolution melting，HRM）技术等。LAMP 技术是在等温条件下一步完成对目的产物扩增的新技术，其方法原理是针对靶基因的 6 个区域设计 4 ～ 6 种特异引物，利用一种链置换 DNA 聚合酶在恒温条件（60 ～ 65℃）保温几十分钟，即可完成核酸扩增反应，直接靠扩增副产物焦磷酸镁沉淀的浊度判断是否发生反应。也可通过加入 SYBR green、HNB 或钙黄绿素，经显色反应结果可裸眼检视，而不需要电泳来检测结果，可减少实验时间。短时间扩增效率可达到 1×10^{9} ～ 1×10^{10} 个拷贝，且不需要模板的热变性、长时间温度循环、繁琐的电泳、紫外观察等过程。由于有着高度的特异性，只需根据扩增反应产物的有无即可对靶基因序列的存在与否做出判断，在食品卫生质量检验、流行病学调查、检验检疫和微阵列基因芯片的开发等领域已得到广泛的应用。HRM 技术是结合饱和荧光染料、未标记探针和实时荧光定量 PCR 的一种新的检测基因突变与基因分型的分子诊断技术，是基于 PCR 片段的熔解分析，根据它们的熔点温度监测嵌入染料，通过片段熔解或变性释放出来的荧光来检测不同的 DNA 片段，应用 HRM 技术鉴定药用植物的研究逐渐兴起。相关研究案例介绍如下。

一、基于 PCR-RFLP 的白头翁药材及其混伪品鉴定

Shi 等（2017）基于 ITS2 条形码和 PCR-RFLP 进行了白头翁药材及其混伪品的鉴定研究。实验收集了 12 个白头翁属物种和 10 个白头翁药材的常见混伪物种，构建了白头翁及其常见混伪品的 ITS2 条形码数据库，包含 ITS2 序列 105 条。比对分析白头翁与 11 个同属物种的 ITS2 序列发现，白头翁在 ITS2 序列上存在两个稳定 SNP 变异位点。首先基于白头翁属的 ITS2 条形码设计了鉴定白头翁属的特异引物 ITS2/PR1，该引物能够特异扩增出白头翁属约 292 bp 的序列，可仅通过 PCR 快速将白头翁属物种与其他物种区分开；其次在该 PCR 产物序列上找到白头翁特异的限制性核酸内切酶 *Bgl* I 识别位点，通过酶切发现，只有来自白头翁的 PCR 产物可以酶切成约 168 bp 和 124 bp 的 2 个小片段，而同属其他物种的 PCR 产物完全不能被酶切开，从而在白头翁属物种中鉴定白头翁。该技术与 ITS2 条形码鉴定相比，无需 PCR 产物的测序，只需再经过一步酶切就可以实现白头翁正品药材的鉴定，操作更简单省时，成本更低，且鉴定快速准确，更适用于白头翁药材的现场鉴定。应用以上两种鉴定技术对 30 份市售白头翁药材进行检测，结果表明，有 2 份药材来自正品白头翁，12 份来自白头翁属植物，其他 16 份为委陵菜、漏芦和桔梗等混伪品（图 14-14）。

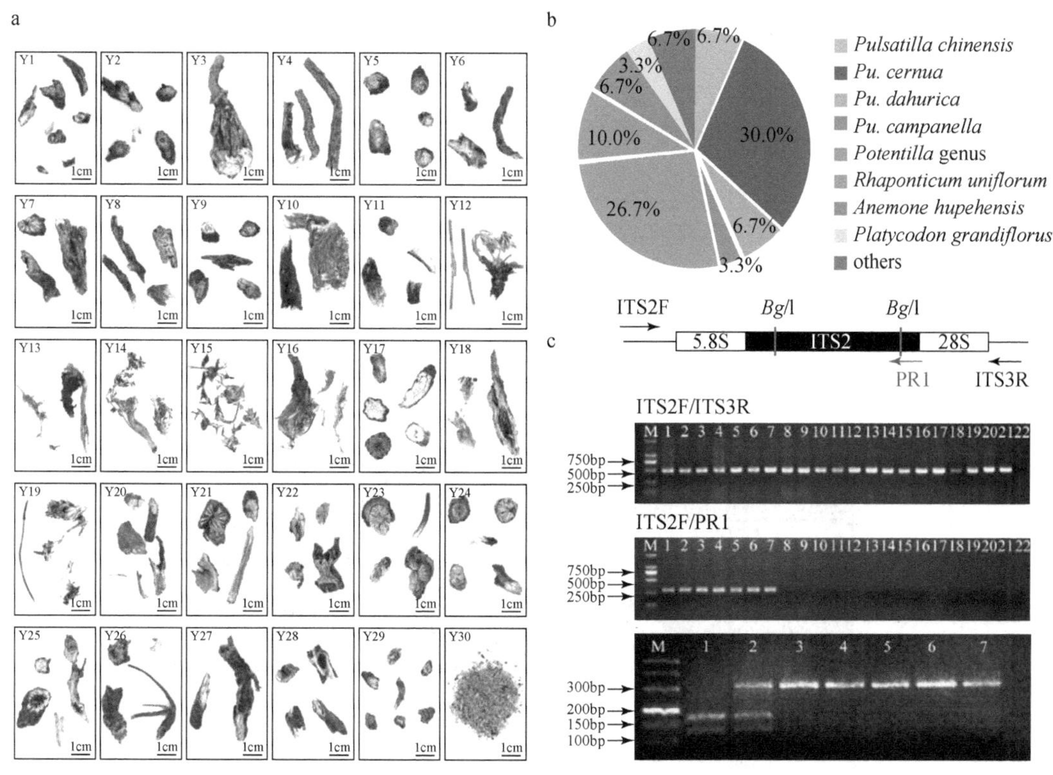

图 14-14　PCR-RFLP 技术鉴定白头翁药材及其混伪品（Shi et al.　2017）

a. 白头翁商品药材图；b. 白头翁商品药材 ITS2 序列鉴定结果；c. 白头翁及其混伪品特异性 PCR-RFLP 实验

二、基于 LAMP 技术快速检测名贵中药材西红花及其混伪品

Zhao 等（2016）应用 LAMP 技术对名贵中药材西红花及其混伪品快速检测进行了研究。收集西红花基原植物及药材，常见混伪品红花、玉米须、莲须、野胡萝卜、姜黄、萱草、金盏花等样本，提取总 DNA，PCR 扩增 ITS2 序列，对产物进行测序。针对测序结果进行序列多重比对分析，以西红花基原植物 ITS2 作为候选序列，设计西红花特有 LAMP 鉴别引物，进行 LAMP 扩增。西红花基原植物及药材的 LAMP 扩增产物颜色为荧光绿色，电泳结果为弥散条带；混伪品样本 LAMP 扩增产物为橙色，电泳结果无条带；西红花模板最小检测浓度为 100 fg。LAMP 法针对西红花及其常见混伪品的物种特异性检测结果显示，经 LAMP 扩增后，西红花基原植物和药材西红花样本呈荧光绿色（图 14-15b，管 1 ～ 4）；混伪品样本检测结果为橙色（图 14-15b，管 5 ～ 11）。实时浊度仪检测结果为管 1 ～ 4 有扩增曲线，管 5 ～ 11 无扩增曲线（图 14-15a）。结果表明，基于西红花 ITS2 序列设计的 LAMP 扩增特异性引物可快速有效完成对药材西红花及其常见混伪品的鉴别。与传统的 DNA 条形码鉴别方法相比，LAMP 技术扩增灵敏度高，检测时间短，结果裸眼可见，无需测序及专业人员的生物信息学分析，其等温扩增的特点对仪器的要求也更加宽松。但要防止因扩增效率极高，出现的气溶胶污染，导致出现假阳性结果。

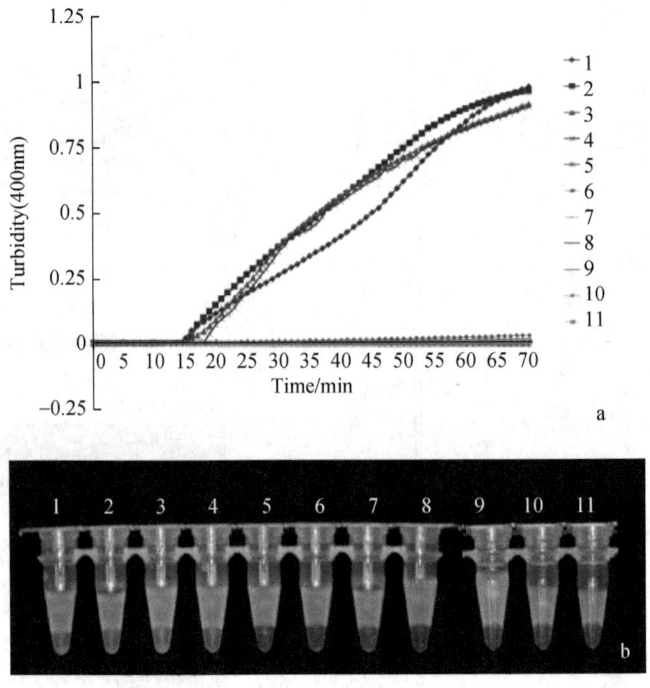

图 14-15 西红花及其常见混伪品的 LAMP 法物种特异性检测（Zhao et al. 2016）

a 实时浊度仪检测结果（400 nm）；b 可视化检测颜色比较

1～4.*Crocus sativus*；5.*Calendula officinalis*；6.*Carthamus tinctorius*；7.*Curcuma longa*；8.*Daucus acarota*；9.*Nelumbo nucifera*；10.*Zea mays*；11. 阴性对照（ddH_2O）

三、基于 HRM 技术的有毒种子药材天仙子鉴定研究

Xiong 等（2016）基于 HRM 技术结合 ITS2 序列进行了有毒种子药材天仙子鉴定研究。该研究运用 HRM 技术结合 ITS2 序列对有毒细小种子药材天仙子（莨菪）及其混伪品南天仙子（水蓑衣）、沙苑子（背扁黄耆）、菟丝子（菟丝子和南方菟丝子）和急性子（凤仙花）进行鉴定，图 14-16a 显示 6 个物种产生了 6 种曲线，设定 GCP 为 90%，曲线具有显著性差异。将南方菟丝子曲线设定为基准曲线，产生熔解曲线衍生图（图 14-16b），可将各物种间的差异进行放大。图 14-16 表明 ITS2 序列能够很好地将天仙子与其混伪品区分开。

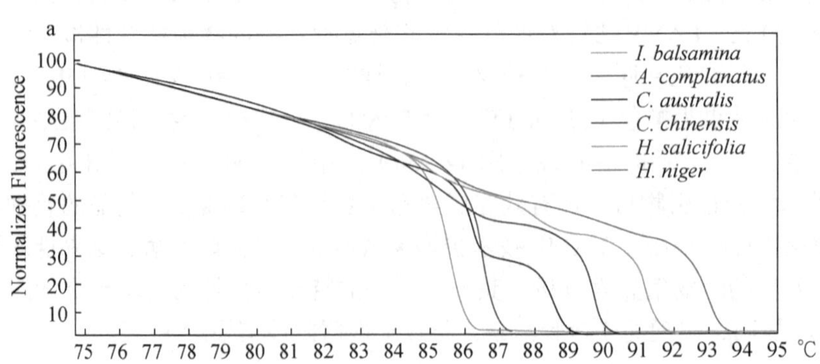

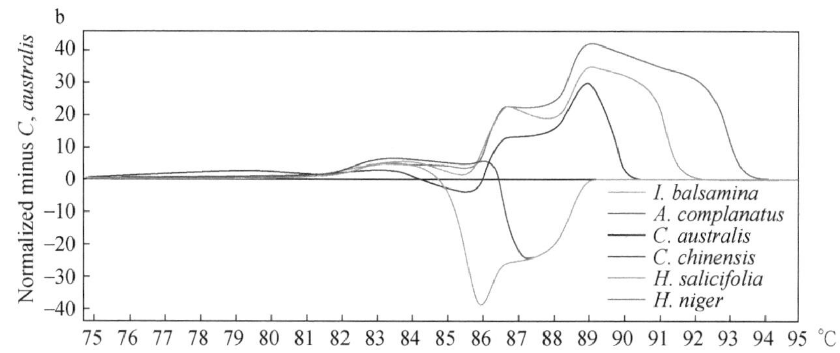

图 14-16　采用 HRM 技术对天仙子及其混伪品的分析结果图（Xiong et al.　2016）

a .6 个物种 ITS2 序列类型的归一化熔解曲线图；b. 以南方菟丝子为基准曲线的衍生熔解曲线图

为验证其鉴定的准确性与可靠性，将 HRM-PCR 产物直接进行测序，得到相应的 ITS2 序列，采用相似性搜索法进行鉴定，将得到的实验序列提交到中药材 DNA 条形码鉴定数据库，结果显示实验序列均能准确鉴定到各自的物种。HRM 技术可以作为 DNA 条形码鉴定的补充，并提供一个闭管操作、灵敏度高及低成本的检测技术。

思考题

1. 中药分子鉴定技术发展经历了哪几个阶段？各阶段代表性的技术是什么？
2. 什么是 DNA 条形码技术？作为 DNA 条形码序列需具备哪些条件？
3. DNA 条形码鉴定技术有哪些优势？

参考文献

曹晖，邵鹏柱，毕培曦 . 2016. 中药分子鉴定技术与应用，北京：人民卫生出版社，2-54.

陈士林，庞晓慧，姚辉，等．2012. 中药 DNA 条形码鉴定体系及研究方向．世界科学技术－中医药现代化，13（5）：747-754.

陈士林，孙永珍，徐江，等 . 2010. 本草基因组计划研究策略 . 药学学报，45（7）：807-812.

陈士林，姚辉，韩建萍，等．2013. 中药材 DNA 条形码分子鉴定指导原则．中国中药杂志，38（2）：141-148.

陈士林．2012. 中药 DNA 条形码分子鉴定 . 北京：人民卫生出版社：1-41.

陈士林．2015. 中国药典中药材 DNA 条形码标准序列 . 北京：科学出版社：3-43.

程新玮 . 2014. 基于新一代测序技术的中药制剂质量评价方法 . 济南：济南大学硕士学位论文 .

高梓童，王晓玥，刘杨，等 . 2018. 基于 ITS2 序列的川贝母中成药的鉴定 . 中国科学：生命科学，48（4）：482-489.

国家药典委员会．2014. 中华人民共和国药典 .2010 版（第三增补本）．北京：中国医药科技出版社：92-94.

国家药典委员会编．2015. 中华人民共和国药典 .2015 版 . 四部．北京：中国医药科技出版社：383-385.

胡志刚 . 2012. 菊科药用植物 DNA 条形码及叶绿体基因组研究 . 武汉：湖北中医药大学博士学位论文 .

李西文，高欢欢，王一涛，等 . 2012. 荷花玉兰叶绿体全基因组高通量测序及结构解析 . 中国科学：生命科学，42（12）：947-956.

林小涵，刘志华，李卿，等 . 2010. 药用植物叶绿体基因组研究 . 世界科学技术 - 中医药现代化，12（3）：442-446.

马双姣，周建国，李滢，等 . 2018. 薯蓣和叉蕊薯蓣叶绿体基因组及特异性 DNA 条形码鉴定序列筛选研究 . 中国科学：生命科学，48（5）：571-582.

石林春，刘金欣，魏妙洁，等 . 2018. 基于 DNA metabarcoding 技术的如意金黄散处方成分鉴定研究 . 中国科学：生命科学，48（4）：490-497.

石林春，姚辉，谢丽芳，等. 2014. 中国动物药材 DNA 条形码数据库. 中国中药杂志，39（12）：2155-2159.

邬兰 . 2016. 中草药 DNA 整合鉴定系统研究——以含马兜铃酸类药材和穿龙薯蓣为例 . 武汉：湖北中医药大学博士学位论文 .

向丽，汤欢，成金乐，等 . 2015. 超微破壁饮片 DNA 条形码基原物种追溯 . 药学学报，50（12）：1660-1667.

张辉，姚辉，崔丽娜，等. 2013. 基于 COI 条形码序列的《中国药典》动物药材鉴定研究. 世界科学技术－中医药现代化，15（3）：371-380.

张娜娜，辛天怡，金钺，等 . 2016. 基于中药材 DNA 条形码系统的泽泻种子鉴别研究 . 世界科学技术－中医药现代化，18（1）：18-23.

朱英杰，陈士林，姚辉，等 . 2010. 重楼属药用植物 DNA 条形码鉴定研究 . 药学学报，45（3）：376-382.

Cai ZQ，Penaflor C，Kuehl JV，et al. 2006. Complete plastid genome sequences of *Drimys*，*Liriodendron*，and *Piper*：implications for the phylogenetic relationships of magnoliids. BMC Evol Biol，6（1）：77.

CBOL Plant Working Group. 2009. A DNA barcode for land plants. Proc Natl Acad Sci USA，106（31）：12794-12797.

Chen SL，Pang XH，Song JY，et al. 2014. A renaissance in herbal medicine identification：from morphology to DNA. Biotechnol Adv，32（7）：1237-1244.

Chen SL，Yao H，Han JP，et al. 2010. Validation of the ITS2 regien as a novel DNA barcode for identifying medicinal Plant Species. Plos ONE，5（1）：e8613.

Cheng XW，Su XQ，Chen XH，et al. 2014. Biological ingredient analysis of traditional Chinese medicine preparation based on high-throughput sequencing：the story for Liuwei Dihuang Wan. Sci Rep，4：5147.

Cheung KS，Kwan HS，But PPH，et al. 1994.Pharmacognostical identification of American and Oriental ginseng roots by genomic fingerprinting using arbitrarilyprimed polymerase chain reaction. J Ethnopharmacol，42（1）：67-69.

China Plant BOL Group. 2011. Comparative analysis of a large dataset indicates that internal transcribed spacer（ITS）should be incorporated into the core barcode for seed plants. Proc Natl Acad Sci USA，108（49）：19641-19646.

Coghlan ML，Haile J，Houston J，et al. 2012. Deep sequencing of plant and animal DNA contained within traditional Chinese medicines reveals legality issues and health safety concerns. PLoS Genet，8（4）：e1002657.

Hansen DR，Dastidar SG，Cai Z，et al. 2007. Phylogenetic and evolutionary implications of complete chloroplast genome sequences of four early-diverging angiosperms：*Buxus*（Buxaceae），*Chloranthus*（Chloranthaceae），*Dioscorea*（Dioscoreaceae），and *Illicium*（Schisandraceae）. Mol Phylogenet Evol，45（2）：547-563.

Hebert PDN，Cywinska A，Ball SL，et al. 2003a. Biological identifications through DNA barcodes. Proc Biol Sci，270（1512）：313-321.

Hebert PDN，Ratnasingham S，deWaard JR. 2003b. Barcoding animal life：cytochrome c oxidase subunit 1 divergences among closely related species. Proc Biol Sci，270（Suppl.）：96-99.

Huang CH，Ku CY，Jan TR. 2009. Diosgenin attenuates allergen-induced intestinal inflammation and IgE production in murine model of food allergy. Planta Med，75（12）：1300.

Jansen KJ，Cai Z，Raubeson LA，et al. 2007.Analysis of 81 genes from 64 plastid genomes resolves relationships in angiosperms and identifies genome-scale evolutionary patterns.Proc Natl Acad Sci USA，104（49）：19369-19374.

Jia J，Xu ZC，Xin TY，et al. 2017. Exploration on quality control of traditional patent medicine based on SMRT sequencing and DNA barcoding.Front Plant Sci，8：926.

Li XW，Yang Y，Henry RJ，et al. 2015. plant DNA barcoding：from gene to genome. Biol Rev，90（1）：157-166.

Liu Y，Wang X，Wang L，et al. 2016. A nucleotide signature for the identi-cation of American Ginseng and its products. Front Plant Sci，7：319.

Luo JY，Yan D，Song JY，et al.2013. A strategy for trade monitoring and substitution of the organs of threatened animals. Sci Rep，3：3108.

Moore MJ，Soltis PS，Bell CD，et al. 2010. Phylogenetic analysis of 83 plastid genes further resolves the early diversification of eudicots. Proc Natl Acad Sci USA，107（10）：4623-4628.

Pang XH，Song JY，Zhu YJ，et al. 2011. Applying plant DNA barcodes for Rosaceae species identification. Cladistics，27（2）：165-170.

Shaw PC，But PPH. 1995. Authentication of *Panax* species and their adulterants byrandom-primed polymerase chain reaction. Planta Med，61（5）：466-469.

Shi YH，Zhao MM，Yao H，et al. 2017. Rapidly discriminate commercial medicinal *Pulsatillae chinensis*（Bge.）Regel from its adulterants using ITS2 barcoding and specific PCR-RFLP assay. Sci Rep，7：40000.

Song JY，Yao H，Li Y，et al. 2009. Authentication of the family Polygonaceae in Chinese pharmacopoeia by DNA barcoding technique. J Ethnopharmcol，124（3）：434-439.

Sun XQ，Zhu YJ，Guo JL，et al. 2012. DNA barcoding the *Dioscorea* in China，a vital group inthe evolution of Monocotyledon：Use of matKgene for species discrimination. PloS ONE，7（2）：e32057.

Tsoi PY，Woo HS，Wong MS，et al. 2003. Genotyping and species identification of *Fritillaria* by DNA chips. Acta Pharm Sin，38（3）：185-190.

Wu L，Sun W，Wang B，et al. 2015. An integrated system for identifying the hidden assassins in traditional medicines containing aristolochic acids.Sci Rep，5：499-525.

Wu L，Wang B，Yang J，et al. 2016. The chloroplast genome sequence of an important medicinal plant *Dioscorea nipponica*. Mitochondr DNA A，27（4）：2559-2260.

Xia Y，Hu ZG，Li XW，et al. 2015.The complete chloroplast genome sequence of *Chrysanthemum indicum*.Mitochondr DNA A，27（6）：4668-4669.

Xin TY，Li XJ，Yao H，et al. 2015. Survey of commercial *Rhodiola* products revealed species diversity and potential safety issues. Sci Rep，5：8337.

Xin TY，Xu ZC，Jia J，et al. 2018. Biomonitoring for traditional herbal medicinal products using DNA metabarcoding and single molecule，real-time sequencing. Acta Pharmaceutica Sinica B，8（3）：488-497.

Xiong C，Hu ZG，Tu Y，et al. 2016. ITS2 barcoding DNA region combined with High Resolution Melting（HRM）analysis of：Hyoscyami Semen，the mature seed of *Hyoscyamus niger* L. Chin J Nat Med，14（12）：898-903.

Yao H，Song JY，Liu C，et al. 2010. Use of ITS2 region as the universal DNA barcode for plants and animals. PloS ONE，5（10）：e13102.

Yao H，Song JY，Ma XY，et al. 2009. Identification of Dendrobium species by a candidate DNA barcode sequence：The chloroplast *psb*A-*trn*H intergenic region. Planta Med，75（6）：667-669.

Zhao MM，Shi YH，Wu L，et al. 2016. Rapid authentication of the precious herb saffron by loop-mediated isothermal amplification（LAMP）based on internal transcribed spacer 2（ITS2）sequence. Sci Rep，6：25370.

Zheng XS，Zhang P，Liao BS，et al.2017.Acomprehensive quality evaluation system for complex herbal medicine using PacBio sequencing，PCR-denaturing gradient gel electrophoresis，and several chemical approaches. Front Plant Sci，8：1578.

Zhou W，Chen C，Hua WP，et al.2016. The complete chloroplast genome sequence of *Dioscorea zingiberensis*（Dioscoreceae）. Mitochondr DNA A，27（4）：2730-2731.

第十五章 药物体内过程组学研究

中药的药物体内过程研究是阐明中药作用机制的重要途径，也一直是中药现代化研究的难点。中药作用于人体时产生多维非线性的复杂效应，发挥药效的化学成分及体内过程也不完全清楚。因此，研究中药体内过程有助于阐明中药在体内的代谢途径、存在形式、影响因素、作用机制以及药效物质基础等。中药通过与人体直接或间接的相互作用，引起基因表达、蛋白质功能及代谢内稳态等整体功能的多层面结构与状态的改变来发挥药效作用。以人体自身基因表达、调控及修饰为研究方向，进行中药多组分、多环节、多靶点的体内研究，是解析中药体内过程和分子作用机制的首要环节。同时，人作为"超级生物体"，1% 的基因遗传自父母，其余 99% 的基因来自分布于人体各部位，特别是肠道的微生物（Qin et al. 2010）。肠道微生物组被称为人的"第二个基因组"（our other genome），参与药物的体内代谢过程。其次，药物作用大多通过与功能蛋白质的交互作用发生，蛋白质组学研究克服了蛋白质表达和基因之间的非线性关系，揭示了基因活性的动态表达。代谢物作为基因表达的最终产物，涵盖了机体在特定生理时期内所有的低分子量代谢产物，调控细胞信号释放、能量传递、细胞间通信等。中药及其各种制剂在进入人体后，其化学成分在体液环境、肠道菌群及各种代谢酶的作用下发生广泛代谢，形成中药成分在体内的代谢产物组，并对内源性小分子代谢产物产生影响，反映了机体特定时间和环境下的整体功能及中药的生物学效应。

近年来，基因组学、宏基因组学、蛋白质组学及代谢组学等已被广泛应用于中药研究领域。本章以研究案例为线索，探讨中药体内过程组学研究，包括药物基因组学、肠道宏基因组学、药物蛋白质组学和药物代谢组学等研究内容。

第一节 中药药物基因组学

一、概念

药物基因组学（pharmacogenomics）是基因功能学和分子药理学的交叉学科，以提高药物疗效和安全性为目标，研究人类基因组信息与药物反应之间的关系，即影响药物体内分布和消除等个体差异的基因特性，以及基因变异导致的不同患者对药物的不同反应，并在此基础上指导新药开发以及实现个体化用药。药物基因组学基于药物反应的遗传多态性提出，表现为药物代谢酶、受体和靶标的多态性等，这些多态性的存在可能导致许多药物疗效和不良反应的个体差异。早在19世纪后半叶就发现许多药物进入体内后需经生物转化才排出体外。Mendel（1865）发现遗传规律后，法国Cuenot（1903）和英国Garrod（1902）等把生物转化过程和遗传联系起来，提出遗传物质在体内的药物转化中起决定性作用的理论，同时认为体内酶参与了外源性物质在体内的转化过程。Garrod（1902）在对尿黑酸尿症和苯丙酮尿症的研究中发现了人类生化多样性，并认定缺乏酶的个体不具有药物转化机制，还进一步认为参与药物体内生物转化过程的酶的活性也由遗传物质决定。Garrod（1909）提出缺损基因可引起特异性酶缺失，从而导致诸如白化病、尿黑酸尿、胱氨酸尿、戊糖尿等疾患，他称这些异常为“先天性代谢缺陷”，并进而在1931年指出，个体对药物反应的差异是遗传结构的差异所致。Synder（1932）报告了一些人由于遗传缺陷尝不出苯硫脲味道的现象。Sawin和Glick（1943）观察到有些兔子因遗传缺陷而缺少阿托品酯酶，在食用颠茄叶后死亡。这些观察和推测为日后遗传药理学学科的建立提供了基础。

Vogel（1959）提出了遗传药理学（pharmacogenetics）的概念，用于描述药物反应个体差异的遗传学基础。此后，遗传药理学发展为一门结合了遗传学、药物学和生物化学等学科的边缘学科，涉及遗传流行病学、遗传统计学、药理学等领域。人类基因组计划的实施对遗传药理学和药物基因组学的研究和发展具有十分重大的意义。人们认识到人体的许多基因都参与了体内药物的反应过程，某个药物在体内的反应和代谢也涉及多个基因的相互作用。随着大规模、高效精确的基因分型技术的出现，经历了由单核苷酸多态性（single nucleotide polymorphisms，SNPs）检测向第一代、第二代甚至第三代基因组测序技术的转变，为从基因组水平研究药物反应的个体差异奠定了技术方法基础，药物基因组学随之迅速发展。2000年6月，人类基因组草图绘制完成，在此基础上，2002年，启动研究人类染色体SNPs的“人类基因组单体型图谱计划”（Hapmap）；2003年启动旨在鉴定人类基因组功能元件的“基因组功能元件百科全书计划”（ENCODE），和绘制人类基因组甲基化可变位点图谱的“表观基因组图谱计划”；2008年，启动“千人基因组计划”，对27个不同族群，2500人的基因组测序，绘制更为精确的遗传多样性图谱。通过对人类基因组图谱的解读，借助“全基因组关联分析”（genome-wide association study，GWAS）手段，重点关注人类基因组上SNPs位点，先后发现了癌症、糖尿病等70余种疾病的易感基因。这些都为基因药物、个体化医疗以及针对新药物靶点的新药开发提供了广泛的基础，为药物基因组学的发展提供了挑战和机遇。

我国的遗传药理学研究始于20世纪80年代，周宏灏院士在《新英格兰医学杂志》上首次报告了药物反应种族差异，并阐明发生机制，由此促进了世界各国药政管理、新药开发和药物个体化应用等方面的革新。30余年来，以周宏灏院士为代表的众多遗传药理学专家围绕药物反应种族差异、个体差异及其遗传机制进行了系统、深入的研究，建立了具有中国国家和民族特色的遗传药理学和药物基因组学理论体系。

中药的药物基因组学研究将中药的药性、功能及主治与其在人体内代谢/疾病相关基因表达调控相关联，在分子水平研究中药在人体基因组介导下的代谢转化、作用靶点、不良反应、药效机制和中药整体作用的规律。其核心内容是应用基因组信息和方法在人类基因组水平研究中药体内代谢、处置及相互作用的遗传学基础，是药物基因组学在中药领域的应用与发展。传统中药以口服用药为主，中药成分在体内发生代谢的部位主要有胃肠道、肝脏、肾脏和肺等组织器官，其药效成分作用于受体、酶、离子通道等靶点，最终产生药效。中药体内过程涉及多基因的相互作用，为从基因组水平研究中药体内代谢和药物反应奠定了基础。

目前，中药的药物基因组学研究主要关注中药作用机制、不良反应、有效成分和药物靶点的基础研究，中药或中药单体相关药物相互作用与基因多态性之间的关系，进一步从表型到基因型的中药反应个体多样性研究相对较少。此外，随着中西药联用在我国临床上日趋广泛的应用，中药通过影响药物代谢酶或转运体基因表达和功能改变其底物药物的血药浓度，产生有重要临床意义的中药 - 药物相互作用（herb-drug interaction，HDI），最终可能导致临床上药物不良反应或治疗失败。由于中药和底物药物的浓度可能决定 HDI 的程度，药物代谢酶和转运体的基因多态性可能改变底物药物或活性成分的全身暴露，从而影响 HDI 的风险。当出现弱代谢型或代谢酶受到抑制则可能导致药物经另一个途径的酶代谢，而且替代途径的酶有可能比该酶的天然底物敏感性更高，导致底物药物与中药成分的代谢竞争，最终导致 HDI 的个体差异。因此，开展对 HDI 药物基因组学的研究可能有助于阐明 HDI 的基本机制。

二、原理与方法

DNA 被发现作为遗传信息的载体后，研究 DNA 及其序列的技术和方法得以快速发展，特别是 20 世纪后期 Sanger 等（1977）通过生物化学方法实现了 DNA 序列直接读取，极大加速了对人类遗传信息解析的进程，直接推动了药物基因组学的迅速发展。基因组序列改变是造成个体之间药物反应种族和个体差异最重要的原因，其中 SNP 是生殖系（germline）来源最主要的基因组变异。由于个体不同变异位点的基因型是各种表型的重要决定因素，在效率、成本和准确性等因素的影响下，包括测序在内的各类基因型检测技术被开发出来，并在大规模人群中应用，极大地推动了对药物相关基因组变异生物学意义的阐释，以及后续的功能学研究和临床应用。药物基因组学的内容从研究遗传变异与药物的关系，也逐步拓展到了研究体细胞基因组变异、表观遗传变异、甚至肠道微生物基因组在药物反应中的影响，并且取得了一系列可应用于临床精准用药的重要研究成果。

药物基因组学的研究流程包括：①构建全基因组遗传多态性图谱；②发现各种疾病和各种药物反应表现型差异与基因多态性的统计关联；③根据基因多态性对人群进行疾病易感性和药物反应分类；④在临床上针对易感人群进行疾病防治。大规模系统研究基因组可以加速发现药物反应的标记，在此基础上可进一步选择药物起效、活化、排泄等相关过程的候选基因进行研究，其中药物代谢酶的遗传多态性是药物发挥疗效时引发个体差异的重要因素。通过对上述过程相关候选基因进行研究，鉴定基因序列变异。这些变异既可以在生化水平上进行研究，评估它们在药物作用中的意义，也可以在人群中进行研究，用统计学原理分析基因突变与药效的关系。药物基因组学对药物反应差异性的研究，需对多基因进行检测才可实现。

此外，由于影响药物反应多态性的性状结果与 RNA 和蛋白质的改变有关，转录分析以及二维凝胶电泳、层析分离可从血液和体液中鉴定高预测性的药物基因组学标记。

三、研究案例

1. 银杏叶提取物对 *CYP* 基因型的代谢影响研究

银杏叶提取物（*Ginkgo biloba*）含有黄酮苷、萜内酯和有机酸等，具有调节血管、增强认知力、缓解压力等药理作用。随着银杏制剂的广泛应用，与其他药物合用的机会越来越多，研究银杏叶提取物对药物代谢酶的影响以及对其他药物药效学的影响在临床应用中具有实践意义。中药对细胞色素 P450 酶（cytochrome P450，CYP450）及其药物转运体的诱导和抑制是介导中药－药物相互作用和产生药物临床毒副反应的主要机制。CYP2C19 是 CYP450 酶第二亚家族中的重要成员，在酶催化下药物分子的氧化、还原、水解和羟化等药物第 Ⅰ 相代谢反应中起关键作用，而银杏叶提取物具有显著的诱导 *CYP2C19* 活性效应。

Yin 等 2004 研究了不同 *CYP2C19* 基因型人群中银杏叶提取物片剂与奥美拉唑（omeprazole，OPZ）潜在的中药－药物互作关系。18 位经过 *CYP2C19* 基因分型的健康志愿者纳入研究，在用药前的基线期和为期 12 天的银杏叶提取物用药后分别服用奥美拉唑，采集服用奥美拉唑 12 小时血样和 24 小时尿样。HPLC 测定血样与尿样中奥美拉唑及其代谢物浓度，包括 5- 羟基奥美拉唑（OH-OPZ）和奥美拉唑砜（OPZ-SUL），并计算非房室药代动力学参数。

相比于基线水平，服用银杏叶提取物后，OPZ 和 OPZ-SUL 血药浓度显著降低，3 种 *CYP2C19* 基因型（纯合子强代谢型（HomoEM），杂合子强代谢型（HetEM）和弱代谢型（PM））的 OPZ 血药－时间曲线下面积（area under the curve，$AUC_{0\text{-}\infty}$）分别平均下降 41.5%、27.2% 和 40.4%。相应地，OPZ-SUL 下降 41.2%、36.0% 和 36.0%，两者 $AUC_{0\text{-}\infty}$ 无显著变化。同时，AUC_{OPZ} 和 $AUC_{OPZ\text{-}SUL}$ 在服用银杏叶提取物前后均显著相关（Spearman 相关系数分别为 R_s=0.88，P<0.001；R_s=0.94，P<0.001）。银杏叶提取物服用前后 OPZ 的达峰时间 t_{max} 值无显著变化，半衰期 $t_{1/2}$ 在服用银杏叶提取物后显著缩短；而 HomoEM、HetEM 和 PM 的 5- 羟基奥美拉唑 $AUC_{0\text{-}\infty}$ 分别增加 37.5%、100.7% 和 232.4%。基于 OPZ 和 OH-OPZ 血药浓度的变化，HomoEM、HetEM 和 PM 的 $AUC_{OPZ}/AUC_{OH\text{-}OPZ}$（奥美拉唑羟化酶活性指标）分别下降 42.3%、50.3% 和 70.6%。值得注意的是，PM 的 $AUC_{OPZ}/AUC_{OH\text{-}OPZ}$ 要显著高于其他 2 种 EM。OPZ 与 OH-OPZ 的 AUC 比值显著降低，且 PM 降低幅度大于 EM。OPZ 和 OPZ-SUL 的 AUC 比值无显著变化。OH-OPZ 的肾脏清除在服用银杏叶提取物后显著下降，但变化程度在 3 种 *CYP2C19* 基因型中无显著差别。

2. 圣约翰草介导的中西药相互作用

圣约翰草是一种草本药物，常用于抑郁症或抑郁症伴随症状，如焦虑、疲劳、食欲不振和睡眠困难等的治疗，科学证据表明它对轻度到中度抑郁症疗效确切。截至目前已经发现 95 种药物（296 个品牌和通用名称）与圣约翰草有相互作用。圣约翰草对多种药物代谢酶的表达调控与活性具有明确影响，对圣约翰草诱导的 HDI 机制研究表明，圣约翰草可诱导肠道和肝脏中 CYP3A4 和 P- 糖蛋白（P-glycoprotein，P-gp）的表达，合用 CYP3A4 或 P-gp 底物药物时，因圣约翰草诱导 CYP3A4 代谢能力和 P-gp 外排清除增强，降低合用药物的血药浓度。

研究表明，圣约翰草给药后硝苯地平和脱氢硝苯地平的 $AUC_{0\text{-}\infty}$ 在 PXR *H1/H2* 基因型中分别下降了 42.4% 和 20.2%；在 *H2/H2* 基因型中分别下降了 47.9% 和 33%；而对于 *H1/H1* 基因型患者，硝苯地平 $AUC_{0\text{-}\infty}$ 降低 29%，但脱氢硝苯地平 $AUC_{0\text{-}\infty}$ 增加 106.7%。另

有研究报道，服用圣约翰草治疗后 *CYP2C19* 强代谢者（EM；*2，*3）的苯妥英钠的血浆药物浓度显著增加，且以 *CYP2C19* 基因型依赖的方式降低奥美拉唑的血药浓度。有研究通过分析他林洛尔的分布发现，*ABCB11* 236C>T，*2677G*>T/A 和 *3435C*>T 单倍型患者肠道 MDR1 mRNA 表达水平较低，对圣约翰草治疗的诱导应答也降低。对抗真菌药伏立康唑的研究结果显示，联用圣约翰草治疗的伏立康唑的 AUC 下降 59%，口服清除率增加 144%。*CYP2C19*2* 携带者口服伏立康唑基线表观清除率和绝对表观口服清除率的增加值比 *CYP2C19*1/*1* 基因型显著减小。

3. 莨菪亭在肿瘤细胞中的抗药性研究

化学药物的抗药性和不良 / 副反应是抗肿瘤药物新药研发中必须面对的问题。莨菪亭（scopoletin），来自艾属植物以及其他植物的香豆素类化合物，其化学名为 6- 羟基 -7- 甲氧基香豆素。香豆素类化合物具有广泛的药理活性，如抗炎、抗菌、扩张血管、抗凝血、抗血栓、退热、镇静等，特别是抗肿瘤及防治尿酸血症方面的活性已引起广泛的关注。此外莨菪亭可引起细胞膜完整性缺失和细胞凋亡，具有细胞毒性作用，可诱导肿瘤细胞凋亡。

Seo 等（2016）采用基于 NCI 细胞系的基因芯片 RNA 表达谱技术研究莨菪亭在肿瘤细胞中的药物基因组学反应。结果表明，细胞对于莨菪亭的反应与经典药物抗性机制（ABCB1、ABCB5、ABCC1、ABCG2）的 ATP 结合盒（ATP-binding cassette，ABC）转运蛋白的表达并不相关。同样不相关的还包括致癌基因 *EGFR* 的表达和抑癌基因 *TP53* 的突变状态。然而，致癌基因 *RAS* 的突变和以细胞倍增时间表征的增殖活性与莨菪亭抗性显著相关。基于转录组水平的 mRNA 表达数据经 COMPARE 和等级聚类分析鉴定出一组 40 个基因（图 15-1），这

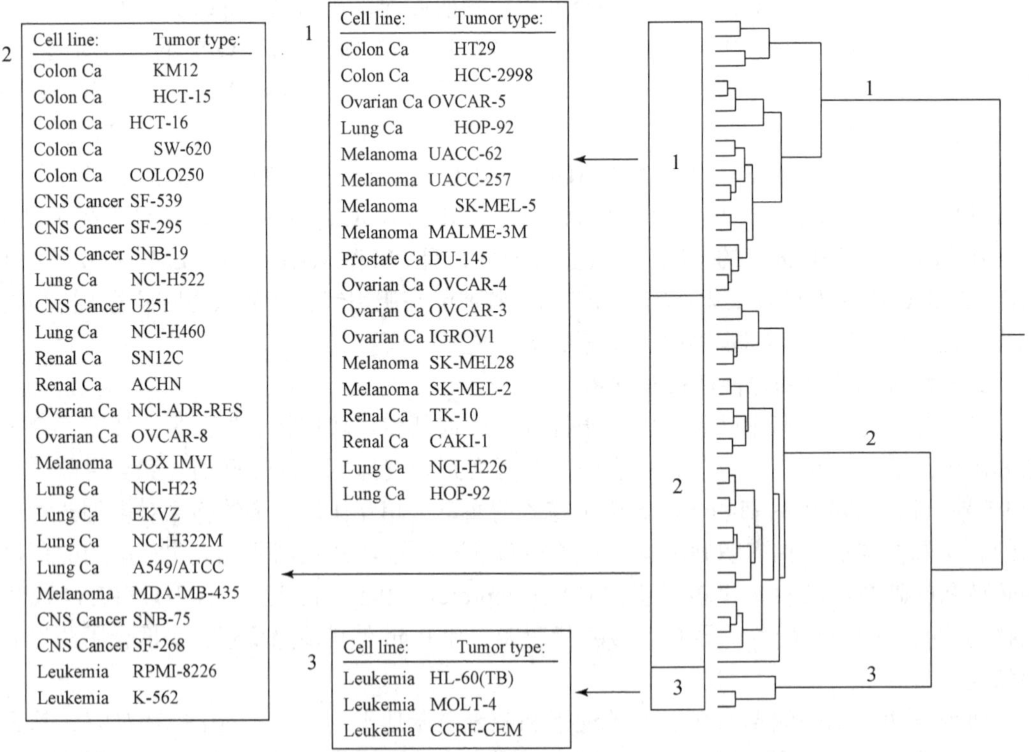

图 15-1 莨菪亭 mRNA 表达数据等级聚类分析（Seo et al. 2016）

些基因在其启动子序列上均有转录因子 NF-κB 的结合基序（binding motifs），而 NF-κB 已知和药物抗性相关。致癌基因 *RAS* 突变，低增殖活性和 NF-κB 的表达可能削弱了莨菪亭的药效。基于计算机模拟的分子对接研究发现莨菪亭与 NF-κB 及其调控子 I-κB 相结合。莨菪亭激活 SEAP 驱动的 NF-κB 报告细胞株中的 NF-κB 基因，提示 NF-κB 可能是莨菪亭抗性因素之一。即使 NF-κB 信号通路的活化可能成为其抗性因素，因其良好的抗肿瘤细胞活性，莨菪亭成为抗肿瘤药物研发的关键化合物。目前需要更多的证据以探究莨菪亭的治疗潜力。

拓展阅读

1. 红景天来源小 RNA 改善肺纤维化研究

肺纤维化（pulmonary fibrosis，PF）是一类包括特发性肺纤维化（idiopathic pulmonary fibrosis，IPF）、结节病、尘肺等在内的疾病谱，可引起呼吸衰竭，死亡率高达 50% ～ 70%。随着对肺纤维化发病机制的不断研究，在治疗上也取得了一系列新的进展，包括不少运用中药治疗肺纤维化的试验和临床研究。红景天为景天科植物，2015 年版《中国药典》中记载红景天归肺、心经，主治胸痹心痛、倦怠气喘。李宗亮等（2016）关于博来霉素诱导的小鼠肺纤维化研究及 Yang（2014）一项纳入 40 名 IPF 患者的临床研究表明红景天提取物 / 注射液对于肺纤维化有一定的防治作用，其机制及具体有效成分尚不明确，其有效性也尚需更多证据支持。

近年来，小 RNA（small RNAs）尤其是微小 RNA（micro RNAs）在肺纤维化基因表达调控中的作用日益成为研究的热点。Du 等（2017）通过筛查红景天煎煮液及饲喂煎煮液的肺纤维化模型小鼠肺部组织中同时存在的小 RNA 序列，发现 HJT-sRNA-m7 对转化生长因子 -β1（transforming growth factor-β1，TGF-β1）诱导的 MRC-5 肺纤维化细胞模型表现出最显著的纤维化特征基因的抑制效应。实时荧光定量聚合酶链式反应（real-time PCR）及蛋白免疫印迹（western blot）结果表明，HJT-sRNA-m7 下调 α- 平滑肌肌动蛋白（α-smooth muscle actin，α-SMA）和纤维连接蛋白（fibronectin）的 mRNA 和蛋白质的翻译表达水平；同时双荧光素酶检测也证实了 *α-SMA*，*fibronectin* 和 *COL3A1* 为 HJT-sRNA-m7 的靶基因。除了特征基因外，HJT-sRNA-m7 显著改善博来霉素诱导肺纤维化的 C57BL/6J 小鼠模型的相关症状。从红景天煎煮液中鉴定出超过 100 种脂溶性化学成分，其中 2 种活性成分磷脂酰胆碱［phosphocholines，PC（18：0/18：2）和 PC（16：0/18：2）］，可与小 RNA 形成脂质体，显著提升 HJT-sRNA-m7 进入细胞的能力，极大提高了小 RNA 的转染效率。而且 PC（18：0/18：2）和 PC（16：0/18：2）提高小 RNA 进入哺乳动物细胞具有普适性。

Du 等（2017）构建了从天然植物来源中鉴定小 RNA 药物的方法与流程，同时也发现了一种更天然、更便利、更高效的小 RNA 进入人体的转运方法，这将为发现新的小 RNA 口服治疗药物及提高其体内生物利用度提供新的策略与思路。

2. 黄芩苷介导的药物代谢和转运

黄芩苷是从双子叶唇形科植物黄芩（*Scutellaria baicalensis* Georgi）的干燥根中提取分离的一种黄酮类化合物，具有抑菌、利尿、抗炎、降胆固醇、抗血栓形成、缓解哮喘、抗变态反应及解痉等作用。在中国，目前黄芩苷已开始以处方和非处方的形式用于降胆红素治疗。使用黄芩苷后，与 *CYP2B6*1/*1* 基因型的患者相比，*CYP2B6*6/*6* 基因型患者的安非他酮 AUC 比值的平均变化较低，表明黄芩苷诱导安非他酮 *CYP2B6* 催化的羟化。黄芩苷给药后，*SLCO1B1*1b*1b*、**1b*15* 和 **15*15* 携带者瑞舒伐他汀的 $AUC_{0-\infty}$ 分别降低约 42%、24% 和 1.8%。

3. 大蒜素和蔓越莓汁与华法林用药

大蒜素因为其辛辣的味道作为调料或调味品在世界各地被广泛使用。研究表明经大蒜素治疗后可以显著降低高密度脂蛋白胆固醇。大蒜素似乎也可以降低高血压患者的血压，并可能减缓动脉硬化。还有一些证据表明，吃大蒜素可能会减少一些癌症的发生风险，如结肠癌、胃癌和前列腺癌等。联用大蒜素不会显著改变华法林的药代动力学或药效学，然而，有报道 *VKORC1* 野生型基因型的受试者服用华法林时同服大蒜素导致 *S*- 华法林 EC_{50} 值显著增加。

蔓越莓汁含有植物化学物质，可能有助于预防癌症和心血管疾病。蔓越莓汁草酸含量高，有人提出这可能增加发生肾结石的风险，然而最近的研究表明，它可能降低该风险。与华法林联用时，蔓越莓汁能在不改变 *S*- 华法林或 *R*- 华法林的药代动力学或血浆蛋白结合的情况下，使华法林的 INR 时间曲线下的面积显著增加 30%，然而这种效应依赖于 VKORC11173T>C 多态性。与蔓越莓汁提取物同服，*CT* 和 *TT* 基因型的受试者分别将 *S*- 华法林的 EC50（产生 50% 抑制凝血酶原复合物活性的 *S*- 华法林浓度）分别显著降低了 22% 和 11%。这给我们提示药效学信号通路基因多态性可以参与中药－药物相互作用的调控。

4. 葡萄柚汁抑制药物代谢

葡萄柚汁和葡萄柚通常是细胞色素 P450 CYP3A4 酶的有效抑制剂，它可以影响多种药物的代谢，提高其生物利用度。在某些情况下，联用葡萄柚汁可能导致药物如阿司咪唑或特非那定等致命的相互作用。葡萄柚汁治疗显著增加 *CYP2C19* PMs（**2*，**3*）患者中兰索拉唑的总 AUC，*CYP2C19* 合子 EMs（**1/*1*）中磺酸兰索拉唑 / 兰索拉唑的总体 AUC 显著降低。*ABCB1* 3435C> T 纯合野生型相比于其他基因型，服用葡萄柚汁后卡巴斯汀经尿排泄的活性代谢物显著下降。

5. 天芪降糖胶囊与糖尿病疗效

天芪降糖胶囊是在中国广泛用于糖尿病治疗的中成药。天芪降糖胶囊由中药黄芪、天仙子、枸杞子、石菖蒲、人参、黄连、山茱萸、墨旱莲和五倍子等中药组成。在天芪降糖胶囊治疗 12 个月的 194 例糖耐量受损（impaired glucose tolerance，IGT）受试者中，对 34 个基因 184 个参与药物代谢或转运的突变位点进行基因分型。巯基嘌呤 *S*- 甲基转移酶（TPMT）基因中的 rs1142345（A>G）SNP 与药物的降糖作用呈显著相关（$P = 0.001$，FDR $P = 0.043$）。rs1142345“G”等位基因频率在健康人（受试者从 IGT 恢复正常葡萄糖耐量），维持（受试者仍有 IGT）和恶化（受试者从 IGT 进展到 T2D）组中分别为 0.094、0.214 和 0.542。rs1142345 也与药物降血糖作用显著相关（健康组与维持组，P=0.027，OR=4.828；健康组与恶化组，P =0.001，OR=7.811），因此，rs1142345 与天芪降糖胶囊的临床降糖疗效有关，这也是首次利用 ADME 基因芯片在传统中药进行的药物基因组学研究。

第二节　中药肠道宏基因组学

一、概念

人类基因组遗传多态性无法单独解释相同剂量的同种药物在遗传背景一致的实验动物中不同的药代动力学和毒理学反应。除遗传外，年龄、疾病、营养状况、生活习惯、肠道菌群均可能影响药物体内过程和药效。肠道菌群被视为药物肝脏代谢的补充或拮抗。约60% 的药物反应与肠道菌群相关：肠道菌群与宿主肝脏和免疫系统相互作用，通过直接生物转化或间接调节宿主药物吸收与代谢酶活性，最终影响药物疗效与毒性（图 15-2）。正常成年人肠道内含有 10^{13} ～ 10^{14} 个细菌，约 1000 种不同种类，编码基因数为人体基因的100 倍以上。肠道菌群基因组总和，即肠道宏基因组（gut microbiome）提供了宿主自身不具备的酶和生化代谢途径，参与外源异生物质的体内代谢，使肠道成为药物转化独特而重要的场所。然而，传统培养方法进行分离培养的环境微生物不到 1%，这极大地限制了对微生物世界的认识，也难以全面开发和利用微生物的多样性资源。在此背景下，宏基因组学（metagenomics）应运而生，通过直接从环境样品中提取全部微生物的 DNA，构建宏基因组文库，利用基因组学策略研究环境全部微生物的遗传组成及群落功能。宏基因组学是在微生物基因组学的基础上发展起来的一种研究微生物多样性、开发新的生理活性物质（或获得新基因）的新理念和新方法。动物胃肠道中存在着大量微生物，肠道宏基因组学（gut metagenomics）利用宏基因组技术，依靠大规模高通量测序技术，结合生物信息学方法，发现过去无法得到的未知微生物新基因或新的活性物质，这对了解胃肠道微生物多样性、进化历程和代谢特点具有重要意义。

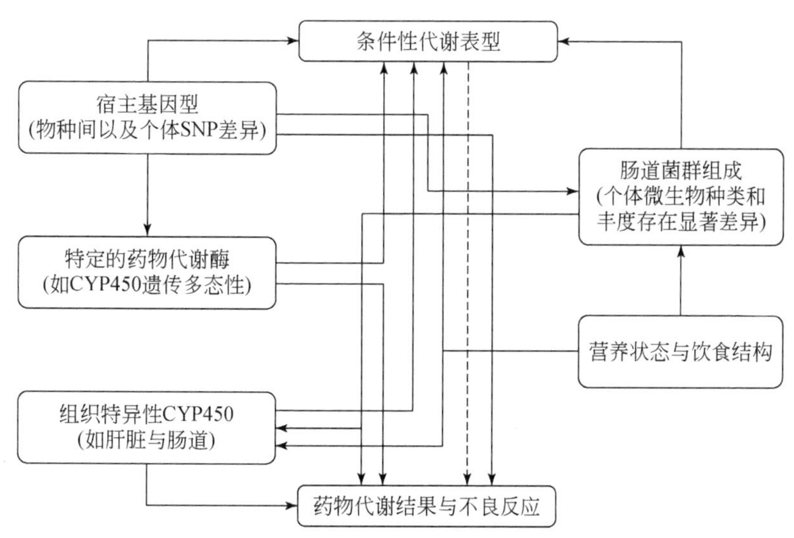

图 15-2　宿主与肠道菌群的相互作用影响药物体内代谢与毒性（Nicholson et al.　2004）

肠道菌群作为“内化”了的环境因素，提供人体本身不具备的酶和生化代谢途径，催化包括中药在内的异生物质体内代谢反应。Nicholson 等（2014）提出“系统生物学”（global systems biology）概念，将肠道菌群的代谢作用纳入宿主整体代谢系统，视宿主、肠道菌群和其他环境因素为一个整体，通过基因组学、转录组学、蛋白质组学和代谢组学方法等来阐明药物或其他异源性物质的体内过程，挖掘反映宿主遗传、代谢和环境因素变化的生物标记物谱系（bioinformatics profile），对患者进行分类并提供个性医疗服务。一方面，肠道菌群可以作为天然的生物转化器，影响中药疗效的发挥与毒性的改变。另一方面，肠道菌群紊乱与多种疾病的发生发展密切相关，如肥胖、糖尿病等慢性代谢性疾病、消化系统疾病、自身免疫性疾病以及一些感染性疾病，肠道菌群可作为中药的作用靶点，实现中药多靶点的治疗作用。

二、原理与方法

Handelsman（2004）首次提出宏基因组的概念，其研究的基本流程包括总 DNA 提取，将 DNA 克隆到载体上，再将载体转化到宿主细胞内建立宏基因组文库，通过对保存文库的筛选，得到生物活性物质或微生物遗传信息。宏基因组学研究摆脱了对单个微生物培养和分离的步骤，直接对环境中所有的微生物进行研究，进而可以全面地对所有微生物进行分析。随着宏基因组学研究技术的发展和研究者兴趣的不断增加，研究手段和研究对象的重点也不断发生着变化，大致可以分为三个阶段：①针对 16S rRNA 为主要研究对象的核糖体 RNA 研究；②以环境中所有遗传物质为研究对象；③以环境中所有转录本为主要研究对象的宏转录组研究。

除常规的分子生态学技术，包括细菌 16S rRNA 基因克隆文库技术、PCR-DGGE/TGGE 和 T-RFLP 等 DNA 指纹图谱技术外，近年来迅猛发展的 454、Illumina 等第二代高通量测序技术（high-throughput sequencing）使得对人基因组和肠道宏基因组的高通量、大规模深度测序成为可能，极大促进了药物基因组学和肠道宏基因组学的发展。第二代高通量测序规避了 Sanger 测序繁琐的克隆过程，具有成本低、通量高、速度快等优势，是目前应用最广泛的测序技术。结合多变量统计方法，如主成分分析（principal component analysis，PCA）、偏最小二乘判别分析（partial least squares discriminant analysis，PLS-DA）等，运用全微生物组关联分析（microbiome-wide association study，MiWAS）策略，对肠道菌群结构的变化与中药体内代谢 / 生理病理指征的变化进行全局性相关性分析。

除了大量的关联分析与初步的临床应用，过去 10 年，一些动物实验甚至为肠道菌群促进肥胖和胰岛素抵抗提供了因果证据。然而，在人身上的研究缺乏因果关系的证明，主要都是肠道菌群组成与肥胖和 2 型糖尿病等代谢疾病的相关性研究，菌群与代谢疾病之间关系仍充满争议。从方法学角度来看，接下来的肠道宏基因组学研究将探究肠道菌群与疾病的因果关系，研究策略为：①高通量测序方法分析肠道菌群与宿主生理和疾病的相关性，辅以其他方法来明确机制；② Surana 和 Kasper（2017）采用菌群 - 表型三角剖分的新方法鉴定因果性微生物；③交叉菌群培养、生物信息学等方法鉴定导致特定表型的功能性微生物，分析控制关键过程的代谢产物；④很多表型可能涉及多种菌的共同作用，目前尚无充分有效的培养方法和筛选微生物组合的能力；⑤进行功能缺失性实验，选择性清除微生物或抑制其产物，有助于鉴定引起特定表型的微生物。

三、研究案例

1. 膳食纤维选择性富集的肠道细菌缓解 2 型糖尿病研究

膳食纤维难以被人体消化和吸收，不直接为人体提供能量，在很长一段时间里都被认为是“无营养物质”而被忽视。但膳食纤维却可以被部分有益菌利用，促进其生长并释放短链脂肪酸，后者的产生不足与 2 型糖尿病的发展密切相关。通过改善饮食结构，可以有效地富集短链脂肪酸（short-chainfatty acids，SCFAs）产生菌，改善 2 型糖尿病症状。

Zhao 等（2018）采用 3 种高膳食纤维配方：①包括药食同源的苦荞、薏仁、燕麦、白豆、黄玉米、红豆、山药、花生和莲子等的成品粥；②苦瓜提取物与低聚果糖、低聚异麦芽糖的混合物；③葛根粉、菊粉和抗性糊精的混合物。将 2 型糖尿病患者分为两组：按 2013 年版中国糖尿病学会患者教育和膳食指南接受常规治疗的对照组（U 组）和接受高膳食纤维饮食干预的实验组（W 组）。控制两组摄入的膳食总热量和宏量营养素基本一致，W 组采用上述 3 种不同膳食纤维组合进行干预，两组都使用 α 淀粉酶抑制剂阿卡波糖进行治疗。结果发现，两组患者的糖化血红蛋白比例，在起初都会出现明显下降，但从 28 天以后，W 组的下降水平会更加显著。糖化血红蛋白达标的患者比例，W 组也明显高于 U 组（89% 与 50%）。

随后，Zhao 等（2018）将同一患者干预前后的菌群移植给无菌小鼠。接受了患者干预后菌群的小鼠，血糖情况明显优于移植了患者干预前菌群的小鼠。在起初的 28 天，肠道菌群基因的丰富度明显下降，此后 W 组的基因丰富度明显高于 U 组；并且在干预第 84 天，两组的肠道菌群结构存在明显差异。在基因水平上的进一步分析表明，干预后，参与淀粉和菊粉分解的基因在两组受试者肠道中均显著增加，而参与利用果胶质和黏液素的基因则均显著减少。通过分析菌群中代谢短链脂肪酸的基因通路和患者粪便中短链脂肪酸的含量，Zhao 等（2018）发现乙酸（及乙酸合成通路）在两组中均有所增加，而丁酸（及丁酸合成通路）只在 W 组中显著增加；相应的，干预后 W 组的 GLP-1 及 PYY 的增加也显著高于 U 组。同时，高膳食纤维的摄入增加了餐后的胰岛素分泌。上述结果共同提示，短链脂肪酸驱动了胃肠道激素及胰岛素对血糖的调节。

高膳食纤维饮食后 15 个菌株被富集，这 15 个菌株均可产生乙酸，其中 5 个还能产生丁酸（图 15-3）。W 组中有 7 个被富集的菌株与至少一个临床指标显著相关。选取 *Bifidobacterium pseudocatenulatum*（假链状双歧杆菌）C95 株接种至高脂饮食小鼠体内，显著改善了小鼠的体重、体脂、血糖等指标。根据被富集短链脂肪酸产生菌的丰度和多样性，计算活跃短链脂肪酸产生菌指数（ASP 指数），结果表明 ASP 指数在干预过程中，W 组始终高于 U 组。

肠道菌群快速响应高膳食纤维导致的代谢产物变化促使宿主代谢在随后发生变化。这样的时序差异不仅仅意味着膳食纤维改变的肠道菌群是宿主代谢改善的主要原因，而且提供了以肠道菌群为早期靶点预测饮食干预效果的可能。这项研究为通过中药来源膳食纤维调整肠道菌群结构来改善 2 型糖尿病提供了有力证据，也为其他疾病的肠道菌群靶向干预治疗研究提供了重要参考。

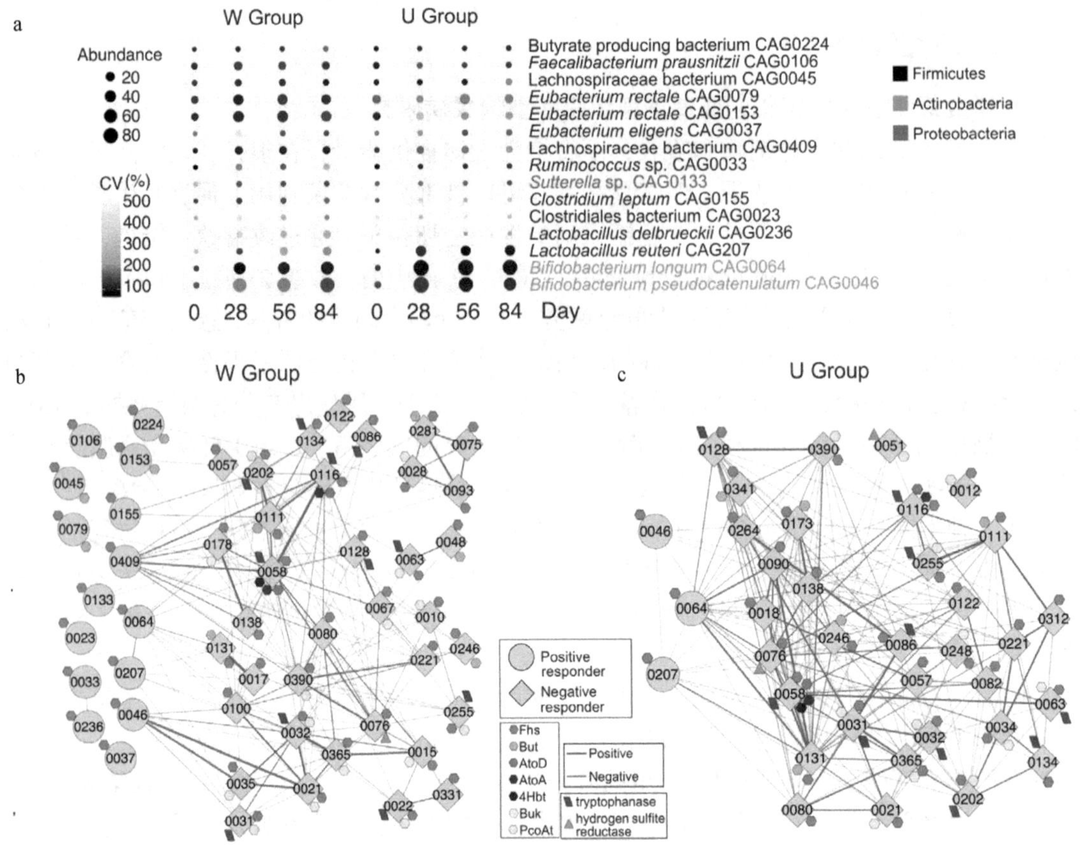

图 15-3 膳食纤维干预选择性促进 SCFA 产生菌的生长（Zhao et al. 2018）

2. 肠道菌群介导人参多糖增强皂苷体内吸收机制研究

人参皂苷具有提高免疫力、抗肿瘤、抗疲劳、抗衰老、降血糖和保护心血管 / 中枢神经系统等药理作用。然而，人参皂苷口服后其原型药在肠道中的吸收程度低，如人参皂苷 Rb1 的吸收率仅约为 1.0%、Rb2 为 3.4%、Rg1 为 1.9%，血药浓度难以达到充分发挥药理活性所需浓度。口服生物利用度低的问题同样广泛存在于其他皂苷类、黄酮类（如大豆黄酮）、异黄酮类（如葛根素）、生物碱类（如小檗碱）和单萜类（如芍药苷）等中药有效成分，成为制约相关中药制剂发展和临床应用的瓶颈问题。作为“天然活性前体”的人参皂苷在肠道菌群分泌的各类糖苷酶（如 β- 葡萄糖苷酶、α- 阿拉伯糖苷酶等）作用下逐级水解脱去糖基，转化成为药理作用更强的少糖基皂苷或苷元后吸收率大大增加，且体内分布广泛，在肝脏被酯化后发挥更长久、强劲的药效。目前，人参皂苷 Rbl 的代谢途径研究较为清楚，即在 C-20 位和 C-3 位顺次水解一分子葡萄糖，依次生成人参皂苷 Rd、人参皂苷 F2，最终形成人参皂苷化合物 K（compound K，CK），该化合物也是其他原人参二醇型皂苷在肠道内的主要代谢产物。体外实验证实该过程由肠道细菌分泌的 β-D- 葡萄糖苷酶阶梯式地断开糖苷连接完成，*Prevotella oris*、*Eubacterium* A-44、*Bifidobacterium* K506、*Bacteroides* JY6 和 *Fusobacterium* K-60 等肠道微生物协同参与了人参皂苷 Rb1 的代谢。

通过连续过度疲劳和急性冷应激（suffering successive over-fatigue and acute cold stress，OACS）建立肠道菌群失调 *Qi*- 缺陷型的小鼠模型，Zhou 等（2016）研究了人参多糖对

人参皂苷肠代谢和吸收的影响，以及肠道菌群作为介导的作用机制。高效凝胶渗透色谱（HPGPC）分析发现人参多糖具有 1.00 ～ 1308.98 kDa 的分子量分布，并鉴定出 11 种主要的皂苷成分，包括人参皂苷 Re、Rg1、Rf、Rb1、20（*S*）-Rg2、Rc、Rb2、Rd、F2、20（*S*）-Rg3 和 CK 等。结果表明，人参多糖可有效调节色氨酸、苯丙氨酸、溶血卵磷脂、胆酸、硫酸甲酚、氧化三甲胺（TMAO）、异柠檬酸和 4- 甲基苯酚等内源性代谢物的体内代谢，改善 OACS 诱导的内源性代谢失调症状。人参多糖对小鼠肠道菌群结构的影响，主要表现为在菌门水平上逆转了 OACS 导致的菌群结构失调，增加厚壁菌门和减少拟杆菌门的相对丰度。主坐标分析（principal coordinate analysis，PCoA）结果进一步证实：人参多糖，低聚果糖和空白组的样本点聚集，并相互交织在一起，但模型对照组与空白组分离；与模型组相比，给予人参多糖或低聚果糖的小鼠体内拟杆菌属和乳杆菌属丰度增加（具有显著差异 $P<0.05$ 或接近显著差异 $0.05<P<0.1$）。通过 HPLC-TQ-MS 的方法，研究口服人参提取物后 11 种人参皂苷的药代动力学特征，结果表明人参多糖处理组与模型组相比，人参皂苷 20（*S*）-Rg2、Rd 和 20（*S*）-Rg3 的 AUC 分别增加 52.85%、121.10% 和 125.76%；同时，人参皂苷 20（*S*）-Rg2、Rd 和 20（*S*）-Rg3 的峰浓度 C_{max} 也显著增加。

中药复方独参汤中的多糖成分促进失衡的肠道菌群结构得以恢复，菌群的代谢作用反过来促进了汤剂中人参皂苷的溶出与吸收。中药的多糖成分一直以来被轻视甚至被忽视，现代工业化的中药制剂生产中常将多糖作为杂质去除以达到符合要求的纯度；对中药的科学研究也常把多糖从主要的化学成分中排除。该研究有助于改变这种偏离传统中药的理论且缺乏科学证据的做法，通过研究多糖和药效成分的协同作用，为中药复方的科学化和合理化使用提供理论指导。

3. 肠道菌群参与戊己丸改善肠易激综合征症状

肠易激综合征（irritable bowel syndrome，IBS）是临床上常见的慢性功能性消化系疾病，以腹痛、腹胀及排便异常为主要临床症状，多发于青壮年。目前临床上多采用对症治疗，但效果不佳且复发率高，严重影响患者生活质量。肠易激综合征的发病机制尚未完全阐明，越来越多的研究证明，脑 - 肠轴的调节作用在 IBS 的发病过程中起到非常重要的作用。近期研究表明肠道菌群紊乱参与 IBS 的病理生理过程，IBS 患者的肠道菌群中存在厚壁菌对拟杆菌的比例（*Firmicutes* to *Bacteroidetes* ratio，FBR）增加，菌群多样性减少，黏膜相关菌群数量增多和组成成分改变等诸多变化。因此，肠道微生态干预成为治疗包括 IBS 在内的多种功能性胃肠疾病的新方法。戊己丸是临床上治疗肠易激综合征的代表方剂，始载于宋代《太平惠民和剂局方》，1977 年版《中国药典》开始收载。该方组成药味简单，由黄连、制吴茱萸和土炒白芍组成，其中黄连为君药，制吴茱萸和土炒白芍为臣药，有疏泻肝之郁火，调和脾胃的功效，主治腹痛泻痢、口苦嘈杂、呕吐吞酸等。因此，探究戊己丸治疗过程中肠道菌群的结构与功能变化将有助于阐明戊己丸的可能作用机制。

Chen 等（2017）发现戊己丸可有效改善肠易激综合征大鼠模型的腹痛、胃肠道动力紊乱和内脏高敏感性等症状。通过 Illumina 高通量测序解析肠道菌群结构发现，戊己丸治疗显著提高肠道菌群结构多样性，基于 PCA/PCoA/PLS-DA 的多元统计分析表明戊己丸治疗后菌群整体结构显著改变，同时经冗余分析（redundancy analysis，RDA）发现戊己丸治疗组显著富集了 *Akkermansia*、*Bacteroides* 和 *Parasutterella* 等菌属的丰度。其中 *Akkermansia*

被证实可降解黏蛋白，具有促进肠黏液素分泌功能，其丰度与肥胖、糖尿病、炎症和代谢紊乱呈负相关；该菌可能是通过调节肠道内黏液厚度和维持肠道屏障完整性来发挥益生菌作用。同时免疫荧光结果表明戊己丸治疗显著上调肠屏障紧密连接蛋白 Occludin 和 ZO-1 的表达，即戊己丸有效改善了 IBS 的肠屏障功能。此前研究表明 IBS 发病过程中，肠道菌群的组成或其代谢活性的变化激活黏膜免疫和炎症，导致肠道通透性增加和黏膜屏障功能受损，引起肠道感觉运动功能失调和脑肠轴功能紊乱。Chen 等（2017）推测戊己丸治疗过程中肠道细菌 *Akkermansia* 丰度的增加及紧密连接蛋白的上调表达改善宿主肠屏障功能并缓解肠易激综合征症状。

除肥胖、糖尿病等代谢性疾病外，中药和肠道菌群的相互作用对中药治疗胃肠道消化系统等疾病的机制究具有重要的意义。戊己丸调节肠道菌群结构与功能，增强肠屏障功能，改善肠易激综合征症状，为中药体内益生元效应治疗胃肠道疾病提供可能的思路和策略。

拓展阅读

一、肠道菌群组成变化在葛根芩连汤治疗 2 型糖尿病的作用

肠道菌群通过调节宿主脂肪代谢和诱发代谢性内毒素血症引起慢性炎症等机制参与宿主肥胖、胰岛素抵抗等代谢性疾病的发生、发展。以中心性肥胖和胰岛素抵抗为核心的代谢综合征是 2 型糖尿病（type 2 diabetes mellitus，T2DM）、心脑血管疾病和动脉粥样硬化等的高危因素。中药复方葛根芩连汤（Gegen Qinlian decoction，GQD）出自张仲景的《伤寒论》，由葛根、黄芩、黄连和甘草等组成，用于治疗急性肠炎、细菌性痢疾和肠伤寒等的经典方剂。近年的动物实验或临床观察研究表明，GQD 具有显著的降糖、降血脂的效果，在 2 型糖尿病等代谢性疾病的治疗上具有巨大应用潜力。但是，已有研究多为动物实验或者是开放、无安慰剂对照、样本量较小的临床观察，GQD 的降糖机制目前并不清楚。研究表明 GQD 在改善糖尿病大鼠血糖、血脂代谢的同时，显著调节了肠道菌群产生的代谢物。但是，GQD 能否调节肠道菌群，菌群是否参与了 GQD 的降糖作用等问题仍有待回答。

Xu 等（2015）基于随机、双盲与安慰剂对照等临床试验规范，将 187 例 T2DM 患者随机分为 4 组，分别接受高（*N*=44）、中（*N*=52）、低剂量（*N*=50）的 GQD 和安慰剂（*N*=41）治疗 12 周，并对治疗前后患者粪便样品中细菌的 DNA 进行基于 16S rRNA 基因可变区 V3 区的 454 焦磷酸测序和多元统计分析。结果表明，安慰剂组和低剂量 GQD 治疗组患者临床症状未显著改善，Unweighted Unifrac PCoA 和 MANOVA 分析结果相互印证，表明菌群结构也未发生明显变化。随着 GQD 剂量的提高，患者治疗后的菌群结构与治疗前的差异不断加大，即菌群结构样本点偏离得越远；T2DM 诊断指标空腹血糖（FBG）和糖化血红蛋白（HbAlc）改善也更显著，表现出明显的剂量效应。此外，用药 4 周后高剂量组患者的菌群已显著不同于用药前，并在此后的 8 周维持不变，但血糖水平一直持续改善。冗余分析（RDA）从 4000 多种肠道细菌中找到了 146 种响应 GQD

治疗的细菌种类，其中47个OTU被显著富集，且17个OTU与FBG呈显著负相关，9个OTU与HbA1c呈显著负相关。特别是产丁酸盐的*Faecalibacterium prausnitzii*，高通量测序及定量PCR结果都证实其丰度变化与T2DM症状指标（FBG，HbAlc和2h-PBG等）改善呈显著负相关，与HOMA-β呈显著正相关。

研究表明，中药复方GQD可以有效地调节肠道菌群结构，特别是增加有益菌如*Faecalibacterium* spp. 等的含量，且菌群改变与血糖代谢改善显著相关，提示肠道菌群可能参与了GQD降糖作用，也提示中药可作为以肠道菌群为靶点治疗T2DM的新药来源。该研究首次在人群试验中观察了GQD在治疗T2DM过程中患者肠道菌群的变化及其与糖尿病改善的关系，也表明严格质量控制的复方中药也可以做RCT试验验证其疗效，而且基于宏基因组学的肠道菌群结构变化监测为理解中药的作用机制提供了新的途径。

二、灵芝提取物调节肠道菌群结构并降低脂肪积累

灵芝（*Ganoderma lucidum*），又称瑞草、灵芝草，是灵芝属药食两用真菌。在我国，灵芝药用已有2000余年的历史，其子实体、孢子粉、菌丝体均可入药。大量药理研究表明，灵芝具有调节免疫、保肝、抗肿瘤、抗衰老、提高机体耐缺氧能力等活性。灵芝的化学成分复杂，从该属真菌中已分离得到灵芝多糖、三萜类化合物、核苷、氨基酸、甾醇、生物碱等多种成分。其中灵芝多糖和三萜类化合物可抑制糖尿病小鼠的脂肪细胞分化及降低血糖；而蛋白聚糖则表现出抗血脂、抗氧化等活性。血糖血脂代谢紊乱的核心——肥胖已经逐渐成为全球性的公共健康问题，肥胖促进糖尿病，心血管疾病，高血压和癌症等并发症的发生。研究已经证明肥胖的发生常伴随慢性低度炎症以及肠道菌群生态紊乱，因此如何改善炎症，恢复肠道生态平衡成为肥胖研究的重要课题。

Chang等（2015）向高脂饮食饲养诱导的肥胖小鼠食物中添加灵芝的水提取物（WEGL），发现肥胖小鼠表现出体重下降/脂肪积累减少（体重、附睾脂肪垫和皮下脂肪垫），炎症（TNF-α，IL-1β，IL-6，IL-10和PAI-1）改善，胰岛素敏感性增加等获益表型。PCoA分析和聚类分析表明高脂饮食和WEGL分别显著改变了健康/肥胖小鼠的菌群结构，WEGL降低由高脂肪饮食诱导的厚壁菌门/拟杆菌门（*Firmicutes*/*Bacteroidetes*）的比例升高以及产内毒素的蛋白菌（*Proteobacteria*）水平。而且通过恢复紧密连接蛋白ZO-1和Occludin的表达，并保持肠屏障的完整性，进一步研究发现WEGL降低肥胖小鼠血清内毒素水平及Toll样受体4（TLR-4）介导的内毒素体内信号通路，最终减少内毒素血症发生；同时还观察到，将处理过的小鼠粪便移植给其他肥胖的小鼠，可重现由WEGL所造成的减重等有益代谢效应。进一步地，从WEGL分离纯化得到大分子多糖物质（大于300 kDa），同样表现出抗肥胖以及肠道菌群结构调节作用。

综上所述，这项研究首次发现灵芝及灵芝多糖具有降低体重调节肠道生态平衡的作用，可作为预防菌群失衡和肥胖相关的代谢失调的益生元加以应用，同时表明灵芝补品对于肥胖和相关疾病的潜在治疗作用，但还需要深入研究其作用机制并进一步证明在人体内是否也有类似效应。中药的多糖成分，如人参多糖和灵芝多糖，都表现出对肠道菌群结构平衡的促进以及对相关疾病症状的改善作用。

第三节 中药药物蛋白质组学

一、概念

药物蛋白质组学（pharmacoproteomics），将蛋白组学的概念应用于药物研究领域，通过对比健康状态与疾病状态的细胞或组织的蛋白质组表达差异，用于研究药物、药物受体或药物治疗前后蛋白质表达状况的总体变化，以评价药物类似物的结构与活性关系，寻找高活性的药物，由此发展起来的一门学科称之为药物蛋白质组学。药物蛋白质组学是蛋白质组学的一个分支，广义上而言，药物蛋白质组学是蛋白质组学技术在药物发现和开发过程中的应用，伴随蛋白质组学技术的发展而发展。由于蛋白质组学的整体性、动态性、时空性、复杂性等多种特性与中药方剂的整体性和系统性特征十分吻合，因此将蛋白质组学引入中药学研究具有特别重要的意义。

将蛋白质组学的技术应用于中药研究领域，通过比较对照细胞或动物组织的蛋白质表达谱和给予中药后蛋白质表达谱的差异，筛查中药治疗相关的蛋白质靶点，探究中药作用机制。中药的药物蛋白质组学研究对象为中药（包括单体化合物、中药组分或复方）处理后的生物体（细胞或组织），以期发现和确认中药药物作用靶点，特别是中药复方的多靶点效应，阐明中药的作用机制和中药毒理机制，为中药配伍提供科学依据。中药化学成分复杂，并不是所有成分都有效，而各组分之间又可能存在着协同或抑制作用。当中药化学成分进入体内，会引起从遗传信息到整体功能的多层面结构与功能状态的改变。调节这些结构与功能的本质是人体自身或肠道微生物的基因，而主要的直接作用者则是基因表达产物蛋白质。因此有关蛋白质的研究对于明晰中药作用机制异常重要。通过中药药物蛋白质组表达的差异分析，可以提示疾病发生、发展的调控规律，以及中药成分的作用靶点、环节和过程，进而发现中药有效成分和各成分间的相互关系。中药方剂较单味中药组分更为复杂，近年来已有部分研究者运用蛋白质组学技术对中药方剂的作用机制进行研究，并取得了一定成果。以疾病为基础，经过中药体系的治疗，再通过蛋白质组学技术研究中药作用机制的研究思路是中药药物蛋白质组学的通用策略。

二、原理与方法

利用蛋白质组学技术，研究疾病状态下以及药物处理后蛋白质的差异变化，可以发现新的、潜在的药物作用靶点。测定蛋白质丰度变化的常用技术是电泳（包括一维和二维电泳）或色谱结合质谱技术。通过这些方法可有效地分离细胞提取物中的蛋白质混合物，然后用肽质量指纹图谱法，鉴定每一个蛋白质及其表达丰度。

利用蛋白质组学技术研究中药作用靶点涉及来源于中药的单体化合物、单方和中药复方 3 个方面的内容。单体化学物成分单一，更易于确定其作用靶点，并能通过分子对接、化合物 - 蛋白质共结晶等多种技术确定单体化合物的作用靶点。而中药单方较单体化合物成分复杂，利用蛋白质组学可以确定其作用靶点。但由于其复杂的化学成分，对于其具体成分的作用靶点还需要深入研究。而中药复方成分更加复杂，利用蛋白质组学技术寻找到的作用靶点也十分复杂，需要结合生物信息学对其进行深入分析，以便明确中药复方的作用靶点。

目前，蛋白质组学技术在中药作用机制的研究中仍处于探索阶段，停留在蛋白质表达谱的变化，没有更深入的机制探索。需要从两个方面发展药物蛋白质组学在中药领域的应用：一是应用更先进的外部技术，如开发适用于中药复杂体系作用机制研究的高通量蛋白质组学研究方法，中药复杂体系对翻译后修饰的蛋白质组学技术的应用和蛋白质网络结构的研究等；二是提升中药作用机制的研究深度，各种组学技术更多的是提供新发现和探索未知的工具，而中药作用机制的深度研究是中药走向世界的必经之路。

三、研究案例

1. 小檗碱等单体化合物抗肿瘤机制研究

大部分中药的药物蛋白质组学应用实例是关于利用蛋白质组学技术寻找中药作用靶点，该方法在中药单体化合物、中药单方及中药复方研究中多有应用（表 15-1）。例如，Yue 等（2008，2010）分别利用蛋白质组学技术研究了中药灵芝单体化合物灵芝酸 D、B、F、K，AMI 对人宫颈癌 HeLa 细胞毒性的作用机制，发现了多种与灵芝酸类化合物作用相关的靶点蛋白质。Pan 等（2013）利用蛋白质组学技术分析丹参酮 IIA 对宫颈癌 Caski 细胞的抑制作用，发现 C/EBP 同源蛋白和细胞凋亡信号调节激酶 1 参与丹参酮 IIA 的抑癌作用。

表 15-1 中药的药物蛋白质组学研究中药作用机理的实例

中药体系	中药名称	动物或细胞模型	靶点或信号通路	蛋白质组学方法	参考文献
单体化合物	灵芝酸 D	HeLa cells	14-3-3 protein，annexin A5，and aminopeptidase B	2-DE，MALDI-TOF MS/MS	Yue et al，2008
	灵芝酸 F，K，B，D，AM1	HeLa cells	cell proliferation and/or cell death，carcinogenosis	2-DE，MALDI-TOF MS/MS	Yue et al，2010
	丹参酮 IIA	HeLa cells	vimentin，Maspin，alpha- and beta-tubulin，and GRP75	2-DE，MALDI-TOF MS	Pan et al，2010
	丹参酮 IIA	CaSki cells	C/EBP-homologous protein，ASK1，ER stree pathways	3-DE，MALDI-TOF/TOF MS	Pan et al，2013a
	丹参多酚酸	大鼠血小板	CLP-36，Peroxiredoxin 3，Coronin-1B	2-DE，MALDI-TOF MS/MS	Yao et al，2008a
	丹酚酸 B	H9C2 cells	EGFR	2-DE，MALDI-TOF MS	Feng et al，2011
	丹酚酸 B	大鼠血小板	CLP-36，copine I，peroxiredoxin-2，coronin-1 B	2-DE，MALDI-TOF MS	Ma et al，2011
	9，11-dehydroergosterol peroxide	HeLa cells	Stathmin 1	2-DE，MALDI-TOF MS/MS	Cui et al，2010
	1，3，6，7-tetrahydroxyxanthone	HCC cells	P16-pRb signaling，14-3-3 σ	2-DE，MALDI-TOF-MS，MS/MS	Fu et al，2012
	小檗碱	MCF-7 cells	ROS generation，proteolysis，redox regulation	2D-DIGE，MS	Chou et al，2012

续表

中药体系	中药名称	动物或细胞模型	靶点或信号通路	蛋白质组学方法	参考文献
中药组分	三七根	大鼠血小板	Grb2，thrombospondin 1，thioredoxin，peroxiredoxin 3	2-DE，MALDI-TOF MS/MS	Yao et al，2008b
	天麻	SH-SY5Y cells	AIP5，chaperone/proteasomal degradation pathways	2DE，LC-MS/MS-iTRAQ	Ramachandran et al，2012
	南蛇藤	SGC-7901 cells	HSP27，NF-κB/Snail signaling pathway	2-DE，MALDI-TOF MS	Zhu et al，2014
	刺五加	SH-SY5Y cells	Lewy body，mitochondrial energy metabolism	RPLC–MS-iTRAQ	Li et al，2014
	天麻	大鼠脑组织	Nxn，Dbnl，Mobkl3，Clic4，Mki67，Bax	iTRAQ	Manavalan et al，2012a
复方	MINA-05	BLCa cell lines	cytoskeletal proteins，energy metabolism	2-DE，MALDI-TOF MS	Nguyen-Khuong T，2009
	双龙方	MSCs	cytoskeleton，energy metabolism and signal transduction	2-DE，MALDI-TOF MS	Fan et al，2010
	痹祺胶囊	RAW 264.7	iNOS，COX-2，TNF-α，IL-6，IL-1β	Proteome profiler array	Wang et al，2011
	左金丸	RAW 264.7	iNOS，COX-2，TNF-α，IL-6，IL-1β and NF-κB	Proteome profiler array	Wang et al，2012c
	桃红四物汤	PC12 cells	Nrf2-mediated phase II enzymes	2-DE，MALDI-TOF MS	Feng，2012
	黄芩和大黄	大鼠肝纤维症	oxidative stress and cytoskeleton dysregulation	2-DE，MALDI-TOF MS	Pan et al，2015
	补肺益肾方	慢性阻塞性肺疾患	adhesion，tight junction or lipid metabolism	iTRAQ	Li，2016

小檗碱又称为黄连素，具有多种药理活性，如调血脂、降血糖、防治神经病变、抗癌等。研究发现，小檗碱对乳腺癌、结肠癌、肝癌和食管癌等多种癌症具有治疗作用。Chou等（2012）利用双向电泳结合质谱探索小檗碱抗乳腺癌的作用，发现小檗碱治疗乳腺癌的效果在于诱导活性氧的产生，他们利用ICy3/ICy5荧光标记半胱氨酸的荧光差异双向电泳技术探索蛋白质硫基变化，以研究活性氧的产生。研究结果显示，63%下调的蛋白质参与各种细胞过程，包括蛋白质折叠、氧化还原调控、基因调控和信号转导，表明小檗碱可能通过抑制分子伴侣蛋白（HSP90）和折叠蛋白（GRP78和PPIA）的表达来干预细胞蛋白质的正确折叠。同时多种线粒体电子传递链的蛋白质也明显下调，表明小檗碱抑制线粒体电子传递链导致细胞凋亡。

肝癌已成为全球常见的肿瘤疾病，尤其在亚洲和非洲，发病率和患病率极高。桑黄、灵芝和黑木耳都属于担子菌，主要生长在亚洲和美洲，在传统的东方医学体系中，药用真菌已得到显著认可。从药用真菌中分离到的生物活性物质，如多糖和以α-糖苷键及β-糖苷键相连的蛋白质杂聚糖等已从许多真菌中分离出来，并证明具有免疫调节和抗癌活性，以及刺激T淋巴细胞的增殖、激活B淋巴细胞和诱导来源于树突状细胞的成熟骨髓瘤细胞的功能。Chai 等（2016）探讨了桑黄多糖、灵芝多糖和黑木耳多糖 3 种真菌多糖抑制肝癌细胞系 HepG2 细胞增殖的分子机制。桑黄多糖 PLP-B1 组分可以有效抑制 HepG2 细胞的增殖、黏附和侵袭特性，诱导 HepG2 产生凋亡，以及致使 HepG2 细胞阻滞于 S 期而显著抑制 HepG2 细胞的增殖和细胞集落的形成；桑黄多糖、灵芝多糖和黑木耳多糖 3 种多糖对 HepG2 肝癌细胞系细胞具有显著的抑制癌细胞增殖的作用，且诱导细胞产生凋亡和致使阻滞癌细胞处于 G1 和 / 或 S 期而抑制癌细胞的增殖。应用双向电泳技术对处理组和正常细胞的蛋白质表达图谱进行对比分析，经质谱鉴定并结合生物信息学分析，共鉴定出 59 个差异表达蛋白质，通过蛋白质免疫印迹（western blot）和荧光定量聚合酶链式反应（real-time PCR）两种方法验证 DJ1 和 14-3-3 两个关键蛋白质参与这 3 种真菌多糖抗肿瘤作用。

2. 中药单方神经保护作用研究

利用蛋白质组学研究中药组分作用靶点报道案例：例如，Yao 等（2008a）利用蛋白质组学技术研究经丹参总酚酸处理的大鼠血小板和正常大鼠血小板的蛋白质表达谱，识别并鉴定了不同组别血小板蛋白质之间的 12 个差异蛋白质，这些差异蛋白质中有 9 个表达上调、3 个表达下调，说明丹参总酚酸在抗血小板聚集过程中对部分蛋白质的表达起促进作用，而对另外一些蛋白质的表达起抑制作用，并应用免疫印迹法验证了部分差异蛋白质的表达水平。鉴定的 12 个差异表达蛋白质按其生物学功能大致归为五类：与钙平衡及信号转导相关蛋白（LIM domain protein CLP-36 和 Copine I）、抗氧化蛋白（peroxiredoxin 3 和 3-mercaptopymvate sulfurtransferase）、热休克蛋白（HSP70-2，HSP70-8 和 HSP70-9）、细胞骨架蛋白及其他蛋白质（coronin-1B 和 myosin regulatory light chain 9）等。

南蛇藤属落叶藤状灌木，其根、藤、果、叶入药。根、藤主治祛风活血、消肿止痛，可用于风湿关节炎、跌打损伤、腰腿痛和闭经等。果主治安神镇静，可用于神经衰弱、心悸、失眠和健忘。叶主治解毒、散瘀，可用于跌打损伤、多发性疖肿和毒蛇咬伤。研究表明，南蛇藤通过抑制增殖、血管新生、迁徙等起到抗肿瘤的作用。Zhu 等（2014）研究南蛇藤乙酸乙酯部位对人胃癌细胞系 SGC-7901 细胞生长的抑制作用，并采用双向电泳和质谱的方法研究南蛇藤乙酸乙酯部位抑制 TGF-P1 诱导 SGC-7901 细胞的上皮细胞间质转型（epithelial-mesenchymal transition，EMT）过程的具体机制。结果发现南蛇藤抑制 HSP27 和肿瘤坏死因子 -α 等的表达，表明南蛇藤可能作为一种新的抗肿瘤药物，特别是能够抑制 HSP27 高表达的肿瘤生长。

天麻（*Gastrodia elata* B1ume.）又名赤箭、独摇芝等，是兰科天麻属多年生草本植物。根状茎肥厚，无绿叶，蒴果倒卵状椭圆形，常以块茎或种子繁殖。其根茎入药用于治疗头晕目眩、肢体麻木和小儿惊风等症，与琼珍灵芝合用治疗头痛失眠。药理学实验表明，天麻具有抗惊厥、镇静、镇痛、改善记忆、抗衰老、改善微循环和降低血压等作用。Ramachandran 等（2012）采用定量蛋白质组学技术对体外 SHSY5Y 细胞模型中受到天麻调控的因子进行表达谱测定，结果表明，伴侣蛋白 / 蛋白酶通路相关蛋白影响天麻的神经保护作用。同时 Manavalan 等（2012a）利用体内大鼠灌胃天麻模型并采用定量蛋白质组学技术研究天麻对大鼠脑组织蛋白质组的影响，结果显示天麻长期治疗可以改善大脑神经生长和突触活动相关的蛋白质的表达，如 Gnaol 蛋白和 Dctn2 蛋白。同时，天麻还诱导上调分子伴侣和错误折叠相关蛋白，如 Anxa5 等。研究人员通过完整的细胞、分子和定量蛋白质组学揭示了天麻的神经保护作用（图 15-4）。

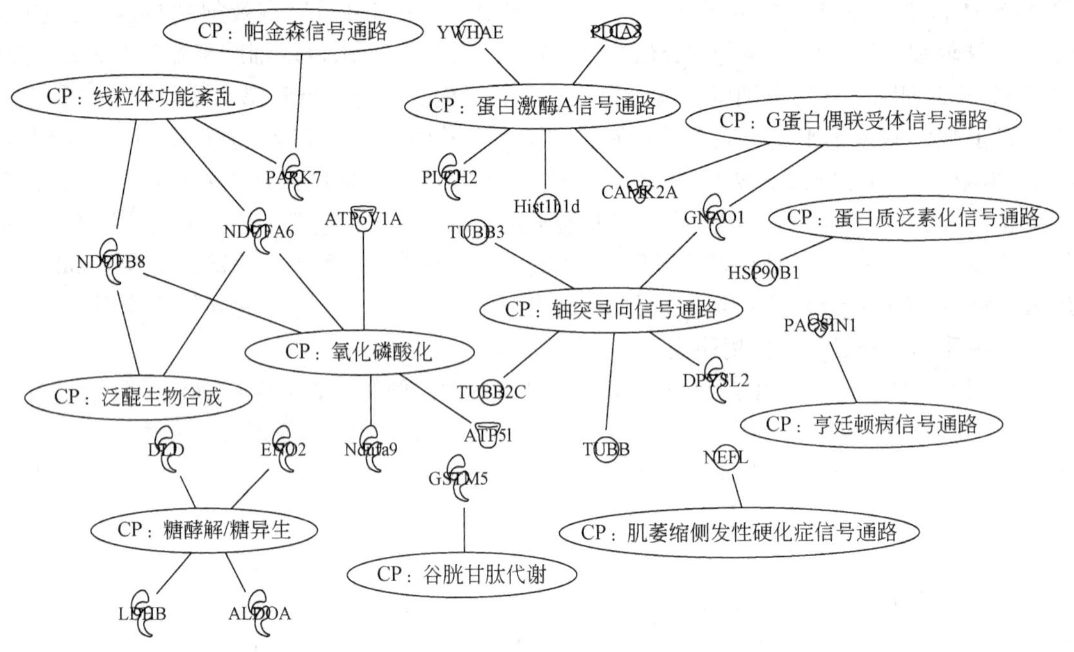

图 15-4　天麻影响的信号通路（Manavalan et al.　2012a）

3. 双龙方治疗心肌梗死作用研究

中药复方是中医用药的主要形式，药物间的配伍是中药复方的核心。中药复方在体内作用复杂，具有多靶点、多通路的特点，使得已有的单体化合物的研究方法无法满足研究者对中药复方的研究需求。利用蛋白质组学技术研究中药复方已被很多国内外研究者采用，利用蛋白质组学的方法寻找中药复方的相关作用靶点备受研究者青睐。

中药复方双龙方来源于李连达院士的实验方，由人参和丹参两味中药组成，丹参活血化瘀为君药，人参补气养血为臣药，两者协同具有益气活血的功效，并且在临床使用多年，用于气虚血瘀之胸痹证，疗效显著。此方对大鼠冠状动脉结扎和中国小型猪心导管介入之心肌梗死有明显治疗作用，可减小心肌梗死范围，减轻心肌损伤程度，改善心血管功能，增加心肌小血管密度，增加心肌供血。Fan 等（2010）应用比较蛋白质组学的研究平台分析双龙方诱导分化过程中的差异蛋白质表达，发现双龙方能促进大鼠骨髓间充质干细胞分化为心肌样细胞，并鉴定了 13 个差异表达蛋白质。其中 eEF2、Hspa8、Nme2、PKM2 及 S100A11 等蛋白质在双龙方诱导干细胞分化中具有重要作用，可能通过调节磷脂酰肌醇 3-激酶（PI3K）信号通路、丝裂原活化蛋白激酶（MAPK）信号通路及钙离子通路等途径参与干细胞的定向分化。

另外，国内外研究者利用蛋白质组学技术研究了其他多种中药复方。例如，Nquyen-Khuong 等（2009）利用蛋白质组学探讨了由栝楼、大豆、华中五味子和丝兰提取物组成的混合物作用于人膀胱癌细胞后蛋白质组的表达谱变化，并鉴定了多种与能量代谢、细胞骨架、蛋白质降解及肿瘤抑制相关的蛋白质。Huang 等（2011）利用该技术研究扶正增效方治疗肺腺癌作用的蛋白质表达谱变化，发现了蛋白质 S100A9 和亲环素 A 可能是扶正增效方放射增敏作用的靶点蛋白质。Pan 等（2015）采用双向电泳结合质谱技术研究发现：黄芩和大黄复方提取物对二甲基亚硝胺损伤肝细胞氧化应激和细胞骨架紊乱具有明显改善作用；其双向电泳图谱结果显示，至少 9 个蛋白质具有明显差异，分别是 tubul inbeta chain、PDI、cytokeratin-8、sulfotransferase C1、catechol *O*-methyltransferase、peroxiredoxin-2、glycine *N*-methyltransferase、glutathione *S*-transferase Mu 2 和 glutathione *S*-transferase Mu 1，表明这 9 个蛋白质可能参与黄芩和大黄复方改善大鼠肝纤维化的作用。

第四节　中药药物代谢组学

一、概念

代谢组学（metabolomics/metabonomics）作为系统生物学研究领域中最为活跃的分支学科之一，在药物研究和疾病诊疗的全过程中被广为应用。代谢组学与药学的紧密交叉、有机结合促生了药物代谢组学（pharmaco-metabonomics）这一重要分支。Clayton 等（2006）在《药物代谢组学表型与个体化治疗》的研究论文中，首次提出了“pharmaco-metabonomics”的概念。Clayton 等（2006）将药物代谢组学定义为“基于数学模型，通过对于给药前的代谢物特征的测定，来预测药物 / 外源性物质给药后在体内的作用（如安全性和有效性）”。药物代谢组学由此与其他组学紧密联系，共同完善个体化医疗中的基因 - 蛋白质 - 代谢终产物这一生物信息传递链。它通过比较分析给药前后个体的代谢表型（metabolic phenotype）和反应表型（drug-reaction phenotype）来进行药物疗效、毒性及药动学特征评价、预测，为临床个体化用药和精准治疗提供新的思路与策略。广义的药物代谢组学还应包括药物作用于生物体后，引起生物体代谢组的改变。

代谢组学表征生物体整体功能状态的特点，与中药的“多组分、多靶点、整体调节、协同作用”的特点相吻合，因此是研究一系列中药现代化关键科学问题的重要手段。近年来，药物代谢组学研究思路与方法在中药药效作用、临床疗效、质量控制、药效物质基础和体内代谢等研究领域得到了广泛应用。中药（尤其是复方）及其各种制剂进入生命体后，其所含的化学成分经人体，包括肠道菌群代谢，形成中药成分在生物体内的代谢产物组。中药的药物代谢组学研究内容主要包括中药的原形成分或代谢产物，或与机体作用形成的新成分，构成中药体内代谢过程的代谢物组，通过多靶点、多系统，协调干预人体内源性代谢物，从而表征中药的整体生物学效应。

二、原理与方法

中药的药物代谢组学研究从方法学层面而言，同样基于代谢组学研究的基本流程。一般包括生物样品的采集和预处理、数据采集、数据预处理和多元统计分析、标记物识别和代谢途径分析等步骤。先进的分析检测技术（核磁共振和质谱）结合模式识别（主成分分析和偏最小二乘法 - 判别分析等多元模式识别方法）和专家系统等计算分析方法是代谢组学研究的基本思路。基于代谢组学方法，一方面追踪体内中药自身代谢物组的组成和变化，另一方面研究中药对生物体代谢组的扰动作用，可以证实传统中药的疗效，阐明中药的药效物质基础及可能的作用机制。此外，出于对中药安全性的考虑，通过研究不同时间点的生物机体的体液，在毒性的“终点”位置分析代谢谱的改变，通过模式识别和成分鉴定，推断毒性作用过程、机制以及生物标志物，这样可动态无伤害地检测到机体生物体液代谢图谱的变化，动态评价药物的毒性效应。

三、研究案例

1. 寒性药效的药效物质基础研究

中药药效物质基础是中药研究的核心内容之一，但中药所含确切成分不清、作用途径不明和靶点不定等因素给中药现代化研究带来了巨大的困难。虽然可以提取和筛选中药中明确有临床疗效的药效物质成分，研究其药动学，结合分子药理学与细胞分子生物学等学科对中药效应成分、药效物质和相关机制进行深入的认识，但中药是以整体作用治疗疾病，其整体性作用机制很难在单一机制的药理模型和分子水平加以诠释。这就需要我们建立适用于中药多组分、多靶点整体综合效应的药效评价体系和研究方法学。其中，全面快速解析中药物质组在生物体内的代谢变化、并将代谢物与相应的原药成分进行关联，是中药的药物代谢组学研究亟待解决的问题之一。Gong 等（2012）建立了中药多组分的化学物质组与代谢物组相互关联策略，该策略可以将体内药源性成分的代谢物与其相应的原药成分进行关联，从而预测原药成分和代谢物之间的代谢关系。

在单味中药方面，徐国良等（2009）利用 HPLC-MS/MS 的代谢组学分析方法研究黄连给药大鼠尿液的代谢物变化，发现了 169 个生物标记物，其中可能的化合物为草酰乙酸、苹果酸、2- 酮戊二酸、去甲肾上腺素、花生四烯酸、5- 羟吲哚乙酸等物质。王丽等（2009）采用 NMR 代谢组学法研究大蒜辣素对大鼠的作用机制，发现给药后尿样中三羧酸循环中间产物柠檬酸、α - 酮戊二酸、琥珀酸含量呈现出先升高后逐渐恢复的趋势，酮体水平也有所上升，而葡萄糖、乳酸、丙氨酸、马尿酸、氮氧三甲胺和牛磺酸水平略有降低，这有助于认识大蒜的作用机制。黄建华等探讨了淫羊藿总黄酮延缓衰老的机制，共获得 1885 个代谢物谱峰，鉴定出 17 个代谢物随增龄变化显著。

在中药复方和制剂方面，黄玉荣等（2005）应用代谢组学方法研究由钩藤等多味中药组成的儿童多动合剂的生物化学机制和作用靶点，采用 LC-MS/MS 法测定给药动物血清中多种内源性神经递质（乙酰胆碱、多巴胺和 5- 羟色胺等）的动态变化。从代谢物组成分和量的经时变化发现有疗效的生物标记物，认为药物的整体作用所产生的生物化学物质 - 神经递质是其药效的物质基础，证明该多动合剂的作用机制可能与多巴胺受体变化有关，示范性地进行了中药方剂作用靶点问题的探索。周明眉等（2006）发现经致癌剂处理肠道形成结肠癌癌前病变的大鼠，其尿中代谢物的组成与对照组有显著性差异。用治疗胃肠道疾病的左金丸灌服大鼠，可使癌前病变大鼠的异常代谢恢复正常，并鉴定出可能受中药调控的关键代谢途径；采用代谢组学研究发现，对处于冷应激的大鼠给予人参提取物后，大鼠体内包括儿茶酚胺类、糖皮质激素、三羧酸循环和肠道菌群代谢物等的多种不正常代谢得以恢复。

用药物代谢组学的方法来对比分析服用中药前后机体内内源性物质存在的不同，以及进行体内外药物成分谱的比较，以此证实中药的作用物质基础和治疗机制，这已成为系统生物学研究中药的重要手段。

2. 人参丹参对心肌保护的作用机制研究

中药作用机制的代谢组学研究比较活跃，并且逐渐形成了一套比较完整的研究思路，主要分为以下三步：第一步，根据实验需要选择合适的动物模型；第二步，将中药制剂或其提取物给予模型动物组及空白对照组；第三步，对血浆、尿液等体液中的小分子内源性代谢物进行分析。最后，用多元统计分析（PCA，PLS-DA 及 OPLS-DA）手段对结果进行分析，寻找由于药物作用而发生改变的代谢物，并由此提示相应的代谢通路及药物作用机制。

中药复方双龙汤的研究采用代谢组学的手段对各组大鼠尿液中代谢物的变化进行 PCA 和 PLS-DA 分析，结果提示，双龙汤可能通过调节 TCA 及磷酸戊糖途径的代谢而发挥心肌保护作用，并且代谢组学分析结果与血浆生化指标以及心脏免疫组化结果相吻合，说明双龙汤中人参和丹参在心肌保护方面具有协同作用。近年来，药物代谢组学在中药作用机制阐述方面的相关研究总结列于表 15-2。

表 15-2　药物代谢组学在中药作用机制方面的研究

中药材及方剂名称	适应证	实验对象	数据统计方法	参考文献
香附四物汤	月经失调、痛经	痛经模型大鼠	PLS-DA、t 检验	Liu et al，2014； Liu et al，2013
人参，热证方剂	热证	大鼠	PCA	Wang et al，2013
黄连	糖尿病	糖尿病模型大鼠	PCA	Wang et al，2012b
血府逐瘀汤	高血脂	高脂模型大鼠	PCA	Song et al，2013
骨碎补	骨质疏松	骨质疏松模型大鼠	PCA，PLS-DA	Liu et al，2012
双龙方	心肌缺血	心肌缺血模型大鼠	PCA，PLS-DA	Liang et al，2011
麝香保心片	心肌缺血	心肌缺血模型大鼠		Xiang et al，2012； Jiang et al，2011a； Jiang et al，2011b
四逆汤	心肌缺血	心肌缺血模型大鼠	PCA，PLS，Elastic Net	Tan et al.，2012a； Tan et al，2011； Tan et al，2012b
心迪软胶囊	急性血栓	急性血栓患者	PCA，PLS-DA	Zhao et al，2008
黄连解毒汤	关节炎	关节炎模型大鼠	PLS-DA	Yue et al，2013
复方金景口服液	缺氧、焦虑	大鼠	PCA，PLS-DA，OPLS-DA	Liu et al，2013
冬虫夏草	慢性肾病	大鼠	PCA，OPLS-DA	Zhong et al，2012
甘草	代谢调控	大鼠	PLS-DA	Qiao et al，2012
平肝方	自发性高血压	大鼠	PCA	Jiang et al，2012

3. 中药安全性评价研究

20 世纪 90 年代初，出现了服用含广防己的减肥药导致肾功能衰竭的报道，随后出现了服用含马兜铃酸的中草药引起肾脏疾病的报道，使得人们日益关注中药的安全性问题。关木通的毒性引起关注之后，很多研究人员对其进行了深入研究。樊夏雷等（2007）进行了基于 GC-TOF/MS 分析的关木通肾毒性的代谢组学研究，初步获得关木通导致肾脏损害的“代谢产物谱”，根据不同的代谢表型能够区分出关木通的毒性作用。赵剑宇等（2007）

用NMR技术研究关木通的肾毒性作用，发现染毒后大鼠尿样中氧化三甲胺、牛磺酸含量迅速下降，乙酸、丙氨酸含量则显著上升；大鼠尿液的代谢物谱与关木通毒性作用强度密切相关。

Li等（2011）研究乌头根的毒性机制，发现代谢初期牛磺酸、氧化三甲胺含量下降，2-酮戊二酸、糖皮质激素和马尿酸含量上升，代谢后期牛磺酸含量显著上升甚至高于对照组。

雄黄是常用的矿物药，利用NMR技术结合PLS-DA研究发现，雄黄对机体能量代谢、氨基酸代谢等会产生扰动作用，对肝、肾都有一定毒性。

思考题

1. 简述中药体内过程组学研究的概念及内容。
2. 列举人体与肠道菌群的相互作用影响中药体内代谢过程及药效的方式。
3. 以人参治疗心血管疾病为例，综合应用药物基因组学、宏基因组学、药物蛋白质组学和药物代谢组学的方法体系，设计研究方案与技术路线图，解析人参体内全过程及其疗效的可能作用机制。

参考文献

陈琛，江振友，宋克玉，等. 2011. 中草药对小鼠肠道菌群影响的实验研究. 中国微生态学杂志，23（1）：15-17.

陈士林，朱孝轩，李春芳，等. 2012. 中药基因组学与合成生物学. 药学学报，47（8）：1070-1078.

樊夏雷，刘文英，王广基，等. 2007. 基于GC/TOF/MS的关木通肾毒性代谢组学研究. 毒理学杂志，21（4）：323-323.

高利臣，张伟，刘昭前，等. 2012. 药物代谢相关基因介导的中草药药物相互作用研究. 中国临床药理学与治疗学，17（3）：346-351.

郭成贤，王晶，李金高，等. 2016. 临床药物基因组学应用现状. 中国临床药理学与治疗学，21（4）：458-462.

韩旭华，牛欣，杨学智. 2006. 方剂药效物质系统与单味药成分之间的非线性关系. 中华中医药杂志，21（5）：289-291.

黄玉荣，魏广力，龙红，等. 2005. 钩藤多动合剂的药效作用及用代谢物组学方法研究其生化机制. 中草药，36（3）：398-402.

荆志伟，王忠，高思华，等. 2007. 基因芯片技术与中药研究—中药基因组学. 中国中药杂志，32（4）：289-292.

李文兰，南莉莉，季宇彬，等. 2009. 人参中人参皂苷Rg1，Rb1在体肠吸收影响因素的研究. 中国中药杂志，34（20）：2627-2632.

李宗亮，高悦，赵露，等. 2016. 高山红景天多糖抗肺纤维化研究. 分子科学学报，32（1）：34-39.

刘佳，尚文斌. 2010. 白藜芦醇治疗2型糖尿病及其相关疾病作用的分子机制研究进展. 南京中医药大学学报，26（2）：158-160.

孟岩，崔洋，朱梦楚，等. 2012. 中药代谢组学研究与应用. 中国药房，23（11）：1042-1045.

王辰. 姚树坤. 2016. 精准医学：药物治疗纲要. 北京：人民卫生出版社：9-18.

王广，马淑霞，胡新俊，等. 2010. 党参多糖对双歧杆菌和大肠埃希菌体外生长的影响. 中国微生态学杂志，22（3）：199-201.

王丽，宋敏，杭太俊，等. 2009. NMR代谢组学法研究大蒜辣素对大鼠的作用机制. 药学学报，44（9）：1019-1024.

王升启. 2000. “中药化学组学”与“中药基因组学”. 世界科学技术-中医药现代化，2（1）：19-20.

吴昱铮，王广基，郝海平. 2014. 中药代谢组学研究进展. 中国药科大学学报，45（2）：129-135.

徐国良，马晓雪，张启云，等. 2009. 代谢组学评价黄连对大鼠药理作用的初步研究. 中国中药杂志，34（14）：1845-1847.

徐凯进，李兰娟，邢卉春. 2006. 肠道菌群参与宿主代谢对医疗个性化的影响. 国际流行病学传染病学杂志，33（2）：86-89.

徐永杰，张波，张祎腾. 2009. 牛蒡多糖的提取及对小鼠肠道菌群的调节作用. 食品科学，30（23）：428-431.

杨秀伟，徐嵬. 2011. 中药化学成分的人肠内细菌生物转化模型和标准操作规程的建立. 中国中药杂志，36（1）：19-26.

杨秀伟. 2003. 中药成分代谢分析. 北京：中国医药科技出版社：144-151.

张立平，马建文，张洪亮 . 2014. 六味地黄颗粒对晚期肝肾阴虚型结直肠癌患者基因表达谱的差异分析 . 实用临床医药杂志，18（17）：52-55.

张伟，周宏灏 . 2011. 药物基因组学和个体化医学的转化研究进展 . 药学学报，46（1）：1-5.

张晓云，杨春清 . 2006. 灵芝的化学成分和药理作用 . 现代药物与临床，21（4）：152-155.

张旭，赵宇峰，胡义扬，等 . 2011. 基于功能元基因组学的人体系统生物学新方法：中医药现代化的契机 . 世界科学技术 - 中医药现代化，13（2）：202-212.

张昱，谢雁鸣 . 2001. 后基因组时代中医药研究思路方法新探 . 中医药学刊，19（5）：426-427.

赵剑宇，颜贤忠，彭双清 . 2007. 利用代谢组学技术研究中药关木通的肾毒性作用 . 世界科学技术 - 中医药现代化，9（5）：54-59.

周明眉，刘平，贾伟，等 . 2006. 基于代谢网络变化的中药整体效应评价方法研究 . 世界科学技术：中医药现代化，8（6）：113-119.

Abdul MIM，Jiang X，Williams KM，et al. 2008. Pharmacodynamic interaction of warfarin with cranberry but not with garlic in healthy subjects. Br J Pharmacol，154（8）：1691-1700.

Akao T，Kawabata K，Yanagisawa E，et al. 2000. Balicalin，the predominant flavone glucuronide of scutellariae radix，is absorbed from the rat gastrointestinal tract as the aglycone and restored to its original form. J Pharm Pharmacol，52（12）：1563-1568.

Bae EA，Han MJ，Kim EJ，et al. 2004. Transformation of ginseng saponins to ginsenoside rh 2 by acids and human intestinal bacteria and biological activities of their transformants. Arch Pharm Res，27（1）：61-67.

Chai Y，Wang G，Fan L，et al. 2016. A proteomic analysis of mushroom polysaccharide-treated HepG2 cells. Sci Rep，6：23565.

Chang CJ，Lin CS，Lu CC，et al. 2015. *Ganoderma lucidum* reduces obesity in mice by modulating the composition of the gut microbiota. Nat Commun，6：7489.

Chen Y，Xiao S，Gong Z，et al. 2017. Wuji Wan formula ameliorates diarrhea and disordered colonic motility in post-inflammation irritable bowel syndrome rats by modulating the gut microbiota. Front Microbiol，8：2307.

Chou HC，Lu YC，Cheng CS，et al. 2012. Proteomic and redox-proteomic analysis of berberine-induced cytotoxicity in breast cancer cells. J Proteomics，75（11）：3158-3176.

Clayton TA，Lindon JC，Cloarec O，et al. 2006. Pharmaco-metabonomic phenotyping and personalized drug treatment. Nature，440（7087）：1073-1077.

Clemente JC，Ursell LK，Parfrey LW，et al. 2012. The impact of the gut microbiota on human health：an integrative view. Cell，148（6）：1258-1270.

Cuenot L. 1903. Hypothese sur 1' heredite des couleurs dans les croisments des souris noires，gris et blanches. CR Seances Soc Biol Fil，11（55）：301-302.

Cui YJ，Guan SH，Feng LX，et al. 2010. Cytotoxicity of 9，11-dehydroergosterol peroxide isolated from *Ganoderma lucidum* and its target-related proteins. Nat Prod Commun，5（8）：1183-1186.

Du J，Liang Z，Xu J，et al. 2017. Plant-derived phosphocholine facilitates cellular uptake of anti-pulmonary fibrotic HJT-sRNA-m7. Sci China Life Sci 60，doi：10. 1007/s11427-017-9026-7.

Eckburg PB，Bik EM，Bernstein CN，et al. 2005. Diversity of the human intestinal microbial flora. Science，308（5728）：1635-1638.

Efferth T，Fu YJ，Zu YG，et al. 2007. Molecular target-guided tumor therapy with natural products derived from traditional Chinese medicine. Curr Med Chem，14（19）：2024-2032.

Evans WE，Relling MV，2004. Moving towards individualized medicine with pharmacogenomics. Nature，429（6990）：464-468.

Everard A，Belzer C，Geurts L，et al. 2013. Cross-talk between *Akkermansia muciniphila* and intestinal epithelium controls diet-induced obesity. Proc Natl Acad Sci U S A，110（22）：9066-9071.

Fan L，Wang JC，Jiang F，et al. 2009. Induction of cytochrome P450 2B6 activity by the herbal medicine baicalin as measured by bupropion hydroxylation. Eur J Clin Pharmacol，65（4）：403-409.

Fan L，Zhang W，Guo D，et al. 2008. The effect of herbal medicine baicalin on pharmacokinetics of rosuvastatin，substrate of organic anion-transporting polypeptide 1B1. Clin Pharmacol Ther，83（3）：471-476.

Fan X，Li X，Lv S，et al. 2010. Comparative proteomics research on rat MSCs differentiation induced by Shuanglong Formula. J Ethnopharmacol，131（3）：575-580.

Feng C，Huang X，Qi M，et al. 2012. Mitochondrial proteomic analysis of isopsoralen protection against oxidative damaqe in human lens epithelial cells. Chin J Integr Med，18（7）：529-533.

Feng LX，Jing CJ，Tang KL，et al. 2011. Clarifying the signal network of salvianolic acid B using proteomic assay and bioinformatic analysis. Proteomics，11（8）：1473-1485.

Fu WM，Zhang JF，Wang H，et al. 2012. Apoptosis induced by 1，3，6，7-tetrahydroxyxanthone in Hepatocellular carcinoma and proteomic analysis. Apoptosis，17（8）：842-851.

Gao S，Basu S，Yang G，et al. 2013. Oral bioavailability challenges of natural products used in cancer chemoprevention. Prog Chem，25（9）：1553-1574.

Garrod A，Harris H. 1909. Inborn errors of metabolism. London：Frowde，Hodder and Stoughton：1-16.

Garrod A. 1902. The incidence of alkaptonuria：a study in chemical individuality. Lancet，160（4137）：1616-1620.

Garrod A. 1931. The inborn factors in disease. South Med J，24（6）：566.

Gong P，Cui N，Wu L，et al. 2012. Chemicalome and metabolome matching approach to elucidating biological metabolic networks of complex mixtures. Anal Chem，84（6）：2995.

Grundy SM. 2011. Atlas of atherosclerosis and metabolic syndrome. New York：Springer-Verlag：1-26.

Haiser HJ，Turnbaugh PJ. 2012. Is it time for a metagenomic basis of therapeutics? Science，336（6086）：1253-1255.

Hamburg MA，Collins FS. 2002. The path to personalized medicine. New Engl J Med，6（4）：434-438.

Handelsman J，Rondon MR，Brady SF，et al. 1998. Molecular biological access to the chemistry of unknown soil microbes：a new frontier for natural products. Chem Biol，5（10）：245-249.

Handelsman J. 2004. Metagenomics：application of genomics to uncultured microorganisms. Microbiol Mol Biol Rev，68（4）：669-685.

Hasegawa H. 2004. Proof of the mysterious efficacy of ginseng：basic and clinical trials：metabolic activation of ginsenoside：deglycosylation by intestinal bacteria and esterification with fatty acid. Jap J Pharmacol，95（2）：153-157.

Holmes E，Nicholson JK. 2005. Variation in gut microbiota strongly influences individual rodent phenotypes. Toxicol Sci，87（1）：1-2.

Huang JC，Zhao PC，Zhang HZ，et al. 2011. A proteomical study on the radiosensitized target molecules of fiizheng zengxiao formula in pulmonary adenocarcinoma nude mice model. J Tradit Chin Med，31（1）：3-6.

Jia W，Li H，Zhao L，et al. 2008. Gut microbiota：a potential new territory for drug targeting. Nat Rev Drug Discov，7（2）：123-129.

Jiang H，Nie L，Li Y，et al. 2012. Application of ultra-performance liquid chromatography coupled with mass spectrometry to metabonomic study on spontaneously hypertensive rats and intervention effects of Ping Gan prescription. J Sep Sci，35（4）：483-489.

Jiang P，Dai W，Yan S，et al. 2011a. Biomarkers in the early period of acute myocardial infarction in rat serum and protective effects of Shexiang Baoxin Pill using a metabolomic method. J Ethnopharmacol，138（2）：530-536.

Jiang P，Dai W，Yan S，et al. 2011b. Potential biomarkers in the urine of myocardial infarction rats：a metabolomic method and its application. Mol Biosyst，7（3）：824-831.

Kelter G，Steinbach D，Konkimalla VB，et al. 2007. Role of transferrin receptor and the ABC transporters ABCB6 and ABCB7 for resistance and differentiation of tumor cells towards artesunate. PLoS One，2（8）：e798.

Kim DH，Yu KU，Bae EA，et al. 1998. Metabolism of puerarin and daidzin by human intestinal bacteria and their relation to in vitro cytotoxicity. Biol Pharm Bull，21（6）：628-630.

Kim DH. 2009. Metabolism of ginsenosides to bioactive compounds by intestinal microflora and its industrial application. J Gins

Res, 33（3）: 165-176.

Kim EK, Kwon KB, Shin BC, et al. 2005. Scopoletin induces apoptosis in human promyeloleukemic cells, accompanied by activations of nuclear factor κB and caspase-3. Life Sci, 77（7）: 824-836.

Kochhar S, Jacobs DM, Ramadan Z, et al. 2006. Probing gender-specific metabolism differences in humans by nuclear magnetic resonance-based metabonomics. Anal Biochem, 352（2）: 274-281.

Lederberg J. 2000. Infectious History. Science, 288（5464）: 287-293.

Lee SMY, Li MLY, Yu CT, et al. 2002. *Paeoniae Radix*, a Chinese herbal extract, inhibit hepatoma cells growth by inducing apoptosis in a p53 independent pathway. Life Sci, 71（19）: 2267-2277.

Ley RE, Lozupone CA, Hamady M, et al. 2008. Worlds within worlds: evolution of the vertebrate gut microbiota. Nat Rev Microbiol, 6（10）: 776-788.

Lhoste EF, Ouriet V, Bruel S, et al. 2003. The human colonic microflora influences the alterations of xenobiotic-metabolizing enzymes by catechins in male F344 rats. Food Chem Toxicol, 41（5）: 695-702.

Li F, Zhang Y, Zhong Z, 2011. Antihyperglycemic effect of *Ganoderma lucidum* polysaccharides on streptozotocin-induced diabetic mice. Int J Mol Sci, 12（9）: 6135-6145.

Li H, Zhou M, Zhao A, et al. 2009. Traditional Chinese medicine: balancing the gut ecosystem. Phytother Res, 23（9）: 1332-1335.

Li J, Peng Z, Yang L. et al. 2016. System biology analysis of long-term effect and mechanism of Bufer Yishen on COPD revealed by system pharmacology and 3-omics profiling. Sci Rep, 6: 25492.

Li X, Lian FM, Guo D, et al. 2013. The rs1142345 in TPMT affects the therapeutic effect of traditional hypoglycemic herbs in prediabetes. Evid Based Complement Alternat Med, 2013: 327629.

Li XZ, Zhang SN, Wang KX, et al. 2014. iTRAQ-based quantitative proteomics study on the neuroprotective effects of extract of *Acanthopanax senticosus* harm on SH-SY5Y cells overexpressing A53T mutant alpha-synuclein. Neurochem Int, 72: 37-47.

Liang X, Chen X, Liang Q, et al. 2011. Metabonomic study of Chinese medicine Shuanglong formula as an effective treatment for myocardial infarction in rats. J Proteome Res, 10（2）: 790.

Liu P, Duan J, Wang P, et al. 2013. Biomarkers of primary dysmenorrhea and herbal formula intervention: an exploratory metabonomics study of blood plasma and urine. Mol Biosyst, 9（1）: 77-87.

Liu P, Duan JA, Guo JM, et al. 2014. Plasma metabolic profiling of normal and dysmenorrhea syndrome rats and the effects of Xiang-Fu-Si-Wu Decoction intervention. Pharm Biol, 52（5）: 603.

Liu X, Zhang S, Lu X, et al. 2012. Metabonomic study on the anti-osteoporosis effect of *Rhizoma Drynariae* and its action mechanism using ultra-performance liquid chromatography–tandem mass spectrometry. J Ethnopharmacol, 139（1）: 311-317.

Liu X, Zhu W, Guan S, et al. 2013. Metabolomic Analysis of Anti-Hypoxia and Anti-anxiety Effects of Fu Fang Jin Jing Oral Liquid. PLoS One, 8（10）: e78281.

Ma C, Yao Y, Yue QX, et al. 2011. Differential proteomic analysis of platelets suggested possible signal cascades network in platelets treated with salvianolic acid B. PLoS One, 6（2）: el4692.

Manavalan A, Feng L, Sze SK, et al. 2012a. New insights into the brain protein metabolism of *Gastrodia elata*-treated rats by quantitative proteomics. J Proteomics, 75（8）: 2468-2479.

Manavalan A, Ramachandran U, Sundaramurthi H, et al. 2012b. *Gastrodia elata* Blume（tianma）mobilizes neuro-protective capacities. Int J Biochem Mol Biol, 3（2）: 219-241.

Mendel G. 1865. Experiments in plant hybridization. Verhandlung en des naturforschenden Vereins Brunn, 4: 3-47.

Nguyen-Khuong T, White MY, Hung TT, et al. 2009. Alterations to the protein profile of bladder carcinoma cell lines induced by plant extract MINA-05 in vitro. Proteomics, 9（7）: 1883-1892.

Nicholson JK, Holmes E, Lindon JC, et al. 2004. The challenges of modeling mammalian biocomplexity. Nat Biotechnol, 22（10）: 1268-1274.

Nicholson JK，Wilson ID. 2003. Understanding 'global' systems biology：metabonomics and the continuum of metabolism. Nat Rev Drug Discov，2（8）：668-676.

Pan D，Zhang D，Wu J，et al. 2013a. Antidiabetic，antihyperlipidemic and antioxidant activities of a novel proteoglycan from *Ganoderma Lucidum fruiting* bodies on db/db mice and the possible mechanism. PLoS One，8（7）：e68332.

Pan TL，Hung YC，Wang PW，et al. 2010. Functional proteomic and structural insights into molecular targets related to the growth inhibitory effect of tanshinone IIA on HeLa cells. Proteomics，10（5）：914-929.

Pan TL，Wang PW，Huang CH，et al. 2015. Herbal formula，Scutellariae radix and Rhei rhizoma attenuate dimethylnitrosa-mine-induced liver fibrosis in a rat model. Sci Rep，5：11734.

Pan TL，Wang PW，Hung YC，et al. 2013b. Proteomic analysis reveals tanshinone IIA enhances apoptosis of advanced cervix carcinoma CaSki cells through mitochondria intrinsic and endoplasmic reticulum stress pathways. Proteomics，13（23-24）：3411-3423.

Pelikan EW，Echizen H，Horai Y，et al. 1989. Racial differences in drug response. N Engl J Med，321（4）：257-259.

Qiao X，Ye M，Xiang C，et al. 2012. Metabolic regulatory effects of licorice：A bile acid metabonomic study by liquid chromatography coupled with tandem mass spectrometry. Steroids，77（7）：745-755.

Qin J，Li R，Raes J，et al. 2010. A human gut microbial gene catalogue established by metagenomic sequencing. Nature，464（7285）：59-65.

Qin J，Li Y，Cai Z，et al. 2015. A metagenome-wide association study of gut microbiota in type 2 diabetes. Nature，490（7418）：55-60.

Raes J. 2014. The gut microbiome - a new target for understanding，diagnosing and treating disease. Archives of Public Health，72（S1）：K3.

Ramachandran U，Manavalan A，Sundaramurthi H，et al. 2012. Tianma modulates proteins with various neuro-regenerative modalities in differentiated human neuronal SH-SY5Y cells. Neurochem Int，60（8）：827-836.

Rengelshausen J，Banfield M，Riedel KD，et al. 2005. Opposite effects of short-term and long-term St John's wort intake on voriconazole pharmacokinetics. Clin Pharmacol Ther，78（1）：25-33.

Rosen CE，Palm NW. 2018. Navigating the Microbiota Seas：Triangulation Finds a Way Forward. Cell Host Microbe，23（1）：1-3.

Sanger F，Nicklen S，Coulson AR. 1977. DNA sequencing with chain-terminating inhibitors. Proc Natl Acad Sci USA，74（12）：5463-5467.

Sawin PB，Glick D. 1943. Atropinesterase，a genetically determined enzyme in the rabbit. Proc Natl Acad Sci USA，29（2）：55-59.

Scherf U，Ross DT，Waltham M，et al. 2000. A gene expression database for the molecular pharmacology of cancer. Nat Genet，24（3）：236-244.

Schnackenberg LK. 2007. Global metabolic profiling and its role in systems biology to advance personalized medicine in the 21st Century. Expert Rev Mol Diagn，7（3）：247-259.

Schwarz U，Hanso H R，Miehlke S，et al. 2007. Induction of intestinal P-glycoprotein by St John's wort reduces the oral bioavailability of talinolol. Clin Pharmacol Ther，81（5）：669-678.

Seo EJ，Saeed M，Law BY，et al. 2016. Pharmacogenomics of scopoletin in tumor cells. Molecules，21（4）：496.

Sertel S，Eichhorn T，Simon CH，et al. 2010. Pharmacogenomic identification of c-Myc/Max-regulated genes associated with cytotoxicity of artesunate towards human colon，ovarian and lung cancer cell lines. Molecules，15（4）：2886-2910.

Snyder LH. 1932. studies in human inheritance. IX，the inheritance of taste deficiency in man. Ohio J Sci，32（5）：436-440.

Song X，Wang J，Wang P，et al. 2013. ^{1}H NMR-based metabolomics approach to evaluate the effect of Xue-Fu-Zhu-Yu decoction on hyperlipidemia rats induced by high-fat diet. J Pharm Biomed Anal，78-79：202-210.

Spor A，Koren O，Ley R，2011. Unravelling the effects of the environment and host genotype on the gut microbiome. Nat Rev Microbiol，9（4）：279-290.

Stappenbeck TS. 2018. Assigning function to symbionts. Nat Microbiol，3（1）：6-7.

Surana NK，Kasper DL. 2017. Moving beyond microbione-wide associations to causal microbe identification. Nature，552（7684）：244-247.

Tan G，Liao W，Xin D，et al. 2012a. Metabonomic profiles delineate the effect of traditional Chinese medicine sini decoction on myocardial infarction in rats. PLoS One，7（4）：e34157.

Tan G，Lou Z，Liao W，et al. 2011. Potential biomarkers in mouse myocardium of doxorubicin-induced cardiomyopathy：a metabonomic method and its application. PLoS One，6（11）：e27683.

Tan G，Lou Z，Liao W，et al. 2012b. Hydrophilic interaction and reversed-phase ultraperformance liquid chromatography TOF-MS for serum metabonomic analysis of myocardial infarction in rats and its applications. Mol Biosyst，8（2）：548-556.

Uno T，Yasui-Furukori N，Takahata T，et al. 2005. Lack of significant effect of grapefruit juice on the pharmacokinetics of lansoprazole and its metabolites in subjects with different CYP2C19 genotypes. J Clin Pharmacol，45（6）：690-694.

Vogel F. 1959. Moderne probleme der humangenetik. Ergeb Inn Med Kinderheilkd，12：52-125.

Wang C，Dai Y，Yang J，et al. 2007. Treatment with total alkaloids from *Radix Linderae* reduces inflammation and joint destruction in type II collagen-induced model for rheumatoid arthritis. J Ethnopharmacol，111（2）：322-328.

Wang H，Qi L，Wang C，et al. 2012a. Bioactivity enhancement of herbal supplements by intestinal microbiota focusing on ginsenosides. Am J Chin Med，39（6）：1103-1115.

Wang J，Yuan Z，Kong H，et al. 2012b. Exploring the mechanism of rhizoma coptidis in treating type II diabetes mellitus based on metabolomics by gas chromatography-mass spectrometry. Se pu = Chinese journal of chromatography，30（1）：8-13.

Wang L，Zhou G，Zhu B，et al. 2004a. St John's wort induces both cytochrome P450 3A4-catalyzed sulfoxidation and 2C19-dependent hydroxylation of omeprazole. Clin Pharmacol Ther，75（3）：191-197.

Wang LS，Zhu B，Abd El-Aty AM，et al. 2004. The influence of St John's Wort on CYP2C19 activity with respect to genotype. J Clin Pharmacol，44（6）：577-581.

Wang QS，Cui YL，Dong TJ，et al. 2012c. Ethanol extract from a Chinese herbal formula，"Zuojin Pill"，inhibit the expression of inflammatory mediators in lipopolysaccharide-stimulated RAW 264. 7 mouse macrophages. J Ethnopharmacol，141（1）：377-385.

Wang QS，Cui YL，Wang YF，et al. 2011. Effects of compounds from bi-qi capsule on the expression of inflammatory mediators in lipopolysaccharide-stimulated RAW 264. 7 macrophages. J Ethnopharmacol，136（3）：480-487.

Wang Y，Ma L，Sun Y，et al. 2014. Metabonomics study on the hot syndrome of traditional Chinese medicine by rapid resolution liquid chromatography combined with quadrupole time-of-flight tandem mass spectrometry. Arch Pharm Res，37（7）：899-906.

Ward CP，Redd K，Williams BM，et al. 2002. Ginkgo biloba extract. Pharmacol Biochem Behav，72（4）：913-922.

Watanabe CM，Wolffram S，Ader P，et al. 2001. The in vivo neuromodulatory effects of the herbal medicine ginkgo biloba. Proc Natl Acad Sci U S A，98（12）：6577-6580.

Weinshilboum R. 2004. Pharmacogenomics—drug disposition，drug Targets，and side effects. New Engl J Med，348（6）：538-549.

Xiang L，Jiang P，Zhan C，et al. 2012. The serum metabolomic study of intervention effects of the traditional Chinese medicine Shexiang Baoxin Pill and a multi-component medicine polypill in the treatment of myocardial infarction in rats. Mol Biosyst，8（9）：2434-2442.

Xu J，Lian F，Zhao L，et al. 2015. Structural modulation of gut microbiota during alleviation of type 2 diabetes with a Chinese herbal formula. ISME J，9（3）：552-562.

Yang J. 2014. A clinical study on treating idiopathic pulmonary fibrosis with Dazhu Hongjingtian injection. Clin J Chinese Med，6（17）：8-9.

Yao Y，Liu AH，WuWY，et al. 2008a. Possible target-related proteins of salvianolic acids in rat platelets. Phytochem Lett，1（3）：135-138.

Yao Y，Wu WY，Guan SH，et al. 2008b. Proteomic analysis of differential protein expression in rat platelets treated with notoginsengnosides. Phytomedicine，15（10）：800-807.

Yin OQ，Tomlinson B，Waye MM，et al. 2004. Pharmacogenetics and herb–drug interactions：experience with *Ginkgo biloba* and omeprazole. Pharmacogenet Genomics，14（12）：841-850.

Yue QX，Cao ZW，Guan SH，et al. 2008. Proteomics characterization of the cytotoxicity mechanism of ganoderic acid D and computer-automated estimation of the possible drug target network. Mol Cell Proteomics，7（5）：949-961.

Yue QX，Song XY，Ma C，et al. 2010. Effects of triterpenes from *Ganoderma lucidum* on protein expression profile of HeLa cells. Phytomedicine，17（8-9）：606-613.

Yue R，Zhao L，Hu Y，et al. 2013. Rapid-resolution liquid chromatography TOF-MS for urine metabolomic analysis of collagen-induced arthritis in rats and its applications. J Ethnopharmacol，145（2）：465-475.

Zhang Z，Li P，Wang Z，et al. 2007. A comparative study on the individual and combined effects of baicalin and jasminoidin on focal cerebral ischemia-reperfusion injury. Brain Res，1123（1）：188-195.

Zhang ZJ，Wang Z，Zhang X，et al. 2005. Gene expression profile induced by oral administration of baicalin and gardenin after focal brain ischemia in rats. Acta Pharmacol Sin，26（3）：307-314.

Zhao L，Zhang F，Ding X，et al. 2018. Gut bacteria selectively promoted by dietary fibers alleviate type 2 diabetes. Science，359（6380）：1151-1156.

Zhao X，Zhang Y，Meng X，et al. 2008. Effect of a traditional Chinese medicine preparation Xindi soft capsule on rat model of acute blood stasis：A urinary metabonomics study based on liquid chromatography–mass spectrometry. J Chromatogr B，873（2）：151-158.

Zhong F，Liu X，Zhou Q，et al. 2012. 1H NMR spectroscopy analysis of metabolites in the kidneys provides new insight into pathophysiological mechanisms：applications for treatment with *Cordyceps sinensis*. Nephrol Dial Transplant，27（2）：556-565.

Zhou S，Xu J，Zhu H，et al. 2016. Gut microbiota-involved mechanisms in enhancing systemic exposure of ginsenosides by coexisting polysaccharides in ginseng decoction. Sci Rep，6：22474.

Zhu Y，Liu Y，Qian Y，et al. 2014. Research on the efficacy of *Celastrus orbiculatus* in suppressing TGF-β-induced epithelial-mesenchymal transition by inhibiting HSP27 and TNF-α-induced NF-κB/Snail signaling pathway in human gastric adenocarcinoma. BMC Complement AltemMed，14（1）：433.

Zuo XC，Zhang BK，Jia SJ，et al. 2010. Effects of *Ginkgo biloba* extracts on diazepam metabolism：a pharmacokinetic study in healthy Chinese male subjects. Eur J Clin Pharmacol，66（5）：503-509.

第十六章 本草基因组学关键实验技术

本草基因组学是一门以实验为基础的科学，实验技术对于学科发展的重要性不言而喻。一些关键实验技术的出现甚至会对相关领域产生决定性的影响。例如，高通量测序技术的出现，使结构基因组学的研究策略发生了革命性的变化，并带动光学图谱等结构基因组学相关技术的快速发展。本草基因组学涵盖中药组学研究的多个方向，涉及实验技术众多，但是限于本书篇幅，本章重点介绍了结构基因组学、基因功能研究、蛋白质组学、代谢组学和合成生物学等领域的部分关键实验技术。本章既可为具体实验提供参考，也可在一定程度上辅助对其他章节的理解。

第一节　结构基因组学关键技术

本节重点介绍了目前基因组测序和组装的关键技术，包括高通量测序技术、遗传图谱和物理图谱构建技术等。

一、高通量测序技术

目前广泛使用的高通量测序技术主要有以下 3 种。

1.Illumina 测序技术

Illumina 测序技术是目前应用最为广泛的第二代测序技术。Illumina 采用边合成边测序的原理，其独到之处是桥式扩增形成 DNA 分子簇的技术。Illumina 测序可分为三步：第一步是建立测序文库，将 DNA 样品打断、补平后加腺嘌呤 A、连接测序接头；第二步是桥式扩增产生测序文库，在固化有寡聚核苷酸的玻片上实现待测序 DNA 模板扩增，每个测序分子形成一个 DNA 分子簇；第三步是测序，测序反应在 4 种荧光标记的核苷酸和 DNA 聚合酶的作用下进行，由于核苷酸 3′端羟基位置被屏蔽，每次只合成一个碱基，采集荧光信号后，再进行下一个碱基的合成和信号采集。每个分子簇即为一条 DNA 序列。每个测序玻片有 8 个独立的测序泳道。Illumina 公司开发了多种平台，包括超高通量的 HiSeq 系列，也有适合小型实验室的 MiniSeq、MiSeq 和 NestSeq 系列。最近 Illumina 公司推出了新的 NovaSeq 系列测序平台，其中 NovaSeq 6000 系统可在 2 天内产生 200 亿条 reads，总数据量高达 6Tb。目前 Illumina 测序技术已被广泛应用于全基因测序、靶向测序、ChIP-Seq、转录组测序、甲基化分析和基因表达谱分析等领域。

2.PacBio 测序技术

美国 PacBio 公司于 2011 年推出第三代测序仪 PacBio RS。与第二代测序系统相比，它具有速度快、读长长等优点。PacBio 测序技术的原理为单分子实时测序（SMRT sequencing），当 DNA 与聚合酶形成的复合物被 ZMW（零模波导孔）捕获后，4 种不同荧光标记的 dNTP 通过布朗运动随机进入检测区域并与聚合酶结合，与模板匹配的碱基生成化学键的时间远远长于其他碱基停留的时间。因此统计荧光信号存在时间的长短，可区分匹配的碱基与游离碱基。通过统计 4 种荧光信号与时间的关系图，即可测定 DNA 模板序列。目前 PacBio 公司的测序平台已升级为 Sequel Ⅱ测序平台，该平台具有如下优势：超长的测序读长，平均读长 30 kbp，最长可达 90 kbp，轻松覆盖高重复和低复杂区域；超高的测序通量，一个 SMRT cell 上由原来的 15 万个 ZMW 孔增加到 100 万个，极大的提高了测序通量；无 GC 偏好性，可以完全跨过高 GC 含量区域，保证序列的均匀覆盖度；建库过程中，DNA 不需要进行 PCR 扩增，避免了覆盖度不均一和 PCR 冗余；直接检测碱基修饰，根据不同类型的修饰碱基具有不同的 DNA 聚合酶动力学特征，直接判断碱基的修饰类型。但是该测序技术也具有明显的缺点，测序准确率较低，单次测序的准确率仅为 85% 左右，需要通过增加测序覆盖度或利用第二代数据进行校正以确保测序数据的准确性。

3.Nanopore 测序技术

Oxford Nanopore 公司推出了基因纳米孔测序技术的第三代测序仪，其基本原理是：在充满了电解液的纳米级小孔两端加上一定电压（100 ～ 120 mV），此时可以很容易地测量通过此纳米孔的电流强度。纳米孔的大小只能允许一个核苷酸分子通过。在核苷酸通过时，纳米孔被核苷酸阻断，导致电流强度减弱。四种核苷酸由于其分子结构的差异，导致电流减弱程度也有差异。长链 DNA 或 RNA 分子在电场作用下核苷酸顺序通过纳米孔，通过记录电流强度变化，从而实现序列读取。目前 Nanopore 测序仪的读长和准确性与 PacBio 测序仪相似，但是仍然具有较大的改进空间。

拓展阅读——其他测序技术

一、454 焦磷酸测序技术

454 测序系统是罗氏生命科学公司推出的基于焦磷酸测序法的高通量测序技术，开创了第二代测序技术的先河。测序原理及流程如下：在测序文库制备阶段，通过油包水 PCR（emulsion PCR）的方法对 DNA 片段进行扩增，水溶相的 PCR 反应体系与矿物油混合后，小水滴被油包裹并分离为一个独立的 PCR 反应体系。每个液滴反应体系中只包含一个磁珠，只有一个 DNA 模板与之结合，经 PCR 扩增后，每个磁珠上的 DNA 片段拥有了成千上万个相同的拷贝。在测序反应阶段，这些磁珠被放到 PicoTiterPlate 测序平板上，每个测序平板有上百万个测序反应微孔，每个微孔中只有一个磁珠，即一种模板分子。百万个反应微孔共同反应，从而实现高通量平行测序。在每一轮测序反应中，反应体系中只加入一种脱氧核苷酸三磷酸（dNTP）。如果它刚好能和 DNA 模板的下一个碱基配对，则会在 DNA 聚合酶的作用下，添加到测序引物的 3′端，同时释放出一个分子的焦磷酸

（PPi）。在 ATP 硫酸化酶的作用下，生成的 PPi 可以和 APS 结合形成 ATP，在荧光素酶的催化下，生成的 ATP 又可以和荧光素结合形成氧化荧光素，同时产生可见光。通过微弱光检测装置及处理软件可获得一个特异的检测峰，峰值的高低则和相匹配的碱基数成正比。如果加入的 dNTP 不能和 DNA 模板的下一个碱基配对，则上述反应不会发生，也就没有检测峰。反应体系中剩余的 dNTP 和残留的少量 ATP 在 Apyrase 的作用下发生降解。待上一轮反应完成后，加入另一种 dNTP，使上述反应重复进行，根据获得的峰值图即可准确读取 DNA 序列信息。

二、SOLiD 测序技术

SOLiD 测序原理与其他高通量测序技术的原理有很大区别，通过连接反应进行测序。其独特之处是用 DNA 连接酶和荧光标记的寡核苷酸探针来实现测序反应。SOLiD 测序采用了双碱基编码技术，测序过程中每个碱基被读取了两次，从而提高了原始数据的准确度，但也正是由于这个设计导致 SOLiD 数据分析方法与其他平台数据分析方法无法兼容，众多传统分析软件都无法使用。

三、Ion Torrent 测序技术

Ion Torrent 也是采取边合成边测序的策略，其测序原理与罗氏 454 测序技术十分相似，独特之处在于它不需要光学系统来记录测序结果，而是利用半导体传感器记录反应体系内的 pH 值变化来判定核苷酸类型，也被称为半导体测序技术。

二、遗传图谱构建

遗传图谱也称为连锁图谱或遗传连锁图谱，是根据重组率估算出来的基因或遗传标记在染色体上相对位置的线性排列图。遗传图谱构建的主要步骤包括作图群体的构建、遗传标记的选择和遗传标记的染色体定位。

1. 作图群体的构建

遗传图谱构建是以分离群体为作图群体。按其遗传稳定性可分为两大类：一是非永久性的分离群体，如 F2 群体、F3 群体、BC1 群体、三交群体等。该类群体的主要特点是易于在短期内构建足够大的作图群体，但群体材料无法永久保存。二是永久性作图群体，如双单倍体 DH 群体、重组自交系 RIL 群体及近等基因系 NIL 群体。该群体克服了非永久群体的不足之处，但构建难度大、耗时长。

构建遗传作图群体需要考虑的因素：一是亲本的组合。选择作图亲本间的遗传多样性较高，是成功构建高密度遗传连锁图谱的关键性因素。但亲缘关系太远，也会影响杂种染色体之间的配对和重组交换，使偏分离的标记增加，降低遗传图谱的密度和精度。为了得到高质量、高密度的遗传图谱，可对亲本的遗传差异进行测定和多样性分析，采用距离分析、主成分分析、典型相关分析、聚类分析等多变量的统计分析方法来度量遗传差异的大小。对亲本作配合力选择，从而得到最适合的构建遗传图谱的亲本组合。二是选择作图群体类型。根据研究基础和研究目的，如该植物杂交及传代方法较成熟，实验时间允许，可以考虑建

立永久性作图群体。目前，在药用植物中，由于多为野生种，杂合度高，因此在药用植物中多采用非永久性的 F2 群体或侧交建立的 F1 群体。三是作图群体的大小。遗传图谱的分辨率或精度在很大程度上取决于作图群体的大小。作图群体越大，能分辨的最小图距就越小，作图精度就越高。但作图群体太大，会增加实验工作量，提高实验成本。因此确定合适的作图群体大小十分必要。目前大部分已构建的主要农作物作图群体大小为 200 ～ 500 个单株，木本植物中作图群体约为 100 个单株或家系。在药用植物中作图群体也为 100 ～ 200 个单株。

2. 遗传标记的选择

遗传标记通常可分 4 种类型：形态学标记、细胞学标记、生物化学标记和 DNA 分子标记。其中，DNA 分子标记由于稳定性较好，是目前最常用的标记类型。根据对 DNA 多态性检测手段的不同，可将 DNA 分子标记分为三大类（表 16-1）。第一类是以酶切或分子杂交为核心的分子标记，如限制性片段长度多态性（restriction fragment length polymorphism，RFLP）标记、扩增片段长度多态性（amplified restriction fragment polymorphism，AFLP）标记、酶切扩增多态性序列（cleaved amplified polymorphic sequence，CAPS）标记等。此类标记由于操作较为复杂，主要见于早期的遗传图谱构建。第二类是基于 PCR 反应的分子标记，如随机扩增多态性 DNA（random amplified polymorphism DNA，RAPD）标记、特异性片段扩增区域（sequence characterized amplified region，SCAR）标记、微卫星重复序列（simple sequence repeat，SSR）标记、简单序列重复区间（inter-simplesequence repeat，ISSR）标记等。其中，SSR 标记由于具有高度可变性、可重复性、共显性及特异性，且在全基因组中随机分布等优点，在遗传图谱构建中应用较多。第三类是基于单核苷酸多态性的 DNA 分子（single nucleotide polymorphism，SNP）标记。SNP 是指在基因组水平上由单碱基转换、颠换、插入和缺失所引起的序列多态性。单核苷酸是遗传最小单元，因此 SNP 标记提供了分子标记最基本的形式。高通量测序可获得全基因组水平的海量 SNP 位点，使高密度遗传图谱的构建成为可能。

表 16-1　主要的 DNA 分子标记方法及特点

	RFLP	RAPD	AFLP	SSR	SNP
基因组分布	低拷贝编码序列	整个基因组	整个基因组	整个基因组	整个基因组
多态性类型	单碱基 /indel	单碱基 /indel	单碱基 /indel	重复长度变化	单碱基 /indel
多态性	中	高	高	高	高
遗传特点	共显性	显性	显性 / 共显性	共显性	共显性
技术难度	高	低	中	低	高
自动化水平	低	中	高	高	高
成本	高	低	中	高	高

3. 遗传标记的染色体定位

把分子标记所建立的连锁群与经典遗传图谱联系起来，并将其归属到相应的染色体上，是完成分子图谱构建之后十分重要的工作。通常根据分子标记与已知染色体位置的形态标记的连锁关系来确定分子标记连锁群属于哪条染色体。还可以利用非整倍体或染色体结构变异材料，如水稻中利用三体、玉米中利用 A/B 易位系、小麦中利用缺体 / 四体染色体代换系等，将分子标记连锁群归属到相应的染色体上。以水稻为例，目前已获得全套 12 条染色体的初级三体（2n+1）。在水稻某种三体中，由于三体染色体有3份，其DNA含量为其他11条染色体的1.5倍。在DNA定量相当准确的条件下，用已知能检测某一连锁群的探针分别与12种三体的总DNA杂交。根据剂量效应，杂交强弱与同源序列的含量成正比，杂交后对应三体的DNA滤膜放射自显影显带强度将明显高于其他11种，由此可以判定该标记所对应的序列就在该三体染色体上。随着技术的进步，原位分子杂交的灵敏度已可以揭示单拷贝序列的杂交位点，因此采用原位分子杂交可以容易地将连锁群的分子标记定位到染色体上。

4. 药用植物遗传图谱的构建及应用

近年来，药用植物遗传图谱构建发展迅速。据不完全统计，已有近20个科属药用植物获得遗传图谱（表16-2）。目前药用植物遗传图谱已用于重要成分QTL定位研究、分子标记辅助育种、目标基因等位与克隆及基因组组装等。

表16-2 部分已报道的药用植物遗传图谱

药用植物	标记类型及遗传群体	图谱信息	参考文献
丹参 *Salvia miltiorrhiza*	SSR、SRAP和ISSR标记，F1群体94单株	150个标记位点，图谱包含8个连锁群，覆盖长度为527.7cM，平均图距为3.5cM；	宗成堃，2015
北柴胡 *Bupleurum chinense*	SSR、ISSR标记，F1群体，96个单株	80个标记构成13个连锁群，总图距为2 633.9 cM，平均图距为33.4 cM	战睛睛等，2010
罗汉果 *Siraitia grosvenori*	ISSR、SRAP标记，F1群体，150个单株	203个标记构成27个连锁群，总图距为1 474.1 cM，平均图距为7.3 cM	刘丽华等，2010
杜仲 *Eucammia ulmaides*	SSR、ISSR标记，F2群体，161个单株	124个标记构成10个连锁群，总图距为396 cM，平均图距为7.76 cM	王大玮，2011
铁皮石斛 *Derdrcbium catenates*	SSR、SARP标记，F1群体，140个单株	157个标记构成27个连锁群，总图距为1580.4 cM，平均图距为11.89 cM	汪尚，2012
莲 *Nelumbo nucifera*	SNP标记，F1群体，80个单株	1515个标记构成10个连锁群，总图距为563.6 cM，平均图距为0.38 cM	刘艳玲，2013
香菇 *Lentinula edodes*	SSR、SRAP、TRAP标记，148个孢子单核体	581个标记构成11个连锁群，总图距为963.2 cM，平均图距为1.7 cM	Gong et al，2014
玫瑰 *Posa rugosa*		233个遗传标记，7个连锁群，平均图距为60 cM	Debener and Mattiesch，1999
油橄榄 *Olea eurapaea*	RAPD、SCAP标记，104个代单株	89个标记构成23个连锁群，总图距为798 cM，平均图距为12.3 cM	Wu et al，2004
苦荞 *Fagopyrum tataricum*	SRAP、SSR标记，F2群体，136个单株	38个位点，10个连锁群，总图距为725.1 cM，平均图距为25.9 cM	王耀文，2011

随着第二代测序技术的发展，数十个药用基因组完成了全基因组草图测序及组装工作。遗传图谱构建，可将基因组草图组装到染色体水平，对药用植物全基因组的深入研究提供支撑。药用植物中较多成分为次生代谢产物，受多步代谢途径基因控制，表现为数量性状特点，且受环境影响较大。利用构建的遗传图谱，研究控制数量性状QTL的基因数量、数量性状位点在染色体上的相对位置、各位点贡献率的大小和基因间连锁关系，为分子标记辅助选择（marker-assisted selection，MAS）育种奠定理论基础。分子标记辅助选择是通过对与目标性状（基因）紧密连锁的分子标记的检测来对目标性状进行选择，从而缩短育种年限。对药用植物产量、品质等数量性状的选择受环境条件影响大。利用构建的饱和遗传

图谱，MAS 可直接从 DNA 水平检测目的基因的有无，不受环境、性状表达与否（如隐性基因）、植株生长状态的影响。分子标记辅助选择应用于药用植物育种，可有效克服重要性状基因型鉴定困难，进行早期选择，有效缩短育种时间。

三、物理图谱

物理图谱（physical map）是 DNA 中一些可识别标记（如限制性酶切位点、基因等）在 DNA 上的物理位置，图距是物理长度单位，如染色体的带区、核苷酸对的数量等。物理图谱是辅助基因组拼接和组装的重要工具，目前用于构建物理图谱的技术主要包括光学图谱和高通量染色体构象捕获(high-throughput chromosome conformation capture，Hi-C)等技术。

1.OpGen Argus 光学图谱

该系统是由 OpGen 公司于 2010 年推出的基于光学图谱技术的自动化的基因组拼接和数据分析系统，主要由芯片加工工作站、光学扫描系统和数据处理工作站等组成。通过限制性内切核酸酶对固定于芯片 DNA 表面区域中的单分子 DNA 进行原位切割，使切割后的 DNA 片段顺序保持不变。DNA 片段经荧光染料染色后置于荧光显微镜下，采集每个限制性内切核酸酶片段的大小和顺序的信息，信息经转换处理后生成单个 DNA 分子的限制性内切核酸酶酶切位点图谱，最后根据全部 DNA 分子限制性内切核酸酶酶切位点图谱的相互重叠部分拼接得到全基因组限制性内切核酸酶酶切位点图谱。目前在微生物基因组学研究和大基因组的序列拼接中发挥重要作用。在原核生物中，将静止生长期细胞固定在低溶点琼脂糖胶栓中，使用裂解液和琼脂糖酶等释放胶栓中的基因组 DNA。在高等植物的应用中，一般直接选取幼嫩组织在液氮中进行研磨，使用核分离缓冲液得到混悬的细胞核，再使用适当的裂解液释放基因组 DNA。

2.BioNano Irys 光学图谱

BioNano 光学图谱是基于单个 DNA 分子有序的全基因组限制性内切核酸酶酶切位点图谱。利用单链内切酶对 DNA 进行识别酶切并标记荧光，再利用纳米级毛细管电泳来把 DNA 分子拉直，将每个 DNA 单分子线性化展开，进行超长单分子高分辨率荧光成像，即生成了一幅酶切位点分布图。其流程可分为三步：第一步是提取长片段 DNA，收集细胞核包埋在低温琼脂糖中，进行轻柔的消化和清洗，最后将胶块溶解，经透析后获得纯净的高分子量 DNA（HMW DNA）；第二步是 DNA 酶切标记，利用单链切刻酶在 gDNA 上的特异位点切开磷酸二酯键，在具有链置换特性的 DNA 聚合酶的作用下引入带有荧光的碱基，再用连接酶将缺口填补；第三步是纳米通道检测，对长链 DNA 分子进行高并行及高分辨率的单分子成像，其结果为几百 Kbp 甚至 Mbp 的极长片段信息，其中包含了极具价值的结构即酶切位点信息，进而获得基因组酶切位点草图。BioNano 光学图谱的技术优势主要为：提供大尺度下的远程信息，辅助基因组复杂区域的组装；无 PCR 过程，数据相对完整无偏好，展现真实未经任何加工的原始信息；无片段化，保持样本最完整的信息；单分子检测，无任何杂信号干扰，反映最真实 DNA 信息；兼容二代或三代测序平台，能很好的与现有技术结合。

3.Hi-C 技术

Hi-C 技术是一种辅助基因组组装的技术，可以将单个样本基因组组装到染色体水平。

其原理是根据染色体内部的互作概率显著高于染色体之间的互作概率进行聚类；同时根据在同一条染色体上互作概率随着互作距离的增加而减少，将同一条染色体的 contig 或者 scaffold 进行排序和定向。首先细胞核内包含同源染色体在内的每条染色体都占据着一个独特区域，称为染色体疆域（territory），导致基因组各区段（locus）在同一染色体上的交互频率高于不同染色体的交互频率。Hi-C 实现了将初步组装的 contigs 或 scaffolds 分配到各染色体群组中。其次就是染色体内部不同 locus 的交互频率与 locus 之间的线性距离一般近似服从幂次定律（power Law），因而可以通过交互频率的高低确定每个染色体群组中的不同 contigs 或 scaffolds 顺序与方向。Hi-C 技术的优势在于基于单一株系染色体交互规律的组装方法，具有高覆盖率和高特异性，避免了繁琐的群体构建工作，降低成本、节约了时间，减少了实验误差。Hi-C 技术在以下方面具有广泛的应用价值：测序基因组的进一步完善，对于初步组装的基因组可以进一步完善，达到染色体水平；高度杂合的植物基因组从头组装和完善，由于每条染色体占据独特的疆域，即使同源染色体仍然是这样，对于区分杂合染色体具有重要作用；多倍体物种基因组的进一步完善，有报道小麦基因组已应用 Hi-C 辅助基因组组装；此外与第三代测序技术和光学图谱相结合，获取高质量的长片段 scaffolds，是 Hi-C 技术发展的重要方向。

第二节　基因功能研究关键技术

本节介绍了研究药用植物基因功能的几种关键技术，植物突变体库构建技术及植物组织培养与遗传转化技术。

一、植物突变体构建技术

突变体（mutant）是指某个性状发生可遗传变异的材料，或某个基因发生突变的材料。构建饱和基因突变体库是目前最直接和最有效的大规模基因功能鉴定方法，对生命科学研究具有重要意义。按照产生方式的不同，突变可以分为自发突变、物理化学诱变和 DNA 插入突变。

1. 自发突变

自发突变是指自然条件下发生的突变，是生物变异的重要来源，也是自然进化的基础。在高等生物中生殖细胞的突变频率大约只有十万到一亿分之一，并且许多突变因无法通过表型鉴定而丢失，很难进行系统收集。由于自发突变体的遗传背景非常复杂，即使获得了感兴趣的突变株，想要分离突变基因并进一步鉴定其功能也相当困难。

2. 物理化学诱变

用物理、化学方法可快速获得较广的突变谱及稳定的遗传变异，可导致多位点的变异，比较容易获得饱和突变体库，且具随机突变优点，突变率可达 3% 左右。物理诱变是获得突变体有效的诱变技术，可以大大提高突变的频率，点突变是理化诱变的主要特点。

3.DNA 插入突变

DNA 插入突变是突变体库构建的主要方法，分 T-DNA（transferred DNA）插入突变法和转座子（transposon）插入突变法。当目标片段插入到植物基因组后，插入片段可作筛选标记，根据相应位点基因的表达强弱发生变化，从基因组中分离出突变基因。

（1）T-DNA 插入突变

农杆菌是寄主范围非常广泛的土壤杆菌，它能通过伤口侵染植物导致冠瘿瘤和毛状根的发生。通过侵染整合到植物基因组的农杆菌质粒 DNA 的片段称为转移 DNA，简称为 T-DNA。目前，农杆菌介导的 T-DNA 转移机制已经研究得比较清楚。T-DNA 转基因技术已被广泛应用于植物转基因。大量研究表明，T-DNA 整合到植物基因组中的位置随机分布，并且可以稳定遗传。由于插入到植物基因组的 T-DNA 序列已知，这样随机插入到植物基因组的 T-DNA 类似于给植物“贴”了一个序列标签。另外，由于农杆菌介导的植物转基因方法简单易行，效率高，且不需要通过自主培养，因此由于体细胞的变异而导致的突变体很少，大部分情况下突变体由 T-DNA 的插入而导致，这为突变体库的构建以及后续的突变基因分离提供了便利。

（2）转座子插入突变

转座子是染色体上一段可移动的 DNA 片段，它可从染色体的一个位置跳到另一个位置。当转座子跳跃而插入到某个功能基因时，就会引起该基因的失活，并诱导产生突变型，而当转座子再次转座或切离这一位点时，失活基因的功能又可得到恢复。遗传分析可确定某基因的突变是否由转座子引起。以导致突变的转座子 DNA 为探针，从突变株的基因组文库中扩增出含该转座子的 DNA 片段，并获得含有部分突变株 DNA 序列的克隆，进而以该 DNA 为探针，筛选野生型的基因组文库，最终得到完整的基因。

根据增殖方式不同，转座子可分为 DNA 转座子和逆转座子两类。相应地可利用转座子插入法（Ac/DS 系统插入）和逆转座子插入法（逆转录转座子 Tosl7）建立植物突变体库：

1）Ac/Ds 系统。Ac/Ds 系统是玉米中的一个转座子家族，属于 DNA 转座子。Ac 因子单独存在便可引起转座突变，但变异不稳定，DS 因子在有 Ac 因子或合成转座酶的序列存在的条件下才会引起插入突变。

2）逆转录转座子 Tos17。逆转录转座子是真核生物中广泛存在的一种可转移元件。在植物中它们常以高拷贝数出现，属中度重复序列。逆转录转座子的增殖和转座以 RNA 为中介，通过 DNA-RNA-DNA- 的方式进行，因涉及逆转录过程而被称为逆转录转座子（retrotransposon）。逆转录转座子的主要特征是两端具有长的同向末端重复序列（long terminal repeat，LTR）。由于逆转录转座子通常只引起稳定的突变，因此用常规的遗传分析方法很难区分逆转录转座子引发的突变和其他因素引起的变异。

二、植物组织培养与遗传转化技术

1. 植物组织培养技术

植物组织培养又称为植物克隆，是指通过无菌操作把植物体的各类结构材料——外植体（根尖、茎段、茎尖、幼叶、幼胚、花药等）接种于人工配制的培养基上，在人工控制的环境条件（温度、湿度、光照等）下进行离体培养的一套技术与方法。

培养基是组织培养中最重要的基质，针对不同的培养对象、阶段和目的，需要选择不同的培养基。MS（Murashige 和 Skoog）培养基是植物组织培养中应用最为广泛的培养基，在此基础上进行成分改良的培养基称为改良培养基。除此之外，常用的植物培养基还有

ER、B5、SH、HE 和 N6 等。MS 培养基适用于大多数双子叶植物，B5 培养基和 N6 培养基适用于多种单子叶植物，如禾本科的水稻、小麦等。培养基中对培养物影响最大的是外源激素，试验中需要根据培养物的不同摸索不同的激素类型、使用浓度以及配比。常用的激素有生长素、细胞分裂素等。

目前药用植物组织培养主要用来生产药用活性成分或进行药用植物无性快速繁殖。我国从 20 世纪 50 年代开始药用植物组织培养研究，发展至今药用植物组织的培养方法已从固体、液体、悬浮培养，深层大罐发酵培养发展到液体连续培养和细胞固定化培养等。培养材料也从药用植物的根、茎、叶、花、胚、果实、种子等组织或器官，以及这些器官诱导出的愈伤组织或冠瘿组织，一直发展到细胞培养，药用植物组织培养技术水平不断提高。与传统生产方式相比，药用植物组织培养技术具有很大的优越性：可以在人为控制条件下进行，不受季节、气候条件与土壤环境等因素的制约；可提高植物的繁殖效率，缩短植物生长周期；为中药资源的可持续利用带来了广阔的前景。

2. 植物遗传转化技术

植物遗传转化技术是指应用重组 DNA 技术将人工分离和改良过的外源基因导入植物基因组中，使其遗传性状发生改变，从而改良植物病虫性、抗逆性或品质的技术。

植物遗传转化方法主要分为两类：一类是外源基因的直接导入，如基因枪法、电击法、显微注射法、花粉管通道法、超声法等；另一类是以载体为媒介的遗传转化，将外源基因重组进入适合的载体系统，通过载体将携带的外源基因导入植物细胞，整合在染色体组中并随染色体复制和表达。目前常用的载体转移方法有农杆菌介导法等。

发根农杆菌是一种革兰氏阴性菌，能侵染大多数的双子叶植物、少数单子叶植物及个别裸子植物，通过自身的 Ri 质粒将携带外源基因的 T-DNA 转移并整合到植物基因组中，诱发被感染植物的受伤部位长出毛状根。毛状根离体培养能够形成再生植株，而且许多植物的毛状根在离体培养条件下表现出次生代谢产物的合成能力，产量较正常植物及悬浮培养细胞高，因此 Ri 质粒可应用于有价值的次生代谢产物的生产。根癌农杆菌 Ti 质粒的 T-DNA 片段通过根癌农杆菌感染植物并整合进入植物细胞的基因组诱导产生冠瘿组织。冠瘿瘤离体培养时，具有激素自主性、增殖速率较常规细胞培养快，其次生代谢产物合成的稳定性与能力较强，在次生代谢产物生产方面具有良好的开发前景。

第三节　蛋白质组学关键技术

本节介绍了蛋白质组学研究领域的常用技术，包括蛋白质分离技术、质谱技术、蛋白质芯片技术及研究蛋白质相互作用的技术等。

一、蛋白质分离技术

蛋白质分离技术在蛋白质组学中起着至关重要的作用，双向聚丙烯酰胺凝胶电泳（two dimensional gel electrophoresis，2-DE）是其中一种经典方法，但由于生物样品中蛋白质表达水平的巨大差异，以及二维电泳技术对某些蛋白质的“偏好性”，极大的限制了该技术的应用范围。因此，人们发展了多种蛋白质分离技术，如色谱分离技术、毛细管电泳技术、毛细管色谱技术、微流控芯片技术等。

1. 双向聚丙烯酰胺凝胶电泳

双向聚丙烯酰胺凝胶电泳（2D-PAGE）由 O'Farre1 及 K1ose 和 Scheele 等于 1975 年发明，是一种等电聚焦电泳与 SDS-PAGE 相结合，分辨率更高的蛋白质电泳检测技术。双向电泳后的凝胶经染色蛋白质呈现二维分布图，水平方向反映出蛋白质在等电点上的差异，而垂直方向反映出它们在相对分子质量上的差别。所以双向电泳可以将相对分子质量相同而等电点不同的蛋白质以及等电点相同而相对分子质量不同的蛋白质分开。双向电泳是快速成长的蛋白质组学技术中最流行、最通用的蛋白质分离方法。目前 2D-PAGE 能够在同一块凝胶上同步检测和定量数千个蛋白质。

2. 色谱分离技术

色谱分离技术又称层析分离技术或色层分离技术，是一种可以有效分离复杂混合物中各组分的方法。它是利用不同物质在由固定相和流动相所构成的体系中具有不同的分配系数的特点，通过两相作相对运动时，这些物质随流动相一起运动并在两相间进行反复多次的分配，从而使各物质得到分离。生物大分子纯化分析特别是蛋白质纯化分析中，色谱是非常重要而且常用的一种技术。常用的色谱分离技术包括凝胶过滤、离子交换色谱、吸附色谱、亲和色谱和聚焦色谱。

3. 毛细管电色谱技术

毛细管电色谱（capillary electro chromatography，CEC）是用电渗流或电渗流结合压力流来推动流动相的一种液相色谱法。其兼具毛细管电泳及高效液相色谱（HPLC）的双重分离机制，以内含色谱固定相的毛细管为分离柱，既可分离带电物质，也可分离中性物质。由于有机结合了 HPLC 和高效毛细管电泳法（HPCE），毛细管电色谱法不仅克服了 HPLC 中压力流本身流速不均匀引起的峰扩展，而且因柱内无压降，使峰扩展只与溶质扩散系数有关，从而获得接近于 HPCE 水平的高柱效，同时还具备了 HPLC 的选择性。HPLC 是用压力驱动流动相，流速随填充微粒的大小和柱长变化，造成色谱峰谱带的扩展，降低了柱效。而 CEC 是采用电场推动流动相，其线速与柱的直径和填充微粒的大小无关，在毛细管中几乎没有流速梯度，谱带展宽效应很小。这点是 CEC 与 HPLC 的本质差别，也是 CEC 效率高于 HPLC 的根本原因。

二、质谱技术

第一台质谱仪是英国科学家 Francis William Aston 于 1919 年制成的。1966 年，M.S.B.Munson 和 F.H. Field 报道了化学电离源（chemical ionization，CI），质谱第一次可以检测热不稳定的生物分子。到了 20 世纪 80 年代左右，随着快原子轰击（FAB）、电喷雾（ESI）和基质辅助激光解析（MALDI）等新“软电离”技术的出现，质谱能用于分析高极性、难挥发和热不稳定样品后，生物质谱飞速发展，已成为现代科学前沿的热点之一。由于具有迅速、灵敏、准确的优点，并能进行蛋白质序列分析和翻译后修饰分析，生物质谱已经无可争议地成为蛋白质组学中分析与鉴定肽和蛋白质最重要的手段。质谱法在一次分析中可提供丰富的结构信息，将分离技术与质谱法相结合是分离科学方法中的一项突破性进展。例如，用质谱法作为气相色谱（GC）的检测器已成为一项标准化 GC 技术被广泛使用。由于 GC-MS 不能分离不稳定和不挥发性物质，所以发展了液相色谱（LC）与质谱法的联用技术。LC-MS 可以同时检测糖肽的位置并且提供结构信息。1987 年首次报道了毛细管电泳（CE）与质谱的联用技术。CE-MS 在一次分析中可以同时得到迁移时间、分子量和碎片信息，因此它是 LC-MS 的补充。

质谱是最常用也是最主要的蛋白质鉴定技术，已经逐步取代了传统的氨基酸组成分析和埃德曼降解法测序。质谱技术的基本原理是将蛋白质样品先经过离子化后，然后根据不同离子间质子与电荷之比（*m/z*）的差异来分离并确定蛋白质的分子质量。因此，离子源、质量分析器和检测器构成了质谱仪的核心组件。应用于蛋白质样品的离子源包括基质辅助激光解吸离子化（MALDI）和电喷雾离子化（ESI）两种。而常用的质量分析器包括傅里叶变换离子回旋共振质谱（FTICR/FT）、线性离子阱质谱（LIT/LTQ）、四级杆离子阱质谱（QIT）和飞行时间质谱（TOF）四种。而质谱检测器也有多种，包括电子倍增管、离子计数器、感应电荷检测器等。

三、蛋白质芯片

蛋白质芯片（protein chip）是将固相载体进行特殊的化学处理，再将一系列已知的蛋白质或蛋白质结合分子（如酶、抗体、配体、细胞因子等）固定其上，根据这些生物分子的自身特性，捕获与之特异性结合的待测蛋白质，来确定样本中蛋白质组的表达谱、生化活性及相互作用。蛋白质芯片主要有三类：蛋白质微阵列、微孔板蛋白质芯片、三维凝胶块芯片等。

1. 蛋白质微阵列

哈佛大学的 Macbeath 和 Schreiber（2000）等报道了通过点样机械装置制作蛋白质芯片的研究：将针尖浸入装有纯化蛋白质溶液的微孔中，然后移至载玻片上，在载玻片表面点上 1nL 的溶液，通过机械手的重复操作，点不同的蛋白质。利用此装置大约可固定 10 000 种蛋白质，用于研究蛋白质与蛋白质间、蛋白质与小分子间的特异性相互作用。Macbeath 和 Schreiber（2000）首先用一层小牛血清白蛋白（BSA）修饰玻片，防止固定在表面上的蛋白质变性。由于赖氨酸广泛存在于蛋白质的肽链中，BSA 中的赖氨酸通过活性剂与点样的蛋白质样品所含的赖氨酸发生反应，使其结合在基片表面，并且暴露出一些蛋白质的活性区域。这样，利用点样装置将蛋白质固定在 BSA 表面上，制作成蛋白质微阵列。

2. 微孔板蛋白芯片

Mendoza 等在传统微滴定板的基础上，利用机械手在 96 孔的每一个孔的平底上点样相同的四组蛋白质，每组有含有 8 种不同抗原和标记蛋白的 36 个点（4×36 阵列）。可直接使用与之配套的全自动免疫分析仪测定结果，适用于蛋白质的大规模筛选。

3. 三维疑胶块芯片

三维凝胶块芯片是美国阿贡国家实验室和俄罗斯科学院恩格尔哈得分子生物学研究所开发的一种芯片技术。三维凝胶块芯片是在基片上点布可用于靶 DNA、RNA 和蛋白质分析的 10 000 个微小聚苯烯酰胺凝胶块。这种芯片可用于抗原抗体筛选和研究酶动力学反应。该芯片的优点是：凝胶条的三维化能加入更多的已知样品从而提高检测的灵敏度；蛋白质能够以天然状态分析，可以进行受体、配体研究，免疫测定以及蛋白质组分分析。

四、蛋白质相互作用技术

研究蛋白质相互作用的技术包括酵母双杂交技术、Pull down 技术、免疫共沉淀技术等。

1. 酵母双杂交技术

酵母双杂交（yeast two-hybrid）系统是 1989 年由 Fields 和 Song 等首先在研究真核基因转录调控时建立。典型的真核生物转录因子，如 GAL4、GCN4 等都含有两个功能上相互独立的结构域：DNA 结合结构域（DNA-binding domain）和转录激活结构域（transcription-activating domain）。前者可识别 DNA 上的特异序列并与之结合，后者可同转录复合体的其他成分作用，启动其所调节基因的转录。两个结构域分开后仍具有功能，但是不能激活转录。酵母双杂交系统包括两种载体，分别含有 DNA 结合结构域和转录激活结构域。当待检测相互作用的两个蛋白分别克隆到两种载体中，形成 DNA 结合结构域融合蛋白和转录激活结构域融合蛋白后，如果待测蛋白之间存在相互作用会使 DNA 结合结构域和转录激活结构域在空间上相互靠近，从而激活报告基因的转录。报告基因的激活证明待测蛋白之间存在相互作用。

2. Pull down 技术

Pull down 实验是一个有效验证酵母双杂交系统的体外试验技术，近年来越来越受到广大学者的青睐。其基本原理是固定到亲和树脂上的谷胱甘肽巯基转移酶（glutathione-*S*-transferase，GST）充当一种"诱饵蛋白"，然后将目的蛋白溶液过柱，从中捕获与之相互作用的"捕获蛋白"（目的蛋白），洗脱结合物后通过 SDS-PAGE 电泳分析，从而证实两种蛋白间的相互作用或筛选相应的目的蛋白，"诱饵蛋白"和"捕获蛋白"均可通过纯化的蛋白、细胞裂解物、表达系统以及体外转录翻译系统等方法获得。此方法简单易行，操作方便。

3. 免疫共沉淀技术

免疫共沉淀（co-immunoprecipitation）是研究以抗体和抗原之间专一性作用为基础的蛋白质间相互作用的经典方法，是确定两种蛋白质在完整细胞内生理性相互作用的有效方法。其原理是当细胞在非变性条件下被裂解时，完整细胞内存在的许多蛋白质 - 蛋白质间的相互作用被保留下来。首先用预先固化在琼脂糖微球上的蛋白质 A 的抗体对 A 蛋白进行免疫沉淀使 A 蛋白锚定到琼脂糖微球上，在免疫沉淀 A 蛋白的同时，与 A 蛋白在体内结合的蛋白质 B 也能一起沉淀下来。再通过蛋白变性分离，对 B 蛋白进行检测，进而证明两者间的相互作用。这种方法得到的目的蛋白在细胞内与兴趣蛋白天然结合，符合体内的实际情况，得到的结果可信度高。这种方法常用于测定两种目标蛋白质是否在体内结合，也可用于确定一种特定蛋白质新的相互作用蛋白。

第四节　代谢组学关键技术

本节主要介绍了 GC-MS、LC-MS 和核磁共振（nuclear magnetic resonance，NMR）等常用代谢组学关键技术。

一、GC-MS 代谢组学分析技术

相对其他代谢组学分析技术而言，GC-MS 是代谢组学研究中应用最早的分析技术之一，最早有关代谢组学（代谢轮廓分析）的文章就是用 GC-MS 分析尿液和组织提取物的代谢谱。GC-MS 是最为成熟的色谱 - 质谱联用技术之一，由于其分辨率高、灵敏度高、重现性好，具有大量标准代谢物谱图库，且成本相对低廉等特点，适合分析相对分子质量小、低极性、低沸点的代谢物或衍生化后具有挥发性的物质，是目前植物代谢组学研究的主要分析平台之一。

GC-MS 最常用的离子化技术是电子轰击（electron impact，EI），EI 离子源的灯丝通常用钨丝或铼丝制成，在高真空条件下，炙热的灯丝发出电子轰击样品分子。为了获得可重复的质谱图，轰击电子能量一般为 70eV，远大于样品的离子化电位，剩余能量高于分子中某些键的健能，从而使分子离子发生裂解。电子轰击源的一个主要缺点是固态、液态样品须气化进入离子源，因此不适合于难挥发的样品和热稳定性差的样品。但是，GC-MS 的 EI 离子化效果较高，不同分子几乎都能被电离而进入质谱系统，不同于 LC-MS、GC-MS 不同分子之间的离子抑制效应很低，基质干扰也较小。

大多数植物初生代谢物（三羧酸循环、卡尔文循环、氨基酸代谢、脂肪酸代谢、糖代谢等产生的代谢物）适合 GC-MS 分析，低极性的代谢物一般相对分子质量小，有较好的挥发性；大极性的糖、氨基酸、有机酸则能被衍生化，增加它们的挥发性。GC-MS 常用的衍生化方法是两步衍生化，第一步是与甲氧胺（methoxyamine）的吡啶溶剂反应，目的是为了稳定羰基，抑制羰基的酮 - 烯醇互变（keto-enoltautomerism）或抑制羰基转化成缩酮或缩醛结构（acetal- 或 keta1-structure）。还原性糖的结构存在多种构型，在水溶液中主要以半缩醛的环状结构存在，糖也可能以直链的多羟基醛的结构存在，因此糖在衍生化时可能存在多个衍生化峰。第一步的甲氧胺肟化使糖主要生成顺式和反式（syn 和 anti）的直链衍生化产物，减少糖的其他衍生化产物。第二步是三甲基硅烷化反应，最常用的是 *N*- 甲基 -*N*-（三甲基硅烷）三氟乙酰胺［*N*-methyl-*N*-（trimethylsiyl）trifluroacetamide，MSTFA］，硅烷化对大多数含有羟基（—OH）、羧基（—COOH）、氨基（$—NH_2$）、巯基（—SH）等具有活泼氢原子的基团有较好的衍生化效果，这些含有活泼氢的基团被衍生化后，减少了分子间氢键的形成，降低了分子的沸点。

二、LC-MS 代谢组学分析技术

目前代谢组学技术应用最广泛、最高效的还是液相色谱 - 质谱（LC-MS）联用和气相色谱 - 质谱（GC-MS）联用。LC-MS 代谢组学技术是样品经过简单的预处理后直接进样，其适合复杂生物样品中不稳定、不易衍生、不易挥发或相对分子质量较大的代谢物的分离和检测。LC-MS 的缺点在于液质为软电离，对于不同的物质需要不同的电离强度，所以，没法建立一个标准通用的数据库，从而对物质结构的解析鉴定远不如 GC-MS。随着技术的进步和发展，目前有不同技术类型的 LC-MS。例如，UPLC-QTOF-MS 能够测定物质的精确质荷比（*m/z*），有利于未知物的定性；UPLC-TQMS 具有良好的结构解析能力和检测灵敏度，有利于物质的高通量和精确定量。所以 UPLC-QTOF-MS 和 UPLC-TQMS 是代谢组学分析的最主要的工具。

综合运用代谢组学的多种平台和技术，通过 UPLC 进行分离，运用 QTOF 获得化合物的高分辨相对分子质量，然后基于高分辨的相对分子质量运用 QTRAP 去获得化合物的 MS2T 碎片信息，最后用 QQQ-MS 对不同化合物的离子进行多反应动态监测检测含量（MRM）。

三、NMR 代谢组学分析技术

NMR 是代谢组学研究的主要技术。NMR 的优势在于能够对样品实现无创性、无偏向的检测，具有良好的客观性和重现性，样品不需要繁琐处理，具有较高的通量和较低的单位样品检测成本。此外，^{1}H-NMR 对含氢化合物均有响应，能完成样品中大多数化合物的检测，满足代谢组学中的对尽可能多的化合物进行检测的目标。与质谱法相比，它的缺点是检测灵敏度相对较低（采用现有成熟的超低温探头技术，其检测灵敏度在纳克级水平）、动态范围有限，很难同时测定生物体系中共存的浓度相差较大的代谢产物。

拓展阅读——其他分析技术

一、毛细管电泳 - 质谱（CE-MS）联用技术

毛细管电泳是 20 世纪 80 年代初发展起来的一种基于待分离物组分间淌度和分配行为差异而实现分离的电泳新技术，具有快速、高效、分辨率高、重复性好、易于自动化等优点。CE-MS 的主要优点是能够检测离子型化合物，如磷酸化的糖、核苷酸、有机酸和氨基酸等。研究人员曾使用 CE-MS 从拟南芥中检测到 200 个代谢物，并鉴定了其中的 70 ～ 100 个化合物。

二、傅里叶变换红外光谱（FT-IR）技术

FT-IR 是基于红外线引起分子中的化学键振动或转动能级跃迁而产生的吸收光谱。植物样本的红外光谱是其中所有化合物红外光谱的叠加，具有指纹特性，FT-IR 可以对样品快速、高通量地扫描，并且不破坏样本，每天能够分析 1000 余个样本，适合从大量群体中筛选代谢突变体。缺点是难以鉴定差异的代谢物，对结构类型相似的化合物难以区分。

第五节　合成生物学关键技术

本节主要介绍了大片段DNA分子组装技术和底盘细胞改造技术等合成生物学关键技术。

一、DNA 组装技术

目前，DNA 从头合成技术精确合成 DNA 片段的长度大多为 0.5 ～ 1kb，当合成更长的 DNA 片段时则需要将 DNA 小片段按顺序组装起来，这就涉及 DNA 组装技术。

1. 基于内切酶的拼接方法

有一种特殊的 II 型限制性内切核酸酶能够在其 DNA 识别处的相邻位置进行剪切。如果人为设计识别位点不同的相邻序列，就可利用同种限制酶产生不同的黏性末端，从而一次组装多个片段，克服传统多片段组装时限制酶种类的限制，而且还可进行无缝连接。此外还有一种依赖于同尾酶的 Biobrick\\Bglbrick 方法。同尾酶（如 Bg1 II 和 BamH I，Xba I 和 Spe I 等）是指一类识别 DNA 分子中不同核苷酸序列，但能产生相同黏性末端的限制性内切核酸酶。当酶切后的两片段相连时，原来的酶切位点将不复存在，也就不能被原有的限制酶所识别。因此，该种方法仅利用一对同尾酶，就可以实现 DNA 片段的多次组装。

2. 基于位点特异性重组的拼接方法

位点特异性重组舍弃了限制性内切核酸酶，取而代之的是噬菌体整合酶。这些位点特异性整合酶可以识别不同版本的附着点(attB，attP)序列，然后实现这些 DNA 序列间的重组。目前，最常用的是 Gateway 克隆方法，其具体流程是通过整合酶将需要克隆的 DNA（两端含正交的两个位点 attB 和 attP）直接重组到载体中。这个方法简单、高效，在克隆文库的构建和真核表达系统的分析中被广泛应用。通过合成多个正交的 att 重组序列，Gateway 方法也可实现多个 DNA 片段的一步按顺利拼接。

3. 基于重叠序列的拼接方法

重叠延伸 PCR 技术（splicing by overlapping extension PCR，SOE-PCR）又称为重叠区扩增基因拼接法或套叠 PCR 技术。该技术采用具有互补末端的引物，使 PCR 产物形成了重叠链，从而在随后的扩增反应中通过重叠链的延伸，将不同来源的扩增片段拼接起来。该技术可实现任意两个目的基因的连接和扩增，不需要限制性内切核酸酶消化和连接酶处理，同时由于中间无任何目的基因以外的其他序列，可避免因加入连接序列导致的表达蛋白质的功能异常。SOE-PCR 技术在插入大片段的定点突变、敲除基因片段嵌合编码序列上具有独特的优势。此技术有利于多片段的正确组装，加速复杂基因工程的研究，如人类细胞的体细胞敲除，病毒全基因组的组装，疫苗的研究，多克隆抗体的产生及植物基因工程等。

4. 体内拼接方法

酵母、大肠杆菌和枯草杆菌等物种拥有强大的体内重组系统。例如，酵母同源重组频率高，并且拥有精确的 DNA 修复机制，使其成为同时组装多个 DNA 片段理想的底盘细胞。酵母同源重组可以有效连接有 40 bp 重叠序列的 DNA 片段，Kuijpers 等（2013）改进了这一方法，通过使用 60 bp 与酵母基因组不同源的重组序列将 9 个 DNA 片段组装到一个 21 kbp 的质粒上，装配成功率达到 95%。近来，出现了一个改进的 RADOM（rapid assembly of DNA overlapping multifragments）组装方法，RADOM 法将酵母同源重组与大肠杆菌的蓝白斑筛选结合起来，大大减少了组装时间。

二、底盘细胞改造技术

理想的底盘细胞在具有基本的自我复制与代谢能力的基础上，具有正交性好、稳健性高、普适性强等特点。对底盘细胞的改造指能够让人类对底盘细胞目标基因进行“编辑”，实现对特定 DNA 片段的敲除、插入等。CRISPR-Cas9 和基于位点特异性重组酶的同源重组等基因组编辑技术，能在基因组范围内对任意的多个位点进行同步修饰，实现底盘细胞的改造。

1.CRISPR-Cas9 技术

CRISPR-Cas9（the clustered regularly interspaced short palindromic repeats- Cas9）技术能进行基因组的高效修饰，还能在不修改基因组的情况下调节基因的表达强度。该系统由蛋白质和 RNA 两个部分组成，蛋白质即切割 DNA 的 Cas9 内切核酸酶，RNA 指导 Cas9 内切核酸酶定位到基因组的靶标位点。CRISPR-Cas9 系统属于细菌适应性免疫系统，不同的 CRISPR-Cas9 系统分为 3 种类型，类型 I 和类型 III 让多个 Cas9 蛋白引起靶标 DNA 断裂，类型 II 只需利用 1 个 Cas9 内切核酸酶就能在目标基因组序列引入双链 DNA 断裂，通过与经过特殊设计的小向导 RNA（single guide RNA）共表达发挥作用。CRISPR-Cas9 系统是基因组编辑的重要工具，已经被成功地用于链霉菌中放线菌紫素合成途径基因簇的失活。

2. 基于位点特异性重组酶的同源重组

现在大多利用来源于 P1 噬菌体的 Cre-loxP 位点和来源于酵母的 Flp/FRT 位点催化两个特异 DNA 序列发生重组。Cre 和 Flp 都属于酪氨酸重组酶类，分别识别 34bp 的目标位点——loxP 和 FRT，并且催化发生位点特异性重组。应用这些重组酶进行基因组编辑，其原理是在基因组上和目的 DNA 上均插入特异性识别序列，在相应的重组酶作用下进行重组，实现大片段 DNA 的插入、删除或替换。在基因组上目的片段两端分别插入两个重组酶识别位点；同样地，外源片段含有相应重组酶识别位点；通过重组酶的过量表达，即可实现两个特异识别位点之间基因组 DNA 的替换操作。Cre-loxP 重组系统在酿酒酵母中已经使用得比较成熟，已被成功用于单基因或双基因的删除。

3. 基于转座子的同源重组

转座子是存在于 DNA 上可自主复制和移位的基本单位。转座子分为简单转座子和复合式转座子。简单转座子因没有任何宿主基因，被称为插入序列，是染色体或质粒 DNA 的正常组成部分。插入序列是可以独立存在的单元，带有协助自身移动的蛋白质；复合式转座子是另一类带有某些抗药性基因或其他宿主基因的转座子，其两翼往往是两个相同或高度同源的插入序列。基因转座时发生的插入作用有一个普遍的特征，那就是受体分子中有一段 3 ～ 12bp 的靶序列 DNA 会自我复制，使插入的转座子位于两个重复的靶序列之间。不同转座子的靶序列长度不同，但对于一个特定的转座子来说，它所复制的靶序列长度不变。对于序列已知的目的基因，可先用转座子插入目的片段，通过转导将该片段引入宿主细胞内，然后筛选突变的 DNA 序列替换野生型亲本 DNA 序列，通过对突变基因的测试来研究相关基因的功能。

思 考 题

1. 请简述主要高通量测序技术的基本原理。
2. 请简述几种代谢组学关键技术的原理及其优缺点。

参 考 文 献

陈士林，朱孝轩，李春芳，等 . 2012. 中药基因组学与合成生物学 . 药学学报，47（8）：1070-1078.

陈廷俊 . 1997. 烟草抗 CMV 细胞突变系筛选系统的研究 . 植物保护报，24（4）：317-320.

陈英，黄敏仁，王明庥 . 2005. 植物遗传转化新技术和新方法 . 中国生物工程杂志，25（9）：94-98.

匡雪君，邹丽秋，李滢，等 . 2016. 天然产物合成生物学关键技术 . 中国中药杂志，41（22）：4112-4118.

梁宇，荆玉祥，沈世华 . 2004. 植物蛋白质组学研究进展 . 植物生态学报，28（1）：114-125.

刘丽华，马小军，李保国，等 . 2010. 罗汉果遗传图谱构建及部分果实相关性状 QTL 定位 . International canference on cellnrar，Molecder Biology，Biophysics & Bioenginering.

刘艳玲 . 2013. 莲野生居群遗传多样性评价及高密度遗传连锁图谱的构建 . 武汉：华中农业大学博士学位论文 .

齐炼文，李萍，赵静 . 2006. 代谢组学与中医药现代研究 . 世界科学技术，8（6）：79-86.

汪尚 . 2012. 铁皮石斛种质资源遗传多样性评价及其遗传连锁图谱的构建 . 杭州：杭州师范大学 .

王大玮 . 2011. 杜仲遗传连锁图谱构建及重要性状的分子标记 . 咸阳：西北农林科技大学博士学位论文 .

王福宾 . 2012. 基因组光学图谱技术的应用 . 全国微生物基因组学学术研讨会 .

王兴春，杨致荣，王敏，等 . 2012. 高通量测序技术及其应用 . 中国生物工程杂志，32（1）：109-114.

王耀文 . 2011. 苦荞 SRAP 和 SSR 分子标记遗传连锁图谱的构建 . 太原：山西大学硕士学位论文 .

许国旺，路鑫，杨胜利 . 2007. 代谢组学研究进展 . 中国医学科学院学报，29（6）：701-711.

战晴晴，隋春，魏建和，等 . 2010. 利用 ISSR 和 SSR 分子标记构建北柴胡遗传图谱 . 药学学报，45（4）：517-523.

宗成堃，宋振巧，陈海梅，等 . 2015. 利用 SSR、SRAP 和 ISSR 分子标记构建首张丹参遗传连锁图谱 . 药学学报，50（3）：36CW66.

Chen SL，Xu J，Liu C，et al. 2012. Genome sequence of the model medicinal mushroom *Ganoderma lucidum*. Nat Comm，3（2）：913.

Chen WH，Qin ZJ，Wang J，et al. 2013. The MASTER（methylation-assisted tailorable ends rational）ligation method for sea mless DNA assembly. Nucleic Acids Res，41（8）：e93.

Copenhaver GP，Nickel K，Kuromori T，et al. 1999. Genetic definition and sequence analysis of Arabidopsis centromeres. Science，286（5448）：2468-2474.

Debener T，Mattiesch L. 1999. Construction of a genetic linkage map for roses using RAPD and AFLP markers. Theoretical and Applied Genetics，99（5）：891-899.

Eid J，Fehr A，Gray J，et al. 2009. Real-time DNA sequencing from single polymerase molecules. Science，323（5910）：133-138.

Fields S，Song O. 1989. A Novel genetic system to detect protein-protein intevactions. Nature，340（6230）：245-246.

Gong WB，Liu W，Lu YY，et al. 2014. Constructing a new integrated genetic linkage map and mapping quantitative trait loci for vegetative mycelium growth rate in *Lentinula edodes*. Fungal Biology，118（3）：295-308.

Hajdukiewucz P，Svab Z，Maliga P. 1994. The small，versatile pPZP family of Agrobacterium binary vectors for plant transformation. Plant Mol Biol，25（6）：989-994.

Harris TD，Buzby PR，Babcock H，et al. 2008. Single-molecule DNA sequencing of a viral genome. Science，320（5872）：106-109.

Iniriative TAG，2000. Analysis of the genome sequence of the flowering plant *Arabidopsis thaliana*. Nature，408（6814）：796-815.

Itaya M，Kaneko S. 2010. Integration of stable extracellular DNA released from Escherichia coli into the Bacillus subtilis genome vector by culture mix method. Nucleic Acids Res，38（8）：2551-2557.

Itaya M，Tsuge K，Koizumi M，et al. 2005. Combining two genomes in one cell：stable cloning of the Synechocystis PCC6803 genome in the Bacillus subtilis 168 genome. Proc Natl Acad Sci USA，102（44）：15971-15976.

Krysan PJ，Young JC，Sussman MR. 1999. T-DNA as an insertional mutagen in *Arabidopsis*. Plant Cell，11（12）：2283-2290.

Krysan PJ，Young JC，Tax F，et al. 1996. Identification of transferred DNA insertions within Arabidopsis genes involved in signal transduction and ion transport. Proc Natl Acad Sci USA，93（15）：8145-8150.

Kuijpers NG，Solis-Escalante D，Bosman L，et all. 2013. A versatile，efficient strategy for assembly of multi-fragment expression vectors in *Saccharomyces* cerevisiae using 60 bp synthetic recombination sequences. Microb Cell Fact，12（1）：47.

Li Y，Luo HM，Sun C，et al. 2010. EST analysis reveals putative genes involved in glycyrrhizin biosynthesis. BMC Genomics，11（1）：268.

Macbeath G，Schreiber SL. 2000. Printing proteins as microarrays for high-throughput function determination. Science，289（5485）：

1760-1763.

Mahalingam R，Fedoroff N. 2001. Screening insertion libraries for mutations in many genes simultaneously using DNA microarrays. Proc Natl Acad Sci USA，98（3）：7420-7425.

Mardis E R. 2008. Next-generation DNA sequencing methods. Annu Rev Genomics Hum Genet，9：387-402.

Margulies M，Egholm M，Altman WE，et al. 2005. Genome sequencing in microfabricated high-density picolitre reactors. Nature，437（7057）：376-380.

Ondov BD，Varadarajan A，Passalacqua KD，et al. 2008. Efficient mapping of applied biosystems SOLiD sequence data to a reference genome for functional genomic applications. Bioinformatics，24（23）：2776-2777.

Parinov S，Sundaresan V. 2000. Functional genomics in Arabidopsis：large-scale insertional mutagenesis complements the genome sequencing project. Curr Opin Biotechnol，11（2）：157-161.

Patrick JK，Jeffery CY，Peter JJ，et al. 2002. Characterization of T-DNA insertion sites in *Arabidopsis thaliana* and the implications for saturation mutagenesis. OMICS，6（2）：163-173.

Porreca GJ，Zhang K，Li JB，et al. 2007. Multiplex amplification of laige sets of human exons. Nat Methods，4（11）：931-936.

Rama Devi S，Yamamoto Y，Matsumoto H. 2001. Isolation of aluminum-tolerant cell lines of tobacco in a simple calcium medium and their responses to aluminum. Physiol Plant，112（3）：397-402.

Sabri S，Steen JA，Bongers M，et all. 2013. Knock-in/Knock-out（KIKO）vectors for rapid integration of large DNA sequences，including whole metabolic pathways，onto the Escherichia coli chromosome at well-characterised loci. Microb Cell Fact，12：60.

Schuster SC. 2008. Next-generation sequencing transforms today’s biology. Nat Methods，5（1）：16-18.

Sultan M，Schulz MH，Richard H，et al. 2008. A global view of gene activity and alternative splicing by deep sequencing of the human transcriptome. Science，321（5891）：956-960.

Tan L，Chen H，Yu S，et all. 2013. A SOE-PCR method of introducing mxiltiple mutations into Mycoplasma gallisepticumneuraminidase. J Microbiol Methods，94（2）：117-120.

Tissier AF，Marillonnet S，Klimyuk V，et al. 1999. Multiple independent defective suppressor-mutator transposon insertions in Arabidopsis：a tool for functional genomics. Plant Cell，11：（10）：1841-1852.

Walbot V，2000. Saturation mutagenesis using maize transposons. Curr Opin Plant Biol，3（2）：103-107.

Wheeler DA，Srinivasan M，Egholm M，et al. 2008. The complete genome of an individual by massively parallel DNA sequencing. Nature，452（7189）：872-876.

Wu CY，Song JY，Chen SL，et al. 2008. Application of expressed sequence tags to study on medicinal plant. Chin Tradit Herb Drugs，39（5）：778-782.

Wu SB，Collins G，Sedgley M. 2004. A molecular linkage map of olive（*Oleaeuropaea L.*）based on RAPD，microsatellite，and SCAR markers. Genome，47（1）：26-35.

Zhang Y，Werling U，Edelmann W. 2012. SLiCE：a novel bacterial cell extract-based DNA cloning method. Nucleic Acids Res，40（8）：e55.

第十七章 生物信息学及数据库

生物信息学（bioinformatics）是通过研究、开发或应用计算工具和方法来扩展对生物学、医学、行为科学和卫生数据的使用的交叉学科，研究内容包括原始数据的获取、数据库的建立和管理、数据分析及结果阐释等。生物信息学随着基因组学的出现和人类基因组计划的启动而发展迅速，目前已经成为生命科学研究中必不可少的部分。生物信息学最初的研究对象是分子生物学数据，在后基因组时代，生命过程的研究着重于“序列—结构—功能—应用”的整体体系，其研究对象也扩展到生命科学的多个相关领域。

计算分子生物学与生物信息学的起源息息相关，有学者认为生物与信息结合的开创性事件可以作为生物信息学的开端，这些事件包括 Needleman 和 Wunsch 提出的序列比对算法，三大序列数据库的诞生等。1970 年，Hogeweg 首先提出“Bioinformatics”一词，其含义是指研究生物系统的信息过程（Hesper et al 1970，Hogeweg　2011）。1978 年 Lim 对“Bioinformatics”一词进行了重新定义，将信息学与生物学相结合的新学科定义为生物信息学，并推测该学科会是未来生物学研究的趋势之一（Lim　1992）。进入 21 世纪以来，随着 DNA 测序技术的迅猛发展和基因组计划的不断涌现，生物学数据资源快速积累，极大的丰富了科学家对生命本质的认识。海量的生物学数据必须通过信息学手段进行收集、整理和分析才能成为有用的数据，从而揭示数据背后所蕴含的生命的生长、发育和衰老的秘密。

生物学、数学和计算机技术是与生物信息学密切相关的三大基础学科。生物信息学研究的目标是发现蕴含在数据中的生物学意义，了解生物学知识越多，找到学科间的结合点就越多。此外，生物信息学的研究成果也在不断丰富生物学的理论知识。数学也在生物信息学研究中发挥着重要作用。生物信息学研究的问题多是目前科技发展条件下无法通过实验获得答案的问题，生物信息学分析是在已有实验研究结果基础上进行推理和计算，在这个过程中数学模型和预测算法显得尤为重要。此外，高通量的生物数据存在大量的冗余和干扰信息，统计学理论和模型是排除干扰获得有用信息的有力工具。生物信息学中“信息”一词说明了该学科的另一个核心基础——计算机技术。对于生物信息学家而言，计算机就像实验仪器对于实验生物学家一样重要，操作系统、计算机编程语言、数据库、网络和数据可视化等计算机技术是合理运用和开发生物信息学软件的基本工具。

生物信息学既是本草基因组学的重要组成部分，也是本草基因组学研究的有力工具，几乎渗透到本草基因组学研究的每一个领域。但是由于篇幅所限，本章重点介绍了生物信息学常用编程工具、生物信息学软件和相关数据库。如果读者需要进一步深入了解生物信息学，可以参阅本章的参考文献。

第一节 生物信息学编程基础

本节简要介绍生物信息学编程的常用工具，包括 Linux 操作系统及几种常用编程语言：R 语言、Python 语言和 Perl 语言等。

一、Linux 系统简介

个人计算机上可以完成很多生物数据的分析，但对于数据量巨大的组学研究，通常需要借助计算性能更强大、系统更稳定的大型服务器来实现。计算机的操作系统是直接运行在“裸机”上的最基本的系统软件，任何其他软件都必须在操作系统的支持下才能运行。个人计算机上常用的的操作系统有微软公司的 Windows 和苹果公司的 MacOS，但生物信息学和基因组学研究人员却更青睐于 Linux 操作系统，这是因为在处理基因组相关研究的海量数据时，高运算性能的服务器必不可少，而 Linux 作为服务器操作系统有着显著的优势。

Linux 操作系统的优点包括：①性能稳定，能执行多用户、多任务、多线程操作，而且每一个进程的内存分配更加合理，因此，即使处理很大规模的数据也不容易出现意外故障；② Linux 系统拥有优秀的兼容性，它几乎可以与现今的所有主流 UNIX 系统实现交互式的兼容，同时它也支持大多数的文件系统，如 FAT 和 NTFS 等；③强大的命令行终端和图形界面相结合，在可视化的条件下还可以很便捷地使用命令行实现批量的任务；④ Linux 的内核是免费的，用户能在其系统上自由开发应用程序。

二、R 语言简介

R 语言是一套完整的数据处理、统计分析和绘图的计算机语言和操作环境，是一个用于统计计算和统计制图的工具。在分析复杂的生物及基因组数据时，若能用少数代码就能快速实现而无需了解底层的细节，那么就可以忽略繁杂的编程工作，投入更多的精力到发现生命现象的本质。R 语言具有如下特点：①功能强大且扩展性强，R 语言的库函数以扩展包的形式存在，方便扩展与管理。由于代码具有开源性，可以让更多优秀的设计者、统计学家和生物信息学家加入到 R 社区，并编写大量的 R 语言包来扩展程序功能。②编程简单且交互性强，作为一种解释性的高级语言，R 语言的编写非常简洁，仅需要编写一些函数的参数和用法，并不需要了解复杂的实现细节，而且 R 语言能够即时显示输入命令或程序的运行结果，让用户实时浏览，有助于快速开发 R 语言程序。③开源与社区支持，源代码的开放有利于集中各领域的学者，使 R 语言可以快速涵盖各种新功能和新算法，也便于初学者的深入学习和使用。R 语言还具有各种论坛和讨论组，方便 R 语言包开发者解决用户问题。

在生物信息学领域，R 语言主要应用于统计计算和统计绘图：①统计计算，在 R 语言中可以方便地进行各类统计，如概率分布、参数估计和假设检验等。R 语言能进行数值计算，如方程求根、数值分析和最优化问题。R 语言还能处理微积分方程、解决系统动力学问题和进行系统模拟。对于机器学习和数据挖掘等相关计算机领域的研究热点，R 语言通过开发相应的扩展包，包含了常用分类算法（如贝叶斯、支持向量机、决策树和神经网络等）。②统计绘图，生物信息学和 R 语言的结合催生了 Bioconductor 生物信息软件包。生命科学数据分析、医学图像处理、进化分析、药物化学分析以及各种组学分析等，对分析结果可视化促进了 R 语言的快速发展。

三、Python 语言简介

Python 是一门面向对象的编程语言，它继承了传统编译语言的强大性和通用性，同时也借鉴了简单脚本和解释语言的易用性。Python 语言具有如下特点：①可移植性强，由于计算机和网络技术的发展，Python 语言取得了持续快速的发展。Python 语言可应用到不同的系统平台上。②扩展库丰富，科学计算在数据分析中必不可少，随着 NumPy、SciPy、SymPy 和 matplotlib 扩展程序模块的开发，Python 语言可以极大降低用户在科学计算领域工具软件开发的难度，简化源代码，同时保证了较高的运算速度，因此 Python 语言非常适用于科学计算领域。

Python 语言在大数据、机器学习等众多领域得到了广泛的应用，作为一种功能强大且通用的编程语言而受到青睐，在生物数据的处理中也逐渐受到重视。Biopython 是用 Python 语言编写的生物计算类工具包，是一个收集各种处理需求的生物信息学工具集合。用户可以使用 Biopython 建立一个研究流程，也可以修改 Biopython 的源代码以更好地适应用户的需要。

四、Perl 语言简介

Perl 是 practical extraction and report language 的缩写，可翻译为“实用报表提取语言”，是一种功能丰富的计算机程序语言。Perl 拥有较多的工作领域，其中最主要的是对文本和数据库的处理。Perl 语言具有强大的正则表达式和字符串操作，目前，尚没有其他程序语言能够超越。生物数据大部分是文本文件，主要包括物种名称、种属关系、基因或序列的注解、评注、目录查阅，甚至 DNA 序列也是类文字文件。

Bioperl 作为 Perl 语言的扩充，自然也继承了 Perl 的众多优点，其工具与函数集专用于处理生物数据。Bioperl 为许多经典的生物学过程提供了处理工具。例如，从远程数据库中批量获取数据、转换数据库或文件记录格式、以图形方式表述序列对象等。

第二节　生物信息学常用分析方法

本节主要介绍本章基因组学研究中常用的生物信息分析方法，包括序列比对、拼接、基因表达分析和系统发生与进化等。

一、序列比对

1. 序列比对的原理与方法

序列比对（sequence alignment）是生物信息学中重要内容之一，同时也是研究生物信息学诸多方面的基础。理解序列比对原理之前，首先需要了解序列同源性（homology）、一致性（identity）和相似性（similarity）的概念。两个蛋白质的氨基酸或基因核苷酸序列排列相似性高，预示它们可能有相同的功能，也暗示了它们的同源性。如果两条序列有一个共同的祖先，那么它们是同源的。同源蛋白质的三维结构有显著的相似性。两条序列同源时，它们的氨基酸或核苷酸序列通常有显著的一致性。因此，同源性是序列是否有共同祖先的一种推断，而相似性和一致性是客观描述序列相关性的指标。序列比对的基本问题是比较两个或多个序列排列的相似性，其意义在于从氨基酸或核苷酸序列的层面上分析序列之间的相似性，从而推断蛋白质或基因在结构、功能和进化上的相关性。

序列比对的根本问题是比较两个序列并尝试找到它们各个字符间简单的一一对应关系。序列比对不仅要考虑匹配的字符，还需要考虑不匹配（mismatch）的字符和字符间可能插入的空位（gap）。序列比对需要找到最优比对，即将匹配的数量最大化，将不匹配和空位的数量最小化。为了将比对规则量化，采用记分方法对比对结果进行描述，简单讲即匹配位点给予奖励记分（reward），不匹配位点和空位给予惩罚记分（penalty）。

根据比对结果序列长度范围不同，可将比对分为全局比对（global alignment）和局部比对（local alignment）。全局比对是对给定序列全长进行比较的比对方式，当两个序列长度不等时，采用插入空位的方式使得序列的全长都得到比较。局部比对的结果可能只是匹配最好的一个片段。因此同样的两条序列采用不同的比对方法可能得到的比对结果也会不同。使用全局比对方法去分析只有局部相似的序列间的关系时，可能无法得到有用的信息。

全局比对和局部比对适用于解决不同的生物学问题。例如，在本草基因组的中药材分子鉴定研究中，会用到全局比对和局部比对两种方法。在使用 DNA 条形码序列对药用植物进行系统进化研究时，需要使用全局比对的方法。当对某个未知物种进行 DNA 条形码鉴定时，需要采用局部比对方法搜索 DNA 条形码数据库，然后根据比对结果对未知物种进行鉴定。

2. 序列比对的应用

序列比对的一个重要研究课题是研究生物大分子的进化。生物信息学形成早期的主要研究内容就是序列比对，核酸和蛋白质序列的一致性和突变是可以经实验证明的生物学现象，人们并不能知道分子序列祖先演化的实际过程，但可以通过现存序列的相似性推导演化的过程。本章后文中提到的系统发育分析，就是通过序列比对，再进行聚类分析，最后构建系统进化树，确定分析序列的亲缘关系。

序列比对在基因组拼接研究中发挥着重要作用。按照目前通用的基因组鸟枪法测序策略，基因组测序第一步要将基因组打断成小片段，测序仪对小片段进行测序，通过比对算法找到不同小片段之间重叠区域并把它们连接起来，最后还原基因组核酸序列的排列顺序。

序列比对是基因组、转录组研究中基因功能注释的重要方法之一。数据库相似性搜索是序列比对的另一个重要用途，当实验获得一段核苷酸或氨基酸序列后，其功能还未被研究，一个有效的推测其功能的办法是采用序列比对方法搜索已知功能核酸或蛋白质数据库，找到一系列与该序列有相似性的序列，并按照相似程度由高到底排列，最后根据已知功能确定或推测查询序列的生物学功能。

序列比对还可以寻找序列中的突变位点和 SNP 位点。例如，在本草基因组的研究中，当基因发生突变时，可能会引起某种有效成分含量改变，通过序列比对发现突变位点，揭示可能的有效成分合成和调控机制。SNP 是在基因组水平上由单个核苷酸变异所引起的

DNA 序列多态性，是可遗传的变异。在本草基因组研究中，开发药用生物分子标记和分子辅助育种等方面都会用到 SNP 相关的序列比对分析。

3. 序列比对经典软件

BLAST（basic local alignment search tool）是一种基本局部比对的搜索工具。NCBI 网站提供了 BLAST 在线搜索服务，这是使用范围最广的 BLAST。网页版 BLAST 易于操作，且数据库为最新版本，其缺点是不利于批量操作，不能自定义搜索数据库，因此基因组研究中还需要使用本地 BLAST。NCBI 提供 BLAST 软件和数据库下载服务，虽然本地 BLAST 可以批量处理大量数据，但对计算机的硬件要求很高。

Clustal 是一款多序列比对（multiple sequence alignment）软件，适用于多种操作系统平台，包括命令行版的 ClustalW 和图形界面版的 ClustalX。Clustal 先将多个序列两两比对构建距离矩阵，反映序列之间的两两关系。然后根据距离矩阵计算产生系统进化树，对关系密切的序列进行加权，从最紧密的两条序列开始，逐步引入临近的序列并不断重新构建比对，直到所有序列都被加入为止。Clustal 也可以对来自不同物种的功能或结构相似的序列进行比对和聚类，通过重建系统发生树判断亲缘关系，并对序列在生物进化过程中的保守性进行估计。Clustal 是序列比对的经典软件，可以用来发现特征序列，进行蛋白分类和分析序列间的同源性。

二、序列拼接

1. 序列拼接的原理与方法

序列拼接是根据序列间的重叠区域把相对较短的序列拼接为长的序列重叠群（contig）的过程。现有的基因组从头（*de novo*）拼接工具根据拼接策略的不同大致分为 3 类：贪婪策略（greedy-extension）、交叠 - 排列 - 生成共有序列策略（overlap-layout-consensus，OLC）和 de Bruijn 图策略（de Bruijn graph）。贪婪策略从一个种子 read 出发，通过比对，选择具有一定重叠（overlap）长度的 read 进行延伸，然后将延伸的结果作为种子序列，迭代延伸来完成拼接。使用贪婪策略的拼接软件有 SHARCGS、SSAKE、VCAKE 和 QSRA 等。OLC 拼接一般包含 3 个步骤：Overlap 步骤，对所有 read 进行比对获得可能的重叠信息；Layout 步骤，根据重叠信息尽量寻找贯穿所有节点的途径，但由于存在测序错误及重复序列，寻找的结果可能是多路径的；Consensus 步骤，根据多路径得到的 DNA 片段进行比对后合并，形成 Consensus 序列。由于 OLC 拼接策略是在重叠途径中找一条路径贯穿所有节点，基于 OLC 策略的拼接工具通常耗时较多。基于 de Bruijn graph 的拼接策略是将长度为 L 的 read 分解成长度为 k（$k<L$）的小片段，即 *k-mers*，然后将所有 *k-mers* 构造成 de Bruijn 图。从 de Bruijn 图中寻找一条包含所有节点的路径即完成 DNA 序列的拼接。基于 de Bruijn 图的拼接工具包括 Velvet、ABySS、ALLPATHS-LG、EULER-sr 和 SOAPdenovo。de Bruijn 图拼接策略是目前最常用的基因组拼接策略。

基于从头拼接算法的转录组拼接工具有 ABySS、SOAPdenovo-Trans、Oases 和 Trinity。但 ABySS、Oases 算法本质上是基于基因组的拼接算法，Trinity 是首个专门针对转录组设计的从头拼接工具，也是目前最常用的转录组从头拼接工具之一。基于参考基因组的转录组拼接工具有 HISAT、Cufflinks 和 Scripture 等。Cufflinks 首先将比对到参考序列的

read 定义兼容关系，如果两个 read 可能来自于同一转录本，则这两个 read 兼容。通过兼容关系构建有向图，这种有向图称为重叠图（overlap graph）。根据重叠图中 read 的连接路径，获得基因的各个转录本。Scripture 构建的是另外一种有向图——连通图（connectivity graph），它把基因组中每个碱基当做点，如果从一个测序 read 中发现一个碱基连接到另一个碱基上，则此两个碱基形成一条边，然后筛选出具有一定深度的所有的路径，作为转录本集合。Scripture 敏感性很高，但假阳性也很高，而 Cufflinks 则表现相对更好。

2. 序列拼接经典软件

SOAPdenovo 是一种短序列组装算法，它以 kmer 为节点单位，利用 de Bruijn 图的方法实现全基因组的组装，主要用于新一代高通量测序技术所获得的短序列组装。目前的新版本 SOAPdenovo2 采用一种先进的算法设计，它可以减少构图中的内存消耗，解决更多 contig 组装中重复的区域，增加骨架结构的覆盖和长度，改善了补洞技术，使组装长度最大化。与其他短序列组装软件相比，它可以进行大型基因组的组装，组装结果更加准确可靠。

Trinity 是博德研究所（Broad Institute）开发的转录组从头拼接组装软件，由三个独立的软件模块组成：Inchworm，Chrysalis 和 Butterfly，用于处理大量的 RNA-seq 数据。首先 Trinity 将测序数据分割成为多个独立的 de Bruijn 图，每个图代表一个独立基因，然后对代表每个独立基因的图和其对应序列单独处理，延伸序列获得转录本，并且记录一个基因的不同剪接形式的转录本。

三、系统进化分析

1. 系统进化分析的原理与方法

进化是指生物群体伴随时间的推移不断改变，从而导致其后代在结构和功能上不同于祖先，这个过程也被称为生物体的系统发生。进化是伴随着突变的自然选择过程，分子进化理论着重于研究不同进化树分支上基因和蛋白质的变化。传统意义上物种的进化关系是通过比较大量的生物学形态特征的差异来估算的，在分子水平上，序列数据也可以反映物种的进化关系。

分子进化分析通常包括以下步骤：①选择分析序列；②同源序列多序列比对；③构建进化树；④进化树评估。用于进化分析的序列通常为不同物种的同源基因的核酸或蛋白质序列。多序列比对是进化分析过程中关键步骤。常用工具包括 ClustalW、PileUp 等。构建系统进化树的方法有多种，通常包括贝叶斯法、非加权配对算术平均值法（UPGMA）、近邻法（NJ）、最大简约法（MP）和最大似然法（ML）等。构建系统进化树常用工具包括 PAUP、MrBayes、RAxML 和 PHYLIP 等。进化树准确度用来表示推测所得的进化树与真实进化树之间的相似性。常用的方法包括重复抽样检验和内支检验。

达尔文在《物种起源》中提到：生物体之间的亲缘关系可以用一颗生命之树来表示。如今我们已经对数百种生物进行了基因组测序，几乎包括了所有的进化分支——病毒、原核生物、真菌、线虫、植物、动物和人类自身。对不同生物基因组结构特点进行比较，除了在功能基因组学研究上有重要意义外，还可能在一定程度上了解基因组的进化，了解基因组结构特征与生物复杂性的关系。现在需要一种方法能够解释不同物种基因组之间组织结构和功能的逻辑关系，才能了解物种进化的分子本质。这个过程可能会很漫长，且需要多学科的技术和工具。

2. 系统进化分析经典软件

PAUP（phylogenetic analysis using parsimony and methods）是由 Swofford（1998）编写的利用简约法（parsimony）进行系统发生和进化分析的软件包，也可对系统发生分析结果进行统计分析及自举检验。目前最新版本为 PAUP 4.0，也支持距离法和最大似然法，支持 Windows、Mac 和 Linux 多平台可视化操作。

Tree View 由英国的 University of Glasgow 开发，是用来生成系统进化树的一款免费软件。它可以读取 NEXUS 与 PHYLIP 生成的进化树格式的数据，并可生成多种不同风格的系统进化树。

第三节 基因组相关数据库

数据库（database）是存放在计算机文件中有组织的数据集合，其作用是存储和管理信息，以便于信息的检索和调用，为用户提供便捷的信息服务。数据库与网络服务是生物信息学发展的重要基础，它们为生物信息学的管理与共享提供技术支持。中医药行业于 20 世纪 80 年代开始应用数据库技术对中医药信息进行整理、分类、存储和检索。21 世纪是数据的时代，随着中药学家屠呦呦获得 2015 年诺贝尔生理学或医学奖后，越来越多的医学、药学和基因组学方面的科学家认识到对中医药信息整理的重要性。近年来，互联网技术快速发展，大数据崛起，中医药大学、研究所和医药公司也建立了不同规模的中医药信息数据库，中医药信息数字化正在迅速发展。

由于近年来测序技术的发展，基因组学研究及基因组学相关数据呈爆炸式增长。美国国立生物技术信息中心（NCBI）GenBank 数据库中基因数据已超千亿个碱基。与此同时，蛋白质氨基酸数据、分子结构数据、代谢网络数据等也已建成在线数据库。本章基因组学研究产生的大量数据，如灵芝、丹参、人参和石斛等基因组、转录组数据，需要有强大的数据库及生物信息学技术支持，才能对其进行存储、查询、共享以及深入分析。

一、基因组学常用数据库

按照数据库存储信息种类的不同，基因组学相关数据库可分为综合基因数据库和模式物种数据库等。综合基因数据库是使用范围较广的数据库，如 GenBank 数据库。一些模式物种数据库使用频率也比较高，如拟南芥的 Tair 数据库。该类数据库以单个物种或类群为研究对象构建数据库，包含了对应物种遗传发育和基因组等一系列信息，可对该物种或类群进行基因组数据的查询、下载或比对分析等。

1. 综合基因数据库

（1）美国国立生物技术信息中心（NCBI）GenBank 数据库

该数据库隶属于美国国立卫生研究院的国立医学图书馆，NCBI 已经成为世界级的生物信息资源中心，为生命科学和生物医学提供了大量的数据和分析工具。NCBI 提供基因、基因组及医学遗传信息的综合检索，包括核酸、蛋白质、分子结构、结构域、基因组、物种分类、化学等，此外 NCBI 还提供文献数据库 PubMed 和用于基因和遗传分析的各种生物信息学工具。GenBank 数据以指数形式增长，核酸碱基数目大概每 14 个月就会翻倍。GenBank 同日本 DNA 数据库（DDBJ）、欧洲分子生物学实验室 EMBL-EBI 数据库共同构成了“国际核酸序列数据库合作联盟”（INSDC，International Nucleotide Sequence Database Collaboration）。这三个组织每天交换数据。本节后续会对该数据库的使用做重点介绍。（http：//www.ncbi.nlm.nih.gov）

（2）欧洲分子生物学实验室实验室 - 欧洲生物信息学研究所（EMBL-EBI）数据库

EMBL 由欧洲 14 个国家加上亚洲的以色列共同发起建立，包括一个位于德国海德堡的核心实验室，及位于德国汉堡、法国格勒诺布尔及英国斯顿的三个研究分部。EMBL 已发展成欧洲最重要的分子生物学基础研究和教育培训机构。EBI 专门从事生物信息学的研究与服务。（http：//www.ebi.ac.uk/embl.html）

（3）日本 DNA 数据库（DDBJ）

当今生物学和医学的进步除了依靠生物学实验设备的进步，同样需要计算机技术的进步，海量数据的产生使得生物学研究方法也发生了变化。DDBJ 作为 INSDC 的成员，其主要任务是提高公共核酸数据库的质量，以便于全世界的科学家共享。（http：//www.ddbj.nig.ac.jp）

（4）中国国家基因库（China National GeneBank）

2016 年 9 月 22 日，位于深圳的中国首个国家级基因库正式运营。中国国家基因库初步建成“三库两平台”的业务结构和功能，“三库”由多样性生物样本和物种遗传资源库、生物信息数据库和生物活体库组成，“两平台”为数字化平台、合成与编辑平台。中国国家基因库采用基因信息数据库和生物样本资源库相结合的建设模式，主要存储管理中国特有遗传资源、生物信息和基因数据。（http：//www.cngb.org）

（5）中国生命与健康大数据中心

该数据库由中国科学院北京基因组研究所建立并维护。面向中国人口健康和社会可持续发展的重大战略需求，建立生物大数据储存、整合与挖掘分析研究体系，发展大数据系统解析与转化应用的新技术和新方法，建设组学大数据汇交共享平台，建成支撑中国生命科学发展、国际知名的生命与健康大数据中心。（http：//bigd.big.ac.cn）

（6）美国能源部联合基因组研究所（DOE JGI）

DOE JGI 由美国能源部的生物和环境研究办公室负责管理，其主要任务是高通量 DNA 测序、合成和分析，推进基因组学的研究，用以支持美国能源部相关生物和环境研究任务，包括清洁生物能源和环境清洁等。DOE JGI 测序项目绝大多数是与生物能源、全球碳循环和生物地球化学科学相关的生物体。（http：//www.jgi.doe.gov）

（7）其他基因综合数据库

多个国际化生命科学中心、医学研究中心以及测序中心都建立了自己的基因数据及分析平台，比较著名的包括：GSDB（Genome sequence dataBase）由美国国家基因组资源中心（NCGR）维护的 DNA 序列关系数据库（http：//www.ncgr.org/gsdb）；TIGR 是世界上最大的 cDNA 数据库，含有大量的 EST 序列和人类基因索引（HGI）（http：//www.tigr.org/tdb/hcd/overview.html）；英国的 Sanger 中心数据库，该中心是世界上最大的 DNA 测序中心之一（http：//www.sanger.ac.uk）；KEGG 京都基因与基因组百科全书，是一个代谢途径和细胞调控相关数据库，包含核酸分子、蛋白质序列、基因表达、基因组图谱、代谢途径图等（http：//www.genome.jp/kegg）；SWISS-PROT 蛋白质数据库，存储经过人工审读和验证的蛋白质数据（http：//www.expasy.ch/sprot）。

2. 模式物种基因组数据库

（1）UCSC 基因组浏览器（UCSC Genome Browser）

是由 University of California Santa Cruz 创立和维护的，该站点包含有人类、小鼠和大鼠等多个物种的基因组草图，并提供一系列的网页分析工具（http：//genome.ucsc.edu）。用户可以通过它可靠和迅速地浏览基因组的任何一部分，同时可以得到与该部分有关的基因组注释信息，如已知基因、预测基因、表达序列标签、信使 RNA、CpG 岛、克隆组装间隙和重叠、染色体带型、小鼠同源性等。用户也可以添加自己的注释信息。

（2）拟南芥信息资源网站（TAIR）

美国 Stanford 的拟南芥信息资源网站（The Arabidopsis Information Resource，TAIR）是国际上最为权威的拟南芥基因组数据库和拟南芥基因组注释系统，具有丰富的数据资源和最新的注释信息。（http：//www.arabidopsis.org）

（3）灵芝基因组数据库

灵芝（*Ganoderma lucidum*）是研究三萜生物合成与调控的模式真菌。灵芝基因组数据库包含灵芝基因组序列、16113 条基因序列及注释结果和三个不同生长阶段（菌丝期、原基期以及子实体期）的转录组数据（图 17-1）。（http：//www.herbalgenomics.org/galu）该数据库可以实现灵芝基因组相关数据的存储、查询、浏览、比对及下载。灵芝基因组数据库提供了如下在线功能：①基于 Gbrowse 的基因组结构、注释及特定基因表达情况查询；②基于 BLAST 的序列比对和查询；③根据基因名称或 ID 搜索获取基因序列信息。

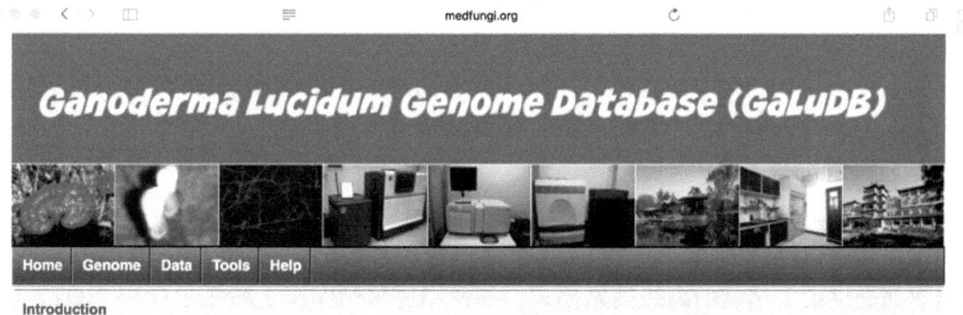
medfungi.org
Ganoderma Lucidum Genome Database (GaLuDB)
Home
Genome
Data
Tools
Help
Introduction
Ganoderm lucidum (ChiZhi) is one of the most well-known medical macrofungi. Several whole genome-sequencing projects have been simultaneously completed recently to understand its genetic makeup. A database is needed urgently so that users can mine the wealth of genomic, genetic, and chemical information generated from these projects.
To provide a central repository for storing, querying, browsing, and retrieving of genomic, genetic, and chemical information on G. lucidum, we constructed the G. lucidum Database (GaLuDB). This databases contents include genome assembly, 16,113 gene models and their corresponding gene function annotations, and transcriptomic data from three different developmental stages, namely, mycelia, primordial, and fruiting bodies. It also presents 24 predicted gene clusters and 156 chemical compounds identified in G. lucidum. This information can be used to further define biosynthesis pathways leading to the production of various chemical compounds in G. lucidum. In addition to providing a portal for querying and retrieving these data, it also provides three categories of utilities, namely, Gbrowse, Tools, and Wiki pages. Gbrowse allows users to navigate the genome to view the structure, the annotation, and the expression levels of particular genes. Tools can be divided into four sub-categories, namely, (1) database searching based on sequence similarity; (2) retrieval of annotations and sequences of a list of genes and IDs of genes around a particular gene of interest; (3) curation of gene models; and (4) identification of gene clusters enriched with genes belonging to particular functional groups and the mapping of genes to chromosomes. Finally, a wiki has been set up for members of the G. lucidum research community to share and exchange information.

图 17-1　灵芝全基因数据库 GaLuDB

3. 中药相关数据库

（1）中药数据库平台

该平台主要负责中药数据库的建立和维护。包括系统性整合中药安全性评价数据、基因组、转录组和代谢组数据，同时在已有的中药相关数据库的基础上，系统性收集、整理与构建中药安全性数据库、中药基因组及转录组数据库、中药资源鉴定数据库、中药药代与网络药理数据库、中药本草与文献数据库、中药材品种与加工（炮制）数据库、中药质量标准与规范数据库、中药天然化学产物数据库和中药研究相关软件工具数据库（http：//www.ndctcm.org）。该平台的中药基因组与转录组数据库部分包含丹参基因组数据（ftp：//danshen.ndctcm.org：10322）。

（2）药用植物组学数据库

药用植物组学数据库（Herbal Medicine Omics Database）（http：//herbalplant.ynau.edu.cn）整合了 23 个药用植物基因组数据、172 个药用植物转录组数据、55 个药用植物代谢组数据以及 18 个代谢通路信息，是迄今为止国际上最为全面的药用植物组学数据库。Gbrowse 和 BLAST 工具能够帮助用户进行一些基因的搜索和比对，数据库的下载功能支持用户进行相关数据的下载，主页上的“搜索”功能可方便地搜索拉丁名，可以模糊比对搜索到所有相关数据信息，为研究者提供方便可用的数据库资源。

二、生物信息学数据库查询检索示例

NCBI 数据库（图 17-2）包含文献、健康、基因组、基因、蛋白质、化学六大板块，几乎涵盖了分子生物学和基因组学研究的各个方面。一个最为简单的搜索方法是在 NCBI 主页（https：//www.ncbi.nlm.nih.gov）的搜索框中输入想要搜索的关键词，并在搜索框旁边数据库下拉菜单中选择某个感兴趣的数据库。

下文主要介绍 NCBI 中与本草基因组研究密切相关的最常用数据库和工具：文献检索数据库 PubMed、序列比对工具 BLAST、保守结构域数据库 Conserved Domain Database 和数据提交工具 Submit。

1. 文献数据库 PubMed

精确搜索研究领域的最新研究进展和文献是至关重要的，除了简单模糊搜索，NCBI 每个数据库都提供更为精确的高级搜索模式，如使用逻辑操作符（AND、OR、NOT）将一个和多个搜索关键词连接起来。

2. 序列比对工具 BLAST

在基因组完成后的后续基因发掘中，BLAST 结果的可视化至关重要，NCBI 提供的网页版 BLAST 可以很好的满足该项需求。点击 NCBI 主页 BLAST 链接，进入比对分析界面。图 17-3 显示了一条蛋白质序列的比对结果，从图中可知，该蛋白与数据库中的已有的 CYP450 高度同源，且包含 CYP450 蛋白的功能结构域。

3. 保守结构域数据库 Conserved Domain Database

蛋白质保守结构域数据库收集了大量的保守结构域序列信息（图 17-4）。蛋白质的保守结构域在一定程度上体现了该蛋白质的功能。通过结构域搜索可获得蛋白质序列中所含的保守结构域信息，并可对蛋白质的三维空间结构进行预测，进而推测蛋白质的生物学功能。通过下载 Cn3D 工具，可离线查看蛋白质的三维空间结构（图 17-5）。

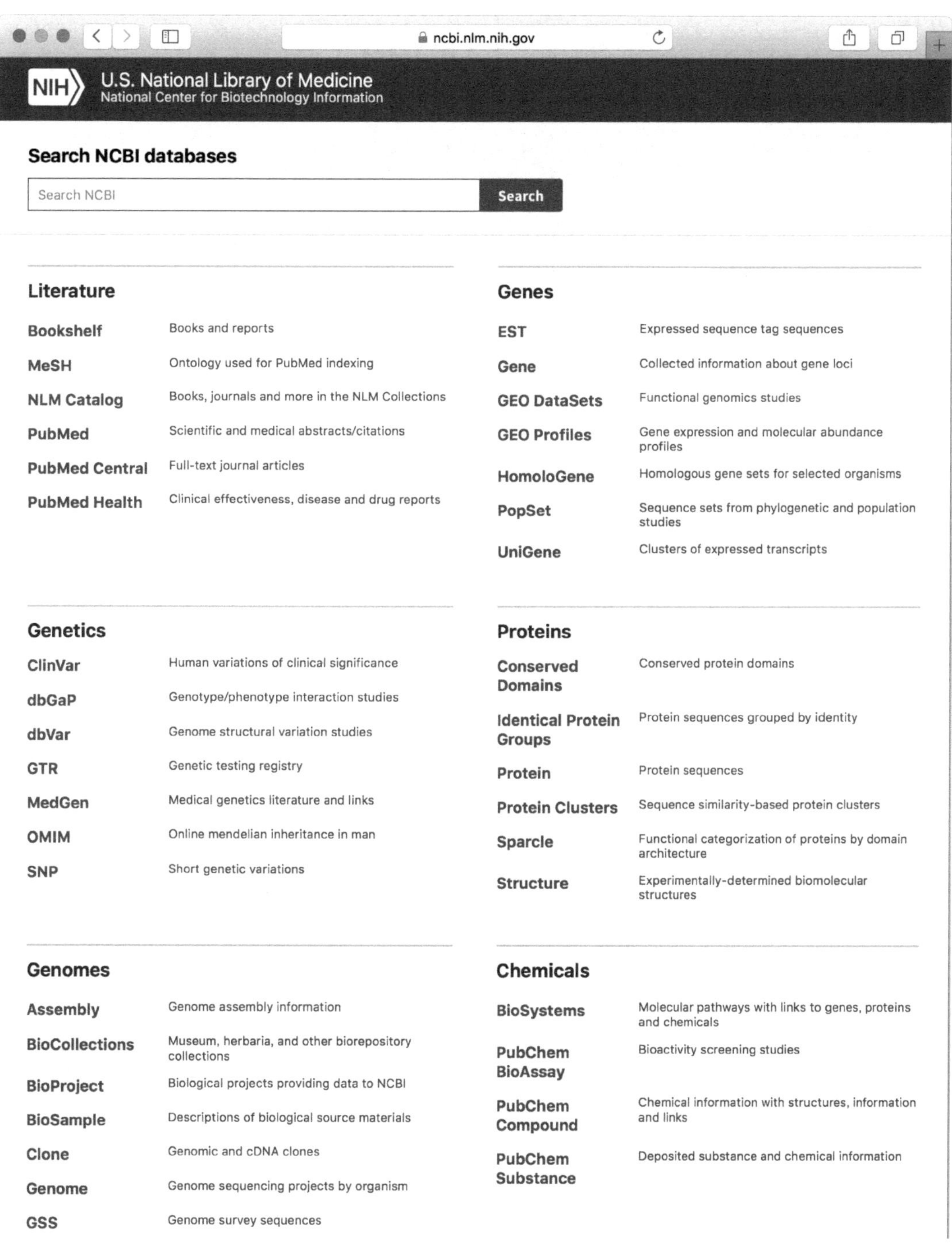

图 17-2 NCBI 数据库全览

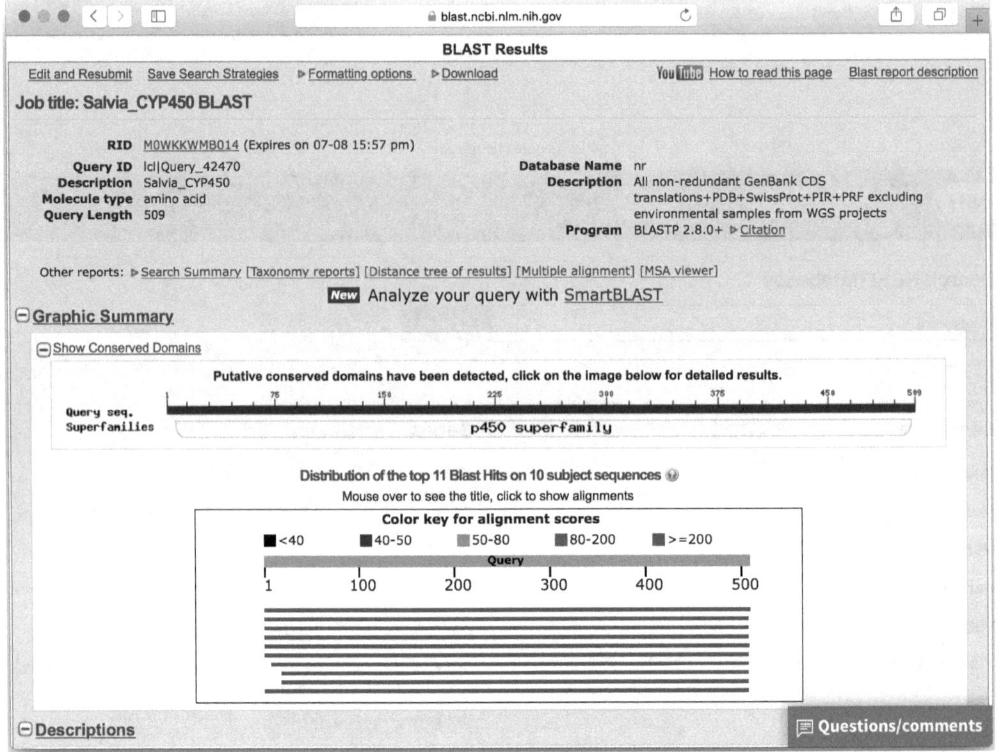

图 17-3 BLAST 搜索结果示例

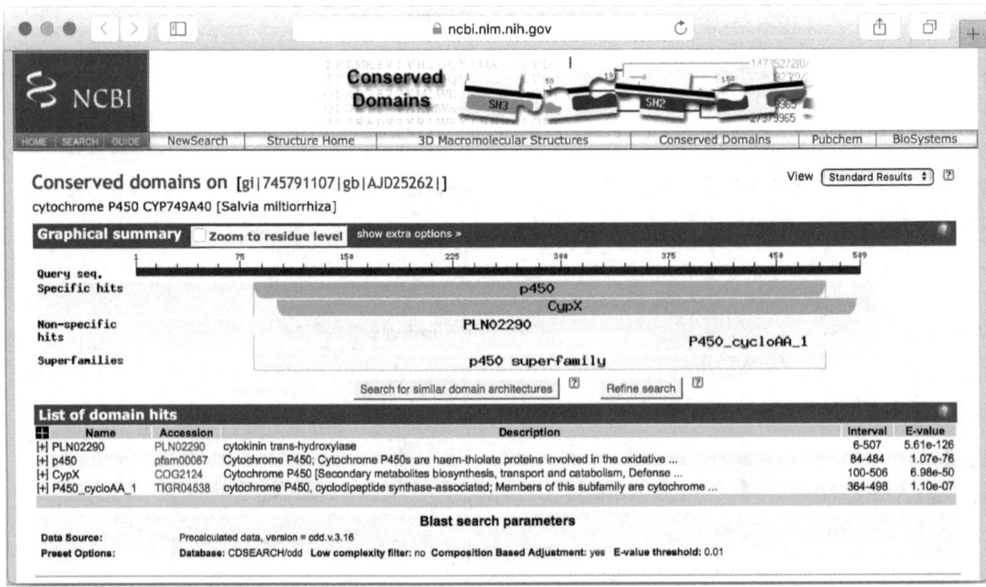

图 17-4 蛋白质保守结构域示例

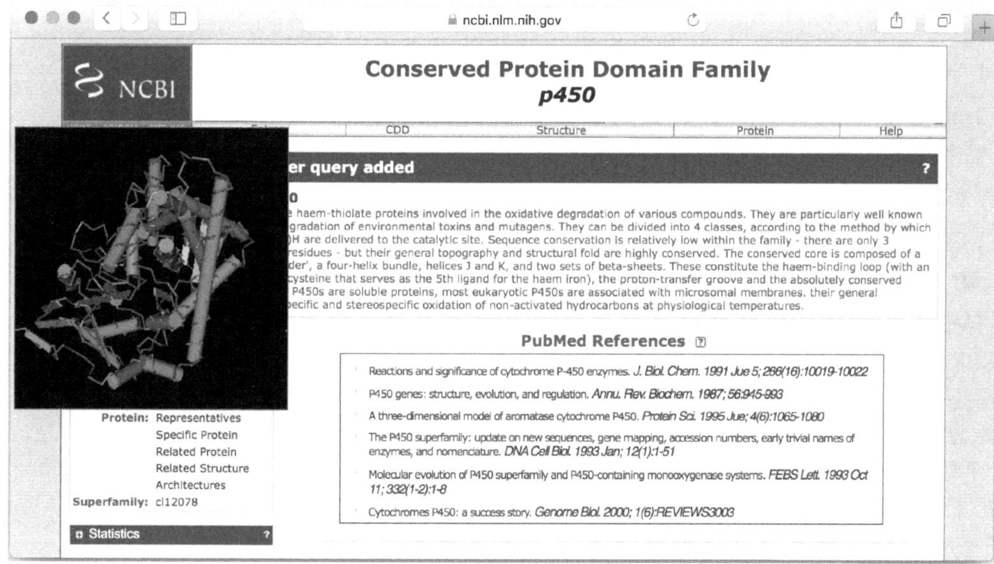

图 17-5　蛋白质三维结构示例

4. 数据提交

NCBI 数据库收集世界范围内的分子生物学及医学领域的研究数据，数据的提交存储是该网站维护的核心内容之一。NCBI 的数据提交（图 17-6）必须严格按照所提交数据的种类进行规范格式化处理。NCBI 提供 Submission Portal 工具，研究者可以交互式完成数据的提交工作。

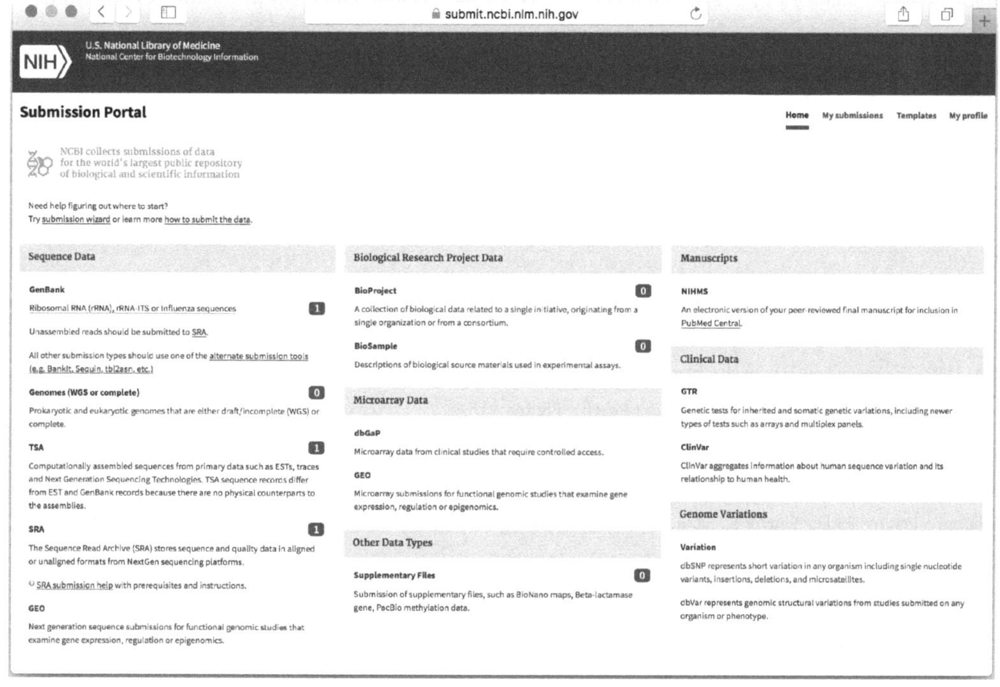

图 17-6　NCBI 数据提交

思考题

1. 请简述序列比对的基本原理和主要应用。
2. 请简述序列拼接软件所采用的3种不同拼接策略。
3. 与基因组学相关的数据库有哪些？各有什么特点？

参考文献

陈铭 . 2015. 生物信息学 . 北京：科学出版社 .1-62.

陈铭，包家立，黄炳顶 . 译 . 2013. 生物信息学 .（2版）. 北京：科学出版社 .70-138.

高山，欧剑虹，肖凯 .2014.R 语言与 Bioconductor 生物信息学应用 . 天津：天津科技翻译出版有限公司 .80-107.

李亦学，郝沛 . 主译 .2012. 理解生物信息学 . 北京：科学出版社 .38-58.

卢宏超，陈一情，李绍娟 . 译 .2017.Python 生物信息学数据管理 . 北京：电子工业出版社 .1-25.

吕巍，李滨 .2016. 生物信息学实验教程 . 北京：高等教育出版社 .1-20.

孙之荣 . 主译 .2006. 生物信息学与功能基因组学 . 北京：化学工业出版社 .32-146.

维基百科：http：//en.wikipedia.org/wiki/Bioinformatics.

吴祖建，高芳銮，沈建国 .2010. 生物信息学分析实践 . 北京：科学出版社 .1-18.

许忠能 .2008. 生物信息学 . 北京：清华大学出版社 .1-20，134-174.

Birol I，Jackman SD，Nielsen CB，et al. 2009. *De novo* transcriptome assembly with ABySS. Bioinformatics，25（21）：2872-2877.

Bryant D，Wong WK，Mockler T. 2009. QSRA - a quality-value guided *de novo* short read assembler. BMC Bioinformatics，10（1）：69.

Butler J，MacCallum I，Kleber M，et al. 2008. ALLPATHS：*De novo* assembly of whole-genome shotgun microreads. Genome Res，18（5）：810-820.

Camacho C，Coulouris G，Avagyan V，et al. 2009. BLAST+：architecture and applications. BMC Bioinformatics，10：421.

Dohm JC，Lottaz C，Borodina T，et al. 2007. SHARCGS，a fast and highly accurate short-read assembly algorithm for *de novo* genomic sequencing. Genome Res，17（11）：1697-1706.

Grabherr MG，Haas BJ，Yassour M，et al. 2011. Full-length transcriptome assembly from RNA-Seq data without a reference genome. Nat Biotechnol，29（7）：644-652.

Hesper B，Hogeweg P. 1970. Bioinformatica： een werkconcept. Kameleon. Leiden： Leidse Biologen Club，1（6）：28-29.

Hogeweg P. 2011. The roots of bioinformatics in theoretical biology. PLoS Comput Biol，7（3）：e1002021.

Kim D，Langmead B，Salzberg SL. 2015. HISAT：A fast spliced aligner with low memory requirements. Nat Methods，12（4）：357-360.

Li R，Zhu H，Ruan J，et al. 2010. *De novo* assembly of human genomes with massively parallel short read sequencing. Genome Res，20（2）：265-272.

Lim HA. 1992. The second international conference on bioinformatics，supercomputing，and complex genome analysis：proceedings of the June 4-7，1992 Conference at St. Petersburg Beach，Florida，USA.

Luo R，Liu B，Xie Y， et al. 2012.SOAPdenvov2：an empirically improved memory-efficient short-read *de novo* assembler. GigaScience，1（1）：18.

Maccallum I，Przybylski D，Gnerre S，et al.2009. ALLPATHS 2：small genomes assembled accurately and with high continuity from short paired reads. Genome Biol，10：R103.

Miller JR，Koren S，Sutton G. 2010.Assembly algorithms for next-generation sequencing data. Genomics，95（6）315-327.

Needleman SB，Wunsch CD. 1970. A general method applicable to the search for similarities in the amino acid sequence of two proteins. J. Mol Biol，48（3）：443-453.

Pertea M，Kim D，Pertea GM，et al. 2016. Transcript-level expression analysis of RNA-seq experiments with HISAT，StringTie and

Ballgown. Nat Protoc，11（9）：1650-1667.

Robertson G，Schein J，Chiu R，et al. 2010. De novo assembly and analysis of RNA-seq data. Nat Methods，7（11）：909-912.

Saitou N，Nei M. 1987. The neighbor-joining method：a new method for reconstructing phylogenetic trees. Mol Biol Evol，4（4）：406-425.

Simpson JT，Wong K，Jackman SD，et al. 2009. ABySS：A parallel assembler for short read sequence data. Genome Res，19（6）：1117-1123.

Stanke M，Keller O，Gunduz I，et al. 2006. AUGUSTUS：ab initio prediction of alternative transcripts. Nucleic Acids Res，34（web server issue）：W435-439.

Stanke M，Steinkamp R，Waack S，et al. 2004. AUGUSTUS：A web server for gene finding in eukaryotes. Nucleic Acids Res，32（web server issue）：W309-312.

Swofford DL. 1998.PAUP*. Phylogenetic analysis using parsi-mony（*and Other Methods）.Vers. 4. Sinauer，Sunderland，MA.

Thompson JD，Gibson TJ，Higgins DG. 2002. Multiple sequence alignment using ClustalW and ClustalX. Curr. Protoc. Bioinforma.

Warren RL，Sutton GG，Jones SJM，et al. 2007. Assembling millions of short DNA sequences using SSAKE. Bioinformatics，23（4）：500-501.

Xie Y，Wu G，Tang J，et al. 2014. SOAPdenovo-Trans：*De novo* transcriptome assembly with short RNA-Seq reads. Bioinformatics，30（12）：1660-1666.

Zerbino DR. 2010. Using the Velvet *de novo* Assembler for Short-Read Sequencing Technologies. Curr. Protoc. Bioinforma. Hoboken，NJ，USA：John Wiley & Sons，Inc.

核心参考文献

陈士林，宋经元 . 2016. 本草基因组学 . 中国中药杂志，41（21）：3881-3889.

陈士林，孙永珍，徐江，等 . 2010. 本草基因组计划研究策略 . 药学学报，45（7）：807-812.

陈士林，姚辉，韩建萍，等 . 2013. 中药材 DNA 条形码分子鉴定指导原则. 中国中药杂志，38（2）：141-148.

陈士林，朱孝轩，李春芳，等 . 2012. 中药基因组学与合成生物学 . 药学学报，47（8）：1070-1078.

陈士林 . 2012. 中药 DNA 条形码分子鉴定 . 北京：人民卫生出版社.

陈士林 . 2015. 中国药典中药材 DNA 条形码标准序列 . 北京：科学出版社.

陈士林 . 2016. 本草因组学——中药组学的发展与未来 . 北京：科学出版社 .

国家药典委员会 . 2005. 中华人民共和国药典 . 2005 年版 . 北京：中国医药科技出版社.

国家药典委员会 . 2010. 中华人民共和国药典 . 2010 年版 . 北京：中国医药科技出版社.

国家药典委员会 . 2015. 中华人民共和国药典 . 2015 年版 . 北京：中国医药科技出版社.

宋经元，徐志超，陈士林 . 2018. 本草基因组学专辑简介 . 中国科学：生命科学，48（4）：349-351.

孙超，胡鸢雷，徐江，等 . 2013. 灵芝：一种研究天然药物合成的模式真菌 . 中国科学：生命科学，43（5）：1-10.

王庆浩，陈爱华，张伯礼 . 2009. 丹参：一种中药研究的模式生物 . 中医药学报，37（4）：1-4.

杨焕明 . 2016. 基因组学 . 北京：科学出版社 .

杨金水 . 2013. 基因组学 . 第 3 版 . 北京：高等教育出版社 .

朱玉贤，李毅，郑晓峰，等 . 2013. 现代分子生物学 . 第四版 . 北京：高等教育出版社 .

Chen SL, Pang X, Song J, et al. 2014. A renaissance in herbal medicine identification from morphology to DNA. Biotechnol Adv, 32(7): 1237-1244.

Chen SL，Song JY，Sun C，et al. 2015. Herbal genomics：Examining the biology of traditional medicines. Science，347（6219 Suppl）：S27-29.

Chen SL，Xu J，Liu C，et al. 2012. Genome sequence of the model medicinal mushroom *Ganoderma lucidum*. Nat Commun，3（2）：177-180.

Chen SL，Yao H，Han J，et al. 2010. Validation of the ITS2 region as a novel DNA barcode for identifying medicinal plant species. PloS One，5（1）：e8613.

Dolezel J，Greilhuber J，Suda J. 2007. Estimation of nuclear DNA content in plants using flow cytometry. Nat Protoc，2（9）：2233-2244.

Gao W，Hillwig ML，Huang L，et al. 2009. A functional genomics approach to tanshinone biosynthesis provides stereochemical insights. Org Lett，11（22）：5170-5173.

Graham IA，Besser K，Blumer S，et al. 2010. The genetic mapof *Artemisia annua* L. Identifies loci affecting yield of the anti- malarial drug artemisinin. Science，327（5963）：328-331.

Guo J，Zhou YJ，Hillwig ML，et al. 2013. CYP76AH1 catalyzes turnover of miltiradiene in tanshinone biosynthesis and enables heterologous production of ferruginol in yeasts. Proc Natl Acad Sci USA，110（29）：12108-12113.

Initiative AG. 2000. Analysis of the genome sequence of the flowering plant *Arabidopsis thaliana*. Nature，408（6814）：796- 815.

Kai G，Xu H，Zhou C，et al. 2011. Metabolic engineering tanshinone biosynthetic pathway in *Salvia miltiorrhiza* hairy root cultures. Metab Eng，13（3）：319-327.

Lam ET，Hastie A，Lin C，et al. 2012. Genome mapping on nanochanned arrays for structural variation analysis and sequence assembly. Nat Biotechnol，30（8）：771-776.

Lau W，Sattely ES. 2015. Six enzymes from mayapple that complete the biosynthetic pathway to the etoposide aglycone. Science，349（6253）：1224-1228.

Liang Y，Xiao W，Hui L，et al. The genome of *Dendrobium officinale*，illuminates the biology of the important traditional Chinese orchid herb. Mol Plant，8（6）：922-934.

Liu X，Chen J，Zhang G，et al. 2018，Engineering yeast for the production of breviscapine by genomic analysis and synthetic biology approaches. Nat Commun，9（1）：448.

Paddon CJ Westfall PJ Pitera DJ，et al. 2013. High-level semi-synthetic production of the potent antimalarial artemisinin. Nature，1-5.

Sachidanandam R，Weissman D，Schmidt SC，et al. 2001. A map of human genome sequence variation containing 1. 42 million single nucleotide polymorphisms. Nature，409（6822）：928-933.

Sanger F，Air GM，Barrell BG，et al. 1978. Nucleotide sequence of bacteriophage ϕ X174DNA. J Mol Biol，125（2）：225-246.

Scherf U，Ross DT，Waltham M，et al. 2000. A gene expression database for the molecular pharmacology of cancer. Nat Genet，24（3）：236-244.

Venter JC，Adams MD，Sutton GG，et al. 1998. Shotgun sequencing of the human genome. Science，280（5369）：1540- 1542.

Waston J D，Baker T A，Bell S P，et al. 杨焕明等译 . 2009. 基因的分子生物学 - 第六版 . 北京：科学出版社 .

Xu H，Song J，Luo H，et al. 2016. Analysis of the genome sequence of the medicinal plant *Salvia miltiorrhiza*. Mol Plant，9：949-952.

Xu J，Chu Y，Liao B，et al. 2017. Panax ginseng genome examination for ginsenoside biosynthesis. Gigascience，6（11）：1-15.

Xu Z，Peters RJ，Weirather J，et al. 2015. Full-length transcriptome sequences and splice variants obtained by a combination of sequencing platforms applied to different root tissues of *Salvia miltiorrhiza*，and tanshinone biosynthesis. Plant J，82（6）：951-961.

Yao YF，Wang CS，Qiao J，et al. 2013. Metabolic engineering of Escherichia coli for production of salvianic acid A via an artificial biosynthetic pathway. Metab Eng，19（5）：79-87.

Zhang D，Li W，Xia EH，et al. 2017. The medicinal herb *Panax notoginseng* genome provides insights into ginsenoside biosynthesis and genome evolution. Mol Plant，10（6）：903-907.

Zhang GQ，Xu Q，Bian C，et al. 2016. The *Dendrobium catenatum* Lindl. genome sequence provides insights into polysaccharide synthase，floral development and adaptive evolution. Sci Rep，6（19029）：1-10.

Zhao L，Zhang F，Ding X，et al. 2018. Gut bacteria selectively promoted by dietary fibers alleviate type 2 diabetes. Science，359（6380）：1151-1156.

Zhou YJ，Gao W，Rong Q，et al. 2012. Modular pathway engineering of diterpenoid synthases and the mevalonic acid pathway for miltiradiene production. J Am Chem Soc，134（6）：3234-3241.

Zhu Y，Xu J，Sun C，et al. 2015. Chromosome-level genome map provides insights into diverse defense mechanisms in the medicinal fungus*Ganoderma sinense.* Sci Rep，5：11087.

主要名词中英文对照表

DNA 甲基化　DNA methylation
DNA 条形码技术　DNA barcoding
PCR- 变性梯度凝胶电泳　PCR-DGGE
靶向代谢组学　Targeted metabolomics
比较基因组学　Comparative genomics
表达序列标签　Expressed sequence tags，ESTs
表观基因组学　Epigenomics
表观遗传学　Epigenetics
参照基因组组装　Genome-guided assembly
肠道宏基因组　Gut microbiome
超级条形码　Super barcoding
基因簇　Gene cluster
从头组装　*de novo* assembly
代谢轮廓分析　Metabolic profiling analysis
代谢物靶向分析　Metabolite target analysis
代谢指纹分析　Metabolic fingerprinting analysis
代谢组　Metabolome
代谢组学　Metabolomics
蛋白质编码基因　Protin coding gene
蛋白质组学　Proteomics
非靶向代谢组学　Non-targeted metabolomics
非编码 RNA　Non-coding RNA，ncRNA
分子身份证　Molecular identity
高通量染色体构象捕获　High-throughput chromosome conformation capture，Hi-C
高通量测序　Next generation sequencing，NGS
根际微生物　Rhizospheric microorganism
功能基因组学　Functional genomics
合成生物学　Synthetic biology
核磁共振技术　Nuclear magnetic resonance，NMR
核基因组　Nuclear genome
宏基因组学　Metagenomics
基本局域联配搜索工具　Basic Local Alignment Search Tool，BLAST
甲羟戊酸途径　Mevalonate pathway，MVA
简单序列重复　Simple sequence repeat，SSR
结构基因组学　Structural genomics
京都基因与基因组百科全书　Kyoto Encyclopedia of Genes and Genomes，KEGG
聚合酶链反应　Polymerase chain reaction，PCR
类似 mRNA 的非编码 RNA　mRNA-like non-coding RNA，mlncRNA
毛细管电色谱　Apillary electro chromatography，CEC
内生菌　Endophyte
全基因组关联分析　Genome-wide association study，GWAS
染色质重塑　Chromatin remodeling
生物信息学　Bioinformatics
双向聚丙烯酰胺凝胶电泳　Two dimensional gel electrophoresis，2-DE
糖基转移酶　Glycosyltransferase，GT
突变体　Mutant
微小 RNA　microRNA，miRNA
物理图谱　Physical map
系统基因组学　Phylogenomics
细胞器基因组　Organelle genome
线粒体 DNA　Mitochondrial DNA，mtDNA
线粒体基因组　Mitochondrial genome
小干扰 RNA　Short interfering RNA，siRNA
信使 RNA　Messenger RNA，mRNA
序列比对　Sequence alignment
药物代谢组学　Pharmacoproteomics
药物蛋白质组学　Pharmacoproteomics
药物基因组学　Pharmacogenomics
药用模式生物　Medicinal model organisms
药用植物分子育种　Molecular herb breeding
叶绿体 DNA　Chloroplast DNA，cpDNA
叶绿体基因组　Chloroplast genome
遗传图谱　Genetic map
遗传药理学　Pharmacogenetics
长链非编码 RNA　Long noncoding RNA，lncRNA
质谱　Mass spectrometry，MS
转录后基因沉默　Post-transcriptional gene silencing，PTGS
转录组　Transcriptome
组蛋白修饰　Histone modification